トラウマ研究――2

トラウマを共有する

田中雅一
松嶋　健　編

京都大学人文科学研究所共同研究報告

はじめに

日本における「トラウマ元年」は、一九九五年一月の阪神・淡路大震災である。同じ年にボランティアという言葉も広がったため、同年は「ボランティア元年」でもある。これを契機に、多くのボランティアが被災地に入り、ときに週末に、ときに住み込んで支援に携わった。著名人の中では作家で後に長野県知事となった田中康夫の活動が注目された。また阪神地区を中心に人文社会系の学部にボランティアに関係する学科や講座、講義が開設された。このような傾向は、一六年後の二〇一一年三月に生じた東日本大震災でさらに強まっている。トラウマ概念の歴史は、一〇〇年以上前にさかのぼるが、日本においてトラウマという言葉が一般社会に定着するのは一九九五年以後のことである。それは、戦争や大事故ではなく、未曾有の天災がきっかけであった。

一方、児童虐待や女性への性的被害、さらに学校を舞台とする犯罪などの生徒への影響についても注目されてきた。これらは、災害や戦争とは異なるが、トラウマの原因として指摘されている。

このような社会的背景のもと、京都大学人文科学研究所共同研究班「トラウマ経験と記憶の組織化をめぐる領域横断的研究」(二〇一〇-二〇一四年度)が組織された。この研究会ではトラウマ(心的外傷)を、精神医学的あるいは心理学的な問題に還元することを避け、トラウマという概念がどのような歴史的経緯を経て成立したのか、また、それが文化、社会的にどのように理解され、表現されてきたのか。さらに、トラウマを典型とする社会的苦悩が宗教や文化的実践においてどのように克服されてきたのかを、文化人類学をはじめとする人文・社会科学的な視点から、多角的かつ総合的に考察することを目指した。共同研究の成果は、『トラウマ研究』二分冊、すなわち『トラウマを生きる』と『トラウマを共有する』からなる。

本書のもとになった共同研究会は二〇一〇年度から五年間にわたって実施された。最終年度にあたる五年目は主として原稿執筆とそのレビューに当てられたため、実質最初の四年間で計四六回の研究会が開催され、延べ七八人の発表がなされた。また関連企画として、「沖縄戦〈後〉の社会とトラウマ」（二〇一三年七月六日）や国際シンポ「ひきこもりの現在・過去・未来」（同年七月一三日）、国際シンポ「戦争・トラウマ・アート」（同年一一月一〇日）、「トラウマと反復――精神分析の臨床から」（二〇一四年一月二五日）などのシンポジウムを開催した。

『トラウマ研究』全2巻は、トラウマ経験、そしてより一般には現代社会における社会的苦悩を扱うことで、その実態を、社会・文化的文脈で理解することを目指すとともに、その解決についても実践的な視点から論じている。本研究成果が、現代社会の理解に役立つことを切に願う次第である。

本書『トラウマを共有する』の刊行にあたっては二〇一八年度の京都大学人文科学研究所の助成の交付を受けたことを付記しておく。

編者　田中雅一・松嶋　健

目次

第Ⅱ部　伝える・戸惑う

第Ⅲ部　感染《うつ》る・継承する

序章　トラウマを共有する

田中雅一・松嶋健

1　はじめに

本書には、序章を除く一八の論文と一本のコラムが収められている。執筆者の専門的背景は、文化人類学が多数を占めるが、ほかに社会学、歴史学、文学、精神分析、精神医学が含まれる。

トラウマ（心的外傷）とは何か。本書では、これをＰＴＳＤ（Post Traumatic Stress Disorder 心的外傷後ストレス障害）のような精神医学の診断概念に還元したり、それを前提とするのではなく、文化人類学をはじめとする人文・社会科学的な視点から多角的かつ総合的に考察することを目指している。

トラウマをめぐる基本的な問題群については、第1巻の序章「いま、トラウマを考える」で述べた。第1巻には、「トラウマ」をめぐる概念の歴史をたどりこの概念のもつ問題性を検討するだけではなく、その概念が現代社会をいかに再帰的に規定し独特の社会観を生み出しているのかについて考察した論文や、さらに性や家族関係における暴力的要素がいかに持続的なトラウマとして人びとに苦悩をもたらしているのか、そして人はその苦悩にどのように対処しているのか、といった問題群を扱う論文を収めた。そこから明らかになってきたのは、「トラウマ」をめぐる問題は、通常イメージされるような、一回限りの強烈な衝撃をもたらす経験とそれに対する事後の心的反応という枠組みに閉じ込めることはできず、トラウマ的出来事の以前および以後における幾重にも絡み合った関係性の問題に目を向けなければならないということであった。

本書ではこの視点をさらに展開し、トラウマ的出来事のみならずそれ以前や以後の経験がどのように語られ（語られず）、伝えられ（伝えられず）、共有され（共有されず）、継承される（継承されない）かという主題を軸に構成されている。取り上げられているのは、先行研究では「集合的トラウマ（collective trauma）」とか「文化的トラウマ（cultural trauma）」と呼ばれる現象が主であるとはいえ、個人的な次元と集合的な次元を厳密に分けることはそもそも不可能なのである［Mucci 2013］。個人にとって最も秘められた領域に属すとされているものにさえ文化的・社会的・歴史的な次元が刻まれているのであり、この絡み合いをほぐしていくところにこそ、トラウマ研究の意義があると考えたい。

2　感染から共有・分有へ

一般に被災地であれ被爆地であれ、何をどこまで残すのか、という議論が繰り返しなされてきた[1]。人びとにトラウマをもたらした悲惨な出来事を後世に伝えなければならないという意図から、トラウマ的出来事を想起させる遺物や廃墟となった建造物を保存しようとする動きに対し、反対意見はそのような保存はＰＴＳＤで苦しんでいる人をさらに苦しめることになるため、できるだけ早く撤去すべきだとする。さらに、当事者だけでなく、直接その出来事を経験していない人びとが遺物や廃墟に触れることで、二次的なトラウマを受ける可能性も指摘されている。本書に収められている、ホロコーストを扱った田中、兼清、タジャン、イラクに派遣された自衛隊員の家族の問題を扱った福浦らの論文は、こうした「感染」の問題を念頭に置いている。

しかし、見えないウイルスに対する伝染病的想像力を喚起するメタファーである「感染」への怖れから、トラウマに関わることがらを避けるべきだとか、あるいはすみやかに治療すべきだと主張したいわけではない。本書で重視するのは、「共有」や「分有」、「継承」という視点である。ただ、そこにおいてもまた留意すべき点がある。それは、どのようなかたちでの共有や分有なのか、共有したり継承したりする主体は誰なのか、どんな共同体がそこでは想定されているのか、といった問題である。

編者の一人はかつて、個人の痛みをめぐって対立する二種類の共同体の存在を指摘した［田中一九九八］。一つは「名誉の共同体」と呼ばれるもので、その一員として個人の痛みは名誉のために必要である、あるいは痛みを感じることはまったくないとされる。そこでは個人の苦悩は名誉のもとでかき消されることになる。名誉の共同体は、個々の苦しみや痛みの経験を共同体の次元から意味づけることで、当事者の人生を否定し消し去ろうとする。これに抗する動きとしてありうるのが、痛みを共有・分有しようとする人たちの「哀しみの共同体」である。前者の共同体は名誉を核とし、個人の苦悩が共同体の栄誉と引き換えに価値づけられるのに対し、後者の共同体は痛み（そして死）という共有や継承が困難な経験を核として生成する共同体である。それは、共同体というより、一時的で部分的な繋がりからなる人びとのネットワークと言うべきかもしれない。名誉の共同体がメンバーの資格を問うのに対し、哀しみの共同体はそうした資格を問うことはない。名誉の共同体の中心になるのは、ナショナリズムを典型とするアイデンティティ・ポリティクスであるのに対し、哀しみの共同体は特定の集団的アイデンティティを重視せず、むしろ否定する。

名誉の共同体は多くの伝説、神話、物語によって彩られている。そこでの物語は、馴化され定型化されたかたちでトラウマ的出来事を伝達し共有することで集合化し、既存の集合的記憶を強化する。[2] ここにトラウマをめぐる物語のイデオロギー的機能が認められよう。大量の犠牲者を出す戦争やジェノサイド、植民地下における宗主国側の虐待や差別。こうした出来事の記憶はくり返し語られるにつれ物語化し、マスコミや教育機関を通じて人びとに共有され、集合的アイデンティティの形成に不可欠な要素となっていく。こうした過程において、犠牲となった死者たちが英雄とみなされるかもしれない。だが、死者の政治的利用のかげで置き去りにされるのは苦しみ続ける生存者である。生存者の苦悩はこうした大きな物語の共有によって癒されるとはかぎらないし、あるいは次の世代の者にとってはこうした物語の存在自体がトラウマとして働くかもしれないからだ。

だからこそ、国家レベルで語られるような大きな物語に収まらない様々な小さな物語や、また反-物語（anti-narrative）の性格を有したままひそやかに伝えられていく「声」に、それぞれの場所で耳を傾ける必要がある。本書に収められている論文の多くが、そうした声にならぬ声に注意深く意識を向けるところから生まれている。それは深い意味で治療的かつ政治的な行為であるとともに、そのような声に揺り動かされた人びとに対して、いわば二次的な「当事者」として何をなすべきか問うものとなる。それは家族や治療者やガイドだけでなく、研究者に対しても同様である。本書所収の論文は、その「問いかけ」に対して、執筆者がそれぞれの仕方で応えた「答え」でもある。

3　構成

以上の問題意識に基づき、『トラウマ研究2　トラウマを共有する』と題する第2巻は、共有・分有・感染・継承を軸に考察した論文を三部に分けて収めている。それらは、主に研究者それぞれの、一対一での聞き取りの場面とその経験に焦点を当てた第Ⅰ部「語る・聴く」、国家や共同体のレベルでのトラウマをめぐる物語に対して、語ることや伝えることに戸惑ったり問いを発したりする当事者の姿や文脈が変わるとともに変容していく経験や表象を扱った第Ⅱ部「伝える・戸惑う」、そして直接の経験者ではないが、家族や展示、支援などを通して経験を意識的・無意識的に引き受けていく側面に光を当てた第Ⅲ部「感染《うつ》る・継承する」からなっている。

(1)　語る・聴く

第Ⅰ部「語る・聴く」では、トラウマ的出来事の経験者の語りを聴くという経験が、聞き手とそして語り手に何をもたらし、そこから研究者としてどのような思考を紡ぎ出したかということに主にまつわる考察を中心に収めた。冒頭に収められている小田博志の論文「トラウマと歓待——ホロコースト生存者の声を聴くことと当事者性」は、ホロコースト生存者とドイツの学校教師および生徒との交流の物語を辿ることで、トラウマ的出来事の体験者の声を聴くことが、語る側と聴く側に何をもたらすのか、という問いに答えようとしている。それはまた、ホロコースト生存者の声を聴く「私」の経験を考察することでもある。かつて強制収容所があった町で生存者との交流に中心的な役割を果たしてきた学校教師は、生存者の声はそれを聴く者に *Betroffenheit*（揺さぶられること、関わり合いになること）をもたらすと述べている。こうした経験を通して聴く側は「二度とアウシュヴィッツを起こさない」という行動の当事者となり、そして語る側自身もまたそのために語るという新たな当事者性を獲得していく。迎えいれられ、聴く側の内に宿った声は、聴く側を揺り動かし、「あなたはどうなのか」と問いただす。この問いただしを引き受けることで、聴く側は当事者として生まれ変わる。他者の声に動かされることで生じた当事者の関係性には、親密性と公共性の二重の性質がある。それは顔の見える友人の関係であるとともに、歴史的文脈を踏まえ「二度とアウシュヴィッツを起こさない」という将来への責任を引き受ける公共的な協働関係でもある。「二次トラウマ」は、ここではより積極的な展開を果たしていると言えよう。小田の論考は、田中や兼清、タジャンらのホロコーストを扱った章とも密接に関係している。

酒井朋子の「戦争・紛争体験の語りにおける笑いとユーモア」は、北アイルランドの長期紛争経験の証言を検討しながら、紛争状態が社会の日常となっていくときにあらわれる喜劇的状況、および自分の語りに耳を傾けてもらうために語り手がおかれる二重の束縛に意識を向けながら、暴力の記憶が模倣と創造性の間を即興的に揺れ動くさまを追っている。どのような笑いも集団内部の共有の知を基盤としていることは確かである。ゆえに笑いを通じて、集団が共有する価値観を窺い知ることができる。本章に出てくるジョークが扱うのは、労働者階級の人びとにとって経済的困難は無視できない生活の一側面であるということだ。紛争体験の経済的側面に笑いをもって注目させる語りは、経済的に困窮する人びとによる、イデオロギーを強調する特権階級への抗議の語りである。何かを笑いの対象にするということはまた、対象を自己から切り離すことでもある。つまり「抗議の笑い」を通じて過去の自分自身の辛苦の経験と距離をとることで、人びとは紛争の記憶に押しつぶされずに日々を生きえているのである。数十年にわたる暴力の応酬は、住民のあいだに深い分断と傷を生んだ。さらにその数十年のなかで、暴力は日常生活の条件ともなっていった。その日常性に立脚した喜劇的感性をもって、人は紛争の辛苦の記憶とつきあいながら生きるすべを手にし、また社会生活において思想が物質性に対し優位に位置すべきという価値観を覆していく。このように、紛争「後」社会の生においてユーモアは重要な位置を占めている。ユーモアはまた、トラウマを語りつつ、トラウマと距離をとる卓越した方法なのである。

「癒えることのない傷の語りに向き合うこと」（三田牧）は、「家族の喪失」という癒えることのない傷を、語り手がいかに語り、それを聞き手がいかに受け止めることができるかを考える。近年、人類学や社会学のライフストーリー研究においては、長いあいだ黒子のように隠されてきた「聞き手」の存在が重視され、語り手と聞き手との相互作用のうちに過去が語り出される様相が明らかにされてきた。これらの研究では、どのような問いかけに対してどのような語りがあったのか、といった言葉のやりとりが仔細に分析されている。しかし、言葉の先にある聞き手の「了解」や「共感」という心の動きについてはあまり議論されてこなかった。語り手が「語る」ことと、聞き手が「理解する」ことは、相互に深く関わっている。本章は、聞き取りという場で展開された「語る―聞く」という営みが「伝える―伝わる」という営みに結実するまでを詳らかにすることで、聞き手自身が語りを引き受け、過去の出来事を生きた今につながるものとして了解していくプロセスを描き出す。ライフストーリー研究の新たな方向性を示す試みである。

青木恵理子の「恐怖と屈辱の山渓を越えて……――「インドネシアの歴史的トラウマ」と辺境地個人の経験の語り」は、インドネシアにおける一九六五年の「クーデター」をきっかけに全国に波及した殺戮を取り上げる。そのなかで青木は、「トラウマ」という概念そのものの使用を問い、そこに存する危険性を示すとともに、「トラウマ」という概念がどのような前提のもとに成り立っているかを照らし出そうとする。まず一九六五年に起きた「九月三〇日決起」とそれについての解釈をまとめ、以降に生じた共産党員嫌疑者の殺戮および国家によるその表象の独占について述べた後に青木は、インドネシア辺境地であるフローレスにおいて全体主義的国家の下、一九六六年からの二年ほどのあいだに人びとが殺戮の悪熱をどのように経験したかを素描する。さらに青木は、その時代を生きたフローレス島の人の語りを詳述し、その語りの理解に「トラウマ」という概念が有効かという問いを立てる。この概念の限界が指摘されるだけでなく、全体主義国家で生じる想像を絶する暴力を表象する場合には、「トラウマ」概念はむしろ危険性を孕むことが指摘される。最後に、人類学者がフィールドの人びとの声に耳を傾け、それを伝えることとの意義が強調される。

マヤ・カハノフによる「パレスチナ問題における承認と和解――集合的トラウマをめぐるポリティクス」では、長引くエスノナショナルな紛争において、集団間の和解を促進する際に承認がどのような意義と役割を有するのかを明らかにしようとしている。イスラエル人とパレスチナ人の対話グループへのフィールド調査と理論研究を通して彼女は、トラウマの長期的かつ複雑な影響について指摘するとともに、対話する集団双方がトラウマを抱える状態では、互いに自らのアイデンティティや尊厳を守るための防衛機制が働き、自らの過ちを認めたり相手の苦しみや要求を承認するのが困難になると論じる。しかし、両者の相互承認なくして紛争解決は不可能である。そのため、承認への第一歩として当事者の証言を聴くことが重要であり、適切なかたちで用意された公的な場において証言に耳を傾け、自らの集団に過去に過ちを犯した者がいることや自らが紛争の継続に部分的に責任を負っていることについて理解を深める必要があると提案する。イスラエルの集合的トラウマは、第二次世界大戦中に生じたユダヤ人のホロコーストと切り離すことはできない。この点で、ホロコーストに関わる小田、田中、兼清、タジャンらの論文との併読が必須である。

(2) 伝える・戸惑う

第Ⅱ部「伝える・戸惑う」に収められているのは、ミクロな聞き取りや証言の領域を超えて世代や地域に伝えようとする動きと、その過程で生じる物語化に抗したり、戸惑ったり、ずれたりしてゆく動きの両方にまたがる諸論文である。

窪田幸子「ナショナルな歴史経験とトラウマ——先住民への謝罪と和解」は、オーストラリアとカナダで植民地の時代に、先住民の子どもに対して行われた同化主義教育を取り上げる。カナダでは、一八七四年から一九七〇年代までインディアン寄宿学校（Indian residential schools）での同化教育が行われた。これは、連邦政府が政策に基づいて強制をともなうかたちで子どもを収容し、教育を施すもので、実際の学校の運営はキリスト教会に委ねられていた。この制度の対象になった子どもは、約一五万人といわれている。一方、オーストラリアでは、一八六九年から一九七〇年ごろまで、各植民地政府が、混血の子どもを中心に、アボリジニの子どもを家族から引き離し、キリスト教や政府の施設へ入れて同化教育を行った。一九七〇年ごろまでの間に約一〇万人の子供が犠牲になった。

子どもを対象として行われたこれらの同化政策については、両国で一九八〇年代から社会問題として語られるようになり、虐待やトラウマの経験として国家的な関心事となってきた。歴史的出来事が、その被害者たちにトラウマを与えたとして、国家が公式に謝罪するか否かが議論になったのである。本章で窪田は、両国で展開された先住民との「和解」にむかう議論と、その過程で論じられてきたトラウマについての語りを整理し、その共通性と違いに注目する。そこから和解、謝罪、個の経験の歴史化を考察している。

冨田暁「日本占領下の記憶とトラウマ——インドネシア西カリマンタン州における語りと表象」では、インドネシア西カリマンタン州の日本占領下の記憶とトラウマが、現地で現在までどのように語り伝えられ、表象されているのかを考察している。西カリマンタン州では、抗日陰謀を理由として多数の現地社会の指導者・有力者が日本軍当局によって逮捕・処刑された。これをマンドール事件という。この事件は、未だに不明部分が多い上に、その解釈も変化し、それによって公私の追悼も変わってきた。現在もなお進行する、こうしたマンドール事件の語りと表象の再活発化には、一九九八年のスハルト体制崩壊後、全国で進む地方文化振興・地域アイデンティティの主張と結びついた要因と関連がある。この事件は、もともと日本軍によって引き起こされたものではあるが、その後インドネシアの政治的文脈の中でマイノリティをめぐる問題として再編成されているのである。

岡田浩樹「トラウマの解体に抗して——在日コリアンのアイデンティティ再構築と拡散」は、在日コリアンの事例を中心にその歴史的経緯を追いながら、個々人のトラウマの語りが集団のトラウマに転換する一方で、多様なトラウマの経験を標準化、形式化していく様態を辿る。その上で現在そのような集団的トラウマの物語が無効化しつつあることを指摘し、それによって生じてきた新たな状況について検討している。具体的には、すでに五世の時代となっている在日コリアンの世代交代、トラウマの物語の構築基盤となってきた民族団体の弱体化、そして「多文化共生」政策の導入といった近年の変化である。これらの変化に加え、より隠微な形での差別、匿名性に隠れる形で加えられる「ヘイト・スピーチ」の激化といった状況が生じている。岡田は、在日コリアン社会が直面する問題を、トラウマをめぐる語りに注目して考察を進める。それは、個々の経験と歴史や社会を結びつける試みでもある。本章はまた、記憶のポリティクスや世代間のトラウマ継承の問題にも関わる重要な論稿である。

「自伝的文学から考える加害トラウマ——ジョージ・オーウェルの場合」(北岡一弘)が取り上げるのは、英国の小説家、ジョージ・オーウェルの作品である。イギリス植民地時代の、ビルマでのインド帝国警察官としての体験は、彼の作品に大きく影を落としている。初めての小説『ビルマの日々』の読解を通じて北岡は、そこにオーウェルの加害者としての償いや「罪悪感」を埋め合わせようとする情動を見出す。この意味で彼の文学作品は、加害者であるオーウェルが被害者とのあいだに結ぼうとする「外傷的絆」として解釈されうる。外傷的絆とは、精神科医の宮地尚子が提案している加害者と被害者の特殊な関係を指す。外傷的絆は、相手がモノや取るに足らない存在なのではなく、「同じ世界」

を生きる自分と同じ人間であると認めたときにはじめて結ばれる。帝国警察の職を五年で辞したオーウェルは、イギリスに帰国後、労働者階級と寝食を共にしながら、イギリス帝国主義と闘うことを選ぶ。加害者としてのトラウマはオーウェルをして、小説を通してビルマ人と、実生活のなかでは自国の労働者たちと、外傷的絆というかたちでの連帯へと駆り立てたのだといえよう。

「民主カンプチア時代の記憶と死者――カンボジア北西部村落部の事例から」（武田龍樹）は、クメール・ルージュ統治下で死んでいった人たちに触発されたある初老の男の語りと彼が発した問いについて考察している。一九七五年から一九七九年までクメール・ルージュが政権を掌握した民主カンプチア時代には、飢餓や疫病、処刑などによって当時の人口約八〇〇万人のうちおよそ一七〇万人が死亡したと推測されている。こうして死んだ者たちの遺体は集落の周辺や森に埋葬されるか単に遺棄されたが、これはそれまで慣習的に行われていた上座仏教式の葬儀から大きく逸脱したものだった。その結果、命を落とした者たちは儀礼的処置によって安定した死者の領域へと移行しておらず、なおも死体のままである。死体のままである者たちに触発されてなされる語りや発話は、肯定文ではなく疑問文がその核を成す。それは「あの時代は終わった」という宣言のようには時間的区分をはっきりと作り出さない。こうした語りや発話の諸特徴に注意を向けながら武田は、そこにおいて発せられる問いが、時間的・意味的秩序を強力に打ち建てようとする政府与党や村落の年長者たちの語りに対してどのような効果を持つのかを考察する。

吉田尚史「トラウマ・臨床・和解のプロセス――ジェノサイドを経験したカンボジア人を事例に」もまた、民主カンプチア時代のジェノサイドを対象にしている。政治的暴力についてのトラウマ経験から、いかに人は回復していくのか、とりわけそこでの治療と和解の関連性が本章の主題である。自身プノンペンの病院で精神科医として臨床にたずさわった経験をもつ吉田が特に注目するのは、紛争後国外に移住したカンボジア難民・移民と母国に残ったカンボジア人とのあいだに見られる違いである。前者の多くがＰＴＳＤと診断されているのに対し、後者には外傷性記憶による症状はあまり見られないという。カンボジアでは「トラウマ」という概念は一般化しておらず、それにあたるローカルな概念として「バクスバ」がある。ここから吉田は、トラウマ経験がＰＴＳＤのようなかたちで病理化されずに時間とともに回復してゆく様態を、文化の観点に留意しながら考察している。

アナ・カーデン＝コイン「化学兵器をめぐる戦争文化――一九一五年以降の展開」は化学兵器戦争、とりわけ毒ガスの使用に対する芸術における反響について考察している。以前の戦争とは異なり、第一次世界大戦は戦場と一般市民の生活圏との境界線が曖昧になった戦争である。毒ガスという強力で不気味な、しかし砲弾のような直接的破壊力のない物質が多くの兵士を負傷させ、失明、呼吸困難などを引き起こした。それはさらに、兵士たちに精神症状を発症させ、銃後の市民の恐怖と不安をかき立てた。科学の進歩が新たなトラウマをもたらすという矛盾が生まれていた。第一次世界大戦というとシェル・ショックがよく知られているが、毒ガスは大戦中から人びとの想像力を刺激し、多くの美術作品が制作された。戦後になると、毒ガスの影響は、化学的、学術的な研究にとどまらず、絵画、イラスト、演劇、ポスターなどの媒体を通して大衆文化に根づいていった。毒ガスのトラウマは、芸術を通して、近代の化学兵器戦争の象徴から官能的なファッションまで、時代や文脈の変化とともにかたちを変えてきたのである。

第Ⅱ部の最後には藤原久仁子によるコラム「「ランペドゥーサの悲劇」後の苦難」が収められている。描かれるのは、地中海ルートでマルタに辿り着いた難民申請者たちの苦しみとその変容である。母国で経験した苦難や海上漂流時の不安や苦しみは、マルタにおける収容所生活という例外的な日常を生きるなかで別様に認識され、現在の経験をもとに上書き保存されていく。一方、平穏な暮らしを享受しているはずの現在は、マルタがヨーロッパ大陸へ渡る前の一時的な滞在場所ではなく、収容所を出た後も自らを「収容」する永続的な場所なのだという悲観的な未来への想いによって支配され、現在進行形の苦しみを生み出す。難民支援者たちが想定するトラウマとは別の、支援者に共有されない、日々更新されゆく難民の苦しみを対象に、藤原は絶望と希望の転換の契機をいつどこに見出しうるか問いかけるのだ。

（3）感染《うつ》る・継承する

第Ⅲ部「感染《うつ》る・継承する」には、トラウマ的出来事の直接的な経験そのものよりも、それが家族（夫から妻へ、親から子へ）やガイドのような仕事を通じて、半分無意識のうちに経験者の痛みや苦しみに感染してしまう、いわゆる二次トラウマをめぐる論考が主に収められている。ただ問われているのは、二次トラウマの感染を（感染症と同じように）いかに防ぐかということではなく、それに呑みこまれたり完全に同一化したりすることなく、いかに痛みや苦しみを分有し、継承していくかということである。

冒頭の中村平「家族‐国家日本の殖民暴力とトラウマ――脱殖民化と「他人事でなくなること」」は、日本人―私―台湾先住民というつながりにおける殖民暴力の記憶の分有、あるいは殖民暴力の経験が他人事ではなくなる事態とは何かを論じる。中村は、日中戦争に従軍した祖父のトラウマが、父親への暴力として、さらには父親の体罰やスパルタ教育として自分自身に影響をおよぼしていることの自覚から、家族史のなかに見出される暴力と、日本という国家の植民暴力とが、切り離せないものとして現に存在していることについて痛みとともに考察している。集団的トラウマや長期のストレスに晒された結果生じる「複雑性ＰＴＳＤ」という概念を「民族」に適用することの危険性について触れながら、中村は殖民暴力の記憶や経験の分有と、日本人としての植民地責任論を重ねることの意義を主張する。他者と痛みや傷を分有するプロセスにおいて暴力の経験やトラウマは他人事ではなくなり、周囲の人びとが当事者性を分かち持つ。

著者はそこに、殖民暴力のトラウマをナショナリズムに訴えて克服するのではない「私たち」が「共世界」を創出する潜在力を見出している。当事者性をめぐるこの問題意識は、トラウマを考えるうえで根源的な問いに触れている。

続く松田素二の「原爆・植民地支配・戦後放置――幾重ものトラウマを生きる在韓被爆者」は、韓国在住の被爆者の経験が考察の対象となっている。被爆者援護法に基づく医療費の支給を求めたところ、それを大阪府知事が拒否した。これを不服として被爆者三名（うち二名の死後はその遺族）が原告となって、二〇一一年に裁判に訴えたのである。松田によると、この裁判の本質は、「原爆」被害に対して日本という国家が責任をとったという単純な話ではなく、「幾重にも上書きされた被害と加害の構図」のなかに位置づけて理解されるべきことがらである。広島に当時住んで被爆した朝鮮人たちにとって、被爆以前から植民地下で生きることの苦悩が生まれていて、被爆はそのような苦悩の連鎖の一部だということを著者は明確に示す。被爆後も、帰国者は日本国からの支援の対象から外され経済的に困窮するが、こうした援護措置からの排除に対して在韓被爆者は多くの裁判を起こし、一つ一つ権利を勝ちとってきたのである。だがそれ以上に彼らを傷つけたのは、日本国家が過去の加害の歴史を抹消しようとしたことである。それは、「繰り返し形を変えて今もつづいている執拗で重層的な加害と被害の構造」のなかに位置づけられるべきトラウマなのである。こうした不正義をただす闘いは、個人の死でもって終わらせるわけにはいかない。松田は、当事者に代わって継承する主体は、子どもなど家族だけに限るのではなく、国家を含むさまざまな共同体でなければならないと強調している。

続く論考は、福浦厚子による「コンバット・ストレスの様相――シェル・ショックから二次トラウマへ」である。コンバット・ストレスとは、戦闘やそれに類する経験に直接晒されたことに起因するストレスを包括的に指す名称である。これによって引き起こされた精神・身体症状をコンバット・ストレス反応という。PTSDを抱える帰還兵が家族と生活をするなかで、身近な存在である配偶者にもその影響の及ぶことが明らかになった。トラウマ経験をもつ夫と生活することで、妻にまで悪夢やフラッシュバックなどの症状が現れるようになったのである。この症状は二次トラウマ化（secondary traumatization）と呼ばれ、配偶者だけでなく、それを身近に見る子どもへの影響も指摘され研究されている。福浦は二次トラウマ化の問題に加え、自衛隊の家族支援やメンタル・ヘルスについての近年の動向も紹介している。

ニコラ・タジャンは、「世代横断的トラウマとショアの記憶」でより自覚的かつ組織的に「世代越境型トラウマ（transgenerational trauma）」を考察している。これは当事者が経験したトラウマが次世代の子どもたちに伝わる（例えば同じ夢を見るなど）事象を指す。世代越境型トラウマもまた二次トラウマの一種とみなすことができよう。タジャンが分析対象とするのは、ホロコーストに関する文献資料や映像作品である。この種のトラウマは、一九九〇年代になってフランスの精神科医のあいだで注目されることになった。本章では、このようなフランスの動きをレビューするとともに、それがトラウマ研究や理解にどのような意味をもつのかを分析している。

「サバイバーの子どもたちとホロコースト――ホロコースト博物館展示ガイドへの聞き取り調査から」（兼清順子）は、ホロコーストの展示に関わるガイドを主題としている。兼清は「七〇年前の出来事が伝わるとは、具体的にはどのようなことなのだろうか」と問う。彼女は、カナダのモントリオール・ホロコースト博物館でボランティアとして働く、ホロコーストの生存者を親に持つ五名への聞き取り調査を実施し、トラウマの感染がどのように現れているか考察している。生存者の親の元に生まれた子供たちは第二世代と呼ばれる。彼らは他人の理解を拒むような親の言葉や、子供の目には不可解な親の行動や沈黙に伴う感情に触れながら育ち、「過去の悲劇がその後の人間たちに与えた影響」を引き継ぐ世代となった。生存者のコミュニティが抱えるトラウマについての理解や、ホロコースト体験を公的な場面で語ることが根づいたのはずっと後年のことであり、多くの第二世代はホロコーストが個人に与えた影響と歴史の関係を自らの重荷として引き受けざるをえなかったのだ。兼清は、ボランティアへの参加の動機が、彼ら自身の個人的な経験と密接に結びついていることを明らかにしている。

最後におかれた田中の「二次トラウマと感情労働――アウシュヴィッツのガイドたちの語りをめぐって」は、現代のアウシュヴィッツでの継承や和解の活動を考察している。アウシュヴィッツの強制収容所で起こったナチスドイツによる組織的な大量虐殺は、生き延びた人や殺された囚人の遺族だけでなく、直接経験していない多くの人びとにも衝撃を与えてきた。しかし、戦後七〇年を経た現在、強制収容所を経験した生存者たちも高齢となり、その経験を直接彼らの口から聞く機会はなくなりつつある。そういう状況で重要な役割を果たしつつあるのが、強制収容所を案内するガイドたちである。田中は、このガイドたちを中心に現在アウシュヴィッツで活動している団体を考察している。トラウマ経験を語り継ぐことは、きわめて困難な営みである。なぜなら、トラウマ経験を聴くこと自体が、二次トラウマを引き起こすかもしれないからである。語りだけではない、強制収容所での出来事を示唆する多くの物品（靴やスーツケース）や身体の断片（例えば毛髪）もまた、見る人に衝撃を与える。こうした経験は、広島や長崎の原爆、あるいは沖縄などの戦争の歴史を展示する資料館や博物館で私たちがしばしば経験することでもある。しかし、それが毎日繰り返されるとしたらどうだろうか。アウシュヴィッツの強制収容所跡に建てられた博物館で働くガイドたちは、まさに、かつての出来事を喚起するさまざまなものに日々曝されている。またときには、博物館を訪ねる生存者の語りに直接触れることもある。ガイドたちは、この二次トラウマに対しどのように対処しているのだろうか。自己防衛のために心を閉ざしてしまうと、ガイドの意味はなくなってしまう。かといって毎回感情的に反応すると、ガイドを続けられないだろう。ガイドに注目することは、トラウマ経験に対するレジリエンスを考えることでもある。田中は、ガイドの他にも、「対話と祈りセンター」と「国際青少年交流の家」の二つを取り上げ、そこでの活動について分析している。

本書全体を通して見えてくるのは、私たちが今生きている世界は、苦しみをもたらすような構造や歴史を過去から受け継いだ世界だということである。そこでは、何もなかったかのようにすべてをゼロから始めることはできないのだ。トラウマを心理学化したりＰＴＳＤという診断に押しこめることは、問題を局所化することで、目をそむけ、耳をふさぎ、壁をつくることにほかならない。だが、どれほど目をそむけ耳をふさごうと、私たちは皆何らかのかたちで「当事者」なのである。もし自分が「部外者」だと思えるとしたら、それは問題を局所化し、他者に帰属させるような仕組みが常に働いているからである。そうした仕組みがかき消そうとする「声」に耳を傾けるのは、この仕組みの外に出るためである。それは弱者に対する共感や同情とは違う。私たち各々が、苦しみや痛みを生む共通の構造や仕組みのなかの「当事者」であり、その意味で「仲間」だということなのだ。「トラウマを共有する」とは、こうした自覚への歩みを指している。「語る・聴く」「伝える・戸惑う」「感染《うつ》る・継承する」というのは、トラウマを共有する歩みにおける、重なりつつ異なるフェーズを表している。他人事が自分事となり、「当事者」として生成するにしても、その経験や反応は様々であり、そうであるからこそ、自分のものとは違う声を聴く意味があるのだ。地道ではあれ、声ならぬ声に耳を傾け、揺り動かされ、そしてそれを伝えていくこと。そうすることでしか、過去を本当の意味で過去のものとし、未来を開いていくことはできないのではないだろうか。そのような祈りにも似た思いとともに、本書は綴られている。

注

（1）初期の議論としては、［笠原二〇〇九ａ、ｂ］が参考になる。

（2）治療過程に、過去の体験の語りが重視されているのは、語ることを通じて外傷的出来事が馴化されるからだと考えられてきた。この点については、［梅末ほか二〇〇四：野家二〇〇五：野口二〇〇五：能智二〇〇六：浜田二〇〇九］を参照。

参照文献

梅末正裕・梶谷康介・黒木俊秀　二〇〇四「「トラウマ」と語り――多重人格を呈する中年女性の治療経験から」北山修・黒木俊秀編『語り・物語・精神療法』一八一―二〇一ページ、日本評論社。

笠原一人　二〇〇九a「序　記憶のアクチュアリティへ」笠原一人・寺田匡宏編『記憶表現論』七―二四ページ、昭和堂。

――　二〇〇九b「メモリアルを超えて」笠原一人・寺田匡宏編『記憶表現論』二四九―二八六ページ、昭和堂。

田中雅一　一九九八「女神と共同体の祝福に抗して――現代インドのサティー（寡婦殉死）論争」田中雅一編『暴力の文化人類学』四〇九―四三七ページ、京都大学学術出版会。

野家啓一　二〇〇五『物語の哲学』岩波現代文庫。

野口裕二　二〇〇五『ナラティヴの臨床社会学』勁草書房。

能智正博編　二〇〇六『〈語り〉と出会う――質的研究の新たな展開に向けて』ミネルヴァ書房。

ハーマン、ジュディス．L.　一九九九『心的外傷と回復〈増補版〉』中井久夫訳、みすず書房。

浜田寿美男　二〇〇九『私と他者と語りの世界――精神の生態学へ向けて』ミネルヴァ書房。

宮地尚子　二〇〇七『環状島=トラウマの地政学』みすず書房。

Mucci, Clara. 2013. *Beyond Individual and Collective Trauma: Intergenerational Transmission, Psychoanalytic Treatment, and the Dynamics of Forgiveness*, London: Karnac.

第Ⅰ部　語る・聴く

第1章　トラウマと歓待
——ホロコースト生存者の声を聴くことと当事者性

小田博志

ある声

Ich bin ein Versuchskaninchen.（「私はモルモットね」）

ブランカ・プドラーさんは不意にこう言った。この言葉は、そのとき私の胸に小さい棘のように突き刺さった。

二〇〇九年六月に私はパリの「償いの印[1]」のオフィスで、プドラーさんと初めて会った。八〇歳の誕生日を迎える手前の、小柄で、温和な女性だ。初対面の挨拶の際、「日本人とドイツ語で喋れるなんてうれしい」と手を差し伸べてきた。ハンガリーのブダペストに住んでおり、パリで開催されるホロコースト生存者の証言集会に招かれて来ているということであった。この人は、かつてアウシュヴィッツ強制収容所に送られ、生き延びたのだ。近年、定期的にドイツの学校を訪れて自らの体験を話しているという。私はそのオフィスで自分の訪問目的を説明した。ドイツにおける草の根の平和構築をテーマに研究を進めていて、「償いの印」の調査に重点を置いていること、その成果をいずれ本などの形で公表したいことと、それだけでなくこの研究の知見は東アジアの草の根の平和構築のために応用できると考えていることなど。その際、プドラーさんからブダペストに来れば詳しい話ができるという申し出があり、翌月私はブダペストに彼女を訪ねた。

私が宿泊するホテルのロビーでまずお話しを伺った。「私の人生丸ごと」を話したいということで、プドラーさんは一九二九年に生まれたときからの歩みを二時間近く語った。翌日、プドラーさんは私をブダペストのシナゴーグとホロコースト記念博物館の見学に誘った。博物館で、アウシュヴィッツ・ビルケナウ第二強制収容所の展示に赴き、そこでメンゲレ博士の写真を前にしたときプドラーさんは急に感情のバランスを崩した。激しく嗚咽し、全身は震え出した。次の部屋に移って椅子に腰かけた。しばらくしてプドラーさんは「行きましょう」と出口に向かって階段を上がり始めた。「私は強くなければいけない」と自らに言い聞かせながら。

もしこのような状態に言葉を当てるとすれば、ホロコースト後の「トラウマ」ということになるだろう。けれども実際に接してみると、そうした言葉で「理解」したような気になることが、あまりに軽率に思える。プドラーさんは私の理解を超えた暴力を体験したのだ。それを感じ取る他なかった。メンゲレ博士は医学者で、アウシュヴィッツの収容者を「モルモット（*Versuchskaninchen*）」として使って人体実験した。運び込まれたユダヤ人の「選別」にも携わった。彼が右側を指せば強制労働、左を指せばガス室送りを意味した。一九四四年ビルケナウに到着したプドラーさんは、そのメンゲレ博士に右に送られた。母親は左側を指され、それ以降会うことはかなわなかった。

プドラーさんが冒頭の言葉をどのタイミングで言ったのか、私はフィールドノーツに記していないのではっきりとしない。しかしその声は以来私の心に刻まれることになった。

本章で私が読者と一緒に考えたいのは、このような経験、つまり他者の声を聴くことが、それを聴く側に、そして語る側と聴く側との関係性にどのような力を及ぼすのかという問題である。

これからプドラーさんの物語と、彼女をドイツに招いてその声を聴き、それに動かされた人たちの営為を辿っていく。ホロコーストにおいて犠牲者は個別性が奪い取られ、番号だけの存在にされた。個別性に寄り添う記述、アブー＝ルゴドの表現では「特定的なもののエスノグラフィー」[Abu-Lughod 1991]には、それに対抗して、倫理的な語りを回復するという意味があるだろう。

ここでの理論的な参照枠組みは歓待論である。ことにレヴィナス［二〇〇五、二〇〇六］と鷲田［一九九九］が思索したような、他者を迎えいれることの内在的、倫理的側面について特定の物語を通して考えてみたい。けれどもここでは事例の物語を、単に「研究対象」で終わらせず、私自身が問われるものとして語りたい。これは個人的な感情の吐露ということではなく、「私」の経験を通して、他者の経験を知ろうとする試みである。その際のキーワードが、結論を先取りして言えばドイツ語の *Betroffenheit*、日本語では「当事者性」となるであろう。

1 ブランカ・プドラーさんの物語

二〇〇九年七月、ブダペストのホテルのロビーで、ブランカ・プドラーさん（写真1）は私を前に語り始めた。以下ではドイツ語でのその語りを日本語に訳して再録する。紙数の関係で部分的に略したが、順番は入れ替えていない。と

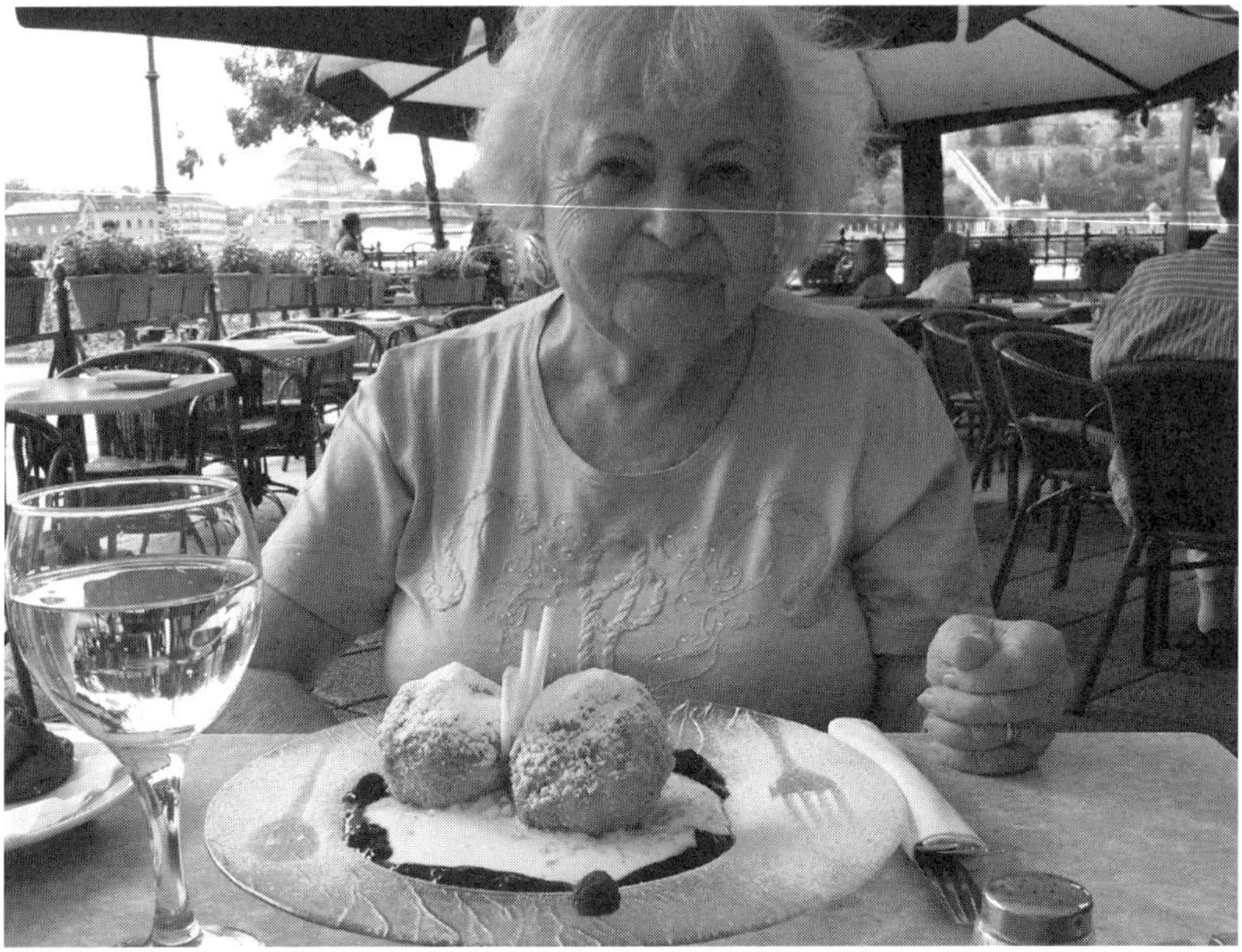

写真1　ブランカ・プドラーさん（筆者撮影、2009年ブダペスト）

ころどころに注釈や解釈をさしはさんだ。

私の人生の全体をお話しします。私はいつも一九二九年に生まれたことから話をします。アクナ・スラティナ。私は四番目の子供で、とてもとても貧しいユダヤ人の家庭でした。私の父は紳士服の仕立屋でした。六人の家族を満足に養うだけの仕事はありませんでした。一歳のときケースマルクに一家で引っ越しました。ここはドイツ語地域でしたので、私はドイツ語を母語として育ちました。次に移り住んだのはレヴァでした。警察に父が呼びだされ、ハンガリー国籍が無いため、もともと住んでいたアクナ・スラティナに強制的に転居させられたのです。そのうちアクナ・スラティナを含む地域はハンガリーに吸収されたから、再びレヴァに戻ることにしました。

〔一九四四年三月に〕ナチスドイツがハンガリーを支配するようになると、全てが速く変化していきました。中学校の校舎がドイツによって将校用営舎として接収されることになり、授業を四月には終えなければならなくなりました。終了式に、私たちはダビデの星を服に縫い付けて出ることになり、ひどい気持ちがしました。この年には近辺のユダヤ人はレヴァに設けられたゲットーに収容されました。

あの金曜日のことは忘れません。ユダヤ人は金曜日の夜にサバトの祝いをします。その準備をしていたとき、騒々しく親衛隊兵士とハンガリー人警官が家に押し入ってきて、「早く出ろ」と乱暴に追い立てられました。荷造りに二、三分しか与えられませんでした。敬虔な父が、祈祷用のショールを取りに戻ろうとしたとき、彼らは父を乱暴にけり倒し、中庭を追い立てて、外に出したのです。私たちはトラックに乗せられてゲットーに送られました。

六月一五日、私たちは五列に並ばされ、荷物をもって駅まで歩かされました。ひどかったです。長い道のりを歩いている内に、中には荷物を持ちきれなくなって放り出す人たちがいました。それを町の人が道端で待ち構えて、取っていくのです。誰も私たちに同情などしないのだと思いました。

ハンガリーに住む約八〇万人のユダヤ人は、一九四四年までホロコーストから免れていた。同年三月にドイツ軍がハンガリーを軍事占領してから状況は一変した。主に地方に住む約四四万人のユダヤ人が、同年六月末までにゲットーに収容され、続いてアウシュヴィッツに強制移送された。

駅にはもう家畜用列車が待っていました。このときいたのは、父と母、姉のアランカと私でした。兄はユダヤ人として強制労働にすでに送られ、別の姉はブダペストで結婚していました。アランカは同じところに並べず、どこにいるのかわからなくなっていました。一つの車両に七五人から八〇人が詰め込まれ、想像してみてください、七月でしたからすごい暑さでした。あなたもきっと聞いたことがあるかと思いますが、私たちはバケツを二つ受け取りました。一つには飲み水が入っており、別のバケツは排泄用でした。それで車両のドアは閉められて、発車したわけです。小さい鉄柵の窓が開いているだけです。車内は人と荷物でぎゅうぎゅう詰めで、ひどい暑さ、窓からろくに空気が入って来ず、トイレ用のバケツはすぐに一杯になりました。飲み水もすぐに無くなってしまいました。たくさんの人が意識を失って倒れました。人びとはいらいらして、口喧嘩も始まりました。どこに向かっているのかも分からない、その不安は言葉にできないほどでした。
三日走った後に列車は停まりました。「出ろ、出ろ！　早く、早く！」と急き立てられて降ろされ、外に出ると、そこは牢獄のようで、男は縞模様の服を着せられていました。それから慌ただしくなりました。すぐに男と女が分けられ、私たちは別の車両に乗ったアランカを探しました。

私はこのインタビューまでに二度アウシュヴィッツ・ビルケナウを訪れたことがあった。アウシュヴィッツ第一収容所は元軍営のレンガ造りの建物であるが、第二収容所であるビルケナウは広大な敷地に木造バラック跡が整然と並び、両者の雰囲気は大いに異なっている。ビルケナウは「絶滅収容所」を体現する、地上にぽっかりと開いた虚無のごとき空間である。パリでプドラーさんと会ってから二度目の訪問をしたが、ビルケナウに立った私は、「六〇数年前ここにプドラーさんがいた」ということに思いが至り震撼した。それ以来アウシュヴィッツは私にとって「顔」を帯びるようになった。

そこを下りた所の右側にエレガントな親衛隊将校と何人かの親衛隊員が立っていました。私たちが彼の横に行くと、人差し指を右や左に指しています。〔プドラーさん、泣きながら〕私の母はすぐに左方向を指されました。私は右側に。私は母を一人にしたくなかったので、後を追いかけました。すると親衛隊員が来て、ゴムのこん棒で私を殴りつけようとしました。すると母は「行きなさい、きっと後でまた会えるから」と私に言いました。でもそれが、私がかわいそうな母を見た最後でした。〔プドラーさん、強く泣きながら〕それから私たちは二度と会うことができませんでした。
プドラーさん一家が移送された先は、アウシュヴィッツ第二強制収容所ビルケナウであった（ビルケナウのポーラン

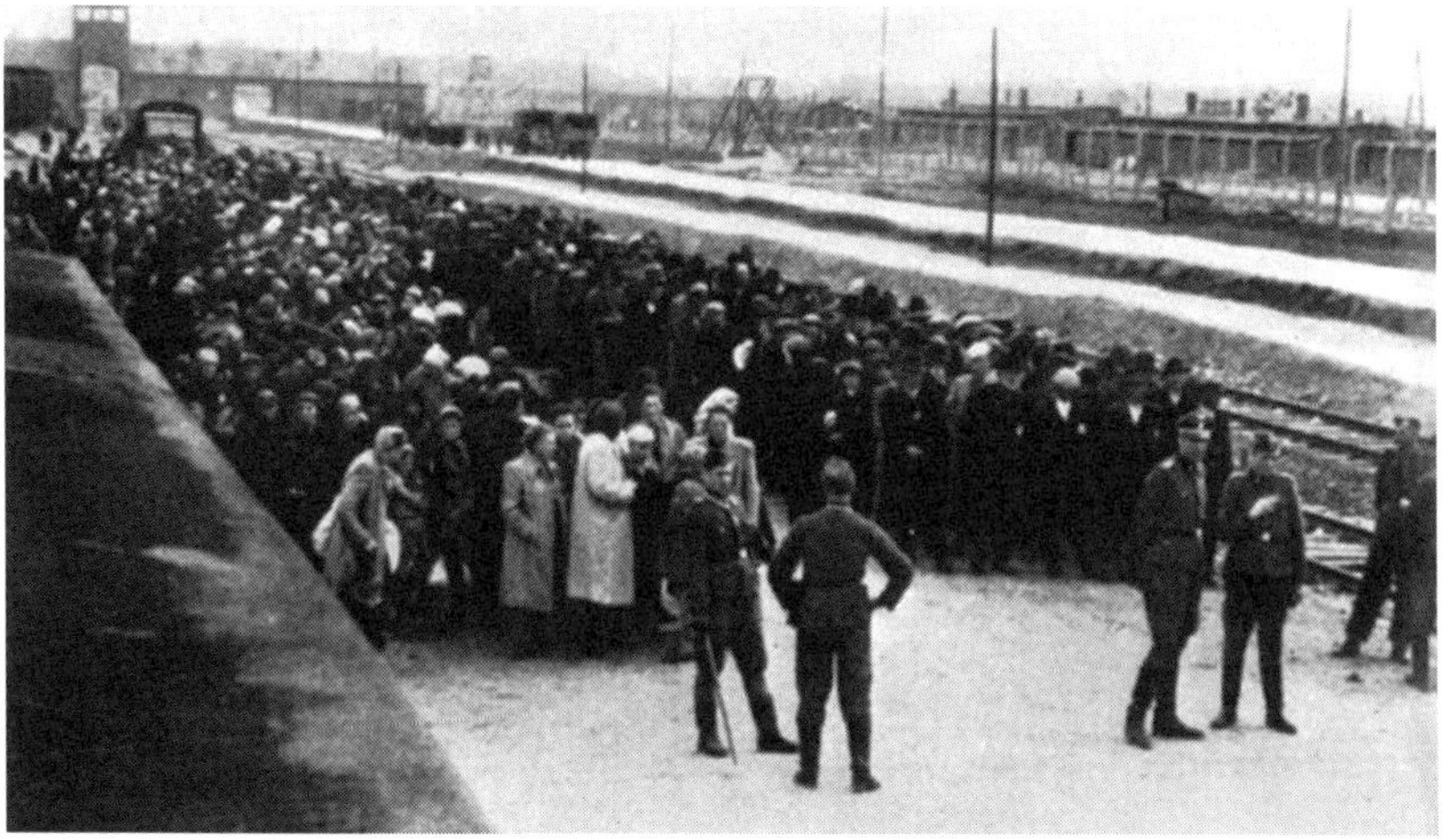

写真2　アウシュヴィッツ第2収容所ビルケナウで「選別」されるハンガリーから移送されたユダヤ人。

ド語での呼び方はブジェジンカ）。基幹収容所ともいわれるアウシュヴィッツ第一強制収容所に続いて、その近郊に一九四一年一〇月に建設された。

「選別」はSelektionの訳語である。ここでは強制収容所に到着した囚人を、労働可能なグループと、ガス室に送って殺戮されるグループとに分けることを意味する（写真2）。それと共にSelektionには、進化論における「淘汰」、すなわち特定の形質をもつ個体群が残り、他は滅びることを意味する。ホロコーストのイデオロギー的背景は社会進化論と結びついたレイシズムであった。優秀な形質をもつとされた「アーリア人種」が生き残り、劣等とされ、かつ人種的カテゴリーとして定義された「ユダヤ人」等が滅びるべきものとみなされた。マクロなスケールで見れば、ナチスにとってホロコーストとは、「人種」を「人為淘汰（künstliche Selektion）」する行為であった。

ここで「エレガントな親衛隊将校」と言われているのは「メンゲレ博士」（写真3）のことである。メンゲレは、プドラーさんの母を「選別」して、左側につまりガス室に送った。プドラーさんはメンゲレを「エレガントな親衛隊将校」とも表現する。実際

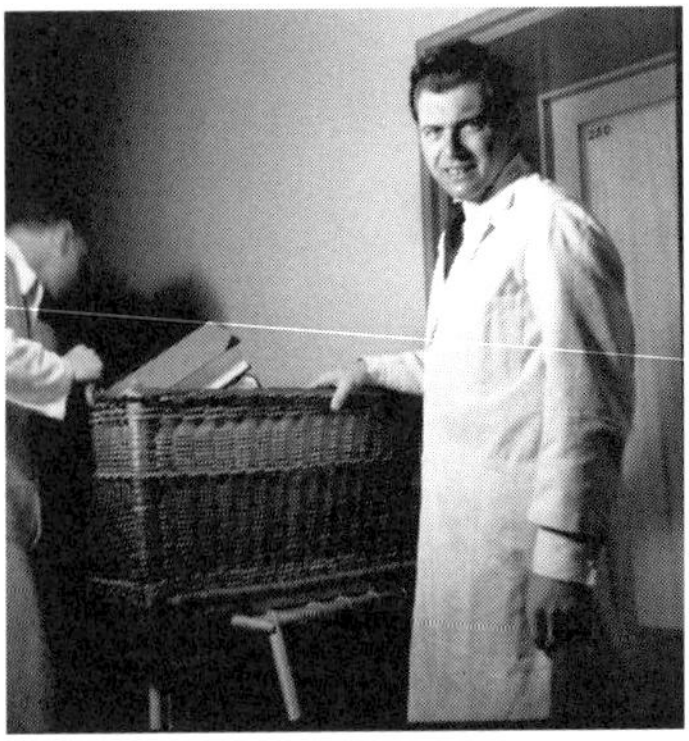
写真3　メンゲレ博士

に行なった非人道的な人体実験とは裏腹に、メンゲレは囚人に対しても丁重な物腰で接していた。その二面性は「死の天使」というあだ名に表れている。

母との死別が、そしてそれと結びついた「メンゲレ博士」という人物が、プドラーさんの心にどれほど深い傷跡を残したのかに、二〇〇九年のブダペスト訪問で私は直面することになった。インタビューの時に、プドラーさんがもっとも感情をたかぶらせ、泣きながら話したのは、ビルケナウでメンゲレに選別される場面と、戦後繰り返し見ることになる、母との突然の別れを暗示する悪夢であった。そして冒頭の「ある声」で述べたように、ブダペストのホロコースト記念センターにおいて、プドラーさんはメンゲレの写真を前に突如泣き出し、しばらくパニック状態が収まらなかった。

> 私は別の方に行って、姉を探しましたが見つかりませんでした。私はそのとき一四歳の子供でした。私たちは消毒室に連れて行かれ、服を脱がされ、別室では髪をバリカンで剃られました。シャワー室では、移送されているときのひどい喉の渇きのために、シャワーの水を飲みました。それから消毒液を噴霧されて、裸のまま小屋を出たところで、姉の声に気づきました。私たちは再会を喜び、抱き合いました。その後で「服」を配られましたが、それはまったくぼろぼろになった民間人の服で、下着ももらえませんでした。
>
> 私たちが着いたのはBⅢという施設でした。ここはアウシュヴィッツの中でも最もひどい所です。出来かけの木造の小屋だったからです。ここに何千人もの女性が詰め込まれたのです。夜トイレに行くときには他の人たちを踏みつけて行くしかないような状態でした。

何日か経って、親衛隊の女性将校が、他の兵士を引き連れて私たちの小屋に来ました。私たちの小屋にはポーランド人の女性監視がいて、ユヴァという名前でした。女性将校が私たちに言いました。「お前たちの中で、まだ一六歳になっていない者は申し出なさい。お母さんの所に連れて行ってやります」私は「ああ、お母さんの所に行ける」と思いました。私の他にもたくさんの人がすぐに申し出ました。アランカと離れることを惜しみ、互いに慰め合いました。それをポーランド人のユヴァが見ていて、とても複雑な表情を浮かべました。今でも忘れられません。それから彼女は私の方へ来て、「なぜお前は嘘をつく！　私はお前が一六歳より上だと知っているんだぞ！　お前はもうしっかりしているんだから働かないといけない。嘘をつくな！」と大声で言いました。すると女性将校は、「本当はどっちなんだ。お前は一六歳以上なのか？」と聞きました。そのとき私は「嘘をつかないといけない」と感じ、本能的に「はい、私は一七です」とさらに上の年齢にして答えたのです。すると「なぜ嘘をついた」と、私は二発の大きいビンタをはられました。後で分かったのは、そうやってポーランド人の監視が私の命を救ったのだということです。どうしてユヴァがそうしたのか分かりません。もしかしたらポーランドで救えなかった実の妹がいたからなのかもしれません。その後会ってお礼を言うことができなくてとても残念に思っています。

プドラーさんの実際の誕生日は一九二九年七月二一日であるが、アウシュヴィッツの囚人名簿には、実際とは違う誕生日（一九二七年六月一八日）が記載されている。その背後には、このような命を懸けた物語があったのである。

アウシュヴィッツの生活がどれほどひどいか、あなたもご存知のことでしょう。朝三時に起こされて、一日中延々と点呼されます。アウシュヴィッツで早朝はとても冷え込むのですが、日中はかんかん照りになって、隠れる木も生えていないので、頭や体の露出している所が火傷したようになりました。

食事はひどいものでした。朝、代用コーヒーが与えられました。なまぬるい飲み物でも無いよりましでした。それから一かけらのパンをもらいました。全然パンの味がしない代物でした。最初は食べる気もしませんでしたが、お腹の足しになるものはこれしかないことが分かって、食べるようになりました。昼には乾燥野菜のスープです。一つのボールに入れられたものを、他の囚人と回し飲みさせられました。夕食は朝に一緒に渡されるので、朝の内に食べてしまい何も残りませんでした。こんな食事なので、私たちはどんどんやせ衰えていきました。動けなくなった人は「選別」されました。時折メンゲレ博士も加わっていました。裸になって歩いていくのですが、できるだけ体の傷に気づかれないように隠しました。基幹収容所から食事を運んでくるポーランド人に「選別のときに病気だと思われないようにしろ。病人はガス室に送られて、焼却場で焼かれるからな」と聞きました。

ひどい空腹は胃が縮めばなんとか耐えられるようになります。それよりもひどかったのは喉の渇きです。BⅢにはまったく飲み水がありませんでした。ときおりタンク車が水を運んできました。その運転手はサディスティックでした。たらいに入れた水に群がる私たちをステッキやベルトを振り回して追い払い、車の汚れをふいたタオルをその水で洗濯しました。それにも関わらず私たちはその水を飲みました。運転手はその姿を見て、気の狂った悪魔のような高笑いをしていました。これが、人間が人間にすることでしょうか。本当にひどいです。

私たちは七週間をアウシュヴィッツで過ごしました。大規模な選別が実施され、千人のユダヤ人女性が選ばれました。そこに私と姉が入っていました。少し食べ物が与えられ、シャワー室に入れられました。その時にはもうガス室のことを聞いていましたから、私たちはとうとう殺されると思い、叫び出しました。けれども本当のシャワーでした。それから前よりましな衣服が与えられ、再び家畜運搬用列車に乗せられました。五日間の走行の後、ヘシッシュ・リヒテナウに到着しました。そこで待っていた親衛隊将校は私たちを見て「なんだこれは。必要なのは労働力で、骸骨ではないんだぞ。これでどうやって弾薬工場で働けるんだ」と言いました。私はそれをすぐに仲間たちに通訳しました。工場で働けるということは喜ばしいことでした。時間を稼いで、生き残れるチャンスと思ったからです。私たちは町の集会所に入居させられました。そこは現在学校になっていますが、戦後私が自分の体験を最初に話をしたのはその学校でした。アウシュヴィッツに比べればそこでの環境は正反対でした。私たちには二週間の猶予期間が与えられ、働けるようになるよう食べ物が支給されました。

弾薬工場があるのは三・五～四キロ離れたヒルシュハーゲンで、働くようになって、それが常に私たちの命の危険を意味することがすぐに分かりました。重労働をさせられ、爆発と人体に有害な可能性のある有毒物質の取り扱いをしたからです。最初の内は家畜用列車に乗って工場に行きましたが、その内歩かされるようになりました。それはつらかったです。乏しい服装に、木靴が与えられました。この地方の冬は「小シベリア」と言われるほど冷え込みます。工場でぼろきれを見つけて、木靴に詰め込みました。雪が降ると、靴底が地面にくっついて、ぐらぐらして歩けません。するとすぐに殴られました。工場では、私たちは例えば三キロの重さの魚の形をした榴弾を作りました。火薬を間近で扱うため、吸い込んで朦朧となったり、顔が火傷したりするなど、ひどかったです。働き始めて二か月後の一〇月にはたくさんの人が病気になって、二〇六人がアウシュヴィッツに送り返され、すぐに殺害されました。

工場ではたくさんのフランス人強制労働者と一緒に働きました。彼女たちは私たちに親切で、助けてくれました。櫛や鏡を貸してくれて、身だしなみを整えることができました。それから新聞を見せてくれました。彼女たちは「囚人」ではないので、町で新聞を買うこともできたのです。それを読みながら「もうちょっとの我慢よ。戦争は終わるから」と慰めてくれました。それからサボタージュをすることも教えられました。ばれたら大変ですが、戦場で榴弾が爆発しないように細工しないといけないと思いました。

ヘシッシュ・リヒテナウは、ドイツ中部ヘッセン州の小都市である。ここの爆薬工場が親衛隊と結びついて、ブヘンヴァルト強制収容所外部部隊が設けられた。ここでは千人のハンガリー系ユダヤ人女性が奴隷労働に就かされた他、フランス人、ドイツ人の強制労働も行われていた。近隣住民の中には、当時、食料をプドラーさんらの宿営に投げ入れる者がいた。親衛隊に見つかれば逮捕される危険な行為であった。これを例に、プドラーさんは「ドイツ人だからすべて悪い」と十把一絡げに捉えることはできないという。

前線は近くに迫ってきていましたが、私たちも日増しに弱っていきました。一九四五年三月二九日に撤収することになりました。また家畜用列車に乗せられ、ライプツィヒに送られました。

ライプツィヒ近郊のヴルツェンでアメリカ兵によって解放されました。私たちは自由になりました。でもお分かりですか、それを喜ぶどころではありませんでした。解放されたらどうするか、私たちは語り合い、計画を立てたものです。でも私たちは知らない町に、ぼろ布をまとった姿で、空腹と渇きを抱えてポツンと立たされたのです。どこに行ったらいいのかも分かりません。自由になったことを喜ぶことができませんでした。

父はダッハウに送られて、そこで亡くなったと知人の医師が知らせてくれました。私たちは結婚した長姉がブダペストにいると聞き、住所を探してたどり着きました。強制労働でチフスにかかっていた兄も、ここから遠くない所に住んでいた姉のもとにやって来ました。こうして四人のきょうだい全員が再会したのです。

これが短くまとめた私の物語です。でも私は言わなければなりません。私が過去についてこのように話せるようになるまでに、また自分で家族をもつことできるようになるまでに、長い時間がかかりました。今でもときおり私は悪夢に苦しめられます。シェパードと目が合うと怖くて体が震えます。

悪夢というのはいつも同じです。私は汽車に乗っています。母と父の間に私は座っています。夜で、車内は暗く、車両はガタゴト揺れています。私は母の顔をなでています。手のひらで顔にあるほくろを感じ、母が涙を流しているのが分かります。そこで目が覚めます。私の手には母の顔の感触が残っています。でも横に母がいないので、私は痙攣を起こしたようになります。〔戦後結婚した〕夫はいつも驚いて、私を慰めることもできずにいました。

このプドラーさんの物語は、英雄的な生還の物語ではない。またハッピーエンドにいたる、トラウマからの回復の物語でもない。そのように単純なマスターナラティブに還元できるものではないことが、この人のそばでその声に耳を傾けると実感できる。今でも悪夢を見るという。すでに述べたように、当時のビルケナウの場面、メンゲレ博士の記憶になると、パニックの状態に陥る。その傷（トラウマ）は容易に「癒え」たり、「回復」したりするものではない。生存者は傷と折り合いをつけながら、日々を送っている。近年、トラウマに打ち勝つ心として「レジリエンス」（回復する強さ）が注目されている［シリュルニク二〇一四他］。ポジティブな側面に焦点を当てることは重要である。しかしレジリエンスとヴァルネラビリティ（傷つきやすさ）を二分法的に捉え、前者を徒に理想化することには問題がある。一人のホロコースト生存者には、両方が混在している。それはプドラーさんと接してみても明らかである。強制収容所の中で解放されたら食べたいものをありありと思い描いて希望をつないだこと、ドイツの学校に毎年のように通って「二度とアウシュヴィッツが起きない」ために語り伝えていることなどはこの人のレジリエンスである。しかし、母との死別やメンゲレ博士の記憶になると、癒えない傷口が開くような苦痛を再体験しながら語っていることが伝わってくる。ホロコースト記念館でメンゲレの写真を見て激しく泣いた後で、プドラーさんは「私は強くなければいけない」と自分に言い聞かせていた。傷つきながら（ヴァルネラブルでありながら）、強くある（レジリエントであること）ように心を奮い立たせている。もろさと強さの間で揺れ動いている。

戦後のプドラーさんにおける大きい変化は、ホロコーストの体験を語るようになったことだ。かつて強制労働をした町からの招待を受けたことがきっかけであった。ネガティブな記憶が刻まれた町を再訪し、そこでかつてとは違った歓待を受けることは、そのネガティブな記憶からの「解放」を意味した。ドイツのとりわけ若い世代にホロコースト体験を語り、それに対してポジティブな反応が返ってくることに「希望」を感じるという。語ること・聴くことは、トラウマ治療の処方箋のようなものではない。トラウマ的体験を物語れば、それで治るというようなことではない。けれども、プドラーさんとの話を通して、その傷が、人間らしい関係性の中に包み込まれ、もうむき出しの生傷ではなくなっているように感じる。ライフストーリー・インタビューの翌日にお会いしたとき、プドラーさんはドイツの若い世代との関わりについて次のように述べた。

私はヘシッシュ・リヒテナウにたくさんのよい友人をもっています。この人たちはホロコーストの歴史と根本的に取り組みました。教師が中心の歴史ワークショップが、私をドイツの子どもたちとつないでくれました。私は自分の体験を語る練習などしたことがなく、ぶっつけ本番で話しました。子供たちがどう反応するか、私には不安でしたが、子どもたちはとても愛らしく、私にとって忘れられない経験となりました。過去について話をすることは今でも不安ですが、最初の頃はもっと不安でした。〔子どもたちの〕共感（Sympathie）を感じたことで、話をすることがだんだんと楽になっていきました。そして子どもたちから手紙をもらって、私は役に立つことをしていると確信できました。その手紙には「印象深かった」「お元気で」などの他に、「あのようなことを二度としないと約束する」と書かれていました。

抑圧されてきた人生の記憶が、いかに語られるようになるのか。それが語る側と聴く側にどのような意味を持つのか。こうしたことは人生に関する語りを単にデータとして扱い、その中だけを見ていたのでは理解し得ない。人生の物語は、語り手を迎えいれ、その声に耳を傾ける側との関係性の中で語られるようになる。その相互関係の積み重ねがあって、私がプドラーさんの物語を聴くということも可能になった。プドラーさんを招いたドイツの側はどうなのかを知るために私は現地を訪れた。

2　ヘシッシュ・リヒテナウ——歓待の場

これまで述べてきたインタビューのためにブダペストを訪れたとき、プドラーさんは自宅で私に一人の人物の名を挙げ、その二冊の著書［Vaupel 1984, 2001］を手渡した。ディーター・ファウペルという学校教師で、ヘシッシュ・リヒテナウの強制労働について調べ、それを著書にまとめたのだという。そしてプドラーさんをドイツに招いて証言集会を開催する中心になっているのもこの人であり、そこでドイツの生徒たちに話をすることがプドラーさんにとって喜びだということであった。ファウペルさんの一九八四年の本『ブヘンヴァルト強制収容所・外部部隊ヘシッシュ・リヒテナウ一九四四—四五年』を開くと、前書きに続いて、ユダヤ系生存者からこの調査の過程で送られてきた「著者への二通の手紙」のコピーがそのまま収録されている（写真4）。この手紙に関する説明は本文の中でなされていない。だから「引用」というわけではない。この本はヘシッシュ・リヒテナウの強制労働に関する調査報告書である。その中で、付録の形でもなく、本文中に部分的に引用するのでもない、冒頭に掲げられた手紙の存

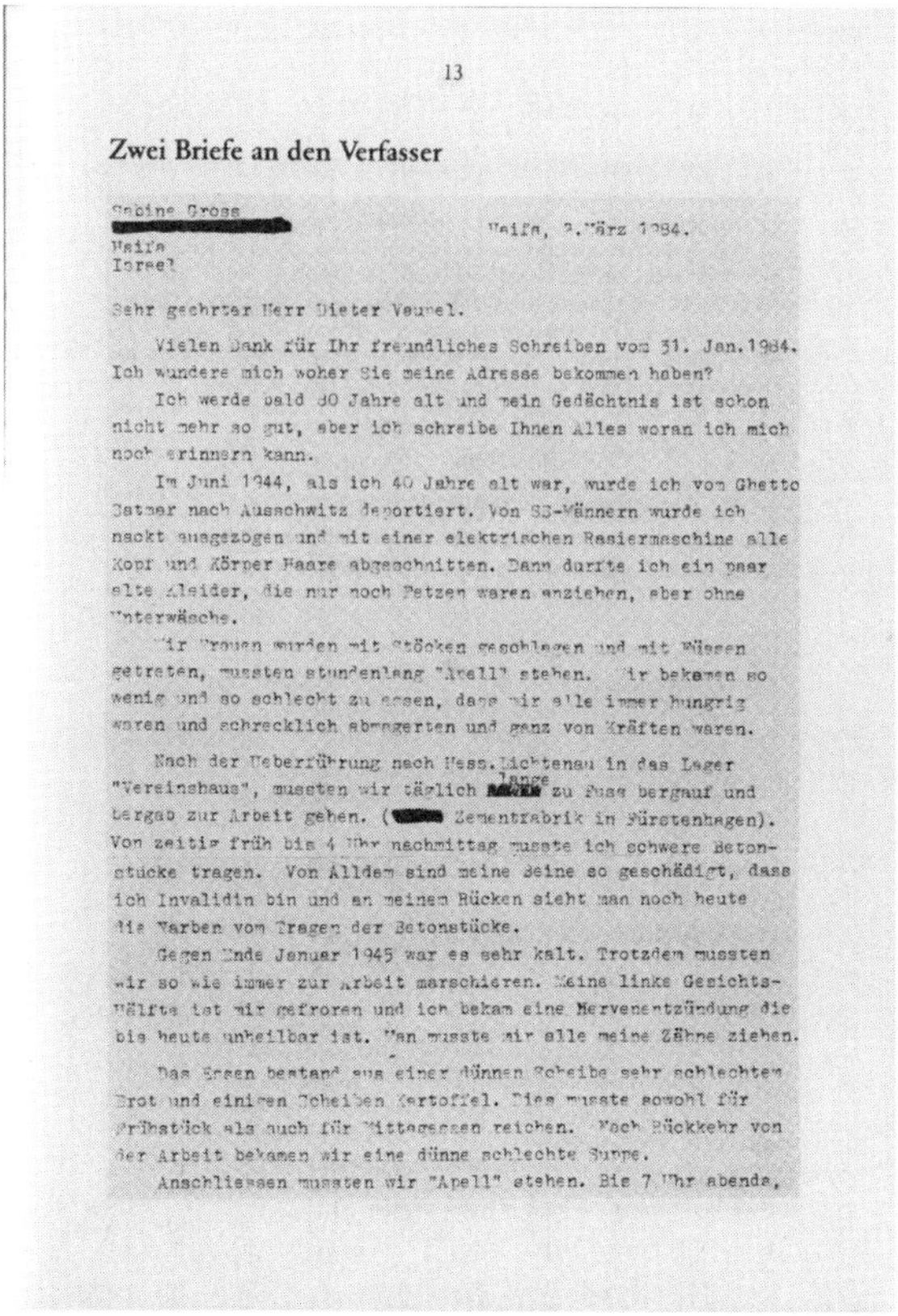

13

Zwei Briefe an den Verfasser

Sabine Gross
[redacted]
Haifa
Israel

Haifa, 2. März 1984.

Sehr geehrter Herr Dieter Vaupel.

Vielen Dank für Ihr freundliches Schreiben vom 31. Jan. 1984. Ich wundere mich woher Sie meine Adresse bekommen haben?

Ich werde bald 80 Jahre alt und mein Gedächtnis ist schon nicht mehr so gut, aber ich schreibe Ihnen Alles woran ich mich noch erinnern kann.

Im Juni 1944, als ich 40 Jahre alt war, wurde ich vom Ghetto Satmar nach Auschwitz deportiert. Von SS-Männern wurde ich nackt ausgezogen und mit einer elektrischen Rasiermaschine alle Kopf und Körper Haare abgeschnitten. Dann durfte ich ein paar alte Kleider, die nur noch Fetzen waren anziehen, aber ohne Unterwäsche.

Wir Frauen wurden mit Stöcken geschlagen und mit Füssen getreten, mussten stundenlang "Apell" stehen. Wir bekamen so wenig und so schlecht zu essen, dass wir alle immer hungrig waren und schrecklich abmagerten und ganz von Kräften waren.

Nach der Ueberführung nach Hess. Lichtenau in das Lager "Vereinshaus", mussten wir täglich lange [redacted] zu Fuss bergauf und bergab zur Arbeit gehen. ([redacted] Zementfabrik in Fürstenhagen). Von zeitig früh bis 4 Uhr nachmittag musste ich schwere Betonstücke tragen. Von Alldem sind meine Beine so geschädigt, dass ich Invalidin bin und an meinem Rücken sieht man noch heute die Narben vom Tragen der Betonstücke.

Gegen Ende Januar 1945 war es sehr kalt. Trotzdem mussten wir so wie immer zur Arbeit marschieren. Meine linke Gesichtshälfte ist mir gefroren und ich bekam eine Nervenentzündung die bis heute unheilbar ist. Man musste mir alle meine Zähne ziehen.

Das Essen bestand aus einer dünnen Scheibe sehr schlechtem Brot und einigen Scheiben Kartoffel. Dies musste sowohl für Frühstück als auch für Mittagessen reichen. Nach Rückkehr von der Arbeit bekamen wir eine dünne schlechte Suppe.

Anschliessen mussten wir "Apell" stehen. Bis 7 Uhr abends,

写真4　［Vaupel 1984］に収録されたユダヤ系生存者からの手紙

在感は印象的である。いったいなぜ著者はそのようにしたのだろうか。

さて、自身が述べているように、プドラーさんは自らのホロコースト体験を公共の場で長らく話すことがなかった。それがテーマとされることのないハンガリーでは、むしろ過去を忘れることに努めた。実の娘にも話すことはなかった。そうすることで娘を苦しめることになるのではないかと恐れたためである。それが変わったのは、ドイツから来た招状によってであった。一九八七年、ヘシッシュ・リヒテナウの市民団体「歴史ワークショップ(2)」が、プドラーさんら強制労働を生き延びたユダヤ人女性たちを記念行事に招いたのである。同種の行事は前年にも開催されていたが、プドラーさんの住所がわかり招待されたのは二年目のことであった。この年からプドラーさんは、ドイツで、さらには自分が強制労働させられた当地で、自らの体験を、長年の沈黙を破って語り始めた。

長年の沈黙と抑圧は生存者の側だけでなく、ヘシッシュ・リヒテナウの住民の側にもあった。一九八三年に総合学校の八～一二年生（日本の中学二～高校三年生に当る）の一グループが、自由研究課題として「ナチ政権下のヘシッシュ・リヒテナウ」を選び、調査したところ、かつて存在した爆薬工場のことを覚えている住民にたまたま出会った。このグループの指導をしたのがディーター・ファウペルさんであった。さらに調べを進めると、この爆薬工場とブヘンヴァルト強制収容所との関連が浮かび上がってきた。結果として明らかになったのが、ヘシッシュ・リヒテナウにはブヘンヴァルト強制収容所の外部部隊がかつて設けられており、その管理下でフランス人、ドイツ人そしてアウシュヴィッツから移送されたユダヤ人女性が爆薬工場で強制労働させられた事実であった。

最初の調査結果は地元紙の編集部に送られ、記事となった。それが評判を呼び何事も無かったかのような静寂を破って、当時の模様を知る人々が名乗りをあげた。ほとんどの反応はポジティブなものであった。これに対して、「なぜくだらないことをほじくり返すのか」と水を差す電話や、「いい加減に止めないと、よくないことが起こるぞ」という脅しも少ないながらもあったという。

このローカルな忘却から想起への変化は、より広い文脈の変化と関連して起こっている［Vaupel 2001: 276］。まず六〇年代後半の学生運動によるナチの歴史との批判的な対峙があり、それを受けて七〇年代には戦後世代がそれぞれの地域で、ナチの歴史の痕跡を保存する運動を展開した。その流れの中で決定的な役割を果たしたのが、一九七八年にアメリカで製作されたテレビドラマ『ホロコースト』であった。翌年これが西ドイツで放映されるや、多大な反響を巻き起こし、それまであったタブーを打ち破るほどの影響があった。有名俳優がホロコーストの犠牲者を演じるドラマであったため、ドイツ人視聴者は容易に感情移入することができた。このようにナチの歴史を掘りおこし、そこにある他者の物語に共感的に接する下地が形成されていたのである。

ヘシッシュ・リヒテナウでナチ強制労働の歴史が掘りおこされると共に、学校、市民グループ、行政が共同で、記念碑の建立、遺構の整備、掘りおこしの結果の出版、そして生存者を招いての集会の開催といった事業を八〇年代に展開していった。

かつてユダヤ系女性たちが居住した集会所の跡地で、小学校がその後に開設された場所に、一九八六年四月に追悼・記念碑（Gedenkstein）が建立された。その碑文は以下の通りである。

ブヘンヴァルト強制収容所のヘシッシュ・リヒテナウ外部部隊の囚人として、ここで一九四四年八月二日から一九四五年三月二九日まで苦しまねばならなかったハンガリーのユダヤ人女性を思い起こして。

ヘシッシュ・リヒテナウ市
一九八六年四月二六日

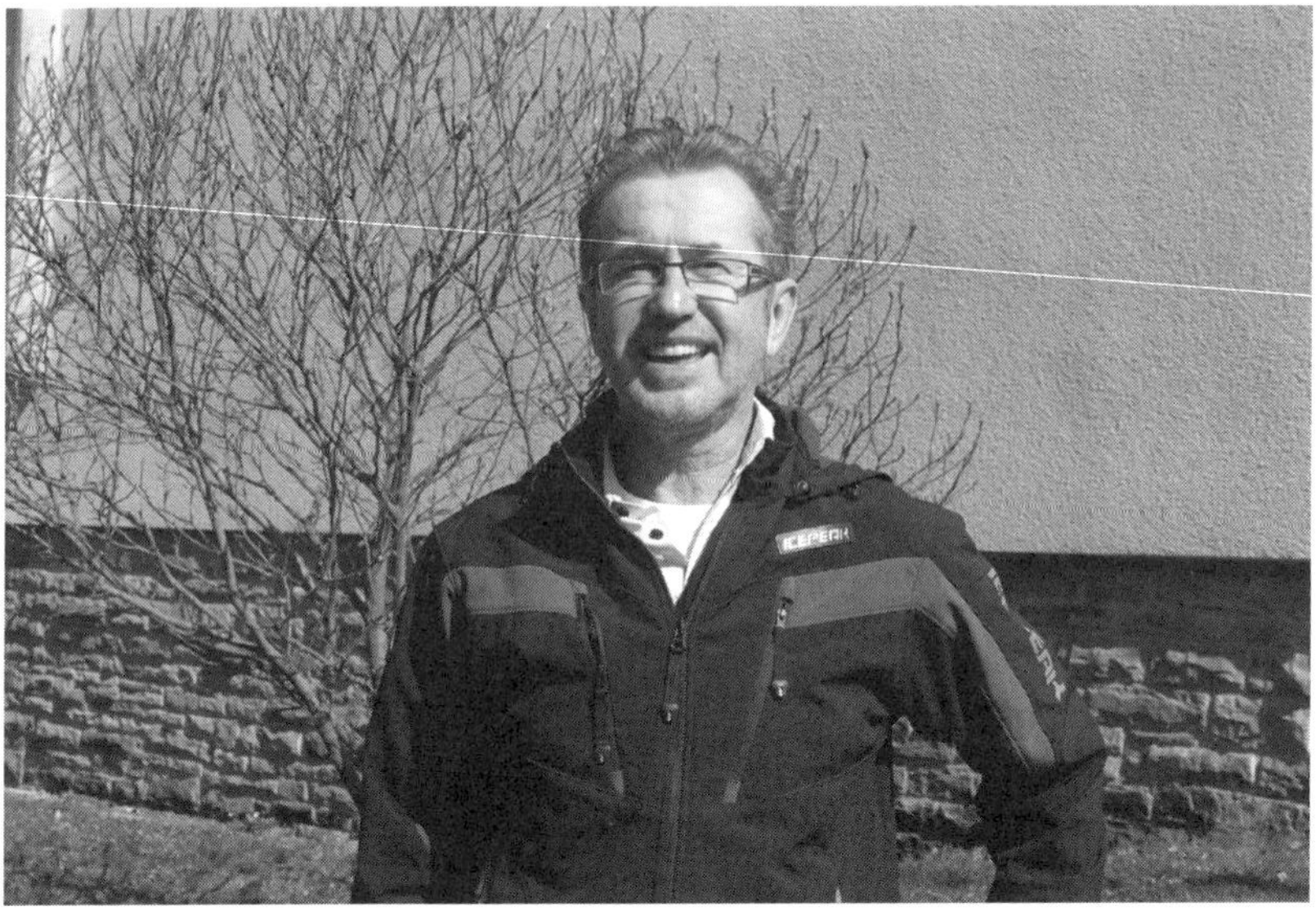

写真5　ディーター・ファウペルさん（筆者撮影、2011年ヘシッシュ・リヒテナウ）

これに引き続いて「ヘシッシュ・リヒテナウ歴史ワークショップ」の主催で、連絡先が分かっているユダヤ系の生存者を招いて集会が開催された。市が主催する晩さん会に生存者たちは招待され、それも彼女たちにとって大きい意味をもった。八六年からすでに学校での証言集会（Zeitzeugengespräch）も行われた。プドラーさんは八七年からヘシッシュ・リヒテナウに来るようになった。証言集会という場で実現した生徒との交流は、ホロコースト生存者にとって、とりわけ重要な機会となった。若い世代に伝えること、それにポジティブなフィードバックがあることは、彼女たちにとって過去の記憶からの「解放」と、二度とホロコーストが起こらないという「希望」につながったからである。

さて、弾薬工場における強制労働に関する調査結果をまとめた一九八四年の本の冒頭には、前述のように、生存者からの手紙がそのまま掲載されている［Vaupel 1984］。この手紙は、通常の「引用」の様式から逸脱し、独特の存在感を放っている。私が二〇一五年に著者のファウペルさん（写真5）にインタビューをしたときに、知りたかったことの一つはなぜそのように手紙を掲載したのかということであった。ファウペルさんによると、「手紙を収録することは、読者を感情的に揺り動かします（*Betroffenheit*）」。「事実関係の記録が中心の本において、それは特別な意味をもつことになりました。実際、この手紙が学校で読まれたりしました。読者の感情に深く働きかけたのです。私自身も揺さぶられ（*betroffen*）ました。私にとって意味があったのです」。

さらに同書の中では、さまざまな引用の中で、生存者の声のみがイタリック体になっている。それについて尋ねると、「私の論文で、〔ナチ強制労働を〕体験した人に声を与えることを心がけました。ですから、〔論文中の〕どの箇所で、証人、体験者（*Betroffenen*）が個人的に語っているのかがわかるように、〔その箇所をイタリック体にして〕読者にはっきりとわかるようにしたのです。それは他とは全く違う情報源ですから」という回答があった。

ここで使われている *betroffen*（形容詞）、*Betroffenheit*（名詞）、*Betroffenen*（名詞、複数形）は、非常に日本語に訳しにくい言葉である。だが、この概念に、生存者の声の重要性が表されている。独和辞典を引けば、*betroffen* には「びっくりした、狼狽した、当惑した」や「（不幸に）見舞われた」のような意味が載っている。これだけならネガティブなことに直面して驚くということになるが、ファウペルさんの発言をはじめ、現代のドイツでこの語にはそれだけにはとどまらない意味が込められているとの印象を受ける。用例など詳細は省くが、この言葉は「（予期せぬことに直面して）揺さぶられる」、「（強い意味をもつ出来事に）関わり合いになる、巻き込まれる」といった意味で使われていることが多い。*Betroffen* は、そもそも「関係する、該当する」という意味の動詞 *betreffen* の過去分詞である。そこには「関わり合いになった」という意味が含まれている。ある事柄に直面し、関わり合いになっている人は、日本語で「当事者」という。だから *betroffen* を名詞化して人を表す *Betroffene* は、日本語の「当事者」と重なる意味の言葉として解釈できる（「体験者」とも訳せる）。*Betroffenheit* は「揺さぶられること、関わり合いになること」と共に、「当事者であること」「当事者性」とも理解できるのだ。

かつて迫害された歴史の他者の記憶を町の中に刻み、その運命を本に記録し、実際に彼女たちを招待してその声が聴かれる。ヘシッシュ・リヒテナウは、一九八〇年代にそのような歓待の場へと変わっていった。この場で、語る側も聴く側も変わっていった。このプロセスをどのように捉えたらよいのだろうか。

3 他者の声を宿し、それに動かされる

なぜトラウマ的出来事の後で、歓待をテーマにした思想が現われるのだろうか。私がここで思い浮かべているのはホロコーストの後に著されたエマニュエル・レヴィナスの『全体性と無限』〔レヴィナス原書一九六一〕であり、阪神淡路大震災の後に出た鷲田清一の『「聴く」ことの力』〔鷲田一九九九〕である。レヴィナスはリトアニアのユダヤ人コミュニティに生まれた。ナチス期にはフランス軍軍属として捕虜に取られ生き延びた。戦後、故郷の親族のほとんどが殺害されたことに直面した。「他」を「同」の中に包摂する「全体性」に対して、同の中に包摂しえない他者の他性を迎えいれる「歓待性」(*hospitalité*)が主体性なのだとレヴィナスは述べた。ここに他を暴力的に排除・破壊し、全体主義国家を膨張させていったナチスドイツとの思想的対峙を読み取ることができるだろう。

一方の鷲田〔一九九九〕はその著書の冒頭で、阪神淡路大震災によって子供を亡くし、そのことで自らを責めさいなみ続けている親のエピソードを紹介している。「爛れたこのひとのこころの皮膚」を「かろうじて一枚つづりになった薄膜で覆うことができた」のは、ボランティアの女性が「ただこの人の話を聴くこと」によってであった。「〈聴く〉と

いうのは、なにもしないで耳を傾けるという単純に受動的な行為なのではない。それは語る側からすれば、ことばを受けとめてもらったという、たしかな出来事である」〔鷲田一九九九：一一〕。他者の声を聴くことを主題としたこの著作の中で、鷲田はレヴィナスに触れながら「歓待」を論じる。歓待とは他者の苦痛に傷つくこと、すなわちヴァルネラビリティと結びつく〔鷲田一九九九：一〇九〕。歓待の場において他者の切迫にふれることで、「わたしは動揺させられる。客の客として、いわばわが家から追い立てられる。わたしはここでいわば「剥き出し」にされるのである。これは、媒介者ぬきの接触という出来事である」〔鷲田一九九九：一五五〕。

ホロコーストと大震災は当然ながら性質が違うトラウマ的出来事である。しかし他方でそれらは当事者に生活の急激な分断をもたらす点で共通性がある。レイシズムというそれ自体人間を絶対的に分断するイデオロギーに基づいて、ナチスは被害者の生活の連続性を根こそぎ断ち切った。大震災もまた理不尽な形で人々の生活を切断した。他者を迎えいれるとは、誰にも属さない「余地を空ける」ということである〔小田二〇一四〕。この誰のものでもない余地が、分断された他者とその他者、あるいは断片化した自己の諸部分が出会い直し、つなぎ直される場となり得る。そして人と人との関係が再びつながり、また断ち切られていた時が再び流れ始める。歴史的トラウマの後で歓待の思想が現われ、求められるのは偶然ではないのだ。

ホロコーストは人間が引き起こしたという点で自然災害とは違う。トラウマを負った人と接する場合にも、その違いが関わってくる。つまり「誰が」接するのかが重要な意味を帯びてくる。そのトラウマ的出来事を引き起こした側、すなわち「加害者」とカテゴライズされる側の人々が、トラウマを負った人と接するときには、「罪」「償い」などと共に、その出来事を将来において再発させない「責任」が問われることになるからである。ヘシッシュ・リヒテナウはまさにそれが問われる現場であった。

そこで顕著なのは、前節で述べたように、歴史の他者の声を聴く場が意図的に設けられたということである。プドラーさんら生存者を実際に町に招いて開催された「証言集会」はもとより、ファウペルさんの著書のように多様な媒体で他者の声が聴かれることになった。ファウペルさんによると、「証言集会で、プドラーさんなど生存者の声を聴くと、それは聴く人の人生全体に影響を与える」（二〇一五年九月著者によるインタビュー）。

ここでは前節で紹介した、ユダヤ人生存者の手紙を収録したファウペルさんの一九八四年の著書を取り上げて論じたい。それは冒頭に置かれた手紙が、独自の働きをする余地のあるテクストであった。このように他者の声を迎えいれ、居場所を与えるテクストを、ここでは「歓待的テクスト」と呼びたい。これは、他者の声を著者の意図に従って統制・支配する形で用いる「引用」と対比される。歓待的テクストとは、他者の声を内に宿し、むしろ著者がその他者の声に動かされて生成するテクストである。

「歓待的テクスト」と通例の「引用」とを分かつものは何だろうか。歓待的テクストにおける他者の声は、著者の思惑を離れ、読者に語りかける。むしろその他者の声が、著者を動かしてそのテクストをつくらせる。そこでは他者の声は、分析され、細切れにされる客体ではなく、主体として自律的に働く。逆に著者が、テクストに迎えいれた他者の声に動かされる受動的な客体の側面をもつことになる。この点で、著者が主体として他者の声を統制・支配する通例のテクストと対照的である。「歓待的テクスト」の出発点は、他者の声と直面し、揺り動かされる著者の経験である。そして収録された他者の声は、読者をも揺り動かす。これこそが *Betroffenheit* である。他者の声は、著者の側の「同」に包摂されずその枠組みを超え出る力をもつ。著者に「あなたはどうなのか、どうするのか」と問いかけ、その「当事者性」を呼びさます。このとき著者は、そしてそのテクストを読む読者は、その他者の運命を「他人事」として済ませることはできなくなる。ホロコーストが多くの無関心な傍観者たちによって支えられたことを鑑みるとき、この当事者性の自覚は歴史的な意味をもつ。

ファウペルさんの発言において、*betroffen* とその派生語が、語る側にも聴く側にも使われている。それは *Betroffenheit* ＝「当事者であること」が、関係論的な事態であることを示している。ホロコースト生存者は、自らの過去の体験を語ることにおいてホロコーストの当事者となる。聴く側は、その声によって揺り動かされ、このような運命を繰り返さない（「二度とアウシュヴィッツを起こさない（*Nie Wieder Auschwitz!*）」）という行動の当事者となる。そしてこれと同時に、語る側も *Nie Wieder Auschwitz!* のために自らの過去を語る当事者となる。

歓待的テクストには他者の声が宿っている。それを読むことによって、読者の心に他者の声が宿ることになる。同じことが、より強い強度で、証言集会において他者の肉声と接する際に起こる。接する側の心に宿った他者の声は、宿主に働きかけ、動かす力をもつ。これはレヴィナスが、「迎えいれられる〈他者の〉語り」を「教え」として捉え、「教えは外部から到来し、私が抱えもっている以上のものを私にもたらす。私は教えにおいて、〈他者〉から暴力的ではないしかたで動かされる」と述べる事態と同様である。ヘシッシュ・リヒテナウの場合、生存者の語りは「教え」であると共に「警鐘」であろう。

他者の声を聴くことは、鷲田が言うように、「単純に受動的な行為」ではなく、「語る側からすれば、ことばを受けとめてもらったという、たしかなできごとである」〔鷲田一九九九：一一〕。それゆえに治癒的な力を持ちうる。確かに、ドイツの学校で自らの話が若い世代に聴かれ、それにポジティブな反応があることが、自分にどれほどの希望と力と意味を与えてくれるかをプドラーさんは強調している。しかしこの場合は、鷲田が言うように「聴くことが、ことばを受けとめることが、他者の自己理解の場を劈《ひら》く」〔鷲田一九九九：一一〕という事態とはやや違っているように思われる。

鷲田の考察は、聴くことが語る側に働く力に焦点を向けている。ところが、ここでは聴かれた声が、聴く側に働く力が重要となってくる。この内に宿る他者の声の能動性について考えてみたい。

他者の声によって聴く側はどのように動かされるのだろうか。レヴィナスと鷲田が具体的には論じていないこの問いを、ヘシッシュ・リヒテナウの物語は明らかにしている。生存者の声によって聴く側は過去の歴史を掘りおこし、将来にそれが繰り返されないような実践へと動かされ、歴史的文脈を踏まえた運動が展開してきた。その点で、この動きは歴史的文脈を構成しながら、その中に聴く側の動きを再帰的に位置づけるものである。他面で、ヘシッシュ・リヒテナウの人々とユダヤ系生存者とは名前のある個人同士として出会い、友情を育んだ。ここには親密性と公共性の二重性が見られる。ファウペルさんとプドラーさんの関係性には、二人の個人間の友情に、「戦後生まれのドイツ人」と「ユダヤ系ホロコースト生存者」との協働が重なっている。ここでの他者は個別的な他者であることに加えて、集合的な「歴史の他者」でもある。

プドラーさんにおいて、ヘシッシュ・リヒテナウの人々との出会いがトラウマを緩和したとすれば、それはこの二重性の賜物であろう。かつて自分たちを容赦なく迫害したドイツ人であったが、その若い世代は過去を反省し、よき友人となれる。強制労働の歴史が刻まれたドイツの町、ヘシッシュ・リヒテナウはかつてとは違うことが分かった。この歴史的文脈と立場性を踏まえた出会いが、プドラーさんらを過去の苦しみから、幾分かは「解放」した。すでに述べたようにアウシュヴィッツの傷はまだ深く残っているのだが。

本節のこれまでの議論をまとめると次のようになるだろう。プドラーさんとヘシッシュ・リヒテナウとの物語が歓待論に付け加えるのは、「当事者性」というカテゴリーである。そしてそれを動因とする、公共的な運動・実践のフェイズである。ヘシッシュ・リヒテナウの人々は、ホロコースト生存者の声を聴き、その声に揺り動かされ、問いただされる。人びとの内に宿った生存者の声は、人々を動かす。「二度とホロコーストを起こさない」という課題の当事者として行動するように。ここでの当事者性は、将来への「責任」と結びついている。語る側もまた「二度とホロコーストが起こらない」ために行動する当事者となる。この出会いを通して、語る側と聴く側の間に生まれるのは、顔が見え、具体的な名前で呼び合う友情である。それと共に彼らが担うのは、歴史的文脈を踏まえた公共的な課題に、「ドイツの戦後世代」と「ユダヤ系ホロコースト生存者」として取り組むことである。つまり、彼らの関係性には、親密な公共性という二重の性質がある。この新しい関係性の中で、ホロコースト生存者が抱えてきたトラウマに「居場所」が与えられる。それはもはやむき出しの生傷ではなく、人間的な友情と、「二度とその出来事は起こらない」という希望に包み込まれる。

この他者の声を内に宿しその声に動かされるというプロセス、他者の声の歓待から当事者性が芽生えるというプロセスは、フィールドワーク状況でも「他人事」では終わらない。なぜなら人類学者が「フィールドワーク」だとか「インタビュー」などと定義する状況もまた、他者と出会い、その他者の声を聴き、場合によってはそれに人類学者が揺り動かされる歓待的状況だからである。人類学者もまたその「当事者性」が問いただされる。

ある声（ダ・カーポ）

Ich bin ein Versuchskaninchen.（私はモルモットね）

もともと私はナチス後の草の根の和解をテーマに調査を進めていた。その中でプドラーさんと、ファウペルさんとつながった。この原稿を構想する最初の段階では、「彼ら」の事例として「歓待的テクスト」などをキーワードに私は議論を組み立てようとしていた。他者の声を宿し、それに動かされて成立するテクスト。これを自分でも実践しようとして、プドラーさんとの会話に思いを巡らしたときに浮かび上がってきたのがこの言葉だった。「私はモルモットね」――私はこの声に揺さぶられ（*betroffen*）、この声を内に宿してきたことをそのとき自覚した。他にもプドラーさんの話で印象に残っているものは、強制移送の列車内の過酷さ、ビルケナウの非人間的状況などだ。けれどもそれらと、「私がモルモットね」との違いは、私の当事者性（*Betroffenheit*）に関わってくる。この当事者性とは、インフォームドコンセントのような研究倫理の手続きを踏んだかどうかのレベルを超える。他者を研究する私（たち）、人類学者を自認する私（たち）の当事者性が問われている。

この問題についてここで考えることには、ヘシッシュ・リヒテナウの人々の経験を自己省察的に理解するという解釈人類学的な意味があるだろう。しかしそれだけではなく、フィールドの事例を「他人事」として捉えて分析し、研究者が自らの「当事者性」を回避することの非倫理性を問い直すことにもなるだろう。ホロコーストは、研究者をはじめとする多くの傍観者によって支えられた。そればかりではなく人類学者は積極的な加害者でもあった。

プドラーさんに深いトラウマを残したメンゲレ博士は、その人類学者であった。彼は「形質人類学者」であり、「文化人類学者」ではなかったという区別を持ち出して、「文化人類学者」としての当事者性の回避がなされるかもしれない（私もかつてはそうしてきた）。しかしことはそれほど単純にはいかない。一九世紀後半から二〇世紀初頭において、人類学、民族学、先史学等の分野は未分化な状態にあった。それをある程度明確な形に分けて、制度化したのがフランツ・ボアズであった。未分化な状態の段階を代表する人物はルドルフ・ヴィルヒョウだが、ボアズはその弟子を自認した。ベルリン大学にいたヴィルヒョウは、研究上の「標本」として世界中から盛んに人骨を取り寄せるばかりか、ベルリンを訪れた多様な民族集団を人種研究のために「測定」した。若き日のボアズは、北西海岸インディアンの墓を暴いて人骨を掘り出し、欧米の研究機関に販売したことを、自身の日記に書き留めている［Rohner 1969: 88; Pöhl & Tilg 2009; Schmuhl 2009］。

ナチスと人類学とは共犯関係にあった。ホロコーストのイデオロギー的背景にはレイシズムがあったが、それを確立し、「科学的」な後ろ盾となり、さらには実行役にもなったのが人類学者であった。ここで代表的な人物がオイゲン・フィッシャー（Eugen Fischer: 1874–1967）である。フィッシャーは当時植民地であったドイツ領南西アフリカ（現在のナミビア）で研究を行い有名となる。その人種理論はヒトラーに影響を与えた。ナチス期にフィッシャーは重用され、ベルリン大学学長、ベルリン・ダーレムのカイザー・ヴィルヘルム人類学・人間遺伝学・優生学研究所（略称ＫＷＩ－Ａ）所長を歴任した。後者は明確にナチ・レイシズムを正当化する役割を果たした。フィッシャーの後を襲って一九四二年にＫＷＩ－Ａの所長となったのがオトマー・フォン・フェアシュア（Otmar von Verschuer: 1896–1969）である。フェアシュアはアウシュヴィッツ強制収容所から囚人の血液を送らせ、それを人種理論上の「特殊蛋白質」の研究材料とした。フェアシュアは戦後何ら責任を問われることなくハノーファー大学教授のポストに納まったばかりか、一九五二年にはドイツ人類学会会長に就任した。アウシュヴィッツでユダヤ人から採血し、ベルリンのフェアシュアに送っていたのが、彼と個人的なつながりのあったメンゲレであった。

ヨゼフ・メンゲレ（Josef Mengele: 1911–1979）はミュンヘン大学で人類学と医学を学び、一九三五年に人類学の分野で博士号を取得した。その二年後、フランクフルトでフェアシュアが所長を務める遺伝生物学・人種衛生学研究所助手になると共に、ナチスに入党した。一九四三年五月には親衛隊将校・医官としてアウシュヴィッツ強制収容所に着任した。

一一月からビルケナウの主任医師となる。翌年六月にメンゲレはプドラーさん親子を「選別」することになるのである。メンゲレは特に双子を探し出して、非倫理的な人体実験を繰り返した。メンゲレの人体実験の対象とされた三〇〇〇人の内、生き延びたのは八〇～一〇〇人だという。その内の一人エヴァ・モーゼス・コア（Eva Mozes Kor）は、一〇歳の時双子の姉妹ミリアムと共にメンゲレの *menschlichen Versuchskaninchen*（「人間モルモット」）にされたと語る［Kor 2001］。メンゲレの人体実験と *Versuchskaninchen* という言葉とは結びついてきた。

ドイツ人類学は一枚岩ではなく、ヴィルヒョウからボアズへの学統はリベラル、反レイシズム、反＝反セム主義を特徴としたものであり、国粋主義とレイシズムが色濃いフィッシャー―フェアシュアー―メンゲレのラインとは区別して捉えるべきだ、とする立場がある［Massin 1996］。それはボアズが確立した「文化人類学」の私たち「子孫」にとって心地よい評価だ。実際にボアズがフィッシャーのレイシズム理論に対抗する論陣を張ったことはよく知られている。しかしそのように善／悪の図式で割り切れるものではない。政治的姿勢とレイシズム理論についてはその区分は妥当かもしれないが、植民地主義についてはあいまいになる。ドイツは第二帝政の時代に海外植民地を領有していた。ヴィルヒョウは貿易商や海軍軍人に委託して、世界中から数千体に及ぶと推測される人骨を収集し、「ルドルフ・ヴィルヒョウ・コレクション（Rudolf-Virchow-Sammlung）」を築いた［Virchow 1875］。人種研究のためであった。ヴィルヒョウは収集した人骨を詳細に測定し、「測定人類学」を確立した。その結果、ヴィルヒョウは人種的実体としての「ユダヤ人」という考え方を放棄するにいたった［Massin 1996］。しかし彼は「自然民族 *Naturvölker*」と「文化民族 *Kulturvölker*」の区分をはっきりと立て［Virchow 1875］、植民地状況にある非西洋の「自然民族」を「研究対象」として扱った［Zimmerman 2001］。その弟子ボアズも上述のように先住民陵墓の盗掘を行った。彼らは少なくとも実践の面では植民地主義者でありレイシストであった［Hund 2009］。この人骨収集を引き継いでさらに膨らませたのが、彼らの論敵であり理論的レイシストのフィッシャーであった。

植民地主義とレイシズムの負の遺産と言える膨大な数の人骨の「repatriation（返還・帰還）」が、現在古くて新しい課題となっている［小田二〇一八］。ドイツでは二〇一一年に旧ドイツ領南西アフリカで収集された遺骨の内、ヘレロ人とナマ人の遺骨二〇体が、ナミビアからの代表団に引き渡された［Stoecker et al. 2014; 小田二〇一六］[3]。なお、これと関連して、一九〇四年から八年にかけて南西アフリカでの抵抗戦争を鎮圧する過程でドイツ軍が現地で実施した「ジェノサイド」、強制収容所の設営と強制労働などの植民地暴力に対して、被害民族の子孫から謝罪と賠償の要求がドイツ政府に対して出されている。また植民地ジェノサイドとナチジェノサイドとの連続性に関する議論がドイツの歴史学において起こっている［Zimmerer & Zeller 2004］。

これらは日本と無関係ではない。植民地主義的な人骨の「収集」と研究の実践を、ベルリン大学で助手を務めた東大の小金井良精が日本に「持ち帰り」、アイヌ民族に対して行った。同様のアイヌ人骨の「収集」を京大の清野謙次、北大の児玉作左衛門らが実施した［植木二〇一七］。人体実験によって悪名高い七三一部隊の部隊長・石井四朗は清野の弟子であった。総計で一六〇〇体を超えるアイヌ民族の遺骨が、日本における植民地主義とレイシズムの負の遺産として、全国の研究機関に残されている。これに対しては、遺骨が持ち去られたコミュニティの子孫により、北大を相手取った訴訟も起こされている［北大開示文書研究会編二〇一六］。

ナチズムの基本原理であり、ホロコーストのイデオロギー的支えはレイシズムであった。このレイシズムは植民地主義と結びついて発展した。植民地の他者は西洋の人類学者によって「研究対象」として扱われた。ナチのホロコーストは、アーレント［一九七二］とセゼール［二〇〇四］が指摘するように、ヒトラーの独創物ではなく、植民地において実施されていた暴力が、ヨーロッパの内部に「ブーメラン」のように戻ってきたものだと捉えることができる。だから、ナチズムの根本的な克服には、レイシズムの克服、それも植民地主義を視野に入れた克服を要する。従来、ドイツの「過去の克服」はナチス期で「線引き」される傾向にあったが、それでは不十分なのである。

Ich bin ein Versuchskaninchen という声に、「メンゲレ博士のような人が二度と現われないように、そして〝選別〟が二度と行われないように、私は働きます」と答えられることが、私がプドラーさんを前にして、私の立場において引き受けられる当事者性だと思う。それを一言で言うと「脱植民地化」の課題だと、私は今では考えている。ヘシッシュ・リヒテナウの人々が、「二度とアウシュヴィッツが、強制労働が行われないように」という当事者性を、プドラーさんの声から引き受けたように。私がこの当事者としての課題に関して、ヘシッシュ・リヒテナウをはじめとする取り組みからこれまで学んだことが、歓待の場をつくって他者の声を聴くこと、とりわけその痛みを知ること、そして当事者性を引き受けるということに他ならない。ホロコースト以後、その歓待の場が、ヘシッシュ・リヒテナウだけではく、ヨーロッパの各地でつくられてきた。それが現在の平和を下支えしている［小田二〇一四］。けれどもそれらと比べて欠けているのが、植民地の他者の声を歓待する場、その人たちと対話する場である。その場をつくること自体が、植民地主義的でレイシズム的な非対称性を乗り越える意味をもつはずだ。

私がプドラーさんの声に揺り動かされ、それに導かれるようにたどり着いた当事者性——ヨーロッパの外に出て、植民地主義の歴史にまで遡り、レイシズムとの根本的な取り組み（Aufarbeitung）を行うこと——は、奇しくも、プドラーさんが引き受ける当事者性と響き合っている。それはプドラーさんの娘とナイジェリア出身の医師との間で生まれた孫の未来と関わっている。

私には語る義務があると感じています。私には個人的な関わり／当事者性がある（*betroffen*）からでもあります。私の二人の孫は、半分ユダヤ人、半分黒人で、幼い頃から、憎しみに対して自分を守らなければなりませんでした。今の世代が私たちの残酷な過去から学び、そしてより公正な、美しい未来を自分たちのためにつくることができるように、この語る仕事を続けようと決心しました。頼まれれば私の力が続く限りそうすると。人種への憎悪、ユダヤ人への憎悪に対したたかい、アウシュヴィッツのようなことが二度と起こらないようにすることは、たいへん重要です。[Mark 2008]

謝辞と弔辞

Ich bedanke mich recht herzlich bei Frau Blanka Pudler und Herrn Dieter Vaupel.（ブランカ・プドラーさんとディーター・ファウペルさんに心より感謝申し上げます。）

ブランカ・プドラーさんは本章脱稿後の二〇一七年九月一四日にお亡くなりになりました。その心を苛んだ苦しみの記憶から解放され、安らかにお休みになられることをお祈りいたします。その後、ファウペルさんはプドラーさんの物語を共著の形で出版されました［Pudler and Vaupel 2018］。

注

（1）行動・償いの印・平和奉仕（Aktion Sühnezeichen Friedensdienste）。一九五八年設立のドイツのキリスト教系市民団体。ナチの過去への償いを目的に、かつての被害地域にドイツから若者をボランティアとして派遣している。詳しくは［小田二〇一四］参照。

（2）正式名称「ヘシッシュ・リヒテナウ／ヒルシュハーゲン歴史ワークショップ――ナチ時代のヘシッシュ・リヒテナウの歴史に取り組むクラブ」という市民団体（登録済社団）一九八七年に発足し、二一年後解散した。

（3）http://anatomie.charite.de/en/history/human_remains_projekt/（最終閲覧二〇一五年一〇月五日）

参照文献

アーレント、ハンナ　一九七二『全体主義の起原　2　帝国主義』大島通義・大島かおり訳、みすず書房。

植木哲也　二〇一七『新版　学問の暴力――アイヌ墓地はなぜあばかれたか』春風社。

小田博志　二〇一四「歴史の他者と出会い直す――ナチズム後の「和解」のネットワーク形成」小田博志・関雄二編『平和の人類学』七〇―九一ページ、法律文化社。

――　二〇一五「小池喜孝――〈痛み〉からはじまる民衆史運動」テッサ・モーリス＝スズキ編『ひとびとの精神史　第2巻　朝鮮の戦争――1950年代』三一三―三三九ページ、岩波書店。

――　二〇一六「戦後和解と植民地後和解のギャップ――ドイツ-ナミビア間の遺骨返還を事例に」『平和研究』四七（脱植民地化のための平和学）：四五―六五。

――　二〇一八「骨から人へ――あるアイヌ遺骨のrepatriationと再人間化」『北方人文研究』一一：七三―九四。

シリュルニク、ボリス　二〇一四『憎むのでもなく、許すのでもなく――ユダヤ人一斉検挙の夜』林昌宏訳、吉田書店。

セゼール、エメ　二〇〇四『帰郷ノート――植民地主義論』砂野幸稔訳、平凡社。

北大開示文書研究会編　二〇一六『アイヌの遺骨はコタンの土へ――北大に対する遺骨返還請求と先住権』緑風出版。

レヴィナス、E　二〇〇五、二〇〇六（一九六一）『全体性と無限　上・下』熊野純彦訳、岩波書店。

鷲田清一　一九九九『「聴く」ことの力――臨床哲学試論』TBSブリタニカ。

Abu-Lughod, Lila 1991. Writing against Culture. In Richard G. Fox. ed. *Recapturing Anthropology.* Santa Fe, N. M.: School of American Research Press, pp. 137-162
Bar-On, Dan. ed. 2000. *Bridging the Gap: Storytelling as a Way to Work through Political and Collective Hostilities.* Hamburg: Edition Körber-Stiftung.
Behar, Ruth. 1996. *The Vulnerable Observer: Anthropology That Breaks Your Heart.* Boston: Beacon Press.
Hund, Wulf D. Hg. 2009. *Entfremdete Körper: Rassismus als Leichenschändung.* Transcript.
Mark, Elke. (Hg.) 2008. *Blanka Pudler.* Selbstverlag.
Massin, Benoit. 1996. From Virchow to Fischer: Physical Anthropology and 'Modern Race Theories' in Wilhelmine Germany (1890-1914). In George W. Stocking ed. *Volksgeist as Method and Ethic. Essays on Boasian Ethnography and the German Anthropological Tradition.* University of Wisconsin Press, pp. 79-154.
Pöhl, Friedrich & Tilg, Bernhard. Hg. 2009. *Franz Boas-Kultur, Sprache, Rasse: Wege einer antirassistischen Anthropologie* (2. Auflage). Berlin: Lit Verlag.
Pudler, Blanka & Vaupel, D. 2018. *Auf einem fremden unbewohnbaren Planeten: Wie ein 15-jähriges Mädchen Auschwitz und Zwangsarbeit überlebte.* Berlin: Dietz.
Rohner, Ronald. P. ed. 1969. *The Ethnography of Franz Boas.* Chicago: University of Chicago Press.

Schmuhl, Hans-Walter.（Hg.）2009. *Kulturrelativismus und Antirassismus: Der Anthropologe Franz Boas*（*1858-1942*）. Transcript.

Stoecker, Holger, Thomas, Schnalke, and Andreas, Winkelmann, Hg. 2013. *Sammeln, Erforschen, Zurückgeben?Menschliche Gebeine aus der Kolonialzeit in akademischen und musealen Sammlungen*. Ch. Links.

Vaupel, Dieter. 1984. *Das Außenkommando Hess. Lichtenau des Konzentrationslagers Buchenwald 1944/45. Eine Dokumentation. Nationalsozialismus in Nordhessen,* 2. Aufl. , Kassel: Verlag Gesamthochschulbibliothek, Kassel.

── 2001. *Spuren die nicht vergehen. Eine Studie über Zwangsarbeit und Entschädigung. Nordhessen im Nationalsozialismus*, 2. Aufl. , Kassel: Verlag Gesamthochschulbibliothek, Kassel.

Virchow, Rudolf. 1875. Anthropologie und prähistorische Forschungen. In Georg von Neumayer. Hg. *Anleitung zu wissenschaftlichen Beobachtungen auf Reisen: Mit besonderer Rücksicht auf die Bedürfnisse der kaiserlichen Marine*, Berlin: R. Oppenheimer, pp. 571-590.

Zimmerer, Jürgen. & Zeller, Joachim. Hg. 2004. *Völkermord in Deutsch-Südwestafrika. Der Kolonialkrieg 1904- 1908 in Namibia und seine Folgen*（2. Auflage）, Berlin: Ch. Links.

Zimmerman, A. 2001. *Anthropology and Antihumanism in imperial Germany*. Chicago: The University of Chicago Press.

インターネット資料

Kor, Eva Mozes. 2001. Heilung von Auschwitz und Mengeles Experimenten, *Die Zeit*, 13. Juni 2001〈http://www.zeit.de/2001/25/kor_lang200125.xml/komplettansicht〉（最終閲覧二〇一五年一〇月二日）

第2章　戦争・紛争体験の語りにおける笑いとユーモア

酒井朋子

ユーモアのひそかな源泉は喜びではなく悲哀である。天国にユーモアは存在しない。

マーク・トウェイン『まぬけのウィルソン』

Mark Twain, *Following the Equator*：p. 62（翻訳は著者による）

わたしたちは誰か他人にジョークを伝えずにはいられない。なぜなら自分ひとりではジョークを笑うことができないからだ。

Sigmund Freud, *Jokes and their Relations to the Unconscious*：p. 155（翻訳は著者による）

1　はじめに——悲劇の崇高さと喜劇の卑俗さ

戦争や紛争の体験を世代を超えて語り継いでいく重要性が語られるとき、一般的に、そこには惨禍をふたたびくりかえすまいとする意識が働いている。武力を用いる争いは悲惨であり、残虐であり、多くの痛みと苦しみを生み出す。ゆえにわれわれはその悲劇を再度くりかえさぬよう、過去から学ばなくてはならない——戦争体験者に聞き取りを行う企画には、多くの場合、明言されるにせよ暗黙の前提としてであるにせよ、そのようなメッセージが流れている。

その一方で、戦火を生きた人々の体験談に耳を傾けているとき、そこには笑いをいざなう音調が往往にして現れる。このようなとき、聞き手であるわたしたちは戸惑いを覚える。その呼びかけに応じ天真爛漫に笑うことが果たして適切か否か、とっさに判断がつきかねるからだ。戦争・紛争体験を「笑う」ということは、なにがしかの倫理にかかわる問題であると感じられる。笑いの影に、実は深刻な苦しみがあったのではないか、現在もまだその傷が疼痛となって語り手その人をさいなんでいるのではないかと考えると、語られた冗談を単純明快なものとして受け取ることができない。

本章で考えていこうとするのは、このような戦争・紛争描写における笑いである。とりわけ、長期紛争の体験を笑いとともに振り返る語りに注目したい。

戦争・紛争をユーモラスに描く表現そのものは、さほど珍しいものでもない。けれどもそこには確かに、表現者の側にも、聞き手・聴衆の側にも、倫理の境界をめぐる緊張が存在する。たとえば戦争映画を考えてみても、喜劇性を追求する作品になればなるほど、それは同時にフィクションとしての立場をはっきりと示すものになりはしないか。第一次大戦期の西部戦線を舞台にしたチャーリー・チャップリンの『担え銃』（一九一八年）は、樹木の着ぐるみを着て敵陣地に一人で乗りこむような明らかな虚構描写をふんだんに盛り込んだあげく、最後には物語のすべてを夢に帰した。ゆえにわれわれは、この作品をあっけらかんと笑うことができる。戦争・紛争体験が喜劇として描かれるときには、このように、笑いに「目をつむる」ためのいくつもの仕掛けが巧妙に張り巡らされている（時として、隠された形で）。

逆に言えば、なんの断りも仕掛けもない、底抜けの明るさをもって戦争の現実描写が行われたとき、それ自体がブラック・ユーモアの一形態となる。そうしたパラドックスを戦争・紛争の笑いは孕む。であるからこそ、戦争・紛争を滑稽に描くことは風刺と結びつく。それは生き残った者の証言であるような場合、なおさら顕著な傾向となる。

戦争のなかで見られた圧倒的暴力について、喜劇描写が禁忌とされているような事例もある。たとえばナチスによるユダヤ人虐殺の問題である。一九八〇年代後半、歴史叙述の態度と手法一般をめぐる論争が国際的に激化した。この歴史論争のなかでも極度に構築主義的・相対主義的な立場から発言したヘイドン・ホワイトは、ひとつの出来事を記述するにあたり、原則的にはありとあらゆる形式の物語が歴史記述としての正当性を等しく持つと論じていた［White 1973］。歴史家すなわち過去を描き出す者は、特定の構成、筋、修辞や物語ジャンルを用いることを通じて、自身の現実認識、美学や政治的ビジョンを歴史のなかに顕現させる。出来事を理解することは、それを物語に編成していくことであり、また出来事の意味は物語化を通じてはじめて顕現するのであって、出来事それ自体には内在しない。すなわち「物語は発見されるのではなく創造される」という主張である［White 1987］。

当時、ドイツでは第二次大戦の記述に関わる歴史修正主義の拡大が見られていたこともあって、ホワイトの主張は歴史的真実のあるなしをめぐって激しい批判の応酬を産んだ［Friedlander 1992］。が、ひとまずここではその子細には踏み込まないでおく。本章の関心に関連すると思われるのは、この論争のなかで提起された、一つの踏み絵ないし思考実験としての問い、「ホロコーストを喜劇として描くことは歴史記述として認められるか」である。これに対するホワイトの応答をまとめると以下のようになる。ホロコーストは近代技術および近代政治制度の発達の延長線上に起きた出来事であるが、それ以前の歴史とは明確に性質を異にしており、世界破滅の可能性にもつながる出来事である。それは喜劇的、悲劇的、牧歌的かを問わず、これまでの文学や歴史叙述の筋立て・描写とは異なる手法――たとえば古典ギリシャ語に見出せるような中動態叙述――で描きだされるべきである［White 1992］。つまりホロコーストのような出来事は多様な物語化や解釈が可能な歴史とは区別して考えなくてはならない、というのである。

端的に言えば、二〇世紀の歴史学における相対主義の極地に位置するホワイトのような論客ですら、ホロコーストを喜劇として描く立場を容易に認めることができなかった。確認したいのはこのことである。であるなら、それはなぜなのか。直感的には十分に理解できようが、もう少し分け入って考えてみたい。

アリストテレースの『詩学』〔一九九七〕にしたがえば、古代ギリシャの劇ジャンルにおいて悲劇と喜劇を対比したとき、悲劇は崇高な人間経験を描くジャンルである。喜劇はそれに対して、卑俗な、言いかえれば一般聴衆たちが「下に見る」ことができるような人間経験を描くジャンルとされる。苦悩の描写をとっても、悲劇において描かれるのは、知能や徳の高い人間の深遠な心的苦闘や、謎に満ちた運命のなかで破滅していく人間である。対して喜劇において描かれるのは、ありがちで卑俗なもの、あるいは見当ちがいの滑稽な苦悩ということになる。たとえば視野の狭い私欲にとらわれて、とるに足らない問題に拘泥するような苦悩である。

ベルクソンによれば、この差異は唯一性と一般性の問題にかかわるものである。笑いとユーモアをめぐる代表的な議論の一つである著作『笑い』のなかで、ベルクソンは喜劇と他の芸術一般を区別して以下のように書く。


〔悲劇やドラマのような〕芸術は、個としての存在と経験を主題とする。画家が画布に描き出すのは、特定の場所、特定の日付、特定の時刻に見たものであり、二度と再び見ることができない色彩を持つものである。詩人が詠うのは、彼自身の、ただ彼だけの心的状態、ある特定の、そしてもはや再び感じることができないであろう彼の心的状態である。〔ベルクソン一九〇〇：一五三〕

そして喜劇とは、すなわちこの対極に位置するものとして想定される。喜劇は出来事や人の唯一性を強調せず、「類」を描き出すジャンルなのである。「数ある芸術のなかで一般性を目ざすのは、ただ一つ、喜劇だけである」［ベルクソン一九〇〇：一四二］。ホロコーストを喜劇として表現することへの抵抗感とは、極限的な「人間性に対する罪」［アーレント一九六九］とそれがもたらした絶大な辛苦を、卑俗なもの、ありふれたものとして描き出すことへの倫理的抵抗であったということができるだろう。

そうであるなら、戦争・紛争体験が笑いをもって語られるとき、われわれはそこに何を見いだすのだろうか。そこには戦争・紛争体験にまつわるいかなる現実が隠れているのだろうか。自身のこうむった辛苦を「ありふれた」「深刻でない」ものと見なすことは、その苦しみの否定になりかねない。その結果、苦しいという感情や認識そのものが行き場を失ってしまうのではないか。

本章ではこの謎に、イギリス領北アイルランドの長期紛争体験談の事例からアプローチしてみたい。鍵となるのは、第一に、人が自身の体験を喜劇へと形成していく物語化の行為、そして第二に戦争・紛争が生ぜしめる緊急事態と日常性の転倒についてである。

2　笑いの社会的・政治的地平――集団性、および崇高／卑俗の転倒

ここでもう少し、笑い、ないし喜劇的なものを理解するための議論に触れておきたい。

フロイトは、人は自分一人で冗談を笑うことはできない、と書いたが、ベルクソンもまた「笑いには木霊が必要不可

欠なのである」とした〔ベルクソン一九〇〇：一五〕。笑いは、「人から人へと反響しながら伝播してゆくような何か、山中に反響する雷鳴のように、最初の炸裂音がごろごろと転がるように周辺に広がってゆくような何か、なのである」。けれどもこの反響は、けして再現なく広がってゆくものではない。笑いとは悉皆、何かしらの人間集団の笑いなのである、とベルクソンは記す〔ベルクソン一九〇〇：一六〕。笑いの社会性を考える上で核となる考え方である。

どれほどあけっぴろげな笑いであろうとも、笑いには、現実のものであれ、想像されたものであれ、ともに笑う人々のあいだの了解済みの底意が、わたしに言わせれば共犯性が、潜んでいる。〔中略〕笑いは〔人間集団の〕共同生活の何らかの要請に答えるものである。〔ベルクソン一九〇〇：一六―一七〕

「共犯性」という刺激的な語に注意したい。「笑うこと」を通じて、何かしらの行為――あるいは罪深いかもしれないこと――に人間集団は共同で携わっている、とベルクソンは書くのだ。これは笑いが根本的に「無神経」な行為であるとベルクソンが規定することとも関係していよう〔ベルクソン一九〇〇：一六―一七〕。また文化史家ピーター・ゲイは、笑いに「驕慢さ」を見出すところから冗談や機知についての議論を始める〔Gay 1993: 368〕。喜劇は「見下す」ことのできる対象を描くジャンルと先に書いたが、おかしみを作り出す・見出す行為そのものが、なんらかの「他者を下に見る」態度と関連しているのである。

さらに、「共犯」という共同の行いのなかに、仲間意識、言い換えれば「われわれ」という意識が生まれることは想像にかたくない。同じことに対して笑えたかどうか〔面白みを理解する能力・知識〕、そして笑ったかどうか〔既成事実としての行為〕のうちに、集団の境界が生み出されるのである。その集団ないし仲間は現実のものというよりは、想像上のものでもありうる。人が何かに対しておかしみを覚え、笑うとき、たとえその人が一人でいる時であろうとも、そこでは「ともに笑う者」の存在が仮想されているのだ。笑いは共有の知を基盤としてはじめて成立するのである。

では、笑いはどのような場合に生まれるのだろうか。何が起きたとき、何が示されたときに、「おかしさ」が感じられるのだろうか。これについては多種多様な議論があるが、たとえばバタイユは以下のように述べている。

個々のものがはっきり性格づけられてそれぞれに安定しており、全般的に安定した秩序の内にあるような世界から、不意にわれわれの核心が覆されるような世界へ急激に移行すると、われわれは結局笑わされるのです。［バタイユ一九七六：六七］

バタイユにとっては、笑いは「聖なるもの」とも相通ずる性質をもつ。知らない何かが不意に侵入してくることによって、詩的な感情、強い畏敬の念、激しい不安や恍惚、あるいは恐怖などの感情がわき起こり、同様に笑いも生まれる。

ここで想定されている笑いとは、名付けがたい超越的なものに向けられた笑いであり、日常の断裂のなかに瞬間的に見える超日常的なものが思い描かれているようだ。常日頃のやりとりにおける些細な笑いや、日々の生活について聞き取る調査で出くわす笑いが、つねに恍惚感や底知れない畏怖心のような「非日常」的感覚であるかは疑問である。しかし、世界の転換、ないし安定状態のかき乱し、という点に関しては、他の論者も笑いの重要な側面として指摘している。たとえばオーラル・ヒストリーにおけるユーモアについて検討したノリックは、「近現代におけるユーモア論の多くで必要不可欠な条件とされているのは、不一致・不調和・場違いなものの認識（the perception of incongruity）である」とし、特に重要なのが、「聞き手に場違いさと、その場違いさの正当性が、ともに認識されていること」だと主張する［Norrick 2006: 87]。

ユーモアは通常のコミュニケーションを絶つものである。場違いなもののつじつま合わせをし、文脈的に明らかな意味を放棄し、それまでの話題と活動の外にあるおぼろげな解釈を探し求めるよう、聞き手に求める。これを通じて聞き手は、最初は場違いと見えたものの適切さを合点し、ジョークを理解するのである。[Norrick 2006: 88]

ベルクソンもまた、先にもひいた『笑い』において、異なる領域に属するはずのものを混在させる笑いの手法について触れる。だが文脈の混在や思いがけないものとの遭遇は、いつも笑いばかりを引き起こすとは限らない。ベルクソンがより笑いの核心に近いものとして着目するのは、人間的な生き生きとした意識活動と、「慣れ」となって硬直した身体所作あるいは人の意識とは無関係の外面的・物質的条件との混在であった［ベルクソン一九〇〇］。たとえば次のようなジョークである。

ディエップの沖合で客船が難破したことがある。何人かの乗客が必死の思いで救命ボートに乗り移って助かった。数人の税関職員が、勇敢にもその乗客たちの救助に駆けつけたのだが、彼らのまずしたことと言えば、「申告すべき荷物はありませんか」と聞いて回ることだった。［ベルクソン一九〇〇：五一―五二］

「喜劇的な人間とはどのようなものであるのか」という問いに対するベルクソンの答えは、個としての性格をもつ人間存在と、機械的所作・身体性・物質性とをはっきりと分ける認識にもとづいている。前者は思想、理想などの精神活動であり、後者は思考を介さない（主観的・内的精神世界からは必ずしも把握できない）しぐさや服装、身体的特徴などということになろう。状況に応じて生き生きと移り変わっていくはずの「人間的なもの」の表面に、機械的で硬直したなにがしかが貼り付いている。そのとき、人は喜劇的人物になるのだ、という論である。

ベルクソンの論は、「笑い」を「事物を外側から見る」ことに関連づけているとも言い換えられる。無意識の産物である自身のしぐさや表情は、自己自身の内面を向き、思索にふけっている時には気づかない。ふとしたひょうしに顔を上げて鏡のなかの自分の表情・姿を見たとき、あるいは自分を眺める他者がいてはじめて浮かび上がる。それは「表面的なもの」と言うこともできるが、「客観的」な視線ということもできるものである。

さて、社会分析においては、笑いはどのように論じられてきたのだろうか。多くの歴史家や人類学者を惹きつけてきたのは、「文脈の転換」の側面であると言える。とりわけ、敬意を向けられるはずのもののなかに浅ましさや卑しさを見いだす笑い、すなわち価値規範を転倒するような笑いである。これと笑いの集団性とに着目した研究者たちは、笑いを階級文化と絡めて分析してきた。たとえばモラル・エコノミー論の論者であるジェイムズ・スコットは、被支配階級の「弱者の武器」としての笑いに着目する。支配者層やエリート階級が行う公的な場での演説、儀礼、その他の富や力を顕示する行いを、被支配者層は笑いの対象とする。冒頭でも述べたように、「笑うこと」は「見下すこと」でもある。エリートたちの美学やふるまいを滑稽に描いて彼らが笑うとき、それは階級間の文化の上下関係を転倒させる行いであり、抵抗と不服従の行為なのである［Scott 1985］。

ただし、ユーモアを含んだ発話の行為や、その結果としての笑いが、社会の支配関係-被支配関係をどこまで揺るがすかというと定かでない。笑いがむしろ被支配階級のうっぷん晴らしとして機能し、一時的なガス抜きを果たしたあとに被支配階級を常態としての権力関係のなかに回帰させ、結果的に既存の支配構造の維持に寄与するのではないか、という批判が出てくるのもそのためである〔Goldstein 2003: 5〕。また笑いは、従来差別されてきた集団やその表現を対象とすることもある。敬意よりもむしろ蔑視の表現となりやすい、笑いの性質のためである。社会的弱者を笑いものにするような冗談を言うという行為、およびその冗談に笑うという反応は、いずれも「彼らは価値が低い」という観念を固定化し、その観念を作り上げてきた既存の政治構造をも追認する行いとなるだろう。

ゆえに笑いやユーモアを即座に「抵抗」や「叛逆」ないし「転覆」のようなものと直結させて論じることは、ナイーヴな歪曲ともなりかねず、笑いの射程と性質とをとらえ損なうことにもつながりかねない。文化史家ピーター・ゲイは、笑いの分析や記述の難しさを以下のように記している。

> 笑いはあまりにも広い領域をカバーする多様なものであるため、その見取り図を描くこころみはくじけてしまう。〔中略〕笑いを生み出すウィットやユーモアや喜劇的なるものは、その意図においても効果においてもきわめて両義的で、慎み深いこともあれば大胆不敵で、順応的であるかと思えば反逆的にもなる。〔Gay 1993: 369, 373〕

しかし、仮に笑いが単純に「反逆的」ないし「抵抗的」なものではなかったとしても、なお笑いは研究に値する。それは、明示的には語られない価値観・常識・文脈を共有知として笑いが出現することがあるからだ。階級分断いちじるしいブラジル社会における下層階級の女性たちに着目した著作のなかで、ゴールドスタインは以下のように記す。

> 〔笑いは〕公的な場所では伝達することが難しいような、社会生活のなかでの不満の感情を表現する器となりうる。笑いの背後にある意味は、システムのひび割れをあらわにすると同時に、権力がこっそりと、ないし巧妙に挑戦を受ける、その手

法を浮き彫りにするのだ。［Goldstein 2003: 5］

ユーモアは、網の目状に構成された言説と記号の力関係のなか、さまざまな理由から直接には言い表しがたいもの、あるいは直接言い表すことで意味を失ってしまう何かの輪郭を間接的にあぶりだす。あるエピソードやフレーズがなぜ笑いの対象になるのかを精査することで、語り手が何事かを直接語らず、「おかしみ」の形であえて間接的に指し示した理由にも、想像を働かせることができるようになるのである。

本章で事例とするのは、二〇世紀後半に民族紛争を経験した北アイルランドにおける住民の回想である。この紛争の特徴は、三〇年以上という長期にわたって継続したこと、および住民らが日常生活を送る市街地・住宅地が主要な戦場となったことである。それゆえ武装グループのメンバーを数多く輩出した労働者階級地区の住民たちは、暴力が自身の身体のすぐそばで、あるいは自身の「ホーム」（＝日常生活を送る私的な場）の内部にて頻繁に噴出する状況を、長期にわたる日常環境として生きた。あらかじめ書いてしまえば、彼・彼女らの体験と記憶における辛苦と笑いのバランスは、このような日常としての暴力状態に立脚している。こう書くと、その笑いの感性や社会的意味は、たとえば国家間戦争の事例とは異なるように思われるかもしれない。しかしわずか四年間の太平洋戦争のなかでも、前線における作戦と作戦のあいまに、あるいは銃後の生活において、日常性をもつ時間は確実に流れていた［暮しの手帖編集部 一九六九］。加えて二一世紀に入り、戦争の性質は、いつどこが戦場になるかわからないゲリラ戦の様相に確実に近づいているといえよう［カルドー 二〇一三］。その意味で北アイルランドの人びとの笑いは、われわれにも多くのことを教えてくれると思われる。

3　北アイルランド紛争と民族的「飛び地」ショート・ストランド

北アイルランドとは、一九二〇年代にアイルランド南部が植民地宗主国イギリス連合王国から事実上の独立を達成したさい、イギリス系住民が多数派であったために連合王国内に残留したアイルランド北部六州のことである。南部の独立以降に北部にも与えられた地方自治においては、イギリス系プロテスタント[1]による支配体制が敷かれた。その後もイギリス系住民と、アイルランド系カトリック住民との間の格差と分断が、北アイルランドでは長期継続した。

一九六〇年代になると、世界的な公民権運動の流れのなか、北アイルランドでも平等を求める運動がアイルランド系（カトリックの家系）の住民によって組織されるようになる。しかしそれらの動きはイギリス系プロテスタント住民の激しい反感を呼び、しだいに住民間衝突が激化した。一九六九年には暴動鎮圧の名目でイギリス軍が派遣されるが、事態はより悪化し、イギリス軍と両住民集団の武装グループによる三つどもえの交戦状態となっていった。以上が北アイルランド紛争の経緯である。平和協定とも言われる一九九八年のベルファスト協定が結ばれるまでの三〇年間で、三〜四千人が、紛争の暴力が直接原因となって死亡している。

イギリス系とアイルランド系の両住民集団は、現地ではそれぞれもっぱら「プロテスタント」「カトリック」として呼ばれているが、これは人びとの信仰をあらわすというよりは、家系や出自を示すものである。ベルファスト協定から二〇年が経過した今日においても、両住民集団の分断は解消されたとは言いがたく、例えば支持政党はカトリックとプロテスタントではっきりと色分けされている。また、とくに労働者階級地区（低所得者地区）においては、カトリック地区とプロテスタント地区が明確にわかれている傾向にある。利用する公的施設や飲み屋（パブ）も別々であり、教育も大学までは宗派ごとに異なる場合が多い。このように住民たちの社会生活や人間関係も、宗派区分の内側で営まれ、育つことが多いのである。

労働者階級地区は紛争の主要な舞台ともなった。これは第一に、労働者階級地区は武装グループの拠点となっていたためである。また、とくにプロテスタント地区とカトリック地区が接する場所（インターフェイスと呼ばれる）においては、住民衝突や、武装グループによる「相手側」地区への襲撃も頻発した。武装グループの拠点に近い地域では、イギリス軍による監視、管理、取り締まりも非常に厳しく、暴力的なガサ入れ、身体検査、尋問が行われることも少なくなかった。逆に言えば、これら圧力的な取り締まりの実態を身をもって知ることによって武装グループに加入していく若者たちも少なくなかったのである。このように三〇年以上の紛争の期間を通じて、いくつかの労働者階級地区は、暴力が暴力を呼ぶ連鎖のなかにありつづけたのである。

一方で、中産・知識階級の住民が住む地区では、プロテスタントとカトリックが混住している傾向にあり、またこれらの地区は武装グループとの関わりをあまり持たなかった。結果的に住民衝突や、軍・警察による取り締まりも、ほとんど経験されることがなかったと言ってよい。これらの地区の住民が紛争に巻き込まれるのは、多くが、階層に関係なく誰もが利用する場所、つまり市の中心街での商店や施設が爆弾テロの対象になった時などであった。

断っておけば、イギリス・アイルランドの他の産業都市と同様、北アイルランドの主要都市においても、「労働者階級」の従事する職業はかつてとは異なるものになってきている。(2) 造船業や縫製業など地元でさかんだった製造業が衰退した結果、古典的な労働者、すなわち工場労働者（および建設労働者・港湾労働者）は激減している。現在はホテルやスーパーマーケットといったサービス産業の下層部などで働く労働者や、バス、トラック、タクシーの運転手などが多い。ただし、「労働者」の見た目のイメージこそ変化しているかもしれないが、これらサービス産業の下層で働く人々と、知識階級や大企業に安定的に雇用された中産階級との間ではっきりとした地理的な住み分けがあること、そして生まれた地区の「階級性」によって受ける教育機会や就労可能性も大きく異なってくることは、現在も変わっていない。「労働者階級地区」という言い方は、それらの地区に住む北アイルランド都市部の住民自身が、現在もなお当たり前のように口にするものである。ゆえに本章においても、この語を使うこととしたい。

さて、北アイルランド最大都市ベルファストの、中心部からやや東に行った場所にショート・ストランドという労働者階級地区がある（図1）。ベルファスト東部は一般的にプロテスタントの優勢な地区として認識されている。巨大なプロテスタント地区の片隅にぽつんと佇むショート・ストランドは、言ってみれば「飛び地」のような居住区である。ショート・ストランドの人口は約六〇〇〇、周囲のプロテスタント地区全体の人口はその一〇倍とも言われる。一方を

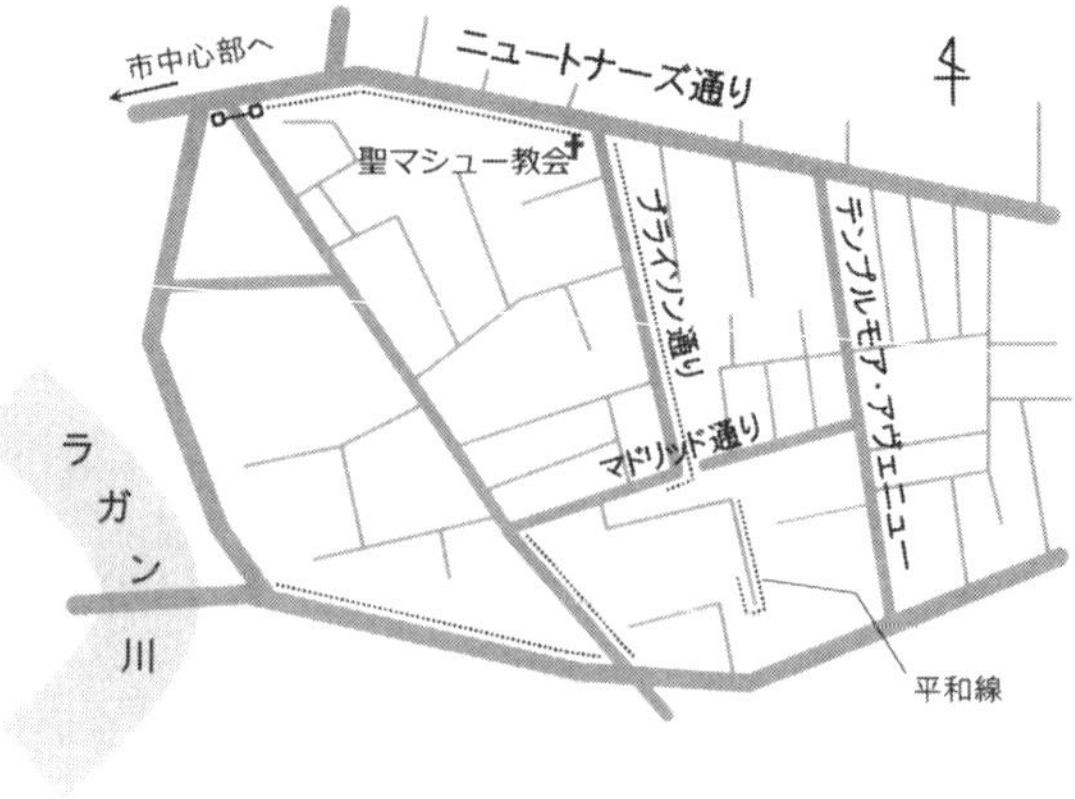

図1　ショート・ストランドの地図

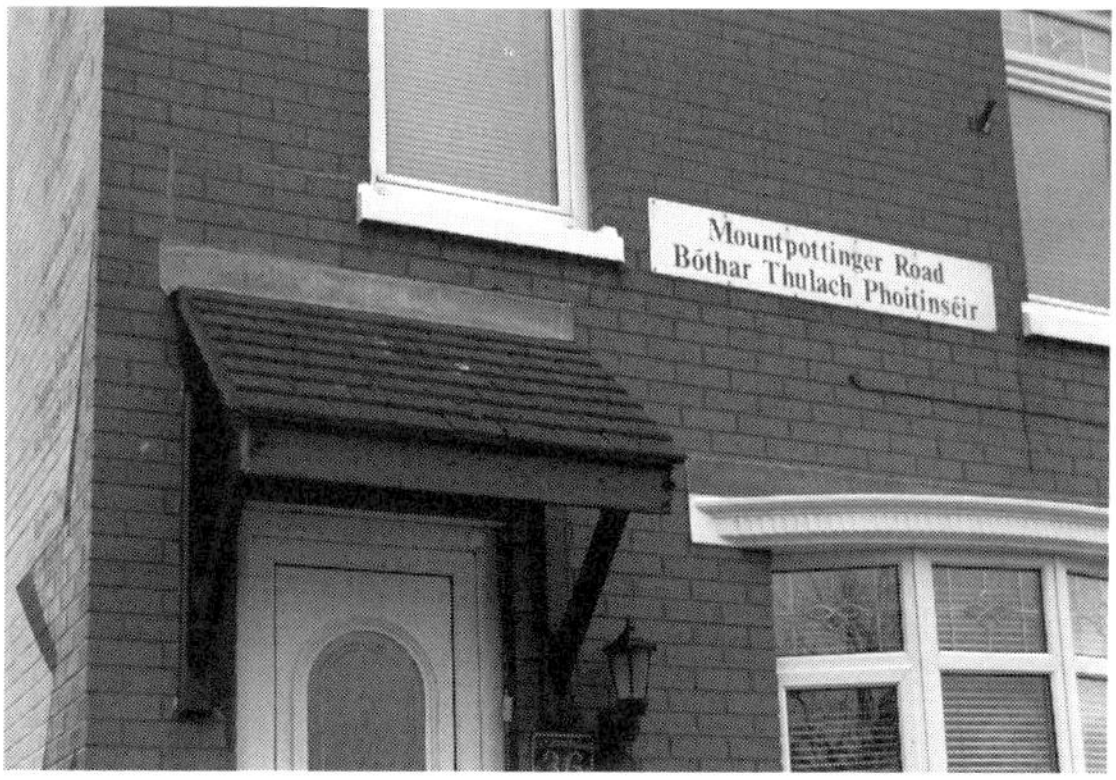

写真1　ショート・ストランド内の通りの名前の標識。英語とアイルランド語の二カ国語で書かれている（筆者撮影、2012年）。

太い幹線道路に接し、残り三方をプロテスタント地区に接するショート・ストランドは、紛争中もつねに周辺地区からの攻撃にさらされてきた（写真1）。

二〇〇〇年代なかば以来、紛争時代の日常生活とその記憶についてベルファストで聞き取りを進めるなかで、わたしはショート・ストランドの住民複数名と知り合い、地区の一軒に間借りするようにもなった。この調査のなかでは、紛争経験を笑いとともに振り返る語りを幾度も耳にした。そのなかには、もちろん、聞き取りの場を和ませるための冗談も多く含まれていた。それらは興味深い物語り行為ではあるが、本章では扱わない。次節以降では、むしろ、聞き手であるわたしを一瞬戸惑わせたような笑い、あるいはその笑いの分析を通じて紛争の記憶の複層性が見えてくるような事例を中心に検討していくこととしたい。

4 文脈を混乱させる

はじめに紹介するのは、わたしが間借りしていた家の主ロザリーン(3)の友人で、七〇代の女性マリーの語りである。ある夕方ロザリーンの家を訪ねてきた彼女と、わたしたちは三名で食後のお茶を飲みつつ話をした。しばらく話していて分かってきたのは、マリーは紛争が激化した当初、まだショート・ストランドに移り住む前、ベルファストの労働者階級地区全域で起きた大規模な焼き討ちや家屋奪取の被害にあっていた、ということである。会話があったのは二〇一四年三月で、彼女の語る事件からは四〇年以上の年月が流れている。だがマリーのなかで記憶は鮮明だった。

M（マリー）：一九七〇年ですよ。その日は造船所で働いていた夫が仕事場を追い出されて……、夫だけじゃなくカトリックみんなですけどね。その朝のことでした。わたしたち家にいたんです。前日の夜に出かけていて遅く帰ってきたの。そして身支度を調えたりしているときに呼び鈴が鳴ったのよ。ドアを開けると知らない女の人が立っててね。道の向こうから来た人だったんだけどね、顔も知らないわけ。「何かご用ですか」と言ったら「今すぐこの家を離れなさい、荷物をまとめて出て行きなさい。急ぐのよ」とね。警告しに来たのよ。向かいの家に一〇人の子どもがいるカトリックの一家が住んでいたんだけど、その人たちが前の夜に追い出されたのをわたしは知らなかったわけ。それで家具の運び方なんかをなんとか手配して……。〔中略〕とにかくそうして、わたしは家を失くしたんです。

酒井：その家にはどのくらい住んでいたのですか？ 結婚したばかりですよね。

M：二年間ね。自分たちで買った家だったんですよ。それ以後、補償も何も受け取ってませんよ。

ここに登場する「造船所」とは、ショート・ストランドのすぐ近くに位置するハーランド・ウルフ造船会社のことである。一九一二年に沈没したタイタニック号を建造したことで知られるこの会社は、第二次大戦後に連合王国の重工業が落ち込んで以来規模を大幅に縮小したが、まちがいなくベルファストの産業史を代表する会社であった。創設以来、この会社の被雇用者は圧倒的にプロテスタントに偏っており、ショート・ストランドに住む多くのカトリックにとって、窓からすぐそばに見えるこの造船場で職をえることはかなわぬ夢だった。マリーの夫は、造船所で働く機会をえた数少ないカトリックということになる。

北アイルランド社会の雇用差別において求職者がカトリックであるかプロテスタントであるかを雇用側が判断する決め手となるのは、求職者が住む地区であったと言われる。少なくともベルファストのカトリック住民の多くは、雇用差別に対してそうした認識を持っていた。夫がハーランド・ウルフ造船所で職をえられたのは、当時自分たちがプロテスタントの優勢な地区に住んでいたためかもしれない、とマリーは言う。しかしそのため彼女たち一家は家を奪われるという災難にも見舞われるのである。

一九六九年から一九七二年の三年間に、北アイルランドでは激化する宗派間敵意のために六万人前後が家を失ったとされている［Jacobson 2000: 185］。人口約一六〇万の土地であることを考えれば巨大な数字であろう。「相手側」が優勢な地区に暮らしていた人びとは、時には直接の暴力や脅迫によって家を追い出され、あるいは高まりつつある緊張と敵意に耐えられずに自分たちと同じ宗派が優勢である地区へと逃げた［Bardon 1992; 酒井二〇一五］。マリーもそうした一人だったのである。

しかし、マリーの話はここからやや別の方向に向かい始める。

M：変な話なんだけどね、わたしの家が取られたでしょ。メリー・スミスが取られて、坂の上のアンの家もとられて。でもルーニーの家は取らないわけ。スティーヴンソンのも取らなかったね。あんまりいい家じゃなかったからね。

R（ロザリーン）：〔筆者に向かって〕いい状態にない家は取らないわけよ。

M：それでルーニーのとこのが言ってるわけよ、「わたしはきちんとした親切な女性だったから家を取られなかった」なんてさ。だからわたし言ってやったよ、「ああそう、それならあいつらのところに行って『家の代わりにこのお金をどうぞ』って、きちんと、親切に、差し出したらいいでしょ」ってさ。

R：（笑う）それは傑作だわ。

マリーの話を一緒に聞いていた隣のロザリーンが笑い声をあげたとき、わたしはどう反応していいかわからずにいた。ロザリーンの哄笑につられて笑顔を浮かべたものの、それはとまどった笑みであっただろう。宗派的・民族的マイノリティであるがゆえに隣人によって家を奪われた経験を語るマリーの声は、当初たしかに深刻さを帯びたものであったのだ。そこには茶化しや冗談の入り込む余地はなく、彼女の話に笑うことは不謹慎とすら感じられた。わたしは他の機会に、やはり同時期に家を追い出された人びとに聞き取りをしていた。そして、失われたのは周囲のコミュニティや隣人、人間全般に対する信頼なのだとする発言を、複数名から聞いていた〔酒井二〇一五〕。しかしマリーは宗派間敵意と内戦の脅威のなかで住む場所を失うという経験を、まるで日用品を奪われたかのような調子で、冗談めかして語るのである。

こうした語りから何が読み取れるのか。他の事例をもう少し見てから、さらなる検討を行っていくことにしよう。次の事例は、先ほども登場した、わたしの間借り先の家の持ち主、ロザリーン（七〇代）の語ったエピソードである。

R：ここは「相手側」に囲まれている地区ですからね。わたしたちは完全に包囲されて、閉じ込められていたんですよ。逃げ場所はどこにもなかったわ。〔中略〕ここはね、西ベルファストとは違うんですよ。あそこはカトリック地区のなかになんでもあるの。スポーツセンターも大きなショッピングセンターも、公園も住民センターも、なんでもね。でもここは小さいからね、何もなかったのよ。そんななかにわたしたちは閉じ込められていたんですよ。

酒井：そのころ、地区のこちら側も、壁〔ピース・ウォール〕で遮られていたんですか?

R：壁はありませんでしたね。自分たちでバリケードを作って塞いでました。イギリス軍がやってきて駐屯を始めたときに壊されてしまったけどね。材木とか家具とか、あるものをなんでも運んできてバリケードを作るんですよ。ああ、それでおかしな話があってね、ここに住んでいた男の人で、scrapper〔クズ鉄売り〕ってわかる?　洗濯機とか冷蔵庫とか、そういうものを集めてお金にしている人がいたんですよ。その人がね、みんながバリケードに洗濯機とか運んでくるたびに、いつのまにか全部自分の荷車に入れて持って行ってしまってね、お金にしてたの。

二人：（笑う）

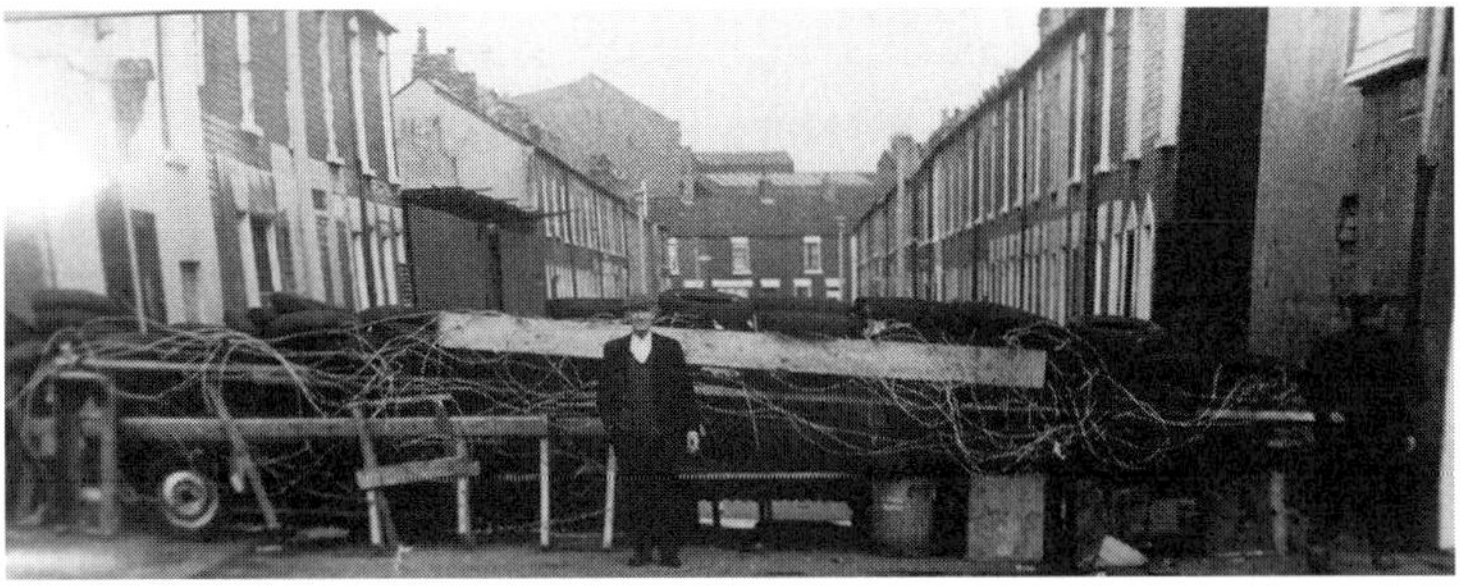

写真２　ショート・ストランドに紛争初期に建造されたバリケード（調査協力者提供）

酒井：運んできても運んできても。バリケードがいつまでもできませんね（笑）。
R：そうなの、みんな持って行ってしまうんだから。

六〇年代末から七〇年代はじめにかけての紛争初期、どんどん拡大し警察の手におえなくなっていく宗派間暴力を目の当たりにして、それぞれの労働者階級地区では強い自警意識・自治意識が芽生えつつあった。各地区では成年男性を中心とした自警団が結成され、夜間パトロールが熱心に行われた。当時は〈平和線〉の建設が進んでおらず、各地区の入り口となる道路は、隣接地区からの暴力を防ぐ目的で（そして時には警察・軍が容易に立ち入れないようにする目的で）、木材や廃材、粗大ゴミからなるバリケードで塞がれた（写真２）。ショート・ストランドの道路にもいくつものバリケードが設けられた。ロザリーンが語ったのは、外部からの襲撃の脅威のなかで、住民が地区のためにと必死になってバリケード用に運んでくるものを、がらくた収集で生計を立てる地区住民が次から次へと持ち去ってしまう、という滑稽なエピソードである。

これは労働者階級地区で強く支持されていた「自地区を守るため」という意識と物言いを、コミカルに裏から照らし出すエピソードとも言える。聞き取りに協力してくれた人の多くは、イギリス系、アイルランド系問わず、街頭で銃器や爆弾を使用する武装グループには批判的であった。その一方で、紛争初期に地区ごとに形成された自警団については、ほとんどの人が肯定的にとらえているのだった。上のエピソードを語ったロザリーンも例外ではない。彼女の夫も一時期、自警団に所属していた。

しかし、自警団の多くは軽装備ではあったが武器を有しており、なかには武装グループ化していく組織もあった。「自治区を守るため」というフレーズは、紛争の拡大、激化、そして暴力の連鎖につながりかねないものだった。それでもなお、頻発する暴動や焼き討ちによって生活空間が侵される切迫した脅威にさらされていた人びとは、地区の安全を守るという大義のためには武器をとることも致し方ない、と考えていたのである。

そのなかで、このエピソードに登場するクズ鉄売りの人物は、地区のなかに暮らしながらも「地区を守る」という大義のもとに何が行われているかを理解せず（あるいは理解しようとせず）、その大義のために集められていた物資を横領している。あたかもベルクソンの著作に登場する税関職員のように、彼は緊急事態の深刻さや真剣さを理解せず（あるいは理解していてすら無意識のうちに）、機械的に自身の仕事を遂行する。とはいえ、話者ロザリーンは彼のことをきびしく非難するわけではない。むしろ彼を登場させることで、「自地区を自分たちで守る」という大義を信じバリケード作りに協力していた自分たちを、仰々しい滑稽な集団として描いているようにも思われるのである。

もう一つの事例は、八〇年間をショート・ストランドで生きてきた女性リタによる語りで、紛争が激しい時期における出産をめぐるものである。彼女は紛争中に最初の夫を亡くしているのだが、この先夫とのあいだに五人の息子をもうけている。娘もほしかったのだが、なぜだか全員男の子になってしまったのだと彼女はいう。一度など「男の子だったら窓から投げちゃってよ」と発言したことさえあったのだ、とリタは冗談めかして言った。だが三番目以降、彼女は「次も男の子だろうな」と思うようになった。そして毎回その予想が当たるのだった。

さて、ショート・ストランド内に病院はなく、出産のためには地区外に出なければならない。五番目の子どもの出産時には紛争がすでに始まっており、リタは地区出入り口のバリケードを乗り越えて病院へと向かった。バリケードの脇には、部外者がなかに入り込まないよう地区の自警団が見張りの人間を立てている。「そうしたらバリケードを通り抜けるときに、立ってる男の人たちが言うわけよ、『きちんと男の子を産むんだぞ、ここで張り込む人員がもっともっと必要なんだから』って」。

わたしは笑った。見張りたちの発言は、外部から敵が侵入してくるという緊張が日常化するなかで、妊娠・出産といった私的な物事を緊急事態の文脈（地区を守るという大義のための営為）に読み替える行いである。ただしその「読み替え」は真剣なものではない。あることを言った側と聞いた側が双方それを冗談だと了解し笑ったとき、実のところ冗談が主張するところの「逆」が確認され成立する。冗談とはそのような逆説的な性質を持つ発話である。見張りたちの発言をリタが冗談として解釈する、そのことを通じて、冗談の内容が実態とは裏腹であること、すなわち彼女の出産があくまで私的なものであり——さらに言えば人の思惑を超えている——ことが、双方に再確認されるのである。

紛争時代をユーモラスに描くことができるのは、暴力の直接的な被害を受けなかった人間だけではないか、との指摘もあるかもしれない。だが、きわめて深刻な被害の当事者が、なお笑いを織り込みながら紛争時代を語る事例も頻繁に見られるのである。

先に挙げた五人の息子の母親リタもその一人である。五人目の子が生後九ヶ月のとき、自警団員だったリタの夫は隣り合う地区との住民衝突のなかで死亡した。紛争が勃発した翌年のことである。五人もの子供たちをどうやって育てたらよいのかと「絶望的な気分だった」と、リタは聞き取りの別の機会で述べている。彼女にとっての紛争とは、父親を殺されたという恨みをイギリス系プロテスタント住民に対して抱かないよう細心の注意を払いながら五人の子どもを育てあげる三〇年間のことだった。「そういう恨みを持ってしまえば確実に武装グループに入団していただろうし、そしたら逮捕もされただろうし命を落としていたかもしれないし、だからなんとしてでも防がないといけなかったんですよ」と、リタは初めての聞き取りの際にわたしに語った。

その後、彼女の紛争の記憶はさらに苦痛に満ちた展開を迎えることになる。ベルファスト「和平」協定から一〇年ほどたったある年、リタは四〇年前の夫の死の真相を知った。「相手側」に撃ち殺されたと思っていた夫は、実は自地区の人間が発射した弾に当たって命を落としたのだった。さらに、地区の人間は「みんなそのことを知りながらわたしには黙っていたの」と彼女は言った。周囲が皆知っていて黙っていた、という事実は、七〇年間暮らしてきた地区コミュニティへのリタの信頼を破壊した。この一連の出来事と事実は、彼女に今なお苦痛と怒りを与え続けている。

「男の子の出産」にまつわるエピソードは、隣人たちへの不信感を語る発言の数々にはさまれるようにして、どこか唐突に出てきたものだった。「ここの人たちは大変な時期のことをユーモアたっぷりに喋るけど、それっていいですね」とわたしは言った。リタは「そうね、そうでなくては乗り越えられないからね」と答えた。彼女は、自身の老いを認識し、また家族とのつながりを重視するがゆえに、自分を「裏切った」ショート・ストランドに暮らしつづけることを選択している。困難な時代をともに生きてきた「仲間たち」と日々何気なく交わした軽快な笑いの記憶は、彼女の怒りとは調和しないものである。だが、複層的な感情と記憶の間を揺れ動くことで、コミュニティに対する深刻な不信を持ちつつもなおその場で生活していくことが、なんとか可能になっているとも思われるのである。

5 〈平和の壁〉に守られ閉じ込められて

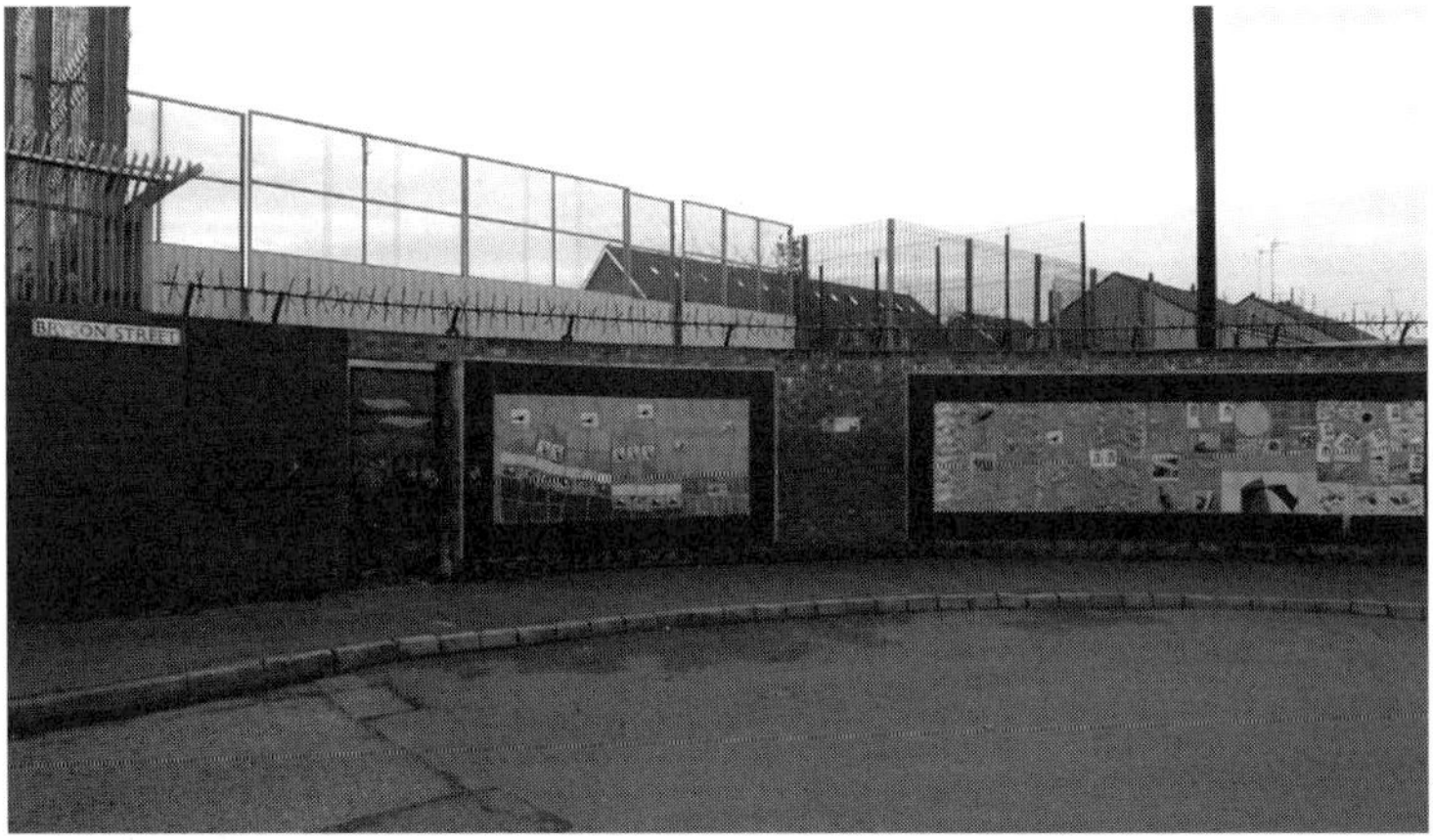

写真3　マドリッド通りの〈平和の壁〉（筆者撮影、2012年）

紛争初期に地区住民がみずから建造していたバリケードは、その後軍によって解体され、当局はかわりに〈平和の壁〉を建造しはじめる。紛争中、数を増やし、長く、高くなっていった平和の壁は、和平合意後もほとんど解体されていない。二〇〇七年に、従来対立してきたイギリス連合継続派とアイルランド共和派の連立政権が成立し、和解の動きが加速して以来、平和の壁の一部のゲートが開かれメディアを賑わした［佐藤二〇一四］。しかし地区間を行き来できるようになったのも、塞がれた道路のごくごく一部でしかなく、また時間も管理され制限されている。

平和の壁に対する住民たちの意見は様々である。ショート・ストランドのすぐ西にあるプロテスタント地区にまっすぐ続いているはずだったマドリッド通りには、現在、レンガと鉄フェンスの堅牢な〈平和の壁〉が建てられている（写真3）。二〇一三年の春に調査に赴いたわたしは、地区の老人たちの昼食会に臨席したさい、数名の女性にこの平和の壁について語ってもらう機会をえた。同年の東ベルファストでは緊張が高まっており、壁の向こうのプロテスタント地区からゴルフボールや、火のついた花火が投げ入れられたこともあるという。地区内のカトリック教会の扉もペンキで汚され、敷地に石やゴミが投げ込まれる事件があいつぐので、教会のプロテスタント地区に面した場所にはネットが貼りめぐらされた。昼食会に参加していた女性たちの一人は、夜間入り込んできた集団によって、自動車に傷がつけられていたと訴えていた。

〈紛争後の和解の時代〉に入ってむしろ増殖していく〈平和の壁〉が、対立してきた住民集団の間の日常的なふれあいを遮断し、相手に対する恐怖と敵意、および偏った歴史観・社会観の再構成にもつながっているとの批判はたびたび見られる［Powell 2008］。けれども住民間暴力の脅威にさらされている住民の実感としては、平穏に暮らすためには〈平和線〉に頼らざるをえない側面が確かにある。壁がなくなれば、もっと自由に地区と地区のあいだを行き来できて便利になるのでしょうに、とわたしが言うと、隣にいた女性は「でも、壁がなければわたしたちは到底生活していけないねえ」と言った。

この昼食会の後、〈平和線〉のすぐ外のプロテスタント地区に暮らす女性クリスに話を聞くことができた。年齢は四〇代で、生まれてからずっとショート・ストランドのすぐ隣に暮らしてきたという。彼女は数年前から教会が組織するコミュニティ間活動にかかわってきている。高齢者をカトリック地区とプロテスタント地区の双方からまねき、昔の話を聞く機会を設けるなどの活動である。

クリスによると、ショート・ストランドと隣のプロテスタント地区を隔てるマドリッド通りの〈平和線〉は一九九〇年代なかばに建てられ、二〇〇三年に多数の負傷者を出す大規模な宗派間暴動が起きたとき、より高くするよう補修されたのだという。彼女は〈平和の壁〉を背にした家に暮らしているため、ショート・ストランド側から裏庭によくものを投げ込まれるのだと言った。

C（クリス）：［コミュニティ間活動で］わたしたちは〈平和の壁〉を壊してほしいかという問いを投げかけてきました。わたし個人は壊してほしいですけど、多くの人は「いやだ」と。自分たちだけでいるほうが楽なんです。［中略］多くのプロテスタントは、コミュニティ活動が嫌っていうんじゃないけどかかわりあいになりたくないんですね。もめ事を持ち込みたくないというか。
酒井：でもあなたの隣人も同じような経験をしているでしょうに。
C：そうですよ、昨夜なんて花火が投げ込まれましたからね。〔中略〕わたしのパートナーもわたしに『どうしてそういうこと〔コミュニティ活動〕をしているんだ?』と聞くんですよ。〔中略〕数週間前、彼が仕事から帰ってくるとき、ショート・ストランドから投げ込まれたビンを拾ったんです。彼は「あいつらは君の友達のふりをしているだけだ、きみが一緒に活動してる人たちのことだよ」なんて言っていました。だから「わたしが一緒に働いている人たちがやったんじゃないわ」と言いましたけどね。その三時間後にね、プロテスタント側からやってきた集団がうちの通りにやってきて、それでショート・ストランドにものを投げてましたよ。でも彼らはうちの通りの人間じゃないんですよ。〔中略〕インターフェイスに暮らしてるとね、そういう危険は毎日のことなんです。

〈平和の壁〉の近隣住民は、衝突が起きたときに真っ先に被害をこうむるから、できるだけ暴力沙汰にはしたくないと思っている、住民衝突でぶつかり合う人間たちは実のところプロテスタント地区の「奥地」からやってきているのだとクリスは言う。
わたしは聞き取りのあとに彼女の地区を案内してもらった。マドリッド通りの平和線を逆側から眺めた後、われわれは門がおろされたゲートのそばに来た。このゲートが開いたのを見たことがありますか、とわたしは尋ねた。「ありませんねえ」とクリスは答えた。

酒井：それにしても、こちらの地区から向こう側に行くには、ずいぶん大回りをしなくてはなりませんね。〔中略〕歩くと時間がかかりますよね。

C：このゲートを開けて通り抜けられませんからね。ショート・ストランドで四〇歳の誕生日を祝ってもらったときにね、冗談を言ってたんだけど、歩いて帰るよりこの壁ごしに放り投げてもらったらいいんじゃないのって。

酒井：（笑う）

C：火炎ビンだとかレンガだとか石だとか、どうせそういうもの投げあってるわけだしね、自分たちを投げたらてっとり早いわ。

彼女の発言を聞きながら、わたしはある情景を思い浮かべていた。レンガの上に鉄のフェンスが、その鉄網の上に鉄条網が張られている〈平和線〉の上を、石やレンガ、ゴミやゴルフボールが飛び交う。そのなかに混ざって、目の前に立つクリスが人形のように、壁の片側から放り投げられ逆側へと落ちていく。彼女に続いて幾人もがショート・ストランド側から壁を飛び越し、また反対のプロテスタント地区からも、いくつもの人影が、玉入れ合戦のように壁を越えて反対側へと投げ入れられていく。ナンセンスなイメージである。

彼女が語ったこの冗談は、一種の反実仮想である。すなわち、強制的に身体同士を近づけることによって対話と関係が始まることがあればどんなにいいだろうかという願いであるとともに、そうした方策はとりえない、そしてうまく行くこともない、という現実を確認する冗談なのである。紛争中の出産にまつわるリタの語りに際して確認したように、冗談とは、語り手と聞き手の両者が理解することによって、現実がその逆であることが確認されるようなものであるからだ。

先にみたようにベルクソンは、生きて活動し、たえずしなやかに働きつづける知性と精神の活動が本来の人間性であるが、その知的活動に、ある身体的な癖や外見的特徴が付随し、両者が「そぐわない」装いを見せるとき、喜劇が生まれるとした。

一方には知性のさまざまに異なるエネルギーを有する精神的人格があり、もう一方には愚かしくも単調な身体があって、その身体が機械的な頑迷さで〔その精神的人格に〕口出ししたり邪魔したりしているのだ。〔中略〕行為と出来事が相互に絡み合って、生命活動が幻想であり、機械的配置が実在するという明瞭な感覚をわれわれに呼び起こすとき、その行為と出来事の配置は、すべて、喜劇的である。〔ベルクソン一九〇〇：五五、七一〕

このような記述を見るに、ベルクソンは物質性に対する精神活動の優位性という、きわめて古めかしい図式で喜劇を規定しているように思える。けれども他方で彼は喜劇的空想力を、「社会という土壌の岩だらけの難所でも、力強く芽を出しつづける植物」とも称えるのである。

直線距離でいえば数十メートルしか離れていないにもかかわらず、〈平和線〉によって人工的に隔てられ、大きく迂回しなければ行き交うことのできないカトリックとプロテスタントの二つの地域のあいだには、心理的にも大きな壁が立ちはだかっている。クリスが口にした冗談は、住民衝突に巻き込まれる脅威とともに日常生活を送るという困難のなかに生きながら——すなわち一種の悲劇的状況を生きながら——、自分たちを感情や意志をもたない「モノ」のようにイメージすることで笑いを引き出すものであった。両地区住民の紛争の記憶における恐怖と不信の深さを熟知しているからこそ、複雑な文脈をまるで無視し、愚かしく「相手側」へと投げ込まれていく身体のイメージが夢想されたのであり、その滑稽さと、現実の社会状況の困難さとの乖離が、深く印象を残すのである。

6　おわりに

喜劇的な語りが人間経験の深刻さを否定し、卑俗なもの、見当ちがいなものとするようなものであるなら、そして人間経験の唯一性・個別性を扱うというよりは、その一般的な側面や「ありがちさ」を描き出すようなものであるとするなら、なぜ人はみずからの戦争・紛争体験を喜劇として語ろうとするのだろうか。それは、確かに感じられた（感じられている）困難や苦痛、およびその記憶を、より耐えがたいものにするのではないか。本章はそうした問題関心とともに、北アイルランドの長期紛争経験の語りを検討してきた。

冒頭で確認したように、たとえばホロコーストのような極限的な暴力を笑いをもって描き出すことには、強い倫理的抵抗が社会的に存在する。深刻な暴力を受けた人間を「笑い者にする」ことは、彼らを「見下」し、その経験を「取るに足りないこと」と見なすことであり、許されざる行いと感じられるのである。本章において登場した語り手たちは、もちろんのこと、それらの倫理的感覚を有していないわけではない。確認すべきは、彼女らの笑いはみな、自分自身、あるいは自分たち自身（と彼女たちが語りそれぞれの文脈において見なした集団）に向けられているということである。

文学研究者のニコラ・キングによれば、自身の経験を語るという行為それ自体のなかに、過去の自己と現在の自己を断絶させる、すなわち過去の自己を視線の主体である現在の自己から切り離して対象化する契機がふくまれているという［King 2000］。そうであるならば、自己の唯一性もまた、自己の二つの局面において問うことができることになる。自身の紛争体験を笑いをもって語ることは、過去の自分（たち）の「ありがちさ」「卑俗さ」を描くことにはなるかもしれない。だが、「語る自己」の唯一性は、まだ侵犯されずに残されている。むしろ、通常であれば苦痛に満ちているはずの戦争・紛争体験の、そのコミカルな側面に着目「できる」ということは、独創的な視点と語りの能力を感じさせるだろう。加えれば、それはかつての紛争の暴力とそれがもたらす苦痛に、完全には支配されていない精神・感情・記憶を、一時的にであれ示し確認することであると言えないか。

紛争経験をユーモラスに描写する住民らの語りを見ていくと、そこではしばしば経済的側面が強調されていることがわかる。たとえば隣人に家を強奪される経験を金銭にまつわるジョークにするマリーの語りや、バリケードの資材を換金してしまうクズ鉄売りについてのロザリーンのエピソードである。このような、継続中の紛争から「おこぼれをもらおう」とする態度は、武力闘争の大義や、そのために人びとが命を落としていく事態の深刻さを思えば、あまりに卑近で姑息なものとも見える。

だがここにうかがえるのは、労働者階級の人びとにとって、経済的困難は無視できない生活の一側面であるということだ。経済面を「とるにたらない」「卑俗なこと・浅ましいこと」として捨象し、政治思想的・心理的側面にかかわる辛苦のみを強調する従来の「悲壮な」戦争・紛争の語りは、特権階級の価値観における悲劇ともいえる。さらに言えば、紛争の暴力がもっとも激しく、かつ長期にわたって展開された土地に住み続けてきた彼女らの笑いに注目することで見えてくるものもある。それは、紛争においては、深刻な政治暴力や憎悪の暴力や苦痛と、紛争下でなくても起きている日常的なこと・ありがちなこととが、並行し、時には結合しながら展開していたということである。民族的・政治思想的な排外主義にもとづく（と思われている）焼き討ち・家屋奪取の荒波のただなかで、襲撃側がまるで平時にて購入する家を選ぶかのように「良い状態の家」を取ろうとする行いが、まさに好例であろう。それは、このエピソードに登場する人びとが、衣食住をめぐってそれほど切迫した状況にあることを示してもいるし、また、思想や主義に立脚する（と喧伝される）暴力を、実は土台において支えている「卑近な」日常的関係性・日常的条件に目を向けさせもする。

加えてわたしが主張したいのは、戦争・紛争をくぐり抜けてきた者による体験談の笑いは、熾烈な暴力と非常事態が続くなかにおいても自分たちが日常の感覚を保持してきたことに対する、柔らかな自負・誇りを示しているのだということである。その日常の感覚とは、たとえば「自地区を守る」ために作られるバリケードから資材を盗むクズ鉄売りに向けられるような、必ずしも主義主張を一にしない、だが経済的により脆弱な者に対する寛容さであり、自警団とそれに協力する住民の努力を客体化して滑稽に描く感覚である。つまり、戦時下の自身の努力や行いを相対化する内省的態度、および複数の価値の可能性に向けて記憶を開いていく態度もまた、ここにはうかがえるのではないか。

しかしながら、本章で検討してきた笑いは、紛争経験の語りにおける笑いのなかでも限られた形態のものでしかない。たとえば本章で紹介している語りはすべて女性によるものである。だが北アイルランド紛争の体験と記憶はかなりの程度ジェンダー化されたものでもある。乱暴に言ってしまえば、男性であるがゆえに体験した事柄に関連し、かつ男性集団の中で涵養されたセンスにもとづくような冗談は、本章では扱っていないのである。また、笑いの種類はさまざまで、なかにはヒステリックな笑いや諦念の笑いのようなものもある。わたしが聞き取った中でも、たとえば以下のような笑いがある。これはベルファスト北部にある小さなカトリック地区の住民アイリーンが語った内容である。

Ｅ（アイリーン）：わたしの家も襲撃されましたよ。夜でした。何回か来ましたね。まずドアをぶち破るんです。ノックなんてしませんよ。それで悲鳴をあげてる子供たちを部屋に押し込んで、家中のものをひっくり返すんです。特別権限法(4)っていうのがあってね、それがあると家をめちゃめちゃにできるんですよ、書類がなくても。警察も一緒にいました。兵士はみんな顔を真っ黒に塗っていましたね。夜ですから。それで懐中電灯をこっちの顔に当ててくるんですよ。

酒井：顔を黒く塗る？

E：そう、顔に黒いものを塗ってるんですよ。戦争中はカモフラージュのためにそういうことするんじゃないですか。子どもにとっては怖いでしょうね。二回やられました。この地区に住んでいる人間はたいてい、一度や二度やられてますよ。あの人たちは引き出しやらワードローブやらを全部開けてチェックして、書類をまき散らして、何もかもひっくり返すんです。銃を探しているわけですが、特別権限法があるから、そういうことする理由を説明すらしなくていいわけです。理由も言わずに夫を連れて行くことだってできましたからね。実際わたしの夫は勾留されて、数日帰ってきませんでした。七日間も尋問されていたんです。

だからもう、トラウマになりそうな経験なわけですよ。しかもそうやって家捜しされているあいだ、向こうが公安だっていう確証が一〇〇％あるわけでもないんです。武装グループも公安の格好してましたからね。あの人たちは人殺しますから。兵士でも軍でもないんですよ。警察は人を殺さないでしょう、軍も一般人を撃たないし。でも武装グループも顔を黒く塗って、ＵＤＲ〔英軍の地方部隊であるアルスター防衛連隊のこと〕のふりをしているんです。爆弾も置くし人も撃つし……、たくさんの人がそうやって〔兵士の格好をした武装グループに〕殺されているんです。家捜しのあいだずっと、そういう恐ろしさもあるんですよ。この人たち本当に軍なのかどうなのかってね。

ここまで一気に喋ったあと、アイリーンは一息つき、そのあと笑って言った。「でも結局のところどっちだって変わらないんですけどね。わたしたちを傷つけようとしているのは同じなんだから」。

わたしはアイリーンの笑いをただ凝視していた。彼女自身も、わたしが笑いかえせないであろうことを知っていただろう。そこではなんら笑うべきことは語られていなかった。むしろ、笑いを完全に拒絶するようなおぞましいものが語られていたのである。これは文脈を置き換える笑いでもなければ、自己の生のオリジナリティを描こうとする笑いでもない。この諦念の漂う笑いは、ベルクソンがハーバート・スペンサーに言及して「ある努力がいきなり虚無に出会うときの指標」、またカントをひいて「ある期待が突然無に帰することに由来する」ものと記したような笑いである［ベルクソン一九九〇：八五］。

この虚無と諦めの笑いは、話し手の経験と聞き手である自分の想像力とのあいだに横たわる大きな断裂を伝えてくる笑いとして、聞き手の中で思い起こされつづける。戦争・紛争における恐怖の体験を、たとえ語ったとしても、伝えることができない――体験者の記憶における外傷はそこにおいて膿み続ける。それを認識している者にとって、この種の笑いは、他者の経験を「聞こう」とし、解釈しようとする意思と行為の無力さを、繰り返し突きつけてくるのである。

注

（1）ほとんどがイングランド系かスコットランド系であり、宗派としては英国国教会か長老派教会のプロテスタントの家系であった。
（2）イギリス連合王国における社会階級の近年の構造については、たとえばM・サヴィジの著作を参照のこと［Savage 2015］。
（3）本章における調査協力者の名前は、すべて仮名である。
（4）公共の安全を脅かすと疑われた者を公権力が令状なしに逮捕・拘禁することを可能にする法律。一九二二年に初めて施行されて以来、北アイルランドでは断続的に用いられた。

参照文献

アーレント、ハンナ　一九六九『イェルサレムのアイヒマン――悪の陳腐さについての報告』大久保和郎訳、みすず書房。

アリストテレース・ホラーティウス　一九九七『詩学』松本仁助・岡道男訳、岩波書店。

カルドー、メアリ　二〇〇三『新戦争論――グローバル時代の組織的暴力』山本武彦・渡部正樹訳、岩波書店。

暮しの手帖編集部編　一九六九『戦争中の暮しの記録――保存版』暮しの手帖社。

酒井朋子　二〇一五『紛争という日常──北アイルランドにおける記憶と語りの民族誌』人文書院。
佐藤亨　二〇一四『北アイルランドのインターフェイス』水声社。
バタイユ、ジョルジュ　一九七六「非-知、笑い、涙」『非-知──閉じざる思考』西谷修訳、平凡社。
ベルクソン、アンリ　一九〇〇『笑い──喜劇的なものが指し示すものについての試論』竹内信夫訳、白水社。

Bardon, Jonathan. 1992. *A History of Ulster*. Newtownards: Blackstaff Press.
Freud, Sigmund. 1960. *Jokes and Their Relations to the Unconscious*, New York: W.W. Norton & Company.
Friedlander, Saul. ed. 1992. *Probing the Limits of Representation: Nazism and the "Final Solution"*. Cambridge: Harvard University Press.
Gay, Peter. 1993. The bite of wit, *The Bourgeois Experience: Victoria to Freud. Vol. 3, The Cultivation of Hatred*. New York: Norton, pp. 368–423.
Goldstein, Donna M. 2003. *Laughter out of Place: Race, Class, Violence, and Sexuality in a Rio Shantytown*. Oakland: University of California Press.
Jacobson, Ruth. 2000. Women and peace in Northern Ireland: A Complicated Relationship. In Susie Jacobs et al. eds. *States of Conflict: Gender, Violence and Resistance*. London: Zed Books.
King, Nicola. 2000. *Memory, Narrative, Identity: Remembering the Self*. Edinburgh University Press.
Norrick, Neal R. 2006. Humour in oral history interviews, *Oral History* 34(2): 85–94.
Powell, Jonathan. 2008. *Great Hatred, Little Room: Making Peace in Northern Ireland*. New York: Random House.
Savage, Michael. 2015. *Social Class in the* 21st*Century*. Louisiana: Pelican.
Scott, James C. 1985. *Weapons of the Weak: Everyday Forms of Resistance*. New Heaven: Yale University Press.
Twain, Mark. 1897. *Following the Equator*. n.p. n.d. Amazon Kindle. Web. 20 Dec 2018.
White, Hayden. 1973. *Metahistory: The Historical Imagination in Nineteenth-century Europe*. Baltimore: Johns Hopkins University Press.
—— 1987. *The Content of the Form: Narrative Discourse and Historical Representation*. Baltimore: Johns Hopkins University Press.
—— 1992. Historical Emplotment and the Problem of Truth. In Saul Friedlander ed. *Probing the Limits of Representation: Nazism and the "Final Solution"*, Harvard University Press, pp. 37–53.

第3章　癒えることのない傷の語りに向き合うこと

三田　牧

1　はじめに

電話が鳴った。沖縄のよしさんからだった。

「あのね、私は耳が遠くなったので、あなたの声は聞こえないの。だから、一人で話しますけどね、許してね」と言っている。

私は、大きな声を出し、懸命に語りかける。しかしほとんど聞こえないらしく、よしさんの独り語りが続く。年賀状をもらったのに、お返事もしないで申し訳なく、思い立って電話してみた、などと言っている。

私は、高めのよく通る声で呼びかけてみた。「よしさん！」

「ああ……今、あんたの声が、少し聞こえよった……」

よしさんのうれしそうな声。しかしそのあとの会話はやはりうまく成立せず、ため息をつくように、電話は切れた。

ここで記そうとするのは、よしさんと私の間で続けられた、「語る―聞く」という一連のやりとりについてである。

筆者はこれまで人類学の調査をする中で、数多くの人びとの人生の語りを聞いてきた。どの人の話にもその人にしか語れない物語があり、私はしばしばその力に圧倒されてきた。聞いた話に感銘を受け、共感したつもりになって、あとでその話を書き起こして「何か違う」と感じる。

何が違うのだろう。聞き取りの場で感じていた情動のようなものが、語りを書き下ろした文章には存在しない。語り手の感情の起伏に応じて、聞き手の感情も起伏する、そのような共時的情動が書かれた語りからはなかなか得られない。そのせいで、少し冷静に聞き取った内容を見つめなおすことができるようになり、思うのである。「私は、この人の話を受け止めることができたのか」と。

オーラル・ヒストリー研究（なかでもライフストーリー研究）では、語り手と聞き手の相互作用の中で、過去の語りが形作られていくことが注目されてきた［桜井二〇〇二］。それは聞き手（調査者）の存在を黒子の位置から引きずり出し、聞き取りの場のアクターとして意識させるきっかけとなった。また、「過去語り」というものが過去の出来事をなぞるようなものではなく、〈いま―ここ〉で語っている語り手の経験や思考が反映されたものという理解をもたらした。このような視点で「語り」をとらえるために、オーラル・ヒストリー研究においては、しばしば語り手と聞き手のやりとりが仔細に分析される。

しかしその一方で、言葉の先にあるはずの「共感」、すなわち「伝える―伝わる」というやりとりについては、オーラル・ヒストリー研究の思考対象にはあまりなってこなかったのではないか。他者の人生の語りを聞くうえで、調査者もまた、語り手の心を受け止める役割を引き受けざるを得ないことを考えれば、これは少し奇妙なことだ。語り手と聞き手が同じ過去を共有していない以上、語り手が伝えようとすることと聞き手が了解したことはすれ違っている可能性が大いにある。冒頭に記したよしさんからの電話のように、語れども語れども、応答の聞こえないやりとり。そのような虚空に陥ってはいないか。

本章では、よしさんが語ってくれたことの中でも、苦しみや痛みをともなって、繰り返し語られた、ひとつの出来事をめぐり、「伝える―伝わる」というやりとりの困難さについて考える。

ここでとりあげる記憶は、語り手にとってのトラウマ記憶、すなわち心に傷を負わせている記憶、と言うこともできるだろう。しかし私の目的は、よしさんの語りを、トラウマの一症例として記述することにはない。本章は、トラウマ的な記憶を抱えたよしさんの語りを私がどのように聞くことができるか、その可能性への問いかけである。

なぜ私はこのような問いを立てるのか。まず第一に、私はよしさんの心の傷を治療することを目的とした聞き手ではなかったからだ。筆者は日本統治下のパラオで何があったかを聞く文化人類学の研究者であり、よしさんはその経験を語ってくれる「インフォーマント」だった。トラウマ的な記憶は私がよしさんから聞いたいくつもの記憶の一つである。

第二に、よしさんの語りにある告発を重んじるがため、そして自分自身の立ち位置をごまかさないためである。野田正彰の問題意識をふまえて冨山一郎が述べていることだが、トラウマを精神医療の観点だけから眺める場合、しばしばその根底にある加害・被害の問題が見えなくなってしまう。冨山は、トラウマを治療の対象と捉えるだけでは、そのような心の傷（病）の社会的歴史的意味が不問にされると指摘した［冨山二〇一三］。

よしさんの心の傷は、「友軍」による母とその孫たちの殺害にあった。

よしさんとその家族は、大日本帝国の植民地経営のために植民地に渡って行った多くの労働者の一員だった。当時南洋群島に渡った日本人の約半数がよしさんと同じ沖縄出身者だったが、そこには当時の沖縄の貧困と、日本に琉球王国が併合されて数十年ほどしか経ていなかった当時の沖縄において「日本人になる」ことが自らの境遇を引き上げていくために重要だったという事情がある［例えば冨山一九九〇］。沖縄と似た南洋群島の気候風土に順応し、「よき労働者」として生きた沖縄の人びとは、「よき日本人」として、日本の植民地経営の前線に立ったのである。それならば、よしさんの家族が南洋群島に赴いたのも、そして戦争に巻き込まれ、家族の中の幾人もが「友軍」に殺害されたのも、その他の家族の戦死も、日本による琉球支配という歴史の帰結であったとはいえまいか。

もし筆者がよしさんの語りを単に「トラウマ的な経験の語り」として記すにとどめるならば、日本と沖縄の「支配－被支配」関係を不問にしてしまうだろう。そうではなく、沖縄から見た日本のマジョリティ「大和人」（ヤマトゥンチュ）である私は、よしさんに寄り添って日本という国家が沖縄にしたことを共に糾弾するだけではなく、その糾弾を大和人のひとりとして受け止める立ち位置をとりたいと思う。

このような理由から、よしさんの語りを私がいかに聞くことができるか（いかに受け止めることができるか）、という問いを立てるのである。[1]

2　語りの歴史的背景

第一次世界大戦に日英同盟を理由に参戦した日本が、ドイツ領ミクロネシアの島々（カロリン諸島、マーシャル諸島、グアムを除くマリアナ諸島）を無血占領したのは、一九一四年のことだった。その後、ヴェルサイユ講和条約において国際連盟の委任統治領としてこの地を統治する権限を得た日本は、一九二二年、パラオ（現地名ベラウ）のコロール島に南洋庁本庁をおき、委任統治をおこなった。これらの島々は、「南洋群島」と呼ばれた。

国際連盟の委任統治とは、「欧州戦乱の結果、従前支配した国の統治を離れた殖民地及領土にして、近代激甚なる生存競争の下に未だ自立しえない人民の居住するものに対し、該人民の福祉及発達を図る主義の下に創設せられたる方式」［南洋庁一九三二：六五］で、最も適した「先進国」がその後見にあたる、というものである。すなわち、独り立ちできない「未開人」を「文明人」が後見するという、「文明」を自認する国々の思い上がりを基盤とするシステムである。旧ドイツ領ミクロネシアを日本が委任統治することで、ミクロネシアの人びとは「未開人」と規定され、明治以来必死で「文明開化」に取り組んできた日本人はついに「文明人」として国際的に認められたことになる。

一九三五年に日本が国際連盟を正式に脱退した時、委任統治の根拠は消滅したと考えられるが、日本はその後も支配を継続し、この地を第二次世界大戦に巻き込んだ。

日本統治下において南洋群島民の法的地位は「島民」だった。[2] 当時、台湾の漢人や朝鮮半島の人びとを「日本人」に同化しようとした一方で、ミクロネシアの人びとは排除しようとしていたことになる。国際連盟の監視下にあった都合上、彼らを「日本人」に取り込むことは簡単にはできなかったという事情もあるだろうが、日本人がミクロネシアの人びとを「未開人」とみなし、自分たちと同じレベルの存在ではないと感じていたことに、より根源的な理由があるのではないか。

島民とは「島の民」という意味だが、南洋群島で「島民」と日本人が言うと、呼ばれた人々は不快感をあらわにした

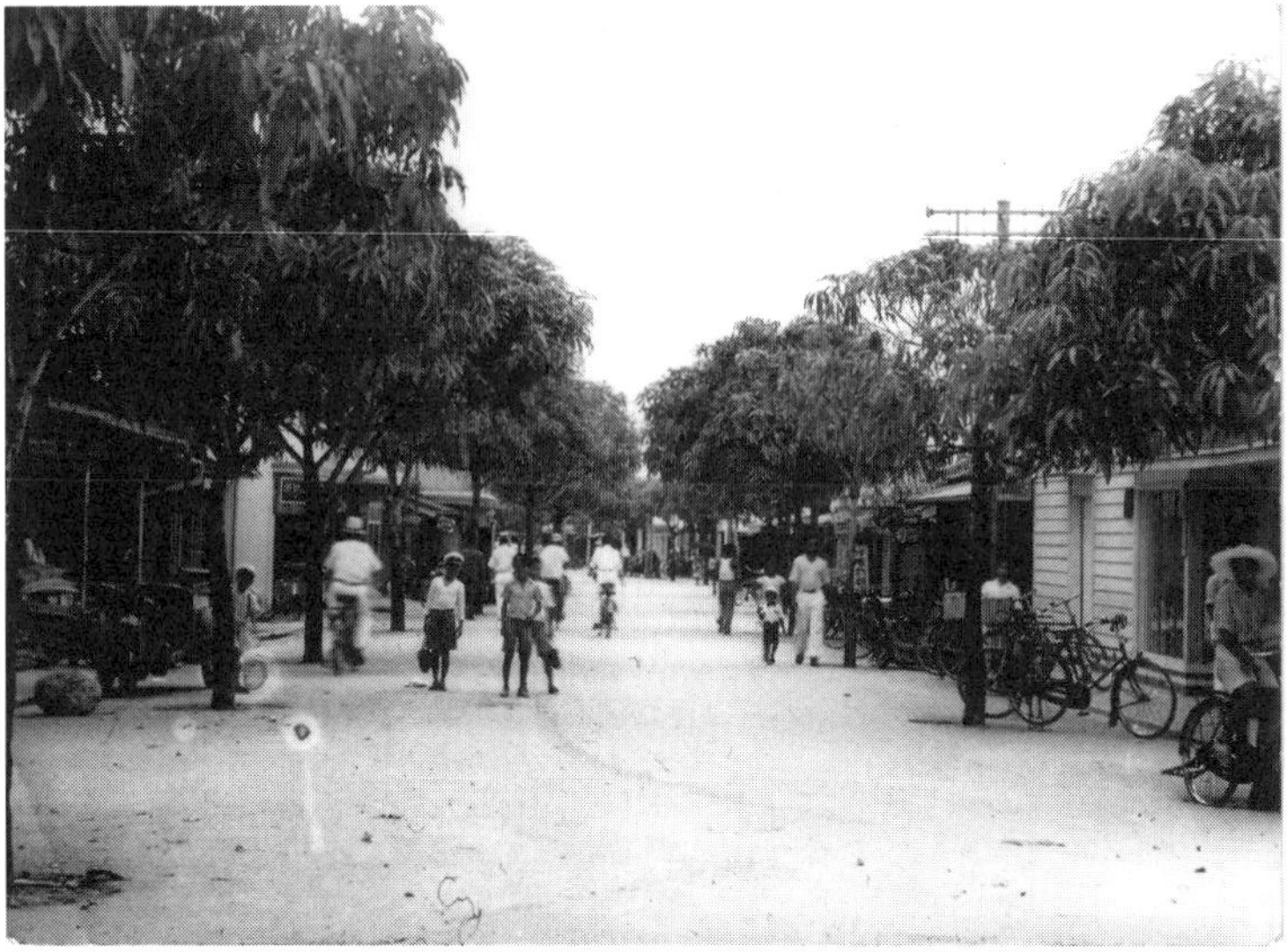

写真１　日本統治時代のコロールの街並み（Belau National Museum）

［Mita 2009］。それは、言外に込められた「未開人」のニュアンスを感知したためである。[3]

さて、南洋群島の植民地経営に際し、多くの日本人が移住した。とくに南洋庁本庁が置かれ、南洋群島の首都となったパラオのコロール島ではインフラ整備がなされ、近代的な「町」が出現した（写真１）。

パラオ在住の邦人人口は、年々増加し、一九三五年にパラオ人人口に並び［南洋庁一九三五］、一九三八年にはパラオ人人口六三七七人に対し、邦人人口は約一万五六六九人となっている［南洋庁一九三八］。そして、邦人の約半数にあたる七五一一人が沖縄出身者だった［南洋庁一九三八］。

邦人の多くはコロール島に居住していた。マンゴー並木の道に商店が立ち並ぶコロールにおいて、パラオの人びとは日本人に埋もれるように、あるいは少し奥まったところにある彼らの昔ながらの集落で暮らしていた。

よしさんとその家族が暮らしたのは、コロール島の当時「コロール五丁目」と呼ばれた地域である。

3　よしさんの語りとその推移

本節では、よしさんのオーラル・ヒストリーを中心に記す。これらのエピソードは、順序立てて整然と話されたわけではもちろんない。幾度も聞いたお決まりのエピソードがあれば、私からの質問をきっかけにして、久しぶりに思い出されたかのような新しい語りもあった。「お決まりのエピソード」が、まるでレコードを再生するかのように聞こえたのに対し、新しい思い出の断片は、記憶の蔵からとりだされ、日の光を浴びて輝いているかのように感じられた。

このような「語られるエピソードの広がり」は、よしさんと筆者の関係性の深まりや、筆者自身の関心の変化と関係があるように思われる。そこで、ここでは、①初期（よしさんと筆者が出会って間もない頃／筆者がよしさんの経験を研究対象としていなかった頃）に聞いたこと、②中期（二人が親密になった頃／筆者がパラオに詳しくなってきた頃）に聞いたこと、③後期（二人の信頼関係が熟した頃／筆者がよしさんの経験を研究対象としてから）に聞いたこと、に大まかに分け、各エピソードを記述していく[4]。

よしさんは、一九二五年生の女性。出身地は沖縄県北部である。

もともとの名は「よし子」であったが、「南洋ではよっちゃんと呼ばれていた」という。戦後、沖縄の役場の書類がアメリカ軍の攻撃で焼失していたため、あらためて戸籍を作り直したが、その時夫の両親が「よっちゃん」から推測して「よし」と登録したという。このことについてよしさんは、「なんでもよし、だから、よしだよ」と、大らかに語っていた。

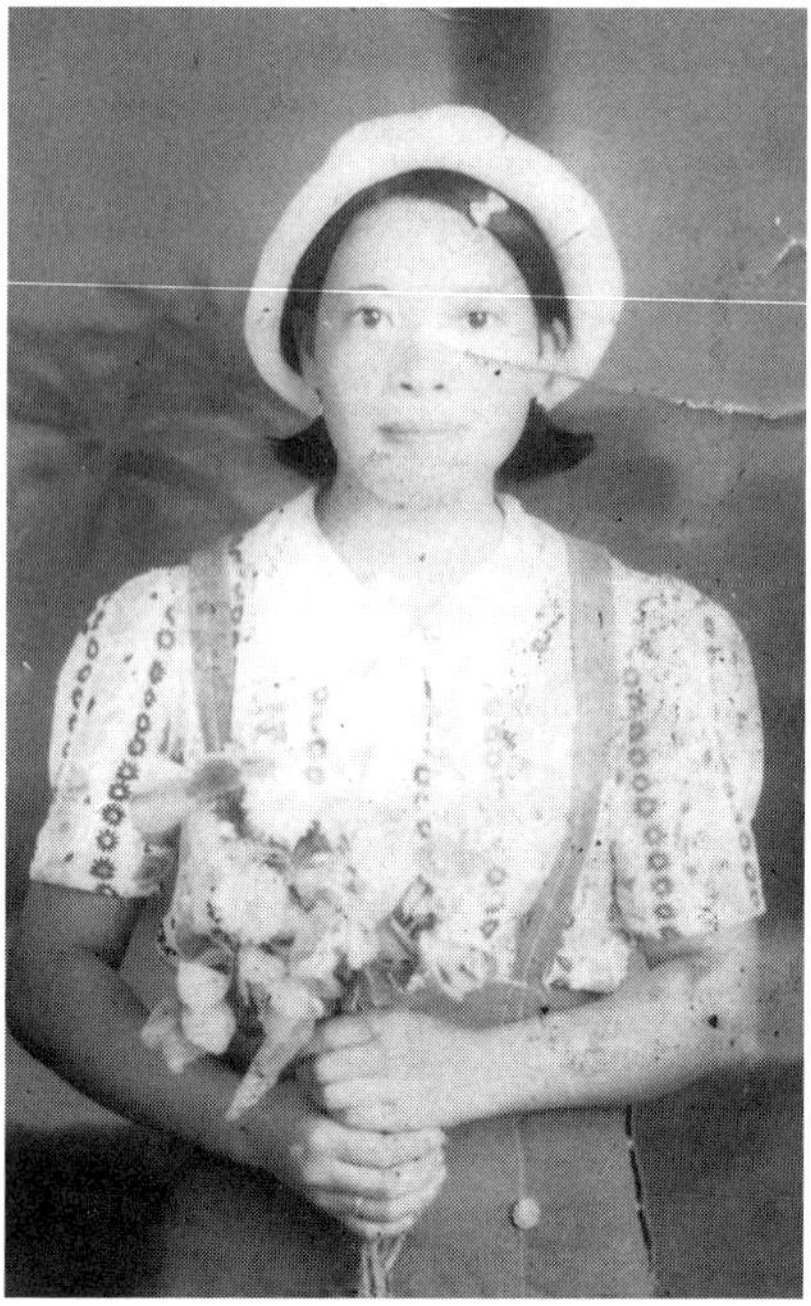

写真２　南洋のよっちゃん（よしさん提供）

よしさんは一〇歳まで沖縄にいて、長男兄さんの呼び寄せで、家族でパラオに行った。それは昭和一〇年、小学四年生か五年生の夏休みだったという（写真２）。

（1）初期の語り（一九九八年六月、一一月）

筆者がはじめてよしさんに出会ったのは、一九九八年六月、那覇だった。かつて南洋群島に暮らした沖縄の人々による慰霊祭の懇親会で、よしさんご夫婦に紹介された。お二人とも優しくて、よしさんについては、誰とでもすぐに友達になれる社交的な方、という印象を受けた。

ご夫婦の写真を後日郵送したところ、とてもよろこんでくださった。「遊びに来なさい」、という言葉を真に受けて、同じ年の一一月にご自宅まで会いに行った。当時私は大学院生で、沖縄本島南部糸満で漁撈文化の調査をしていた。次の調査地としてパラオを考えており、かつてパラオに暮らした沖縄の人たちにも取材を始めていたのだが、その頃の私の関心は沖縄の漁民とパラオの人との戦前の漁業交流にあった。そのせいで、はじめてお家を訪問した時に、よしさんが聞かせてくださったことの記録はあまりとれていない（しかしこれらの話はその後も幾度も聞かせてくれたので、結果的にノートをとることができた）。以下、よしさんの語りを記す[5]。

長男兄さんは、みどり丸の船長で、のちに南洋拓殖株式会社のはぎ丸船長となったの。はぎ丸はパラオ本島〔バベルダオブ島〕の清水村〔日本人開拓村〕とコロール島を行き来していた。次男兄さんは、なびれ丸という、南洋興発〔南洋興発株式会社〕の船に乗っていた。これはアラフラ海、セレベス、マレー、ニューギニアなんかに行く船だった。パラオのマラカル島に宿舎があって、パラオを本拠地にしていた。

長男兄さんは、〔パラオ〕島民の言葉もわかる。島民から果物を買う時は、金ではなく一升瓶に酒を買っていって、島民がコップを持って来たら、酒コップ一杯とバナナ一房と、交換した。パパイヤ、マンゴー、ミカン、パインなんかももってきて。

当時はね、島民に酒飲ましたら〔飲ませた人も〕刑務所行きだから、〔島民には〕かたく口止めした。兄さんが酒一升持って行ったら、船いっぱい果物を持って帰ってきた。酒と交換に、島民が鳩をじゅずつなぎにして持ってきてくれたこともある。はぎ丸の船員だったアルセイ〔パラオの人〕は、家族も同然だった。

私たち家族〔お母さん、長男兄さん一家、次男兄さん一家、三男兄さん、五女姉さん、六女姉さん、そして私[6]〕は、パラオのコロール島の五丁目で、南楽っていう店をしたのよ。「なんらく」って、私が考えた名前よ。朝は野菜売って、昼は果物やソーダを売るパーラー、夜は食堂だった。

朝は、南洋神社の方角の畑に私が行って、菜っ葉とか野菜を仕入れて、自転車にリヤカーつけて運んでくる。それを店に並べる。午前中は、野菜を売った。

コロール波止場から野菜を運ぶ道はずっと上り坂になっていてね。パラオの人は私を知っていて、反対の方に向かっていても、引き返して私を手伝って押してくれた。手伝ってくれた人には、「マルメサウル！〔ありがとう！〕」「オーオイ〔は～い〕」。

午前中で野菜は切り上げて、午後は果物パーラーに。兄が清水村から運んできた果物を出す。かき氷五銭、パイン、バナナ、パパイヤの盛り合わせ五銭、というふうにして売っていたの。あの時は、メロンとか、いろいろな飲み物があった。一番売れたのはサイダー。かき氷もよく売れた。夜は料理屋になって、カツオのフライとか、鳩のすき焼きとか、出していた。マラカル島には漁港があってね、親戚の船が入ると、カツオを持てるだけもらえた。もらいに来る人はたくさんいて、みなに平等にくれた。買いはしなかったね。

うちの店は海軍指定で、南洋庁パラオ支庁から看板が来たのよ。「海軍指定」って。もし兵隊が許された時間を過ぎて店に残っていたら、上官が道に呼んで、パカパカと、こわいぐらい叩く。だから私はとびこんでいって、「私が悪いんだから、私を叩いて！」って言った。すると上官は、「おまえにはかなわん」って、許しよった。

よしさんの南洋での暮らしは実に生き生きと語られる。ほとんどこちらが口をはさむ間もないほど、目を輝かせて、言葉があふれ出てくるかのように語ってくれた。しかし南洋の想い出話は不意に悲しみの記憶に行き当たる。戦争である。

おそらく二度目に会った時に、よしさんにとって最もつらい出来事、すなわち母とその孫たちの殺害、を聞いたのではないか。

当時私は、プライヴァシーに深く関わる話を聞く時にノートをとらない主義だった。誠意をもって話を聞くことが大切と思っていたし、当時の研究テーマに関わらないことはなるべく記録しないで、ただしっかり話を聞くようにしていた。だからこの話を聞いたのが実際にこの年だったかはっきりしないが、この話をしてくれた時に、よしさんがこんな風に語ったことは記憶にある。

「前にね、I先生（歴史学の研究者）にさ、このこと話したのよ。これ話すと、私、泣くのよ。だけどさ、『それからどうしたんですか？』って聞くからさ……」そして、よしさんは、ふふふ、と笑った。

その頃のよしさんにとってこの出来事を語ることは難しかった。おそらく何度も言葉を詰まらせたのだろう。Iさんはそっと話を促すが、よしさんはなかなか語れなかった、その状況を思い出していたようだ（よしさんは、Iさんに親愛の情を抱いており、この発言は、彼女を責めたものでは決してない[7]）。私にこの話をしてくれた時は、よしさんは涙を流しはしても、言葉に詰まって沈黙してしまうようなことはなかったように記憶する。次のような話だ。

戦争が始まると、長男兄さんが南拓〔南洋拓殖株式会社〕のはぎ丸に乗っていた関係で、家族には会社から疎開命令が来たの。潜水艦攻撃が激しくて〔沖縄まで航行できず〕、母たちは〔途中の〕フィリピンで降ろされて亡くなったのよ。母は孫五人〔長男兄の子二人、次男兄の子三人〕とともに毒殺されたのよ。友軍によ！　老人と子どもは足手まといになるって、青酸カリを飲まされたらしい。少し年長の男の子二人〔長男兄の子一人、次男兄の子一人〕は、目隠しをして銃殺された。

母は、兵士に「せめてこの子たちを看取ってから私を殺してください」と言ったらしいの。だめというのをSさん〔知人の沖縄出身の青年で、軍属だった〕が説得してくれた。それで、母は孫たちを両腕に抱き、この子らが亡くなるのを看取って、それから毒を飲んで死んだって。

この話、私は〔戦後〕三、四〇年してから聞いた。Sさんが私と五女姉さんを呼んで話してくれた[8]。

（2）中期の語り（一九九九年一二月、二〇〇一年六月、二〇〇五年九月）

一九九九年一二月、私は沖縄によしさんを訪ねた。よしさんご夫婦とは、すっかり親しくなっていた。私もパラオでのフィールド調査を重ね、少しずつパラオに詳しくなってきていた。この時から、よしさんの語りを私はある程度ノートにとっている。よしさんの語りには「お決まりのエピソード群」があり、「初期の語り」として記したことは、ほとんどが、その後も繰り返し語られた。ここからは、繰り返し語られたエピソードについては、重複記述をできるだけ避ける。

この日もよしさんは、南楽について語っている。おおむね先に記した南楽の仕事のエピソードと重なっているが、新しい語りもある。また、この時「島民」との関係について、これまでよりも少し踏み込んで語られている。

> 食堂に、島民も入っていいけど、入らなかった。でもうちたちは知り合いだから、南楽には来たよ。島民はお金の感覚が違うの。仕事に熱中しない。アルセイはね、マルキョク〔村〕の人で、兄が巡警[9]をしているの。長男兄さんの船に乗っていて、家族のよう。私が果物や野菜のリヤカーひいてたら、後ろから押してくれた。

アルセイに後押しされながら波止場からの坂道を歩いた記憶は、よしさんを当時のコロールの町に連れていく。マンゴー並木の道に立ち並ぶ商店のこと、ナンボウ〔南洋貿易〕という百貨店のこと、キリスト教教会のこと……。こんな語りを聞く時、コロールの現在の街並みを知っている私は、同じ場所の過去と現在を重ねてみるのだった。

次によしさんを訪問したのは二〇〇一年六月である。この時の記録を見ると、よしさんの夫からの聞き取りがあり、兵を移送するための船の機関士をしていたという経験が書かれている。おそらくその時、よしさんが語ってくれたのが次のエピソードだ。夫が機関士をし、兵士を乗せたその船に、よしさんが乗り合わせた時のことらしい。

コロール波止場で空襲にあったよ。海軍の兵隊を清水村に運ぶ船に乗っていた時のことだった。コロール波止場から清水村に行く途中、半分ぐらいまで行ったとき、雨風がとてもひどかった。サバニ〔沖縄の舟〕のかっこうの船で、潮水がいっぱい入ってきた。海軍の中将に、私、言ったのよ。「もう引き返せ！　この船は沈没するよ！」引き返した時に、飛行機の音が。ブーン、ブーン、ブーン！　私は気が勝っていて、「引き返してよ！」「機銃だよ！　橋のたもと行こう！」「みな、とびこめー！」、私が命令したのよ。皆、橋の下に逃げた。二〇名ぐらいだったかね。船は機銃〔の穴〕だらけよ。

この日、まとまった記録としてフィールドノートに書き残されているのは、戦時中に姉と数日違いで出産したが姉の乳が出なくて自分が授乳したことと、母とその孫たちがフィリピンで殺害されたことである。

パラオで、昭和二〇年四月三〇日、子どもが生まれたの。同じ頃、五女姉さんも出産したけど、この姉さんは、とっても臆病でおっぱいも出なかった。私は自分の娘と姉の娘と、よその赤ちゃんにもおっぱいあげていた。人から、「そんなことしたら倒れるよ」と言われ、よその人には断った。一か月ぐらいして、亡くなったさ、その赤ちゃん。私は泣いたけど、「泣くんじゃない、自分の子どもが助かっているじゃないか」って言われた。

昭和二一年二月、〔パラオの〕アルミズから引き揚げて、〔沖縄の〕久場崎に二〇〇〇人ほどが帰港した。私は夫と娘と一緒に。五女姉さんの船は後だったから、姉さんはその後、お乳をやるのに苦労したと思うよ。その頃は、お母さんたちが死んだってこと、知らなかった。

よしさんの語りは、ここからお母さんとその孫たちの最期のエピソードに接続する。この時、長男兄さんの妻と次男兄さんの妻についてよしさんは語っている。

長男兄さんの嫁は、子どもたちを殺されたので、ちょっと頭が変になってよ、あちこちふらふら歩いて、機銃にやられたのよ。人を呼ぼうとした次男兄さんの嫁に、「あんた、一人でも生きて報告しなさい」と言ったらしい。物わかりのいい人だったよ。

その後しばらく、よしさんと会うことはなかったが、電話などでのやりとりは続いた。よしさんの夫が亡くなったと聞いた時は、私も悲しく、弔電を送った。「やさしいお人柄をしのび、ご冥福をお祈りします」と打った。

次によしさんに会ったのは、二〇〇五年九月、パラオでのことだった。当時私はパラオの国立博物館で働いており、パラオの日本統治時代について展示を制作していた。そこによしさんが知人と二人でパラオを訪問してきたのだった。それまで沖縄からの慰霊団として何度かパラオを訪問したよしさんだったが、個人的な訪問は、これが最初で最後だったのではないか。

この時は、よしさんたちが知人を訪問する合間に私の職場である博物館に来てもらったり、一緒に食事をしたりした。なかでも、半日を共に過ごし、よしさんの想い出の場所を一緒にまわったのは貴重な体験だった。私の夫が車を運転し、博物館展示を一緒に作っていた青年海外協力隊のY君も同行した。よしさんのリクエストに従って訪問した場所は、かつて住んでいた場所、コロール波止場、そして結婚式を挙げた南洋神社跡だった。

よしさん家族がかつて暮らした場所には、パラオの人の立派な家が建っていた。「姪っ子たちのおむつ洗った井戸はこのあたりよ」とか、「こっちが酋長の家よ」などと言いながら、家の前まで来た。そこに住むEさんというパラオ人女性は私の知り合いだったので、よしさんを紹介することができた。

よしさんは、Eさんの手を両手で握りしめ、瞳を見つめて、親しみと懐かしさを込めて、語りかけた。もちろん日本

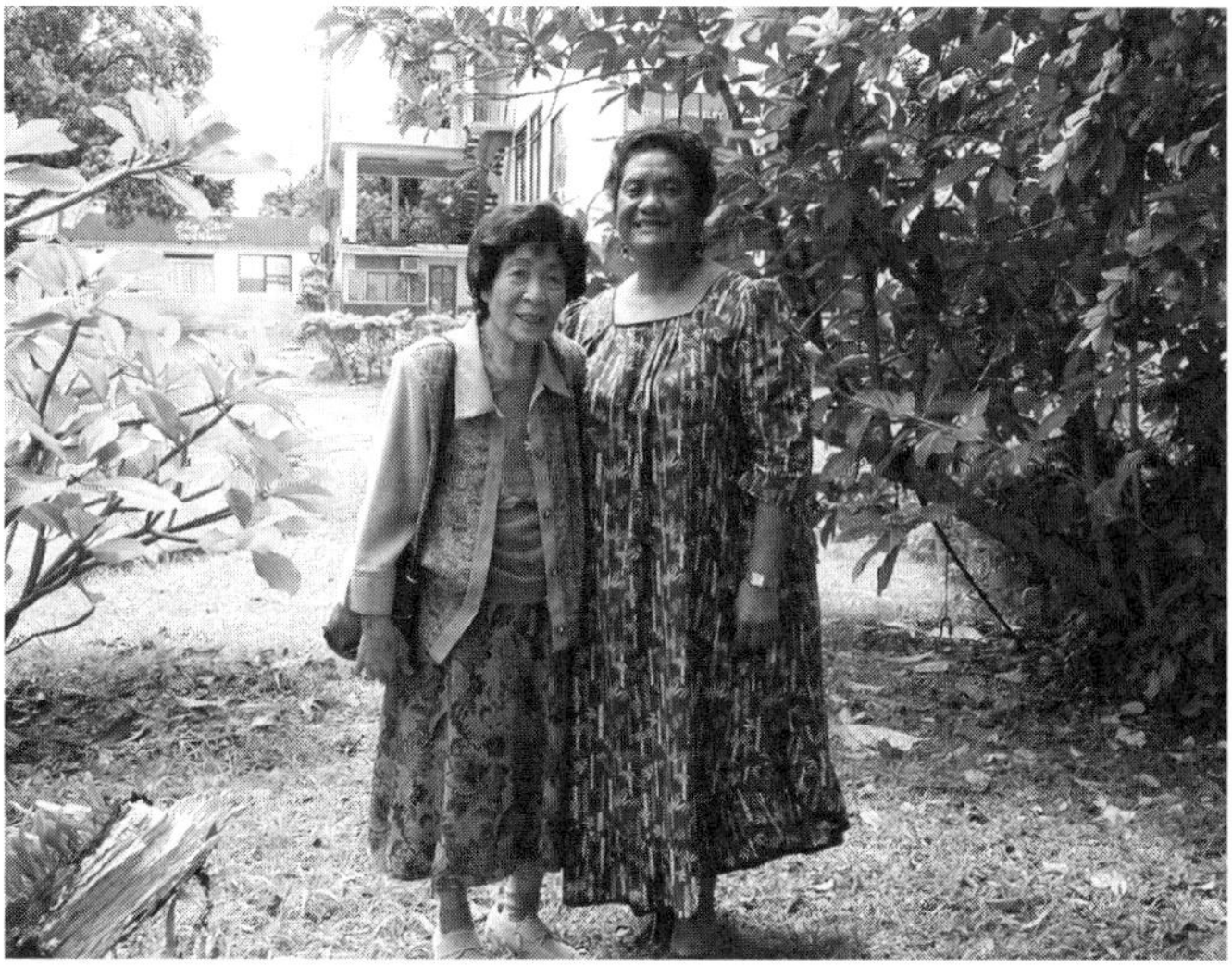

写真3　よしさんとEさん。かつてよしさんが住んだ土地で（筆者撮影、2005年）。

語なので、私たちが通訳をした。その時よしさんが語ったことが何だったか、はっきり思い出せないが、アルセイの話が出た。するとと驚いたことに、Eさんはアルセイの姪にあたることが判明した。よしさんは感激し、その気持ちをEさんは温かく受け止めてくれた（写真3）。

よしさんは、「昔住んでいたところを訪ねたら、パラオの人がいい顔しないからやめた方がいい」と、沖縄の知人から言われ、遠慮して、これまでのパラオ訪問では訪ねなかったと言っていた。また、いつもは慰霊団として来ていたために、好き勝手に行きたいところへ行く訳にもいかなかったらしい[10]。

コロール波止場は、現在はT-Dockと呼ばれているが、風景は日本統治時代とあまり変わらない。よしさんは、子どもの頃泳いだというプールの跡を見て、「私はここに裸で飛び込んで、海猿とよばれていたのよ」と言った。そして「ああ、あのヤシも変わらないね！　コロール波止場の一本ヤシ！」と、プールのほとりのヤシの木を指さした。私が「ヤシは……［よしさんが親しんだヤシの］孫かも知らんね」と言うと、「孫かもね！」と言った。

「コロール波止場で空襲にあったのでしょう？」と聞くと、「そうよ！　あの橋の下に隠れたのよ！」と、コンクリートの小さな橋を指さし、当時の状況を話してくれた。それが実際に当時からある橋かどうかは定かでないが、よしさんにとっては、それがまさしく「あの橋」、であるらしかった。よしさんの眼前で、かつての空襲が繰り広げられているような、そんな情景だった。

一番訪問するのが難しかったのが南洋神社跡だった。その場所はパラオの有力者の私有地となっており、獰猛な番犬が何匹もいる。この時は私の夫が交渉し、中に入れてもらえた。よしさんご夫婦が結婚した場所だ。よしさんは、「南洋神社は、こんなもんじゃなかったよ」と、不満げだった。「石段は同じだけど」よしさんの言う通り、南洋神社跡に残っているのは石段で、その上に設けられている祠は近年日本のある団体が作ったものだ。昭和一九年六月末、よしさんはここで結婚した。おそらく南洋神社最後の結婚式だった、という。直後の七月空襲で、南洋神社は爆撃を受けたからだ。

この日よしさんは、「牧ちゃん、私は、人生をしめくくりに来たんだよ」と言った。よしさんは、ひとつひとつの場所に執着は見せなかった。むしろ淡々と、思い出の場所を確認している、という風だった。パラオでは、思い出は、断片的に語られた。

私はね、照明弾が落ちてくるとうれしいの。照明弾の落下傘についている絹の布をおしめに使ったの。絹はおしめには適していないよ。娘には言うのよ。「絹のおしめ使ったのはあんたぐらいのもんよ」って。

また、昔住んでいた家のそばではこんなことを話してくれた。

南洋では、月夜は新聞も読めるぐらい明るかった。「よっちゃん、こんな月夜に寝ちゃだめだよ」って声かける人がいた。南十字星もよく見えた。

よしさんが思い出の場所を訪問するのに同行できたことは、研究者として与えられた類まれな機会だった。その後も時々電話が来たり、年賀状を送ったりというやり取りが続いたが、会うのは少し遅くなった。

(3) 終期の出会い(二〇一〇年七月/二〇一二年一〇月)

二〇一〇年七月に、沖縄のよしさんを訪ねた。二〇一〇年から、私はかつてパラオに暮らした沖縄の人々のオーラル・ヒストリーを本格的に研究するようになった。ここからしっかりとした聞き取りがはじまることになる。よしさんの経験はそれまでも聞いてきたが、この時は、なるべくこれまで聞いてこなかったエピソードを聞き出そうとした。また、なじみのエピソードも、いつもより詳しく語られることが多かった。そうする中で、それまで断片的に聞いてきたことが一つの生活史の中に豊かな広がりをもっておさまってゆくような、そんな聞き取りとなった。また、この時の筆者の関心を反映して、民族間関係についての語りが多いのも特徴だ。以下、よしさんの語りである。

昭和一〇年の夏休み、パラオにいた兄の呼び寄せでパラオに行ったの。兄さんは南洋庁のみどり丸という船の船長だった。お母さんが荷造りしてね、教科書が入っていない。それで、パラオの第二国民学校の先生が、「隣の子の教科書みましょうね」って。

言葉は子どもの頃から方言札。共通語〔標準語〕は一、二年生から勉強している。だから、パラオに行って言葉〔日本語標準語〕に困るはずはないさ。あの頃、私一人だったはずよ、靴はいてたのは。あの頃の沖縄の村ではみなはだし。うちは兄さんがお金送ってくれるから靴はいてた。

店〔南楽〕にはね、ヤッコチャン[11]という種類のきれいな鳥がいた。オウムの仲間。次男兄さんが南洋興発の外国船なびれ丸の船員で、あちこち外国に行って、モンキーとか、オウムとか、連れてきたのよ。このヤッコチャンは、首は光ったグリーンで、おしりは〔いろいろな色が〕ごっちゃになった羽。しっぽが長い。「トリちゃん」と呼んでいた。うちにはサルもいたし、犬もいたし。ヤッコチャンはさ、人の話をみな聞くのよ。お客さんがみえると「ヨッチャン、オキャクサンヨ〜」って言う。また、この鳥が「ポチ！」って言うと、犬はどこにいても走ってきた。本当のことよ。こんなだから、南洋での生活は、一日があっというまにすぎたのよ。

パラオの人たちは酒がほしいの。長男兄さんは固く口止めして、またその力〔パラオ語で脅かす力〕があるから、〔酒で島民と取引していても〕ばれなかった。普通はカルボース〔刑務所〕で、誰から酒をもらったと言ってしまうから、飲ませた人は罰金。兄は商売するには有利。兄は私が生まれる前からパラオに行っていた。私の父は、私が生まれた年に亡くなっているから、私は兄が頼り。アルセイはうちの家族と同じ。長男兄さんの船の船員でね。アルセイの兄は交番に勤めていたから、巡査のひっかかり者はアルセイの兄に。なんでもスムーズ。言葉がわかるだけ有利。

南洋の人は私を知っていて、反対の方向へ行くのに、引き返して私を手伝ってリヤカーを押してくれた。ずっと坂だからね。みな兄さんを見て、私たちを認めてくれる。うちの兄さんは、南洋の人のことを聞いてあげる。頼まれると解決つけてやる。

私は手伝ってくれた人に、「マルメサウル！〔ありがとう！〕」そしたら「オ、オーイ！〔はいはい！〕」あの当時パラオにいた〔日本の〕人たちは、パラオの言葉をおぼえようとしなかった。なんでかね。兄が付き合っている島民の人はうちに来て、「何かおいしいものある？」って聞いてきた。みな日本語わかるよ。[12]

店の向かいに酋長の家があって、この酋長はルバック[13]って呼ばれてた。その娘のシズエは私の友達。パラオの人よ。日本の世だからシズエってつけてたんでしょ。きれいな子で、色はあまり黒くないよ。「よっちゃんはね、日本から来たの？」って聞いていた。沖縄は、わからんわけ。よく島民が「白い人見たい」って訪ねてくるって。「白い人」だって！（笑）酋長の家は床下が一メートルぐらいあって、そこで豚を養っていた。食べ物、残り物を床下に捨てていたよ。

朝鮮やインド、インドネシア……いろいろな人がいた。オーマンさん、って人もいたけど、あれはドイツ人かな。家のそばに井戸があってね、あれはオーマンさんの家の井戸だった。言葉わからんから、「オー！」って、手を上げよった。そこでさ、私は姪っ子たちのおしめ洗っていた。台湾のヨウさんって人もいた。この人は不二家って料亭の料理人だった。あと、コナンソウって女郎屋の人たち。朝鮮の女の人はきれいよ。肌も細かくて、きれい。

私が二〇貫目の、こんな大きい氷を自転車の後ろの荷物台に載せて、下道〔裏通り〕を自転車走らせていると、コナンソウという朝鮮人の料亭の前を通る。その二階から、朝鮮の女の人が顔出して、「チョウセン、チョウセンって、パカにするな！　同じ飯食て何ちがう！」って。私はね、「おい、お～い」って言ってね「氷あげるよ」って言う。そしたら、「もってこい、もってこい」と。

〔日本の〕役人の人たちは、官舎に住んでいてね。その子どもたちとは青年団でつきあいがあったよ。きれいでね、エリートで、物わかりのいい感じ。私としては尊敬する人だったよ。でも一番印象に残っているのは、きれいでよりつきにくい感じ。結局自分たちは沖縄で、向こうは東京、大阪、名古屋とか……。でもお友達としてお話ししたらば、ぺったんこ～の仲

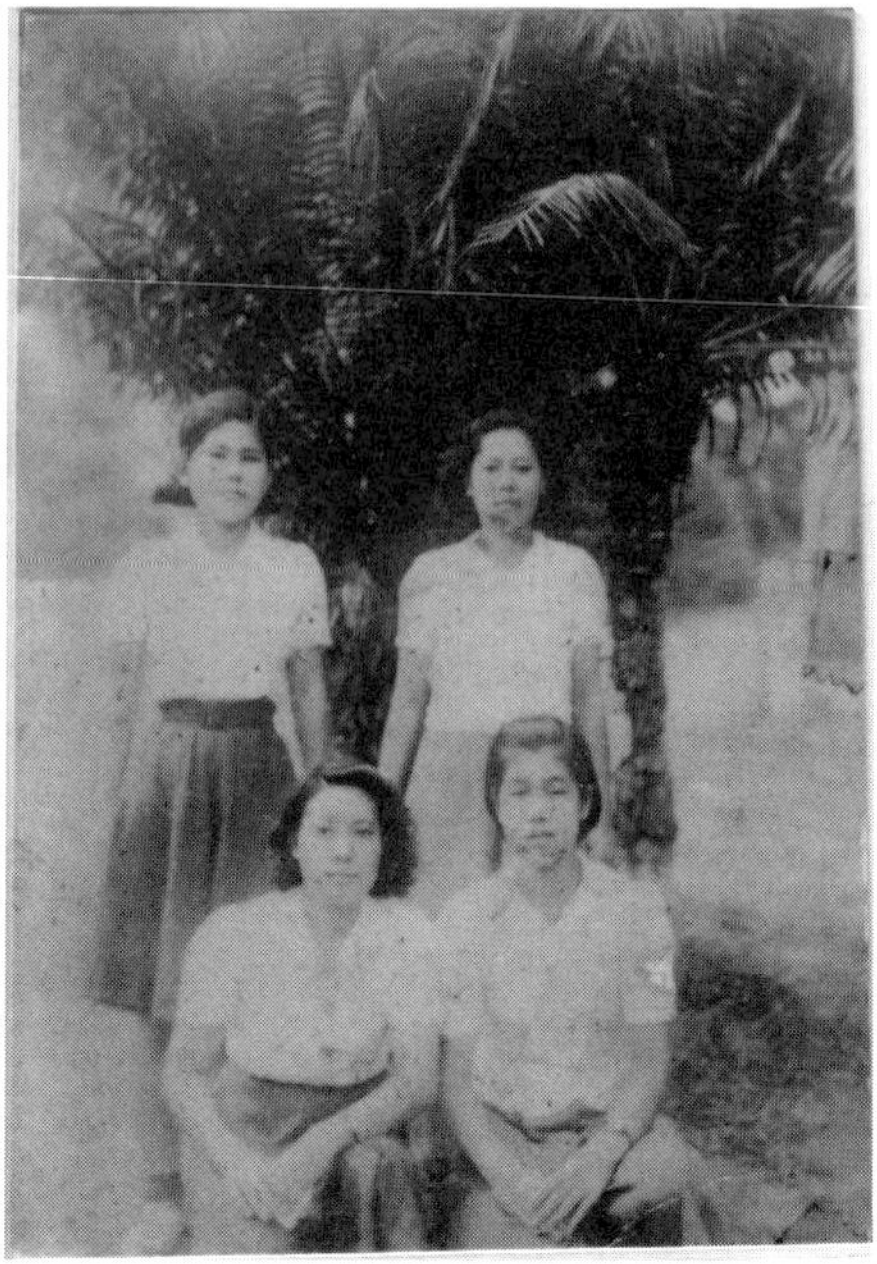

写真4　なかよし四人組。前列左の髪にパーマをあてた女性がよしさん（よしさん提供）

良しさ。

一六歳から一九歳の女子は、女子青年団というのに入った。私は毎日仕事が忙しいもんだから、青年団は息抜きみたいなものだった。親が賛成しないで子どもを出さない家庭もあったけど、うちの家は「戦のことだから出さないといかん」と。「まわれ、右。まえに進め。まえにならえ」。そんな訓練させて、意地をもたせて、いざという時に戦う、って、そんなじゃなかったかな。自分に得になるようなことはないよ。団服って縫ったよ。テント地みたいなのから。これ、その頃の写真よ（写真4）。嫁姉さんたちは、仮小屋燃やして、バケツリレーで消火。こんなのが訓練！　青年団は戦の準備してたんだよ。青年団まで使う必要ないのよ、戦には。何の役にも立ってないさ、青年団の訓練は！

昭和一九年三月にはじめての空襲があって、私はその年、南洋神社で結婚した。南洋神社の最後の結婚だったみたい。たぶん、戦争が来たから、家族を分散させるために結婚させたはずよ、兄さんの考えで。みなもろとも亡くなったら困るから。私が生きているのはこの長男兄さんのおかげよ。

私の家族は、戦争で一二名死んでいるよ。パラオから沖縄に帰る途中、フィリピンで母と兄さんの子どもたち八名が殺された(14)。

昭和一九年三月の空襲の時は、あの頃は仕事に夢中で、飛行機の音もあんまり……敵ってどのように来るかもわからない。アラカベサン島に煙が真っ白にして、火が飛んでいくみたいに見えた。(……あれは爆弾かね?)って思ってた。ぼんぼん〔音が〕する度、真っ白に見える。母は「よっちゃん、鳥がとんでいるよ」って。すると兄が「あれは戦争だよ」と。戦争って、来たこともないさ。だから、わかっていなかった。

七月に本格的に空襲が始まって、パラオ本島のガスパンに避難したけど、長男兄さんが南拓のはぎ丸に乗っている関係で、家族には会社から疎開命令が来た。ガスパンからコロール島のアラバケツの港に移動して船に乗せられた。私は、「結婚しなければお母さんたちと一緒に行けたのに」と、兄のところで泣いた。〔ここでお母さんとその孫たちの死についてのエピソードが語られた。〕

私は〔避難先のパラオ本島〕ガスパンで子どもを産んだの。昭和二〇年四月三〇日午後六時三〇分。桑の木の下の避難小屋でね。産婆さんは赤ちゃんをはだかのままおなかに抱いて、私は這って防空壕に。そうしたら、六時四〇分に空襲があって、となりの防空壕に直撃したのよ。娘は明美と名付けた。私が考えたの。早く明るくなって美しくなってほしい、って。夫はそれから一〇日ぐらいして来た。

食べるものがなくてね、五女姉さんは臆病で、いつも防空壕に入っていた。〔三人の赤ちゃんに授乳したエピソードが語られた。〕当時食べたものは、カタツムリ、ジャボク、ワラビ、芋の蔓。芋の葉を食べるのは憲兵隊が許さなかった。憲兵隊はひどかった。一番、怖い。老人が持っている食べ物もとっていった。

最後によしさんと会ったのは、二〇一二年一〇月である。よしさんから電話があった。「牧ちゃん、私も、あちらの世界に行く日がいよいよ近づいているからね、今のうちに会いに来なさいよ」と、お呼びがかかったのだった。この時は、私はよしさんと会うことだけを目的に沖縄行きを計画し、近所の宿に二泊してじっくり話を聞くことにした。

お会いして、ずいぶん弱ってしまわれた、と感じた。よしさんの長男が亡くなったことで、すっかり力を落としているようだった。よしさんの家には、あちこちにメモが張ってあり、そこには、「お母さん、生きていてくれてありがとう！」などの、励ましの言葉が書かれていた。娘さんが送ってきたという。

この時の聞き取りは、話題が広範囲に及んだ。パラオの話もあれば、戦後の沖縄での話もあった。また、これまで語られてきたことの前提にあるような基本的な事項や出来事が、少なからず語られた。例えば家族のことだ。

> 私は一〇名兄弟〔男三名、女七名〕の一〇人目で、長男兄さんとはうんと年が離れている。父は私が生まれた年に亡くなったから、南洋にいる兄を父のように思っていた。

また、パラオ語を教えてくれた友人についても、この時詳しく語ってくれた。

> 私はマルボンさんって、パラオ人の友達から言葉習ったのよ。この人は私と同じぐらいの年頃で、よく店にも来ていた。マルボンさんと友達になったのはね、ある時マルボンさんが「コ　モルゲイ？〔どこいくの？〕」って言ったから、「なんね～？」と言うと、向こうも「なんね～？」って真似するのよ。「今言ったのは何のこと？」って聞いたら、「どこへ行きますか」ということらしい。あなたは、「カウ」、自分を「ガーク　ア」。「カウ、コ　モルゲイ？　ア　ブライ　モロルン？〔あなた、どこに行くのですか？　家に帰るの？〕」「カウ、ガーク　ア　コンパニ〔あなたと私は友達〕」って。[15]

この時も、よしさんは家族の殺害のことを語ったが、それまでよりもお母さんに重心を置いた語りとなっていた。お母さんが当時六〇歳代だったことや、孫を看取ってから死にたいと懇願した時、お母さんは、そのことを兵士に交渉してくれた青年に向かって泣いたことなど、いつもとは少し異なる角度から出来事が語られていた。

また、お母さんのこれまで一度も出てこなかったエピソードがいくつかこの時の聞き取りで語られた。例えば、コロール波止場で空襲を受けたのは船の出港を待つ母たちに会った帰り道のことだった、ということが語られ、次の語りが続いた。

この時お母さんは、「よっちゃん、今度来るときは、お茶の葉っぱ持ってきてね」と言ったのよ。これがお母さんの遺言になった。次に会いに行く前に船が出てしまったから。だから私はいつも熱いお茶供えて、「お母さん、熱いお茶飲んでね」って言うんだよ。

結婚間もない頃の話も、お母さんの思い出が中心に語られた。

私と夫は結婚して、夫は私の家で暮らすようになった。でも「知らない人」という感じだった。私は結婚後も母と仏間で寝ていたよ。母が「あんたたちここで寝なさい、お母さんは他の部屋で寝るから」と言ったけど、私は「絶対に、いや！」「絶対に、絶対に、二人では寝ない！」と言った。母は「なんでお前はそんなに頑固なの？」、私は「知らない人なのに。知らない人といっしょに寝る人があるね？」って。……しょっちゅう怒られていたよ。

また、パラオに渡る前、沖縄での子ども時代の話にもお母さんが出てきた。

小川に芋を洗いに行ったらさ、ヒラヒラ～と魚の背びれがみえるわけ。芋入れるかごで掬うと、大きな魚！　芋を放ったらかして魚を持って帰ったよ。そうしたらお母さんがさ、「おまえはえらいね。大きくなったら海人《ウミンチュ》〔漁師〕になるんだな～」って。

そして、私が帰る間際に、こんな話も聞かせてくれた。

私のお母さんはさ、苦労したんだよ。私が生まれてすぐ、父が亡くなってさ、一人では子どもたちを育てきれなくて、四女姉さんを糸満に奉公に出したわけ。〔奉公が〕満期になって姉さんが帰ってきた時にさ、私憶えているよ。糸満の人たちがいっしょに来て、籠にご馳走をいっぱい持ってきてね。「おたくの娘さんをうちの息子のお嫁に欲しいんだけど」って言われた。お母さんは承諾して、姉さんはその日のうちに糸満に帰ったさ。その夜、お母さん、泣いていたよ。こんなに苦労したお母さんが、あんな風に亡くなったんだよ……。

この時のよしさんは、穏やかな口調だったと記憶する。

よしさんは、この時が私と会う最後になると予見していたと思う。私が「前に見せてもらった写真のスキャンをさせてほしい」と言うと、あちこち探して写真を見つけ出してくれた。また、私によしさんの服をくれようとするので、「それはいいよ」と言ったのだが、形見分けのような意味があったのかもしれない。

さらに、お土産にと、サーターアンダーギー（球状のドーナツ）を作ってくれた。「よく憶えておきなさい」、と、材料の分量と生地の固さを教え、油にたねを落とす感覚を教えてくれた。サーターアンダーギーそのものだけではなく作り方を教えてくれたのは、二度と会えないと考えてのことだったと思う。「また会おうね」と言う私に、「生きておくさ」と言って、抱きしめてくれた。よしさんは、それから一年もしないうちに、亡くなった。

4　よしさんの語りは私にいかに伝わったか

このように二人のやり取りの軌跡をみていると、南洋の話が、一貫してよしさんの家族の物語であることがみえてくる。兄の呼び寄せでパラオに行った家族が南楽という店を立ち上げ、様々な経験をしたこと。しかし戦が来て、よしさんは家族を大勢失ったこと。

よしさんの第二の人生は結婚から始まり、娘の出産、そして沖縄での暮らしと続く。それはかなりの苦労をともなったものの、幾人もの子どもに恵まれ実りある暮らしでもあった。

よしさんの南洋の語りが、家族の物語であるならば、それは同時に家族の喪失の物語でもある。ポーリン・ボス（Pauline Boss）は、「あいまいな喪失」がもたらすトラウマがあることを指摘した［Boss 1999］。あいまいな喪失には二つのタイプがあり、一つは「心理的には存在しているのに身体は存在しない」喪失、もう一つは「心理的には存在しないのに身体は存在している」喪失である。前者には行方不明の家族、移民した人が郷里にのこした家族、などが挙げられ、後者には認知症の家族などが挙げられる。「あいまいな喪失」においては、例えば生死が不明の場合には、葬るべき遺体もなく、悲しみを表出する場（葬送儀礼）もない。愛する人の不在にあいまいなまま向き合うことは、当事者に深刻なダメージをもたらす。

よしさんは、自分では目撃しなかった母たちの最期の詳しいいきさつを、戦後三、四〇年も経ってから聞いたという。

パラオで「生き別れ」したお母さんやその孫たちがフィリピンで亡くなったと聞いてはいても[16]、そのことを事実として受け止めたのは、Sさんから詳しい話を聞いたことによるのではないか。また、その他の戦争で亡くなった家族についてもよしさんは全て「生き別れ」しており、遺体との対面もなかった家族の死は、彼女をあいまいな喪失状態に陥れたと考えられる。

ボスは、「あいまいな喪失」に苦しむ人々に向き合う際、当事者の「心の家族」(psychological family) の成員が誰であるかを知る必要があると述べている [Boss 1999]。「現在の家族」には含まれていない誰かが、その人の「心の家族」には含まれていることがあるからだ。

よしさんの場合、妻として、母として、嫁として、新しい家族を築き上げていく一方で、娘時代の彼女にとっての家族が、「心の家族」としてあり続けた。そして、心の家族の成員の幾人もが、あいまいな喪失状態だったよしさんの心は、トラウマ(心的外傷)を抱き続けていたのではないかと思う。

戦後数十年を経て、現場に居たSさんから語られた母やその孫たちの最期が激しい衝撃であったことは想像に難くない。

「私はこれ聞いてから、よく泣きよったよ」と、よしさんは言っていた。それでも事実を知らないよりは、知ることができてよかった、という趣旨の語りであったと記憶する。

よしさんは、徐々にこの出来事を語るようになっていったようだ。歴史学者のIさんに話そうとするのに泣いてなかなか話し続けられなかった、というエピソードが示すように、語ることは初め困難だったが、よしさんは語り続けた。私に話してくれた時は、既にいくらか話すことに慣れてきた感があり、生々しい感情があふれ出してくることはなかった。ただそれは、レコードを回すように、同じように順を追って語られるエピソードとなっていた。そのような語りとなる原因は、一つにはよしさんはその出来事を目撃しなかったため、伝え聞いたまま話すしかなかったからだろうが、同時に、「定型の語り」をすることで、無意識のうちに語りに伴う痛みを軽減しようとしていた、とも考えられる。

よしさんは、家族の喪失を幾度も語りなおすことを通して、見ることのなかった家族の最期を自分の人生の物語の中に位置づけようとしていたのではなかったか。

ジョン・ハーヴェイ（John Harvey）は、『悲しみに言葉を（Give Sorrow Words）』と題した著書の中で、出来事を語ることや出来事の解釈を語ること（解釈作り[17]：account-making）が、喪失に向き合い、効果的に悲しむ（きちんと悲しむ）ことにおいて重要であると指摘する［Harvey 2000］。解釈作りとは、物語のような形で、人生における重要な出来事を説明し、描写し、感情的に反応する行為［Harvey 2000: 27］である。出来事に意味を与えること、そして悲しみを悲しみとして受け止めることによって、人は喪失に押しつぶされることなく、喪失と共に生きることができる。傷は癒えることはなくても、その傷を抱えて生きていく力を得るということだろう。

その一方で思う。悲しみに言葉を与えようとする当事者の語りは、それを聞いている誰かに伝わっているのだろうか。当事者の心の傷の治癒を目的とする心理療法家ではなく、他者理解を究極の目的とする文化人類学徒である私には、これは重要な問いである。

よしさんが南洋の話をしたのは私だけではない。おそらく幾人もの人に、よしさんは南洋の思い出を語った。その積み重ねの中で、しばしば語られるお決まりの話題ができ、レールの上を走るような、道を外れない語りの「型」ができていったのではないか。

私にも初めはお決まりの話が語られていたが、時を経て二人の信頼関係ができ、私が日本統治時代パラオの研究に従事することを通して当時の社会状況やパラオに詳しくなることで、徐々に語りが馴染みの軌道を外れ、記憶の新しい断片が語られるようになっていった。

また、よしさんのお母さんとその孫たちの殺害をめぐる語りは、幾度聞いても私には大変な衝撃だった。幼い子どもたちを両腕に抱えて死んでいったよしさんのお母さんの姿と、目隠しされて銃殺された男の子たちの姿は、よしさんの語りによって映像化され、記憶に刻まれた。とりわけ、よしさんと共に撮った写真がのこっている男の子（次男兄の子）の銃殺は、写真があるせいでリアルに想像でき、あまりの痛ましさに、私はその写真を見るのが苦手になってしまった。その写真を目にすると、それ以上思考することを妨げる「止まれ」の記号を感じ、私はそっと目をそらせてしまう。これは、聞き手が自分の心を防御するために、あまりに痛ましい出来事のイメージを避けようとする反応と考えることができる。このような私の心の防御が、よしさんの語りが私に「伝わること」を妨げていたのかもしれない(18)。

さらにもう一つ、話が伝わることを妨げる要因があった。それは私の「聞く耳」の問題である。このことについて最後に述べたい。

5　おわりに

最後に会った時、それまで語られなかったよしさんのお母さんのエピソードがいくつか語られた。船が出る前に「お茶葉がほしい」と言ったお母さん、魚を獲ってきた幼いよしさんに「お前は海人になるんだねえ」と言ったお母さん、糸満に奉公に出していた娘がやっと帰ってきたと思ったらそのままお嫁にもらわれてしまい、一人泣いていたというお母さん。

これらのエピソードを聞くことで、私は、一人の女性としてのよしさんのお母さんを想像することが初めてできた。それは、心優しい女性の姿であり、そのような女性像をもとにその人の最期のエピソードを振り返ると、「孫たちが死ぬのを見届けてから私は死にたい」と懇願したその女性の、悲壮さの中にある強さと尊厳を感じ取ることができた。

そしてこの時はじめて、よしさんがこれまで語ってくれたいくつもの思い出の断片が、一つの絵として見えた気がした。よしさんのお母さんを、語りの登場人物としてではなく生身の女性として想像できるようになった時、パズルの最後のピースをかちっとはめたかのように、よしさんの南洋の物語と、それが彼女にとって意味するものが、私にも少し伝わった気がするのである。私に見えたのは、よしさんの失われた、しかし心の中に在り続けた家族の、あたたかい血の通った姿だった。

それまで私はよしさんの話を「昔の話を聞く耳のモード」で聞いていた。それは、幾人ものオーラル・ヒストリーを聞く中で、私が自然に身に着けてきた聞き方である。この耳のモードでは、語られる出来事や情景は、時間という距離を隔てた「セピア色の情景」としてとらえられる。

しかし、よしさんのお母さんへの思いをいくつかのエピソードから感じ取ったとき、彼女の語る情景が「セピア色」から「生きた色彩」をともなった情景に変化した。よしさんの語りは、過去の語りであると同時に、よしさんの生ある限りよしさんと共にある「心の家族」の面影を伝えようとする試みであったことを、この時私は理解したのである。

そのようなものとして彼女の語りを最後に聞くことができたのは、よしさんと私との、「語る―聞く」営みが、「伝える―伝わる」営みに、やっと結実したからではなかったか。

私の中でよしさんは、思いやり深い老女の姿として、そして同時に、はつらつとして意志の強い少女の姿として、記憶されている。

謝辞
まず誰よりもよしさんに、そしてよしさんの夫、新光さんと娘、明美さんに感謝しています。また助言下さった今泉裕美子先生と研究発表の機会を下さった田中雅一先生にお礼申し上げます。なお、本研究の調査の一部は、平成二二年度および平成二四年度科学研究費補助金（特別研究員奨励費）（10J40046）の助成を受けて実施しました。

注

（1）本書13章中村論文では、殖民暴力の記憶の分有という視点からこの問題が掘り下げられている。
（2）「南洋群島の住民は、之を島民と称する。而して島民は日本帝国臣民とは其の身分を異にし、帰化、婚姻等其の本人の意思により、正規の手続きを履まなければ、日本帝国臣民たる身分を取得することが許されない」［南洋庁一九三二：一一］とされていた。
（3）よしさんの語りの中にも「島民」という言葉が出てくるが、彼女自身は当時の日本人としてはめずらしいほど、パラオの人への差別意識を持っていなかったようだ。彼女は当時の一般的な呼称としてそう呼んでいるにすぎない。
（4）オーラル・ヒストリー研究では、語りが一字一句語られたままに記述されることが多いが、本研究の主眼は語り口の分析にはない。ここで提示するのは、彼女の語りを筆者が編集したものである。
（5）よしさんの語りは基本的に二字下げで記す。［　］は筆者による説明である。
（6）この人々はよしさんの家族のうち、「パラオで一緒に暮らした家族」という意味である。このうち六女姉さんは結婚して間もなくパラオを去った。三男兄さんは徴兵されてソロモンに派兵され、その後沖縄に戻り、沖縄戦で亡くなったという。また、次男兄さんは外国航路の船に乗っていたため、あまりパラオにはいなかった。
（7）この時のことについてIさんに聞くと、一九九四年のパラオへの慰霊の旅でIさんとよしさんは親しくなり、帰りの飛行機の中でよしさんからお母さんらの殺害について話を聞いたという。その時よしさんは、「南洋のことはつらいことばかりで、みんな思い出したくない」、「誰に訴えたらよいのか、誰に話したらよいのか」とても苦しんできた、と語ったという。そして、誰にも話してこなかったことだが「あなたに話せてよかった」とIさんの手を握りしめて涙を流したという。

(8) この出来事は、現場に居たSさんからよしさんが聞いたことであり、詳細は不明である。また、口述の限界は筆者も認識している。正確に何が起こったかについては、当時の歴史的資料を詳細に調査することである程度明らかにされる可能性はあるものの、それを明らかにすることはこの論考の本旨ではない。そこで、ここではよしさんにとってのリアリティ（よしさんの理解）に沿って記述する。

(9) 日本統治時代、日本人の警察の他に、「島民」の警察官「巡警」がおかれた。巡警は、主に「島民」間のもめごとをおさめる役割を担った。

(10) ただ、慰霊団とともにパラオを訪問した際、自由行動をとって夫とガスパン（戦時中よしさんが避難していた地）には行ったそうだ。娘が生まれた時に初水を使わせてもらった場所にお礼に行ったという。

(11) ヤッコチャン（パラオ表記は *Iakkotsiang*、学名は *Lorius roratus*）は、一九三〇年代（パラオの日本時代）にパラオに持ち込まれたという［Etpison 2004］。ただ、よしさんの描写するヤッコチャンは *Lorius roratus* とは異なるようだ。当時のパラオではオウムの種類をまとめてヤッコチャンと呼んでいた可能性がある。

(12) 日本統治下において南洋群島のほとんどの子どもたちは、三年ないし五年の学校教育を受けた。そこでは日本語の習得に力が入れられた。

(13) ルバック（*Rubak*）は、年配男性や称号をもつ男性に対する敬意を込めた呼称。

(14) 「フィリピンで殺された」とよしさんがここで言っている八名は、よしさんのお母さん、長男兄の子三名、次男兄の子四名のことである。他に亡くなった四名は、長男兄の妻（フィリピンで機銃にやられた）、次男兄（海戦で戦死）、三男兄（沖縄戦で戦死）、四女姉（沖縄戦で戦死）である。

(15) ここでよしさんが話しているパラオ語は、パラオ人に十分通じるものだ。

(16) よしさんは、Sさんから話を聞く前に母たちの死亡をどのように聞いていたのか、詳しく語ってくれなかった。ただ、母たちとフィリピンで行動を共にした次男兄の妻が生存していたことから、亡くなったとは知っていたと思われる。

(17) この訳語はこの本の邦訳書『悲しみに言葉を』（安藤清志訳、二〇〇二）に従っている。

(18) 本書第18章田中論文では、アウシュヴィッツのガイドたちが、ホロコーストという出来事に対してとろうとしている感情的な距離について議論している。

参照文献

南洋庁　一九三二『南洋庁施政十年史』南洋庁長官々房。
――　一九三五『南洋群島要覧　昭和拾年版』南洋庁。
――　一九三八『南洋群島要覧　昭和拾参年版』南洋庁。
桜井厚　二〇〇二『インタビューの社会学――ライフストーリーの聞き方』せりか書房。
冨山一郎　一九九〇『近代日本社会と「沖縄人」――「日本人」になるということ』日本経済評論社。

―― 二〇一三「コメント①」北村毅編『軍事環境問題ワーキングペーパー2、シンポジウム「沖縄戦〈後〉の社会とトラウマ」』四五―四八ページ、京都大学人文科学研究所。

ハーヴェイ、ジョン 二〇〇二『悲しみに言葉を――喪失とトラウマの心理学』安藤清志訳、誠信書房。

Boss, Pauline. 1999. *Ambiguous Loss: Learning to Live with Unsolved Grief.* Cambridge, London: Harvard University Press.

Etpison, Mandy. 2004. *Palau-Natural History.* Koror: Tkel Corp.

Harvey, John H. 2000. *Give Sorrow Words: Perspectives on Loss and Trauma.* Philadelphia: Brunner/Mazel (Taylor & Francis Group).

Mita, Maki. 2009. *Palauan Children under Japanese Rule: Their Oral Histories* (Senri Ethnological Reports 87). Osaka: National Museum of Ethnology.

第4章　恐怖と屈辱の山渓を越えて……
――「インドネシアの歴史的トラウマ」と辺境地個人の経験の語り

青木恵理子

1　はじめに

インドネシア東部、フローレス島（図1）[1]中部山岳地帯エンデ県（図2）[2]の村に住むヘンデ[3]さんは、語ることが得意だ。私が初めてヘンデさんを訪れたのは一九八〇年。彼の口から次々に紡ぎだされる詩的な語りに圧倒された。それから何かとお世話になっている。一九八二年から一九八四年には、ヘンデさんの家を拠点として近隣地域の文化人類学フィールドワークを行った。一九八〇年代後半から一九九〇年代後半までは私自身の子育て時期などにあたり訪れることも稀であったが、二〇〇〇年以降は、その地域の変化を見聞しながら、高齢に達したヘンデさんとその家族と共に、毎年一週間前後の時を過ごすようにしている。

現在ほぼ八〇歳[4]のヘンデさんは、視力が低下し足元もおぼつかないため、出歩くことがほとんどない。二人の妻と一

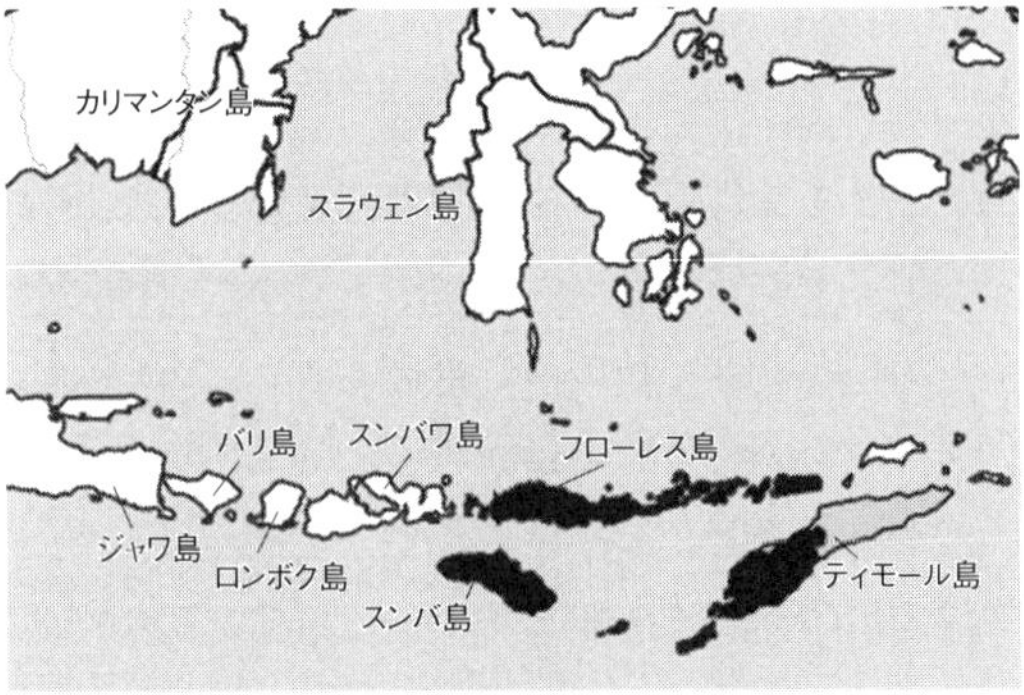

図１　フローレス島の位置

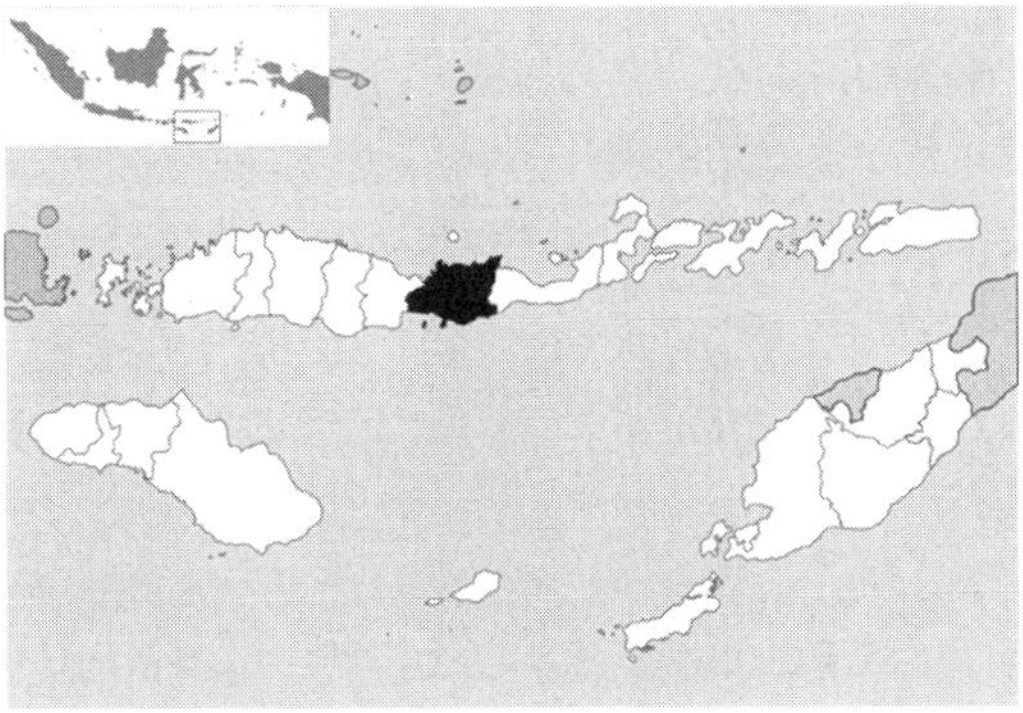

図２　エンデ県の位置

人の娘と同居し、別の三人の娘の家族も、ヘンデさんの家を取り囲むように立てられた三軒の家にそれぞれ暮らしている。さらにもう一人の娘の家族もすぐ近くに暮らしているが、息子たちはみなカリマンタン、バタム、マレーシアにそれぞれの家族とともに暮らしている。ヘンデさんは、妻たちや娘たちに守られているが、彼女たちは忙しく立ち働き、休憩時にも女同士の話に花を咲かせている。壮年期にさまざまな活動を共にした人たちのほとんどは鬼籍にはいり、智者であるヘンデさんのアドバイスを乞うためにかつて頻繁に訪れていた年下の人々の訪問もめっきりと減った。そこに現れる私は、格好の聞き手となっているように思う。私からの質問をきっかけに語り始める場合もあるが、大抵は、ヘンデさんが彼のなかのきっかけをとらえて話し始める。どのようなきっかけか分かるときもあるが、しばしば唐突に語り始めたとしか思えない。雑談の場合もあるが、それは稀で、明確な始まりと終わりのある語りだ。語りは、長い時には一時間を超える。私は合いの手や簡単な質問を交えるが、それで語りが方向を変えることはまずない。本章で取り上げるのは、インドネシア全土に波及した共産党員嫌疑者殺戮の悪熱がフローレスにも押し寄せた四八、九年前において、ヘンデさん自らが経験したことについての一時間半ほどの語りである。その語りは二〇一五年八月一五日の朝にコーヒーを飲みながら聞いたものだ。

共産党員嫌疑者殺戮は、一九六五年九月三〇日の夜から一〇月一日未明にかけて、国軍の軍人たちが陸軍将軍六人を殺した「九月三〇日決起」[5]を契機として、展開した。それは、ジャワ、バリ、スマトラにおいて最も多くの犠牲者を出した。その後、程度や様態に大きな差があるが、インドネシア全土に影響を蔓延させた。冷戦を背景として起こっている点からも、その犠牲者数からも、ベトナム戦争やポル・ポト政権下の大殺戮に比肩しうるものであり、集合的トラウマ記憶の対象と位置付けられてもいる歴史的出来事である。

本章は、第2節で「九月三〇日決起」以後に展開された共産党員嫌疑者殺戮の概要を述べた後、第3節でフローレス島での事件の概要を述べる。そのうえで、ある立場からはトラウマ記憶の語りと位置付けられるであろう、ヘンデさんの語りを提示し、トラウマ概念適用の是非を問う。第4節で、トラウマ概念に関する考察を行い、第5節で、「九月三〇日決起」から共産党員嫌疑者殺戮およびヘンデさんの語りから導き出せるトラウマ概念の位置付けへの示唆を提示し、最後に人類学の役割りを示して締めくくりたい。

2 「九月三〇日決起」とその後の大量殺戮

(1)「九月三〇日決起」

ベトナムにおいて米軍による北爆が本格化する一九六五年、インドネシアの首都ジャカルタにおいて、陸軍中佐(letnan kolonel)ウントゥン(Untung Syamsuri)率いる軍人たち——スカルノ大統領親衛隊(Cakrabirawa)が、九月三〇日の夜から一〇月一日の未明にかけて、陸軍将軍(jendral)七人の家を襲撃し、六人の将軍を拉致または殺害した。将軍たちのうちの一人ナスティオン(Nasution)は逃れ、彼の副官と娘が犠牲になった。六人の将軍と一人の副官の遺体は、「ワニの穴(Lubang Buaya)」と呼ばれる市内の井戸に投げ込まれた。一〇月一日の朝には、ウントゥン中佐らは、国立ラジオ局RRIを占拠し、「九月三〇日決起」の遂行を宣言した(この一連の行動を以下「決起」とする)。

しかしながら、彼らの「決起」は、幹部司令官たちの殺害と逃亡により急遽陸軍最高位に立ったスハルト少将(後の第二代大統領)によって、ほとんど流血なしに鎮圧された。スハルトは、一〇月二日には首都ジャカルタを掌握し、その後「決起」メンバーを次々と捕えていった。

研究者・専門家・関係者たちの解釈で共通しているのは、「決起」はウントゥンら直接行動した軍人たちの裏に首謀者がいるとする点である。倉沢によれば、裏の首謀者については次の5つの解釈がある[倉沢二〇一四:七八—八三]。

1.インドネシア共産党(Partai Komunis Indonesia、略称PKI(ペーカーイー))陰謀説(インドネシア政府の公式見解)。

2. インドネシア共産党とは無関係に国軍内部の権力争いが原因であるとする説［Anderson & McVey 1971］。
3. スカルノが首謀となった、少なくとも暗黙の承認を与えていたという説［Cavoski 2013: 79］。
4. スハルト陰謀説（出来事や背景からの推論可能）。
5. 冷戦のさなか、インドネシア共産党勢力拡大を恐れたアメリカがＣＩＡ煽動を仕掛けたという説。

2、4、5は共立性が高く、1と3は親和性が高い。1の信憑性は薄いとする研究者も多いが、諸説に決着はついていない。また、「決起」とその後の共産党員嫌疑者殺戮（以下「殺戮」とする）は一つの歴史的過程ではなく、二つのそれであると考えるべきであると多くの研究者は指摘している［Anderson & Mcvey 1971; ローサ他編二〇〇九：七八；倉沢二〇一四］。ヘンデさんの語りを考察していくうえで重要なのは、フローレスの人々は「殺戮」の主体は政府であると思ってきたこと、国家「正史」や国家宣伝がある程度浸透しぺーカーイーを極悪非道な人間のことだと考えるひとがいること、スハルト政権の言論統制に従わざるを得なかったこと、また、スカルノにシンパシーを感じる人たちが少なかったということである。(6) 一九三四年から一九三八年までスカルノは、政治的危険分子として、オランダ植民地政府によってフローレス中央部の町エンデに流刑されていた［白石一九九九：三七―三八］。流刑といっても妻を伴った生活であり、エンデを出ない限り、行動にほとんど制限はなかった。彼はエンデの町で、青少年の劇団を組織して指導にあたっており［Kompas 2001］、そのことでエンデの人々は彼に親しみを感じていたとも考えられる。

「殺戮」の波及を考えていくうえで重要なのは、スハルトによる「決起」鎮圧以後、共産党陰謀説が、人々の恐怖と情動に巣食う形で着実に広められていったことである。

(2) 政府による社会的記憶のモノポリーと暴力

スハルトの指揮下に入ったインドネシア中央政府は「「決起」は、インドネシア国民と国家に対する、インドネシア共産党による恐るべき犯罪の序奏である」と描き出し、そのほかの解釈を許さないキャンペーンを組織的に展開した。スハルト政権は、「決起」をどのように名づけるかということをも統制していった。スハルトが与えた公式名称は、G30S/PKIとゲスタプ(Gestapu)[7]である。前者は、将軍たちはインドネシア共産党によって惨殺されたということを顕示し、後者は、「決起」集団＝インドネシア共産党とナチスドイツのゲシュタポとを連想でつなぐ仕掛けとした。また、インドネシア共産党を「政党」(Partai)、「共産主義者」(Komunis)、「インドネシア」という意味のある語から切り離して、その略称ペーカーイーという、解釈を喚起しない三音節の語を流通させたことも人々を洗脳するのに役立ったであろう。

ウントゥンが陸軍内の左派であったこと、「決起」メンバーがスカルノ大統領親衛隊であり、スカルノ大統領は当時、ナサコム(Nasionalisme Agama(宗教) Komunisme)を標語に共産党との協力を前面に打ち出していたこともあり、スハルト新政権は国家英雄七人の惨殺という分かりやすいイメージを掲げて、「極悪非道共産党」イメージを喧伝していった。共産党殲滅行動とイメージキャンペーンは、ジャカルタからはじめられた。一〇月三日にジャカルタの共産党組織(the Djakarta Raya Communist)の委員長が捕えられ、左傾の出版社、新聞社を閉鎖した。四日にはブリタ・ユダ(Berita Yudha)という軍の新聞が大々的に反共の紙上キャンペーンを開始。大規模な反共デモンストレーションが始まり、次々と波及していった。ほんの数日のうちに、抵抗を許さない勢いで、首都の共産党組織は壊滅状態にされ、共産党の主だったメンバーの家や財産が襲撃され、火がつけられた。

一〇月五日、スハルト政権は、英雄墓地で、殺害された将軍たちの集団葬儀を開催した。多くの参列者の前で、生き残った将軍ナスティオンが情動をかきたてる演説を行った。彼の娘が、「決起」行動の最中に誤って撃たれ、助からないであろうということにも言及した。その模様はテレビ中継され、より多くの人の目に触れ、その情動をかきたてた。「ワニの穴」から、犠牲になった七人の遺体を運び上げる場面を、反共キャンペーンの文言と共にテレビ中継した。さらに、七人の軍人をインドネシア共産党員たちが拷問惨殺する「再現画像」や「再現映像」を繰り返し大量に送り出すことにより、共産党とそのメンバーに対する恐怖と敵意と怒りを、多くの人々の間に急激に醸成した。

インドネシア共産党の悪魔的イメージを創り上げるのに、スハルト政権は、次のような、性的に逸脱した女性像を捏造した。一〇月一日未明に「ワニの穴」のある場所に、軍人七人（三人は既に殺害されていた）が運びこまれたとき、共産党と深く関連していた婦人組織「インドネシア女性運動（GERWANI, Gerakan Wanita Indonesia の略称）」の若いメンバーが、次のように「花の踊り」を踊った。手には剃刀を持ち、花だけを身に着けて軍人たちの上で裸で踊り、軍人たちの目をつぶし、身体に無数の傷をつけ、最後には、軍人たちの性器を切り取り自らの性器にこすり付けた。さらには、インドネシア共産党と関係の深い青年組織「人民青年団（Pemuda Rakyat）」が加わって、歓喜の歌をコーラスしたというものである。ウィーレンハによれば、このような「インドネシア女性運動」像は、一〇月一一日に早くも御用報道機関によって報道された［Wierenga 2002: 308］。その後報道は、逮捕された「女性運動」メンバーの告白という形をとり、「ワニの穴」のある場所で、裸で踊る女性たちの捏造写真が掲載された［倉沢二〇一四：一三三］。軍人たちの遺体を検視した医師が証言しているように、殺された軍人たちの体には、そのような傷はなく、スカルノが「傷などなかった」と国営放送を通じて何回も訴えかけたが、捏造された「インドネシア女性運動」像は、共産主義者の悪魔性と反道徳性を明らかにするものとして、一般の人の間に定着していった。例えば、私の友人であるインドネシア大学教授は、一九八〇年代の半ばにおいて、（恐らく現在も）このイメージを持っていた。また、インドネシア各地で、「ペーカーイー」は悪魔（setan）と同義語になっている［Kipp & Rogers 1987; ローサ他編二〇〇九; Wierenga 2002; 筆者自身のフィールドデータ］。男性器を攻撃する、或いは男性を性的に誘惑したあと殺す女性「ペーカーイー」という噂も、地方で広まっていった［Robinson 1995］。以上のようなイメージは、男性たちの恐怖と怒りを、深いところで燃え立たせた。

スハルト政権は「ペーカーイーが国民と国家を殲滅する陰謀を企てている」と煽動しただけでなく、「ペーカーイーに殺されるまえに、殺さなくてはいけない」という直接的な暴力行使を帰結させるような恐怖を人々の間に醸成していった。メディアや噂を通じた情報操作だけではなく、国軍が共産党事務所や党幹部の家の焼き討ちを行う際に人々を同行させ、「ペーカーイーによる殺害リスト名簿を押収した」と彼らの眼前に「名簿」なる物を掲げながら、彼らの名前がそれに記されていると喧伝した［倉沢二〇一四：一三五］。このような情報操作や演技によって恐怖にとらわれた人々が、「ペーカーイー」とみなされた人々を手に掛けるという事態が生じた。「国家と国民を攻撃しようとしているペーカーイーとみなされると、殺される」という恐怖が、一般の人たちを殺人へと駆り立てることもあった。

「女性ペーカーイーによる性と死の攻撃」や「名簿」の悪夢は、「インドネシア女性運動」メンバーに対するレイプなど性的攻撃や、押収したインドネシア共産党員名簿に基づく「殺戮」対象の確定という、国軍やそれに影響を受けた人々による実際の暴力の鏡像であった［ローサ他編二〇〇九など］。殺戮の様態は様々であったが、多くの場合、人々の恐怖と怒りと狂騒を掻き立てるような形で行われた。毎日川が血で真っ赤に染まっていた、夥しい数の首のない死体が堆積していた、などの証言は数限りない。「決起」をきっかけとして展開された「殺戮」の犠牲者の数は、四〇万とも二〇〇万ともいわれ、いまだにわかっていない［白石一九九九：Hilton 2001; Anderson 2001; Wierenga 2002］。例えばバリ島では、一九六五年一二月から一九六六年初めにかけて、恐らく八万人、全人口の五％の人々が、共産党員であるという嫌疑のもとに殺戮された。人口比の点からいうと、カンボジア・ポルポト政権下において、より長い期間にわたって展開された殺戮に匹敵する。

スハルト政権は、「決起」以降着実に、「決起」の表象を独占し、以下のようなモニュメント、映像、セレモニー、語り、教育によって、インドネシア共産党を極悪性の具現、国家暴力を正義の具現とする、二重三重に人々を震撼させるイメージを生産しつづけた。

① 「決起」をペーカーイーによるものとし、国家正史の中心に据えた。

② 一九六九年、「ワニの穴」のある場所に、「決起」で殺された将軍たちのブロンズ像（写真1）[8]を戴いた「聖パンチャシラ記念碑」[9]建設。記念碑基部には、「インドネシア女性運動」による「花の踊り」レリーフ。ここで以下の国家儀式遂行。

A．五年に一度、国民協議会の議員任期の開始時にパンチャシラへの宣誓の儀式。

B．一〇月一日を「聖パンチャシラ記念日」とし、スハルトと政府最高幹部たちによる儀式遂行。

③ 一九八四年、国家的映画「9・30事件／PKIの裏切り」（四時間）制作と上映。以後教育の一環として上映。毎年九月三〇日にテレビ放送。

④ 一九九二年、記念碑の隣に、二つの大きな記念館設立。ジオラマ実物大人

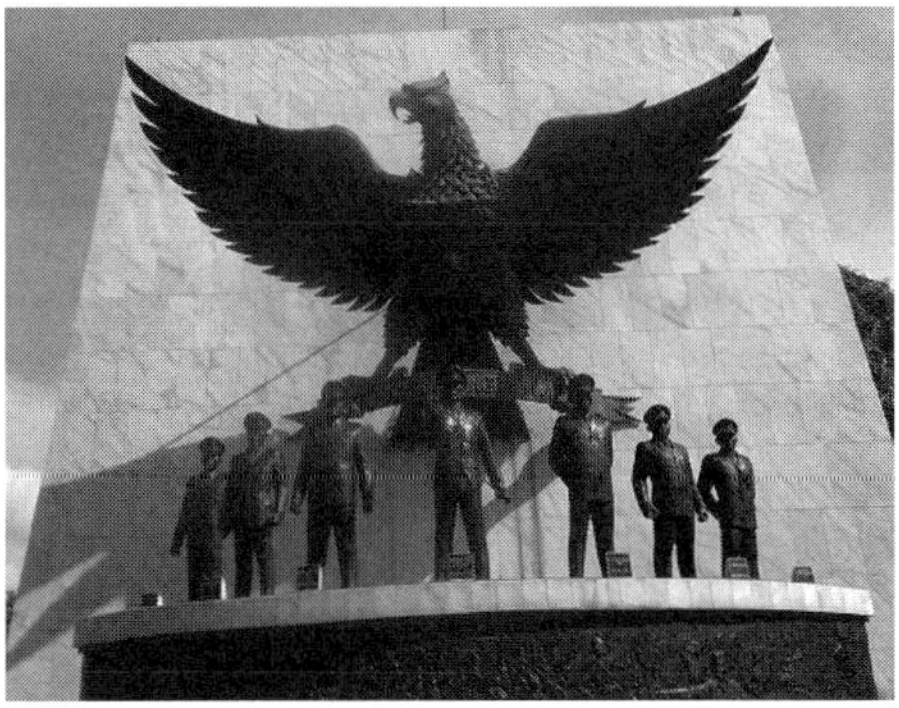

写真1　国家英雄としての将軍像

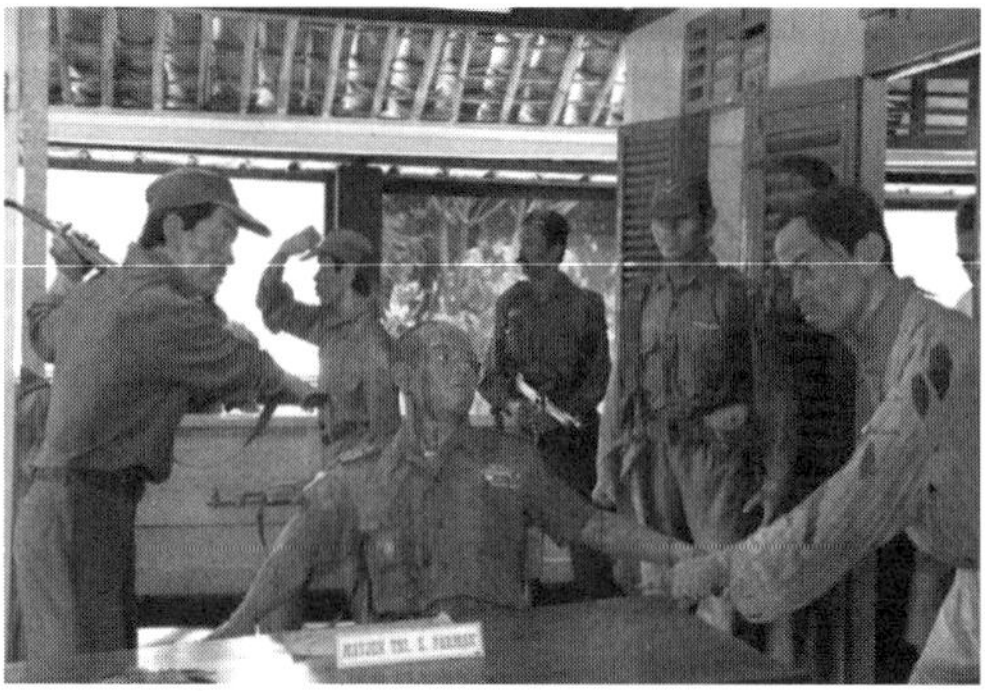

写真2 「再現」実物大人形

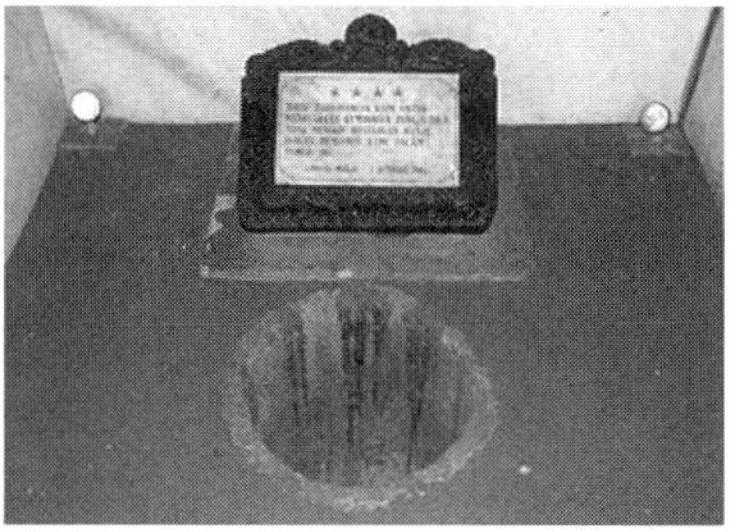

写真3 記念館「ワニの穴」井戸模型

形で拷問と虐殺を「再現」(写真2、3)[10]。

同時に政府公認表象以外を禁止し、一般の人々だけではなく、インドネシア国内外の研究者や報道人の多くが沈黙してきた[Robinson 1995: 8, 273-274]。ベネディクト・アンダーソンなど、積極的に発言した人は、入国拒否となった。クメール・ルージュの残虐性が、ジャーナリズムや一般の人々にとってだけでなく、学問的関心の焦点となってきたのに対し、少なくとも一九九八年のスハルト大統領辞任までは、インドネシア国内だけでなく、国際的な学問コミュニティにおいても、「決起」とその後の「殺戮」について触れることはタブーとなった[Robinson 1995: 8, 273-274]。

(3) スハルト・レジームの残影、表象の解放、社会的記憶の風化

一九九八年スハルト大統領が辞任し、その後のハビビ大統領暫定政権をへて、一九九九年一〇月に第四代大統領となったワヒドは、自ら主導するイスラム組織NUが「殺戮」に関与したことに対する謝罪をした。さらに共産党の解禁を提言し、人権の観点から犠牲者の遺骨の発掘などを行い、一気に「決起」とその後の長期にわたる「殺戮」事件の解

明が進むように見えたが、在任期間二年足らずで罷免され、直接的な解明はとん挫した。

ネオリベラルな国際機構の影響下で、一九九八年から「改革（Reformasi）」が推し進められたが、国軍も親スハルト勢力が力を失ったわけではなかった。二〇〇四年インドネシア最初の大統領直接選挙が行われ、元陸軍大将のユドヨノが大統領に就任し、二〇〇九年から二期目を務めた。二〇〇八年スハルト元大統領死去の折に、ユドヨノ政権は、国家的な服喪を施行することにより、スハルトの責任を問わないばかりか顕彰したことになる。また、現在にいたるまで共産党も合法化されていない。スハルト政権下で「決起」はG30S/PKIと記述され「決起」とその後の一連の「殺戮」はPKIに責任があるという国定史が記されていた。スハルト政権崩壊後、一九九九年には、G30S/PKIからPKIを削除し、複数の解釈を許す内容へと国定インドネシア史の改編を進める動きが起こった。このような流れのなかで流通し始めた新しい歴史教科書は、二〇〇五年の国民教育大臣の訴えにより、二〇〇七年には発禁となり回収されてしまった［倉沢二〇一四：二三六］。ワヒド大統領時代に決定していた国家人権委員会による「決起」以後の諸事件の調査が二〇〇八年に始まり、深刻な人権侵害があったために人権法廷を開催すべきであるとの提言及び再提言が、二〇一二年と二〇一三年に検事総長に対してなされたが、ともに却下された。

スハルト政権の抑圧下での沈黙と、他の解釈を許さない紋切り型の正史の存続のなか、「決起」とそれ以後の一連の惨事を知らない世代が現在インドネシアの人口の大多数を占めるようになったことにより、一般の人々の間での社会的記憶は明らかに風化している。

しかしその一方で、スハルト政権下では最後まで釈放されていなかったA級政治犯が、政権崩壊後、全員釈放された。二〇〇〇年代に入ると国外逃亡していた人々の帰国が許可され、二〇〇三年には元政治犯の国政選挙での被選挙権が回復された。国内外で、「決起」とその後の惨事やインドネシア共産党に関する書籍や論文が出版され、演劇や映画なども作られるようになった。大都市の大きな書店には、マルクス・レーニン主義に関する書籍、インドネシア共産党に関係する人物や独立期に活躍した華人たちに関する書籍が並ぶようになった（華人は、「殺戮」の時代には、中国共産党に関係する者として様々な形で抑圧されていた）。さらに、国家正史の方法論を問う可能性を開くような、「歴史とは何か」「インドネシアの歴史とは何か」を問う書籍も少なからず出版されるようになった。

3　フローレス島中央山岳地域における「殺戮」に関する個人の経験

(1) フローレス島と外来勢力との出会い

東部インドネシアのフローレス島は、バリ島から東へ連なる島々、ロンボク島、スンバワ島の次に位置する[11]。フローレスは、ポルトガル語で花を意味する。一六世紀に到来し、フローレス東端の小さな島々やごく一部の海岸部に居住したポルトガル人による名付けである。オランダ人勢力の侵入により、ポルトガル人たちは東ティモールに撤退していった。オランダ植民地政府も一部の海岸部に居を定めていたにすぎないが、ポルトガルとの間で、一九世紀半ばに、政治的にはオランダの勢力範囲とし、宗教的にはカトリックの布教地として協定が取り交わされた。

山がちで生産性の低いフローレスは、オランダ植民地支配の積極的な対象とはならなかった。しかし、一九〇七年の中央部南海岸の町エンデでの地元民によるオランダ植民地庁の襲撃を機に、オランダ軍が初めて内陸部まで遠征をすることになった。一九一〇年代には植民地行政区が施行され、地元の有力者がその長に選ばれた。ジャワ島バタヴィアを中心とするオランダ植民地政府の構造のなかでは、地理的、経済的、政治的、宗教的に、フローレスは辺境であった。フローレス最大の町エンデに、独立闘争のリーダー・スカルノが流刑されていたことは、それを示している。

一九四三年から一九四五年まで、インドネシアは日本の植民地となり、中央山岳部を含めフローレスの各地に日本兵たちが暮らした。幸い戦闘地にはならなかったし、ヘンデさんの住む地域では日本軍兵士が住民に銃口を向けることはなかったようだが、作物、家畜、労働力の強制的調達などを行い、それに従わない場合は、暴力を振るった。また日本語、体操、唱歌や軍歌などの教育を行った。

日本敗戦後、オランダ植民地政府が再来し、東インドネシア国という傀儡国を作り、フローレスはその一部となっていた。その後東インドネシア国はインドネシア共和国に統合されていく。行政区分が整備されるようになったのは一九六〇年代に入ってからであり、一九六六年からフローレスの人々が経験した共産党員嫌疑者の国軍による「殺戮」は、インドネシアという政治権力を恐怖と共に知らしめられた最初の機会であったと言ってもよい。

(2) 暴力の主体としてのインドネシア国家

私は、一九七九年から一九八四年の間の約三年あまりの年月を、フローレス島中央山岳部の二つの地域で過ごした。一つは、エンデの町から西方に二〇キロほど行った地域であり、もう一つは北東に四〇キロほど行った地域である。二つの地域は文化的にも言語的にも異なる。また、オランダ植民地時代から現在にいたるまでの外来勢力――オランダ、日本、インドネシア――との関係も異なる。今となっては、インドネシアを外来勢力というのはこの地域の人々も不思議がるかもしれないが、一九六〇年代の半ばには、かつてのオランダや日本と同様の外来性を持っていた。

国軍による「殺戮」に関しては、夥しい数の犠牲者を出したジャワ、バリ、スマトラとは、フローレスは大きく異なる。しかし、これまでの外来勢力の暴力と比べても、インドネシア国軍の暴力は特筆すべきものだった。ヘンデさんの記憶によれば、その地域における国軍暴力の脅威は、一九六六年から六八年くらいまで続いた。

一九〇七年のオランダ軍によるフローレス軍事遠征の時には、フローレス全体で四〇〇人余りの現地人が死亡し、一〇〇〇丁の銃を押収したと報告されている。当時フローレスの人々も銃を持っていた。ヘンデさんの地域でも一人の儀礼リーダーがオランダ軍によって殺されたが、それに怒ったヘンデさんの祖先たちは、オランダ兵を一人殺しその首を村の入り口の梯子の下に埋め、人々が村に出入りするたびに踏みつけるようにしたと誇り高く語り継がれている。それは戦いであった。フローレスの人々はその後銃を失っていき、三〇〜四〇年後の日本軍の統治によりそれはさらに徹底された。オランダ軍事遠征からほぼ六〇年たった一九六六年には、国軍がやってきて、銃を全く持たない人々を銃で脅したり銃殺したりということが起こったと人々は語る。それはもはや戦いではなく、国家暴力であった。

同じフローレスであっても、地域によって国軍の暴力の形は大きく異なっていた。私の調査地の一つであるエンデから西へ二〇キロの地域では、国軍は暴力を振るわなかったようだ。他の場所で国軍が人を殺していたのを知っていたひともいた。一九七〇年頃に、「国家公認宗教（agama）[12]」を信奉しない者は無神論者、即ちペーカーイー」であるとみなされることを恐れて、多くの人が最も手近であった国家公認宗教の一つカトリックの洗礼を受けたとも聞いた。しかし、人々の間に密告されるのを恐れるような緊張感はなかった。一九七九年八月からフィールドワークを始めたが、何か聞くたびにノートをつけ、時には名前を尋ねて書きとめる私たちに誰もこれといった反応を示さなかった。ところが、ヘンデさんの近隣地域の村で同じ時期に調査をおこなって同じようにノートに書き留めたが、人々は明らかに怯えたような、戸惑ったような表情を見せ、その場を沈黙が支配した。しばらくすると、人々の怯えや戸惑いの理由が明らかになった。名前を聞いてそれを書きとめるというのは、インドネシア共産党の活動家がその地域で行ったことだったからだ。わたしがペーカーイーと関係ないことを何人かの人が理解して、別の村人に説明したが、村人達の顔のこわばりが取れるまで、かなりの時間がかかった。

フローレスの南に位置するティモール島と、東に位置する小さな島アドナラでも、ペーカーイー殲滅の嵐が吹き荒れたと報告されている。ペーカーイー党員になると無償のモノや食物がもたらされる、ペーカーイー党員カードが、護符になる、祖先崇拝を禁じるプロテスタントに対抗する力を齎すなど、外来文明の模倣により財、力、祖先が招来できるとするカーゴカルト様の信仰とペーカーイーが結びついて、共産主義思想なきペーカーイー党員が多くいたと報告されている［Barnes 2003; Farram 2002; 2010; McWilliam 1999］。ヘンデさんの地域では、カーゴカルト様の期待をペーカーイーに抱いたという事は聞いたことはないが、ペーカーイーは、飴、石鹸、農具等のモノを無償で与え受け取った人には名前を書くように言ったという。

フローレスの北海岸の町に住む華人男性が、一五～一六歳のときペーカーイーだとされる村人たちを車に満載して町はずれまで運ぶ手伝いをしたと、問わず語りに訥々と話すのを聞いた。運ばれた村人たちは、大きな穴を掘らされたあと殺され、そこに埋められた。エンデの町の広場でインドネシア共産党の地域リーダーが公開処刑された時、町にいた人たちはそこに参列するよう強制されたという経験も聞いた。また、当時中学校に通うためにエンデに暮らしていた女性は多くの人と共に、大きく開け放たれた軍隊役所の窓から、軍人が妊娠した女性のお腹を踏み潰すのを見たと目を見開きながら語っていた。以上は一九八〇年代初めに私が直接聞いたことである。町では、隠すのではなく、むしろ人々の目と身体に恐怖を染み通らせるような形で、ペーカーイー嫌疑者の「殺戮」が行われることが多かったようだ［青木二〇〇二]。

フローレスには、「ワニの穴」や「聖パンチャシラ記念碑」を見たことがある人はまずいないし、聞いたことのある人もかなり少ない。国定映画「PKIの裏切り」を観る機会もなかったようだ。既に述べたように、現在、インドネシアにおける政治文化的発信地であるジャワ、バリなどの大都市では、「決起」とその後の「殺戮」について、書籍や論文、手記、小説、オーラルヒストリー集が出版され、演劇活動なども展開されている。A級政治犯の釈放や国政選挙被選挙権の回復、外国に亡命していた人々の帰国許可など、大きな変化が起こっているが、フローレス島にはそれら解放の情報は届いていない。その時代を経験した人たちはそれについて衆人の前で話すことをいまだに躊躇し恐れ、経験しなかった人にとってはなかったことになっている。「決起」やその後の「殺戮」という歴史的事件を想起することはなくても、ペーカーイーを悪の権化のように考えている人もいる。そのように考えているのは、学校でG30S/PKI教育を受けた四〇歳代の人が多いように思われる[13]。

二〇一三年八月、私の家族ともいえる親しい女性二人（ともに四〇歳代）に「五〇年近く前にペーカーイーと疑われた人たちがフローレスでもたくさん殺されたと聞いているが、知っているか」と尋ねた。一人は、「殺戮」の恐怖に見舞われなかった地域に生まれ育った。彼女は目を丸くして「戦争でもないのに、人をたくさん殺したの?」と述べた。何人かの人たちがペーカーイー嫌疑で殺された地域の出身であるもう一人の女性は、「確かに彼らは殺されたけれど、実は不死身なので、きっとどこかで生きている」と述べた。彼女は、派手な夫婦喧嘩をするたびに夫を名指して、「ほんとにペーカーイーだ」と罵る。社会的記憶の風化とスハルト・レジームの残影は、人それぞれに変容を遂げているようだ。

(3) 中央山岳地域における経験の社会的共有と詩的語り

ヘンデさんが居住するフローレス島中央山岳地域の人々は一般に、隠喩、対句、踏韻などからなる詩的な言葉を使って、節をつけて語る長い文言や歌を作る技能に長けている。実際に経験した出来事を歌や詩的文言にすることも稀ではない。それが、他の人たちに気に入られると、一定の歌や文言を通じて経験が社会的に共有されて記憶されていく場合もある。一九八〇代初めにヘンデさんと彼のお父さんが、オランダ人の暴力的侵入についての以下の文言に節をつけて語るのを聞いた。

昔々、私たちはここレペンブスの同じ場所に一緒に住んでいた
それから私たちは別離した
あんたたち白い人は海の向こうの下方に　／　私たちはここ上方に
あんたたちは火薬を作り、弾丸を鋳造した　／　私たちは畑を作り、満腹になる
あなたたちは向こうの下方　／　私たちはこっち
ワトゥワタワンダで交わしたたちの別離の儀
約束が破られないよう短身の雄水牛を殺した　／　絆が守られるよう小さい雄豚を殺した
今になって、あなたたちは私たちを探し出して
尋ねることもなく　／　想起することもなく
家を引き裂き　／　巣を壊した

私たちの怒鳴り声がお前たちを怯えさせ　／　私たちの誰何がお前たちを畏れさせる
この弾丸、お前たちに命中せよ(14)

この唱文は、人の発祥の地は、彼らの地域の最高峰レペンブス山であり、オランダ人やその他の島外に住む人はそこから発しそれぞれの地へと移っていったという世界観を背景としている。ヘンデさん達の説明によれば、オランダ人はフローレスのレペンブス山近辺の人々に生命や繁栄の源として依存しているにもかかわらず、それを忘れたがためにひどい目にあうのだという意味をこの文言は持っている。オランダ人に対するこの文言は、彼らとの戦いに際して唱えられたカッダ（*kadha*）という呪文である。日本人に対しても、同じ趣旨で創作された、詩の属性をもった文言が唱えられた。要約すれば、「ミカドは馬鹿だ、自分の根幹である私たちの家を無断で壊すようなことをしたから、自分の国が燃え尽きてしまった」という内容だった。

この地域の人たちは、オランダ人と日本人による外来の暴力の経験を、このような文言を創作し、ゆるやかに共有した。同時に、そうすることによって社会的記憶とし、外来の暴力を跳ね返そうとしてきた。しかし、外来の暴力という点では共通していたインドネシア国軍による暴力に対しては、詩的語りとその共有はなされていない。

(4) ヘンデさんの地域の犠牲者

ヘンデさんの地域では、被害は大きくなかった。殺されたのは一人。地方の農業庁の役人をやっていた男ミケさんだ。「彼はカトリック団体の青年部のリーダーだったので、ペーカーイーであるはずはない」とヘンデさんは言う。当時、ミケさんのところに一度ペーカーイー・メンバーがやってきたことがあった。彼は、警察がペーカーイー・メンバーのリストを持っていると耳にした。心配して警察に赴き「私の名前は、そこに書いてありますか」と聞いたためにつかまってしまった。このことを村の人は皆知っていた。警察官（軍人）が彼を拷問するように殴りつけるのを何人もの人が目撃した。そのあと、エンデに連れていかれ、射殺された。村人たちは、彼とその家族に同情し、彼らは排除されたり、スティグマを負ったりすることはなかった。ジャワなどではありえないことだが、彼の娘は学校の先生になった。妻はやがて再婚し、新しい夫との間に四人の子供をもうけた。

この話は、二〇一四年八月までに何度かに分けて聞いた。二〇一五年の調査時には、この話が思わぬ展開をした。なんと、もう殺されたと皆が思っていたミケさんが二〇一四年末に姿を現したのだ。捕まったのが一九六七年だから、四七年ぶりのことだ。ミケさんの話すところによると、射殺の任にあたった軍人が可哀想に思い、見逃してくれたそうだ。彼はエンデから西方の森のなかに逃げた。人が通るところから四キロくらい離れたところで、森からの恵みで四年間隠れて暮らした。ある時、体の調子がとても悪くなり、人が通ることのある場所に歩いて行った。そこをたまたまバラ村の男性が通りかかった。その人は、彼を見てとても驚いたが、村に連れ帰り看病し、家族として受け入れてくれたという。バラ村はムスリムの村だったので、ミケさんもムスリムになり、名前もモハマドとなった。結婚もし、子供も生まれた。時がたって、ヘンデさんの集落に魚を売りに来たことがあったが、姿かたちが変わっていたので誰も気づかなかったし、自ら名のることもなかった。しかし、ヘンデさんの地域の女性がバラ村に嫁いだのをきっかけに事態が転回し、二〇一四年末にミケさんが姿を現したときに、彼の親族たちは、牛を屠ってもてなした。けれども、「バラ村の人たちにはとても世話になっているので」と言ってミケさんは戻っていった。一九六五年以降の悲惨な出来事に関する解放の情報は届いていなくても、二〇〇〇年にはいってフローレスにも民主的雰囲気が伝わってきており、ペーカーイー嫌疑者だったミケさんが大っぴらに姿を現すことができたのだろう。ただ、学校の先生になったミケさんの娘は、先生の資格がはく奪されるのではないかと恐れ、「私はこの人の娘ではない」と言ったそうだ。

(5) ヘンデさんの経験の語り

一九八〇年代のころからヘンデさんは時折、「ペーカーイーの時代は大変だった」と嘆息しながら話した。しばしば耳にしたのは、「一九六〇年代の初めにジャワ人の「巡礼者（pengelling）」を家に泊めたのを、「ペーカーイーの時代」になって村の誰かが密告し、警官たちが取り調べにやってきた。一番偉い警官がテーブルに銃を置いて、『お前の命はこの上にある』と脅し、家族が涙ながらに見守るなか、あわや連行されそうになった。そのとき、警察官とヘンデさんの共通の友人であるエンデの商人がたまたまやってきて、その人のとりなしで、事なきを得た」という話だ［青木二〇〇二］。その話はいつも、そのジャワ人巡礼者の霊験がいかに際立っていたか、彼はスカルノの息子だったのではないかという落ちで終わった。ところが、二〇一四年からは、ジャワ人巡礼者にまつわるこの話の後に、次のような話をするようになった[15]。彼によれば、それは「もっと過酷な体験」ということであった。

「ペーカーイーの時代」は大変だった。一九六六年のことだったか一九六七年のことだったか。当時私は若くて、若者の常で、女性のことでいろいろあった。それが原因で軍人たちに呼ばれることになった。その時代、軍人たちは「ペーカーイー厳戒チーム」を組んで村々を周って、「複数の妻を持つような不道徳な奴はペーカーイーだ」として捕まえた。郡長や役人もチームに加わっていた。当時は、行政村長も「封建的（feodal）」で、気に入らない奴がいたら、なんやかや密告したもんだ。それに私もやられたんだろう。でも複数の妻を持つのは、祖先の時代からの伝統だし、当時でもよくあることだった。

私は、儀礼村ウォロソコに来るように言われた。ウォロソコ村に着くと、何百人も村人が集まっていた。「ヘンデはいるか？」と軍人が怒鳴った。軍人は何をするかわかんない。私はもう縮みあがってしまって、答えた。

「はい、ここにいます」

みんなが見ていた。

「お前に対し訴えがあった。ここにいる三人の女とお前は関係をもったと訴えがあった」

そこにいたのは、私の子どもを身ごもっていたAと、私の「家の嫁（tu'a）」[16]BとCだった。私は「家」長の地位を母方伯父から引き継いでいたので、BとCは、私が結婚してもいい相手だ。でも、私はBとCと関係していたというわけでもない。伯父は健在だったが、となり村に住んでいたので、その集まりには来ていなかった。

「そんなことはありません」とわたしは丁寧に答えた。

「抗弁するな。妻は一人でなくてはならん。不道徳は許さん。お前の命は俺の銃の上にのってるんだ」と軍人のうちの長官が、自分の長い銃を指さした。私は怯えて黙った。長官は言った。

「お前は、Bと結婚するんだ。AとCとは、賠償を渡して別れるんだ」

Bの「家」の者が軍人にたきつけたんだろう。〔中略〕

私は考えることもできず「分かりました」と答えた。その後、ウォロソコ村の用意したご馳走が軍人たちに捧げられた。村人達もご相伴にあずかった。私も同席して一緒に食べるように言われたが、衆人の前で怒鳴りつけられて自分の威信はもう地に落ち、そのうえ殺されるのかもしれないと考えると、とてもご飯が喉を通る状態ではなかった。〔中略〕長官がやってきて、私にささやいた。

「お前は精神的に負けたんだ。お前は、学歴は高いが、私が動いただけで、死ぬほど怯えてた。みんな見ていた。精神的にお前は私に負けたんだ」

なんてことだと私は思い「では、私はどうすればいいんですか？」と長官にささやいた。〔中略〕

そして軍人たちは村を発った。

帰宅すると私は、早速、稲を干して脱穀する準備をした。当時は脱穀機なんてなかったから、干して、杵でたたいて脱穀した。三日後に二〇キロくらい米を持って、朝早く、馬で長官の駐在するウォロテレに向かった。「ペーカーイー厳戒チーム」に加わっていた家畜庁の役人ペトに出会った。ペトは、自分の村ワトゥケソに帰るところだった。ワトゥケソに行くには、ウォロテレを通るので同行することになった。ウォロテレの軍隊の役所に行ったが、長官は地域巡察に出かけていて留守だった。私は誘われて、ペトとワトゥケソに行くことにした。村は、切り立った岩の上にあり、登るのも下るのも大変だったたが、私は馬に乗って事なきを得た。打ちひしがれていた私は、そこで〔中略〕一週間くらい過ごした。〔中略〕村には、立派な儀礼家屋があって、そこには霊験のある祖先の骨を収めた棺（bhaku）が安置されていた。誰も近づかないほど、畏れられていた。私が儀礼家屋に入ると、棺から低く唸る声が聞こえた。一緒にいたワトゥケソの長老が言った。「こんなことは初めてだ。あなたはきっと特別な人だ。祖先の霊験が届いたに違いない」

帰宅すると、私の持っている馬を警察の巡察のために貸してくれという依頼をしに、郡庁のあるデトガイから警察官が来た。北方地域の村々の問題を探るのが目的の巡察だ。土地勘もあり、口伝えの歴史をよく知っているヘンデさんも巡察チームに加わるようにという依頼だった。軍隊の巡察の標的になった私が、今度は警察の巡察のチームのメンバーになった。

ヘンデさんは続けて、そびえたつ崖や深い渓を越え、時には満潮の海岸を渡り、行く先々でもてなされ、得意の歴史知識で村々の問題を明らかにし、村の人たちと巡察警察官から賞賛された、という繰り返しパターンの出来事からなる旅物語を語り続けた。語りの終盤は次のようであった。

「明日は、ウォロソコ村の飛び地集落を巡察し、ラドという男が年端のいかない女に不義をしたというので正しに行くんだ」とデトガイ警察長官が言った。ラドと言えば、私の「母方オジ」にあたる人だ。「ラドとはどんな親族関係だ？」と長官が訊いた。私は大変なことになったと思い、口ごもった。その巡回で既に、七人の男が複数の妻を持つ不道徳のかどなどで、エンデの刑務所に送られることになっていた。その時代に刑務所に入ったら、ペーカーイーといっしょくたにされ、どんなことが起こるかわからない。ようやく私は答えた。

「オジです」

「そうか。ならば、私たちは後からゆっくり行くから、明日の朝お前は先に行って、いいようにしろ」と長官が言った。

次の朝私は一足先にラドのところに駆けつけた。

「オジさんが年端のいかない女と不義をしたことで、これから警察の巡察隊が来るよ。オジさんのところに、豚はいる？豚が禁忌の人のためにヤギも用意して。もてなすんだよ。それからね、オジさん、後でデトガイ警察を訪ねて、長官に金製品を渡すんだ」と私はラドに伝えた。

「分かった」とラドは答え、早速ご馳走の準備に取り掛かった。

それから巡察隊がやってきた。ラドのもてなしはうまくいき、不義のことは触れられなかった。巡察隊は、デトガイに戻っていった。ラドも後からデトガイにやってきて、警察長官に金製品一〇粒届けて、それで無事だった。私はと言えば、デトガイの神父さんに太鼓判捺されて、めでたくAとの結婚が成立した。「ペーカーイーの時代」は大変だった。

嘆息、自嘲的な笑い、出来事への感慨の（再）表出、私への呼びかけを交えながら、ヘンデさんは一時間半にわたる語りを終えた(17)。軍人による恥辱と惨殺の恐怖は、祖先からの呼びかけで急転回し、山渓を越える厳しい旅の果てには、警官からも賞賛を得るようになり、自らの名誉を回復したことをヘンデさんは語った。辛い体験がヘンデさんにトラウマを与えた、そして、語ることによってトラウマが癒されたと理解するべきなのだろうか(18)。

4 トラウマ——理解と生成

(1) トラウマの誕生

トラウマに関し、概ね二つの立場がある。トラウマは時空を超えて普遍的なものだとする立場と、近代から現代へかけての時代に作り上げられたものであるという立場である。共通しているのは、人間は悲しみ、悔恨、喪失感、恐怖の記憶にさいなまれてきたとする点である。

精神科医で女性解放運動の活動家であるジュディス・ハーマンは、前者の立場の典型であろう。彼女は、トラウマの普遍性を自明の前提として、論を進める。

心的外傷を研究することは、〔中略〕人間の本性の中にある、悪をやってのける力と対決することである。〔中略〕被害者のほうは〔中略〕第三者に苦痛の重荷を一緒に背負ってほしいという。〔中略〕かかわることを、思い出すことを要求する。〔中略〕秘密を守らせ口をつぐませることは加害者の第一防衛線である。〔中略〕過去を忘れて前向きになるべきです云々。〔中略〕心的外傷の研究には、この、被害者の発言の信頼性をくつがえし被害者を消し去ろうとする傾向とのたえざる戦いとなる必然性がある。〔ハーマン一九九九：三—五〕

心的外傷とは権力を持たない者が苦しむものである。〔ハーマン一九九九：四六〕

名づけとともにそれに関連する一群の経験が出現したとする人類学者ヤングは後者の典型である。

一九世紀以後百年のうちに新しい型の苦痛な記憶が出現した。これがそれ以前の記憶と違うのは「外傷性」という、それまで同定されていなかった心理状態を発生源とし、これまたそれ以前には知られていなかった型の忘却である「抑圧」と「解離」とにリンクしていることである。［ヤング二〇〇一：vii］

私の仕事はＰＴＳＤの現実性を否定することではなく、ＰＴＳＤとその外傷性記憶とがリアルなものとされていった過程を説明することであり、またこれらの現象が人々の生活世界に浸透し、事実性を獲得し、患者と臨床家と研究者との自己認識を形成していった機制《メカニズム》を記述することである。精神医学界内部の者と私との相違はＰＴＳＤの現実性への疑いの有る無しではなく、その現実性と普遍性（現在多くの時と場所で見いだされるという事実）の源泉に関する考えの相違である。（傍点原文）［ヤング二〇〇一：v］

トラウマ（trauma）はギリシャ語で外傷を意味する。体にできた傷という単純な意味だ。それを、前世紀転換期の精神分析家たちが、心的外傷即ち「心に対する外側からの傷」を意味するようになったのは、「内側」としての「心」の成立、そういったものとしての人間の成立、それをリアルなものにする一連の考え方、身体の構え、行動が実現し始めたことによるだろう。精神分析家たちは、変化を察知した予言者であると同時に、予言内容の推進者であった。それは欧米で始まったが、所謂西洋化、近代化のプロセスのなかで、多くの予言者の弟子たち、推進者たちさらにそのサポーターが地球上の多くの場所に生まれた。この現象は、科学技術、国民国家、官僚的行政、市場経済、消費文化など様々な近代的機構と連動しながら起こった。

この連動する機構を文化と考えるならば、ハーマンは文化の内側で、ヤングは相対化して書いたことになる。ヤングが言うように、トラウマ或いはＰＴＳＤ〔心的外傷後ストレス障害〕と同定される現象が、歴史や連動する機構を越えて普遍的であり、共通の属性を持つとするのは誤謬である［ヤング二〇〇一：xi］。一方で、ハーマン等が主張するように、ある歴史的時点の状況内にむけて発言する限り、それが状況内どこでも通じるという意味で普遍的であり、状況内で共通の理解を確立するうえでトラウマやＰＴＳＤと同定することは有効なことであろう。

(2) トラウマ同定の有効性

しかし、なにをもって有効とするかは、何を目的として、誰のために、どのような位置から判断するかにかかっている［米山二〇〇五：五］。トラウマの位置づけを明確にするために、アーレントの全体主義の暴力についての考察をみよう［アーレント一九八一：二二四―二二五］。

この犠牲者の跡形もない消滅ということが全体主義の体制にとってどれほど重要であったかということは、それがうまく行かなかった場合のいくつかの例が示している。〔中略〕警察の管轄下の牢獄や収容所は単に不法と犯罪の行われる場所ではなかった。それらは、誰もがいつなんどき落ち込むかも知れず、落ち込んだらかつてこの世に存在したことがなかったかのように消滅してしまう忘却の穴にしたてられていたのである。殺害がおこなわれた、もしくは誰かが死んだことを教える死体も墓もなかった。

現代社会という連動する機構の中で、ある人々の記憶をトラウマ記憶と同定して耳を傾けることが、権力作用が「人目につかない場所」「忘却の穴」を作っていた／いることを照らし出し、彼ら彼女らが落とし込まれていた「忘却の穴」を消滅させ、権力に対して異議申し立てをし、再び繰り返すことに対して警鐘を鳴らす限りにおいて、トラウマという概念とそれを支える世界観を自然なものとすることは有効なのである。このように、有効性を確認することは、同時にその限界を明らかにすることを要求する。

ＰＴＳＤは米国精神医学の診断マニュアル『精神障害の診断と統計マニュアル第三版』（ＤＳＭⅢ）の刊行とともに精神医学用語集に入った。この事態の成立はベトナム戦争を抜きにして考えることはできない［ヤング二〇〇一：一一九―一六三］。冷戦のさなかに戦われたベトナム戦争は、一九七五年、共産主義勢力である北ベトナムの勝利で終わった。アメリカは多数の兵士を投入し多くの犠牲者を出したにも関わらず敗北し、国民の間に徒労感を齎した。そのような状況のなかで、ベトナム帰還兵たちは、「怒りっぽく暴力的で情緒不安定なベトナム帰還兵（Crazy Vietnam Vet）」としばしば名指され、アルコールや薬物依存、暴力事件を引き起こし社会問題化した。これに対し、問題を抱えるすべての帰還兵を保障することのできないアメリカ国家が、さまざまなテクノロジーを動員し、自己統御という人間観をもとに馴化プロジェクトを開始した。そのための対象選別認定基準として登場したのがＰＴＳＤである。トラウマとＰＴＳＤを認定することは、ベトナム戦争を引き起こし「忘却の穴」を作り出した国家権力に対し異議申し立てをし、「忘却の穴」を照らし出しそれを消滅させることにはつながっていかない。問題をかかえた帰還兵たちは、馴致されるか、自己統御を達成できない単なる破綻者として放り出されるか、いずれにしろ「忘却の穴」のなかからでることはない［ヤング二〇〇一］。ここでは、トラウマの同定は「有効」ではない。それは、アメリカがベトナム戦争以降も、他国において戦争を推進し、多くの国民を兵士として投入し、ベトナム帰還兵と同じ問題を抱える多くの帰還兵を生み出し続けていることからもいえる。

以上、トラウマ概念が妥当である文化（連動する機構、本節（１）参照）の内側から「有効」性を問うたが、その文化を相対化する視点からも問われなければならない。文化精神医学の方法論を模索する精神科医の江口重幸らも、文化の「外皮を剥いで行った末に疾患の生物学的な実態に行き着くという考え方自体が西欧の自文化中心的な発想」[江口・下地二〇〇一：六]であるにもかかわらずそれを普遍的であるとする、ＤＳＭⅢ以後の精神医学のグローバルな大勢を批判する。心的外傷後ストレス障害（ＰＴＳＤ）および解離性同一障害（ＤＩＤ）というＤＳＭⅢ以降の診断カテゴリーに関して、それぞれヤングとハッキング[Hacking 1995]が委曲を尽くして警鐘をならしていることを評価する。さらに、「ノスタルジア」（懐郷病）の消長をめぐるスタロバンスキーの議論を取り上げ、精神医学における診断基準の歴史性と文化構築性を裏付ける。

（3）トラウマ文化のグローバル化：「心」、共感、「零度の暴力」

一九九五年の地下鉄サリン事件と阪神淡路大震災を契機に、日本でもＰＴＳＤが知られるようになったとされる[星野二〇〇六]。確かに、ＰＴＳＤという語を、一般メディアでしばしば、耳にし目にしたのはその頃だった。その十周年にあたる二〇〇五年には、ラジオやテレビなどで「ＰＴＳＤのケア」というフレーズのあとにすぐに、「こころのケア」という言いかえがなされていた[山田二〇〇七]。医師や臨床心理士などの専門家の間でさえ、ＰＴＳＤやトラウマでなく、「こころ」といいかえがされている。

阪神淡路大震災の直後、中井久夫ら精神科医を中心として組織されたボランティア施設は、「こころのケアセンター」と名付けられていた。中井らは、この時期に、アラン・ヤングの『ＰＴＳＤの医療人類学（*The Harmony of Illusion: Inventing Post-Traumatic Stress Disorder.*）』[ヤング二〇〇一]とジュディス・ハーマンの『心的外傷と回復（*Trauma and Recovery*）』

［ハーマン一九九九］の翻訳を決めている。中井ら精神科医や専門家は、ＰＴＳＤやトラウマを念頭におきながらも、「こころ」という言葉でないと、一般に理解されないことを心得ていたのだろう。このような実体化された「こころ」が理解されたのは、その土壌として、自律的個人像、心の聖化が、固有の記憶観、意識観、心理学的思考が日本でもある程度浸透していたことを示すだろう。山田陽子が述べているように、ケアを必要としたりする「心」の概念とハビタスの普及が、ＰＴＳＤやトラウマといった概念群にささえられた「心」の知のグローバル化に対応しておこったといえるだろう［山田二〇〇七］。阪神淡路大震災の直後から、「こころのケア」に関するさまざまな活動がさまざまな人々によって推進された。中井ら専門家の活動、その他さまざまな人々の活動によって、右のような思考やハビタスが、より生きられたものとなった［中井一九九五］。

日本のトラウマ研究者である宮地も、ハーマンと同じように、トラウマからの回復には他者からの共感が必要であると述べる［宮地二〇〇七：四、七―八］。フランス革命期の社会史を研究するリン・ハントは、フランス革命期における人権の創造とともに自律的個人間の「共感」が生まれたことを、（登場人物の経験をわが身に引き付ける）小説の誕生や（私もその苦しみを理解できる）拷問の廃止その他の社会の現象の変容を辿ることによって示す［ハント二〇一一］。また、人権の創造は、神から与えられた王権を戴いた最大の政治単位が、王の首をギロチンで切り落とすことによって、頭のない多数の手足の集合である国民国家に変化するときにおこった。トラウマが、内なる心を持つ自律的個人が共感によって繋がるという、人間と社会の在り方が出現しつつあるときに、語られ始めたこと及びトラウマが人権の侵害として語られることは、歴史的必然なのである。

一九九五年の阪神淡路大震災以降日本では、ＰＴＳＤによって再解釈された「心」が、一般の人々の生活の領域で生きられてきた。しかし、二〇一一年三月の東日本大震災以降には、「こころのケア」や「こころの傷」はむしろ背景化し、「絆」が繰り返し語られた。このような語られ方は、日本政府の宣伝によるところも大きいかもしれないが、それを日本中の多くの人々が受け入れていたことは、自律的個人の浸透が必然的に引き起こすバラバラ状態を補完する「共感」が、「絆」という言葉によって召喚されたことを示しているのではないだろうか。トラウマを歴史的とする人々も普遍的とする人々もともに、人類は、太古から、どこにおいても、悲しみ、悔恨、喪失感、恐怖の感覚と記憶にさいなまれてきたという点で合意する。自律的個人を普及させた現代社会は、この感覚や記憶を癒すための社会的富の乏しい社会であると言えよう。一九九五年の阪神淡路大震災及び二〇一一年の東日本大震災をモーメントとして展開されてきた、あらゆる世代を巻き込んだボランティア活動は、市民社会の希望であると同時に、現代社会のなけなしの社会財「共感」が投入された、社会的富の乏しさゆえの活動、という二つの側面を持っている。

トラウマ文化を考える上で見逃してはいけない点がもう一つある。西洋近代国家は、神と手を切ることによって成立した。そのようにして成立した世俗的社会において、人々は、政治に関与するために神に出会う必要がなくなった。逆に言えば、強さを競うのに神的なものを持ち出す必要がなくなった、あるいは持ち出すことができなくなった。強さとは計量可能なものになり、とくに戦争など国家暴力にとっては「零度の暴力」[19]に他ならなくなった。「零度の暴力」への信仰が生まれたのである。一九世紀末から現在にいたるまで、戦争の成果は、測定可能な破壊の量ではかられ、勝利とは、破壊量のより大きいことを言うようになった。戦争の際、国民は、国家の代替可能な構成要素として駆り出されるが、自分自身も含め敵兵も味方兵もかけがえのないものであるという事実の前に、たじろぐ。自ら最初と最後が確定できないかけがえのない唯一性をもつ存在であるという点などにおいて、神的なもの（人間世界外のもの）を想定せざるを得ないにも関わらず、それを不可視とする現代社会の「零度の暴力」の信仰のなかで、国家権力による「忘却の穴」が生じる。

インドネシアでは、一九世紀後半から二〇世紀の初めにかけて、「零度の暴力」と「神的力」の出会いが、現地の人々と植民地勢力とのコンタクトのなかにみられた。例えば二〇世紀はじめに、外領に対してオランダ植民地政府が行った軍事遠征がそれを例示している。外領に対して行われた軍事遠征のなかで最もよく知られているのは、バリに対するものであろう。バリのバドゥン王国は一九〇六年に、クルンクン王国は一九〇八年に、王とその一族郎党は、着飾って敵の銃部隊の前に躍り出て自死を果たすププタン（puputan）をもって、植民地軍遠征と王国に自ら終止符をうった［Geertz 1980］。上で挙げた、ヘンデさんの祖先たちから伝えられた、オランダ撃退の唱言は、「神的力」の勝利を謳っている。

以上の議論を踏まえて、インドネシアにおいて「決起」以降におきた「殺戮」から、トラウマという考え方への示唆を以下で検討したい。

5　「決起」と「殺戮」からの示唆

（1）「零度の暴力」と「神的力」

フローレスでは、直接殺害をおこなった民間人がいたということは一度も聞いていないが、ジャワ、バリ、スマトラでは多くの民間人が殺害に加わったと報告されている。民間人は、政府の広めた「極悪非道のペーカーイー」や「やらなければやられる」というイメージに憑りつかれ、ほとんど抵抗しないペーカーイー嫌疑者と思しき人々を殺した。民間人にとってこのような殺人を犯すことは、並大抵のことではなかったと、ジャワで殺害者から聞き取りをした倉沢は報告している。

宗教的な義務感から——少なくとも自分にはそう言い聞かせながら——手を血に染めた。初めての体験の後にはだれでもが、目まい、吐き気をもよおし、なかには失神する者もいた。度胸をつけるには犠牲者の血を吸うとよいという噂が出回り、彼らはそれを実行した。〔中略〕また事前にキヤイ[20]たちから聖水やお守りを授けられたりして自らを奮い立たせた。［倉沢二〇一四：一一三］

また、バリでは、ニュパットやガベンというバリ・ヒンドゥの考え方のもとに殺戮が行われたという指摘もある。ニュパットは、苦しみから逃れ、輪廻の機会を早めるために、自ら人生を短くすることである。このようにして殺された者たちは、白装束に身を包み、黙々と殺されたとのことである。ガベンはバリ・ヒンドゥ式の火葬であり、それをしてもらうよう、殺されることを抵抗せずに受け入れたという報告がある。その一方で、実際は、ほとんどの犠牲者はこのような宗教的な扱いを受けず、殺戮され死体は井戸や海に投げ込まれたことを強調する者もいる。またバリでは、その後、次々と殺害者を襲う苦しみと不幸を、業であると考えて受容しているひともあるということである［倉沢二〇一四：一二九—一三〇：Robinson 1995: 301; Hughes 1967: 181; Pringle 2004: 144］。ジャワやバリでの民間人による「殺戮」は、「神的力」と「零度の暴力」が交差する場で行われたのである。ヘンデさんの語りは、恐怖と地に落ちた威信から回復への旅物語となっているが、その転回点を記しているのは、人々を畏怖で満たす祖先の声という「神的力」である。

第3節（2）で既に述べたように、ティモールやアドナラでは、ペーカーイーへの加入が祖先信仰やカーゴカルト様の信仰の受容と関係づけられていた。「神的力」の信仰は、「零度の暴力」を押しとどめるのには無力であったが、生起する現象の意味づけ、および記憶の形成には大きな力をもっている。

（2）加害被害二分は不可能

既述のようにジャワ、バリ、スマトラでは、多くの民間人がペーカーイーと思しき人を殺した。ジャワでは、嫌疑者を殺せば自らが嫌疑者ではないことを証明でき、生きながらえると思って殺人した人もあることが報告されている［倉沢二〇一四：一四一一一五］。また密告もしばしば行われた。

アーレントは、全体主義体制が「零度の暴力」を振るうことを可能にするのは、通常の生活ならば善きことであるような形——家族や名誉を守る——を含むさまざまな形の密告が生じるためであると指摘する。スターリン体制同様、ナチス体制が、「完全に受動的な無実の人々」の大殺戮を成し遂げたのは、そこに「密告の洪水」があったからにほかならないという。密告とはいかないまでも、同胞／隣人が拘束され殺されるのを傍観し、なんらかの手助けをしたナチス以外の人々やユダヤ人は少なくなかった。また「スターリンがどれほどの周到さをもってこの「密告の不吉な連鎖を働かせる」ようにしむけたかということである」［アーレント一九八一：xvi］。虐殺の危険がみずからに降りかかった場合は誰でも、傍観を含め何らかの意味で、虐殺に資してしまうことが多いのだが、それを指してアーレントは「自動安全装置」という。

ヘンデさんの話からも分かるように、ジャワ、バリ、スマトラのような緊張や狂騒がなかったフローレスにおいても密告があったようだ。また、ヘンデさんの語りを辿っていくと、ヘンデさん自身も、巡察の標的から、巡察する側になり、巡察の協力者として、密告者とまではいかないとしても、彼の証言は逮捕者を確定するのに役立った。また、彼の証言は、彼と関係の近い人には有利に働くようになされ、贈り物やもてなしで巡察者の態度を変えることができた。スターリン体制下やナチス体制下と同様、インドネシアで「忘却の穴」が出現した状況のなかで、正義／悪、被害者／加害者の明確な二分法を適用することはできないということがわかる。

(3) トラウマ語り五つの場合

では、「決起」およびそれ以後の「殺戮」を語るうえで、トラウマという言葉は、どのように使うことが可能だろうか。

第一に、スハルト体制がその正史を擁護する形で「決起」は国家と国民のトラウマであったと語り表象する場合である。本章第2節(2)で示したように、スハルト体制は将軍たちの殺害をペーカーイーによる国家と国民のトラウマとして、その表象を独占して行った。スハルト体制が実際にトラウマという言葉をどの程度使ったかということは確認できていないが、インドネシア共産党がスハルト体制下で急激に勢力を拡大し共産圏の強大な力とのつながりがあることを指摘すれば、「強大な力から受けたトラウマ」という言葉は極めて妥当性をもつ。さらに、「忘却の穴」の具現であるような「ワニの穴」から、将校たちの遺体を引き揚げ、ナスティオン将軍が娘の死を語り、隠された「インドネシア女性運動」の「花の踊り」をレリーフに刻み、映画「9・30事件／PKIの裏切り」を作成上映するのは、語りえぬものを語り、国民からの「共感」を引き起こし、トラウマからの解放を齎すとしても矛盾はおこらない。「トラウマ」は国家の暴力を肯定する物語を支えることになる。

第二に、「決起」に引き続く「殺戮」に関して民衆が沈黙するのは、社会内に長年蓄積された憎しみが引き起こした殺し合いが民衆自らのトラウマになっているからだとして、親スハルト体制の語りがなされる場合である［ローサ他二〇〇九：三一―三二］。スハルトは「決起」と「殺戮」について一貫して沈黙したが、唯一例外的にインドネシア・ジャーナリストに対して「個々の人々の自分勝手な行動によって、また長年にわたる狭い政治対立によって培われてきたグループ間の醜い偏見によって、多くの人が犠牲になった」と述べた［ローサ他二〇〇九：三一―三二］。第二の語りは、スハルトおよび国軍の責任を不問に付すという点において、第一の語りや表象と重なる。

第三に、加害者や被害者の別を問わず、筆舌に尽くしがたいトラウマを受けたという「共感」を基盤として、「決起」や「殺戮」の関与者たちが和解を目指す場合である。(21) その代表的な出来事として、「一九六五年九月事件の内省」（Mawas Diri Peristiwa September 1965）と題されたフォーラムが二〇〇〇年にベルギーで開催されたこと、「対立を受け継ぐのはやめ、新たな対立を作らない」というスローガンのもとに「民族の子どもたちの親睦フォーラム」（Forum Silaturahmi Anak Bangsa）がインドネシアで結成されたことがあげられる。前者には、政治犯として長年拘留された人々および殺された将軍の子ども達などが参加した。後者には、殺された将軍、殺されたインドネシア共産党幹部、殺害に加わった民間の団体メンバーの、二世三世などが参加している［Forum Silaturahmi Anak Bangsa ed. 2013; Sutojo 2013; 倉沢二〇一四：二二九］。また後者のメンバーでもある、殺された将軍の娘によって書かれた『語りえぬ記憶：私、父、そして一九六五年の悲劇（Kenangan Tak Terucap: Saya, Ayah, dan Tragedi 1965）』［Sutojo 2013］も同様のトラウマの位置づけによっている。この著書には、父を殺された自らの経験を記述する場合などに頻繁にトラウマという言葉が使われている。トラウマという概念のこのような使い方に関して、以下のことに注意する必要があろう。現在のようにインドネシア正史が書き変えられてない状況のなかでは、これらの言説は体制の正当化に資してしまう。このような活動が所謂知識人を中心に展開する限り、それは、文字を駆使することのできない人々、「トラウマ」という外来の言葉をつかえない人々、メディアにおいて周辺化されている大多数の人々、「忘却の穴」に放置されている人々をさらに周辺化してしまう。また、フローレスのような国家や中央メディアから見て周辺に位置する人々をさらに周辺化してしまう。このような「トラウマ」の位置づけは、「零度の暴力」を信じる体制が作りだす「忘却の穴」をさらに深くしてしまう恐れがある。

第四に、知識人や文筆家などが、自律した個人の感性のみが捉えられるものとして自らの経験を語るときに、その経験の形容語としてトラウマを使う場合である。ローサは、スハルト体制下で自らを「普遍的ヒューマニスト」の体現者であるとし、表現活動を制限する政治イデオロギーに反対していた知識人たちによって書かれ編集された短編小説集[22]を批判する。ローサの批判の第一のポイントは、これらの短編が、自らの人道的信念とインドネシア共産党員殺害行為との間で苦悩する殺害協力者の視点から描かれ、最終的には国軍による拷問も殺害も必要悪として肯定している点である。批判の第二のポイントは、拷問を目撃した際の主人公の経験する苦悩と葛藤を、優れた感性ゆえのものと描いている点である。スハルト体制崩壊（一九九八）から長い年月がたち、その政治犯たちの釈放が行われ、問い直しのための活動がかなり自由に行われている現在、国軍による殺戮は必要悪であったとする主張は市民権を失いつつある一方で、自律的個人と「共感」はますます市民権を得るようになってきている。そのような現況のなかで、自律した個人の優れた感性のみが捉えられるものとして、「決起」と「殺戮」に関連した自らの経験をトラウマという語をもって形容するとき、その危険性には留意しなければならない。なぜなら、トラウマという語を通じて立ち上がる「共感」が自律的個人のナルシスティックな自己認識に収まってしまい、「忘却の穴」を温存することに繋がってしまう可能性が高いからである。

第五に、「忘却の穴」を消そうと、この一連の事件により悲しみ、悔恨、恐怖の経験と記憶を抱える声なき人々の声を聞こうとしている人々によって、トラウマという語がつかわれる場合である。声なき民衆二六〇人のオーラルヒストリーを聞き出版したローサとラティは、その「日本語版のための序章」で、聞きとりを拒絶した人々は、「暴力によって深刻なトラウマを抱え、国軍をいまだに非常に恐れており、個人的に私たちと会話することも嫌った」と述べる［ローサ＆ラティ二〇〇九：五八―五九］。また、四〇年以上にわたりインドネシア社会史の研究をしてきた倉沢は、二〇〇二年からジャワ、バリ、この事件によってインドネシアを後にせざるを得なかった華人の住む中国にまで足を運び、虐殺者、被害者、そのすぐ周辺にいた一般市民たちに対して集中的な聞き取り調査をし、『9・30世界を震撼させた日』［倉沢二〇一四］を出版した。その短い最終章「おわりに」のなかで、「東ジャワにいる元政治犯四六万人のうち、当時のことを語ることに同意しているのは一万人程度で、あとはトラウマで語ることもできない、という証言もある」と記している［倉沢二〇一四：二二四］。

ローサ＆ラティと倉沢のトラウマという語の使用は、読者との間に了解と「共感」を素早く成立させ、声にならない声に読者の興味を喚起するという意味では有効であることは間違いない。ただ、それぞれの著書のなかで明らかにしている声の多様性から分かるように、声にならない声、なぜ声にできないかの理由も多様であるに違いない。その多様性が、トラウマという語の使用によってかき消されてしまう可能性に注意すべきである。

例えば、上で挙げたヘンデさんの一時間半の語りのあとに、「インドネシアも民主化しペーカーイー問題も自由に語れるようになってるみたいですよ。ジャカルタなんかでは、そういう本もたくさん出てます。今の話を、他の人にすることは考えてますか」と尋ねた。するとヘンデさんは、語ることについてのその地域における道徳律に触れながら次のように言った。「「蛆虫をほじくり、ミミズを掘り起こす。もうミミズの糞が塊になり、茅の芽先が突き出てる」［青木二〇〇五：二六〇―二六一］って昔から言うでしょ[23]。いろんな人が関わってきちゃって、ミミズ掘り起こすからね。だからみんなの前ではこういう話はしないんです」。沈黙を守る理由は様々であり、必ずしも、記憶が恐怖と悲痛を現在のことのように掻き立てるわけではない。

昨今、ホロコースト、スターリンによる粛清、カンボジアの虐殺など、想像を絶する全体主義暴力について語るとき、トラウマという言葉が使われるが、トラウマという語を使うことの危険は大きいことを、以上の「決起」と「殺戮」の考察は示唆している。(24)

6　むすび

一九六五年に起きた「決起」を始点として、ほぼインドネシア全土に広がった「殺戮」。その死者の数は、四〇万人とも二〇〇万人とも言われている。いずれの数も明確な根拠はない。これらのことを考えても、国家暴力に支えられたこの事件が深く大きな「忘却の穴」を作ったことは確かである。この殺戮の出来事は、ポル・ポト政権下におこった殺戮に類比できるものである。カンボジアの大殺戮は、いち早く西側諸国の注目を集め、時にはホロコーストになぞらえながら、歴史的トラウマとして語られた。一方インドネシアのこの事件は、スハルト政権下にあっては、正史に抵触するものについてはインドネシアで語られることはなかった。また、西側諸国も口を閉ざしてきた。しかし、二〇一〇年代に入ると、様々な文書が公開され、「殺戮」が語られるようになってきた。本章は、そのような言論状況のなかで、私自身のフィールドワークのデータを提示しトラウマという視点の妥当性について考察したものである。

右で述べたように、現在、元政治犯は四六万人いるという。また最も少なく見積もっても、死者は四〇万人である。

嫌疑を受けて出奔した人もすくなくないだろう。また、「残忍非道のペーカーイー」や「ヤラレル前にヤレ」という強迫に憑りつかれて、共産党員嫌疑者を手にかけた人も少なくない。そういった人々すべての家族を考慮に入れると、この事件の経験と記憶は、インドネシアの人口のかなりの割合の人を苛んできたに違いない。バリ島だけに限ると、全人口の五%が瞬く間に殺され、その後も殺され続け、殺した人、彼らすべての家族をもし数えることができたら、人口の半数近くが経験と記憶に苛まれてきたとしてもおかしくない。しかしながら、私がインドネシアのフローレス島へ通うようになった一九七九年以降現在にいたるまで、その事件の記憶に苛まれて、生活困難におちいっている人には出会ったことがない。倉沢も言うように、他の地域では自殺してしまった人がいるのも事実であるが、インドネシア全体を視野に入れても、生活困難におちいったという人の数は、現代アメリカ社会に比べると、圧倒的に少ないのではないだろうか。記憶に苛まれアルコールや薬物依存になったベトナム帰還兵が路上にあふれるような状態は出現しなかったことは確かだ。

何が異なるのか。フローレスを含むインドネシアの多くの地域においては、「零度の暴力」が人を代替可能なものとしてしまうこと、つらい経験や記憶に苛まれる個人を孤立させてしまうことが少ないことと関係しているだろう。インドネシアの大都会についてはともかくも、私の最もよく知っているフローレス中部山岳地域の村々に関しては、そう言える。大雑把な言い方を許してもらうならば、先進国の大都会と比較すると、フローレスのこの地域の人々は、孤立させられないという社会的富を圧倒的に多く持っている。たしかに、フローレスのこの地域もグローバル経済や国家政治へと連結されている。彼らは、まごうかたなき私たちの同時代人である。私たちの社会におけるこの社会的富の乏しさは、「零度の暴力」「自律的個人」「(孤立を補完する)共感」と連動している。そのような貧しい大地においてこそ、人々を孤立させないという点において、トラウマ概念は初めて花開き、実を結ぶ可能性をもつ。ホロコーストに関するドキュメンタリー映画である『ショア』の監督ランズマンは、伝達に先立つような知的理解を前提せずに伝達することが知そのものだという［Lanzman 2004］。トラウマという概念は、暗黙の裡にさまざまな前提の上に成り立っている。

インドネシアの「決起」と「殺戮」からの示唆は、少なくとも全体主義権力による殺戮を語る際のトラウマ概念の使用は様々な危険性を孕むということであった。人類学者が全体主義権力による殺戮を論じる場合重要なのは、それを歴史的トラウマと位置付けることを避け、殺戮に捲き込まれた人々の語りにただただ耳をかたむけてそれを伝えることである。なぜならそれは、トラウマ概念に連動する様々な生の側面（「零度の暴力」「自律的個人」「共感」「社会的富」）だけでなく、私たちの生活に常に潜んでいる全体主義的暴力と「忘却の穴」「密告」「自動的安全装置」の連鎖を照らし出すことになるからである。

注

（1）図1〈https://ja.wikipedia.org/wiki/ 小スンダ列島〉

（2）図2〈https://ja.wikipedia.org/wiki/ エンデ_インドネシア〉

（3）本章に登場するフローレス島の人と場所の名前は、エンデを除きすべて仮名である。

（4）ヘンデさんは一九三八年に洗礼を受けた、という証書が残されている。現在のフローレス島は、人口の約九〇%がカトリック教徒だが、その地域の多くの人たちが洗礼を受けたのは一九七〇年頃だというから、一九三八年はかなり早い。「昔のことだから、生まれてから何年か経ってからの洗礼だったに違いない」とヘンデさんはいう。

（5）インドネシア語では、Gerakan 30 September。通常は省略して G30S と言われる。英語では 30 September Movement、日本語では「九月三〇日運動」と訳されるのが一般的である。Gerakan の語根である gerak というインドネシア語は、静止状態から急に動きはじめる動作に対して使われるので、ここでは「決起」という日本語をあてる。

（6）人々の話を聴き、地元のカトリック系出版社からの出版物を見ると、現在でもこの傾向がみられるのがわかる。全国的に見れば、スハルト大統領失脚（一九九八）以降、二〇〇〇年代になるとスカルノ名誉回復の気運が起こり、スカルノを支持する政党に属すジョコ現大統領の影響がそれに拍車をかけている。

(7) Gestapu は、gerakan 30（tigapuluh）September の順序を gerakan September tigapuluh と入れ替え、下線部を取って作り上げたこじつけ名称である。

(8) 写真1〈http://www.kidnesia.com/Kidnesia2014/Indonesiaku/Teropong-Daerah/DKI-Jakarta/Tempat-Menarik/Monumen-Pancasila-Sakti〉

(9) 独立と同時に定められた国定五原則。

(10) 写真2〈http://www.kidnesia.com/Kidnesia2014/Indonesiaku/Teropong-Daerah/DKI-Jakarta/Tempat-Menarik/Monumen-Pancasila-Sakti〉
写真3〈https://id.wikipedia.org/wiki/Berkas:%22Sumur_Maut%22_at_Lubang_Buaya.jpg〉

(11) 広さ約一万五〇〇〇平方キロメートル、人口約一八〇万人。東ヌサテンガラ州中央統計局 Badan Pusat Statistik Nusa Tenggara Timur〈http://ntt.bps.go.id/index.php?option = com_content&view = article&id = 120%3Ahasil-sensuspenduduk-2010&catid = 1%3Aberita&Itemid = 8〉

(12) インドネシアは、独立当初から、パンチャシラ（国定五原則）に「唯一神への信仰」を謳うとともに、イスラム、カトリック、プロテスタント、ヒンドゥー、仏教、儒教を公認宗教（agama）とし、国民はこのどれか一つの信者であることを推奨した。第3節（1）のフローレス島概略で述べたように、オランダ時代からフローレスはカトリック宣教地域とされ、それは独立後も引き継がれた。

(13) そのイメージは、ヤヤン・ウィルディハルト（Yayan Wirdiharto、おそらくジャカルタ在住）が中学生の時に抱いていたイメージと似ている。違いは、ヤヤンは、悪玉ペーカーイーが善玉将軍たちを殺すアクション映画として、国定映画「ペーカーイーの裏切り」を見ていたので、イメージがよりくっきりとしていたという点だ。ヤヤンは、ワヒド大統領の時代（一九九九〜二〇〇一）に、「人道のためのボランティアチーム」のペーカーイー狩りの被害者のオーラルヒストリーを記録するメンバーとして活動した。彼は、「（ペーカーイーとみなされた人たちと会って話をするまで）ペーカーイーの人たちが普通の人間だと思っていなかった。身の毛もよだつような悪事を犯したので生きるに値しないと思っていた。先生でさえ、言うことをきかない生徒をしかるときは「ペーカーイーめが！」と叫んでいた。」［ヤヤン二〇〇九：一三八］と書いている。

(14) ワトゥワタワンダ（Watuwatawanda）は地名。／記号は、その前後の文言が対句を成すことを標す。

(15) 話は一時間半に及ぶものだが、紙幅の関係で大幅に割愛する。

(16) 当時は、様々な活動をするための経済的政治的単位としての「家」が重要だった。「家」は婚資のやりとりをする単位でもあった。妻を与えた「家」が、その次の世代の少女を贈った場合、その女性は「家の嫁」となった。通常、「家」長は「家の嫁」と結婚するものだったが、年が合わない場合や好みでない場合は「家」の別の男が結婚した。

(17) 本書2章酒井論文は、被暴力経験と笑いやユーモアが結び付くことをアイルランドにおける多くの例によって示している。ヘンデさんの自嘲的な笑いもそのような事例と解釈できるかもしれない。

(18) 『トラウマ研究』第1巻の15章田辺論文および18章西論文は、語られぬ痛みや被暴力経験について論じている。

(19) 「零度の暴力」は、近代性の一つとして、他の多くの社会文化的事象と相互に織りあいながら、一九世紀ヨーロッパにおいて登場した暴力のあり方を指している。「零度」は、社会文化的に構築された「自然、ありのまま」という意味であり、バルトによる「零度のエクリチュール」、三浦による「身体の零度」に通じる［バルト一九七一：三浦一九九四］。三浦は「身体の零度」の成立における軍隊の役割に関連して、絶対王政の軍隊は「見世物」であったが、軍隊が実践を行うようになったのは、一九世紀になってからであると指摘している［三浦一九九四：一八九、二一一］。バルトは、一八五〇年頃にブルジョアに対立する階層分化が起こり、自由主義の幻想が崩壊し、ブルジョワ・イデオロギーが普遍性を失ったために、エクリチュール（書法）が多様化し始め、その結果、作家自らが既存のイデオロギーや文体に依拠しない、それらが不在である「零度のエクリチュール」を引き受けざるを得なくなったと述べている［バルト一九七一：五六］。一九世紀半ばは、同時に、私的領域をもつ個人が登場し［ベンヤミン二〇〇五］、精神分析学が成立してきた時期でもあることを考え合わせると本章の議論がより分かりやすくなるだろう。

（20）イスラムの伝統的指導者。

（21）このようなトラウマの位置づけ方は、ヴォルカス（Amand Volkas）が提唱したトラウマの心身的分かち合いによるＨＷＨ（Healing the Wounds of History）と呼ばれるセラピー、それに基づき日本を拠点として発足した「心とからだで歴史を考える会」と共通する［村本二〇〇四、二〇〇九］。

（22）文芸雑誌『ホライズン』に掲載されたものとしているが、詳しい書誌情報を確認できなかった。

（23）地中には蛆虫やミミズがいて蠢いているが、地表はミミズの糞や茅の芽で覆われ蛆虫やミミズは見えなくなっているのと同じように、問題が表向き過ぎ去ったとされているなら、問題をほじくり返すような話をしてはいけない、という意味。

（24）本書1章小田は、ホロコースト経験者の語りを提示する際に、トラウマという語を使うことによって、語り手にとって、決して代替えできない被暴力の経験の語りが、安易に一般化されてしまうことに警鐘を鳴らしている。また、2章酒井、3章三田、17章兼清、第1巻19章石井の論文に引用されている様々な被暴力の人々の語りのなかにトラウマという言葉が使われていないのは、ただ単にトラウマという語の流通が限られているからばかりではないだろう。それは、「ほかならぬこの私」が経験しなければならなかった被暴力的出来事の固有性を安易に一般化してしまうことを避ける語り手の言語感覚もあいまってのことだと思われる。また、石井論文の対象である、小学生の娘を失った母の経験と第1巻15章田辺論文が対象とする印パ分離時に女性たちが経験したレイプや近親の死などの経験は、いずれも、きわめて過酷であり、被暴力経験者は記憶にとどめようとし、他者とのつながりのなかで痛みを乗り越えている点は共通している。しかし、前者の語り手はその痛みをＳＮＳなどを媒体として言語化していこうとし、後者の語り手は、「子を宿すように」身体の奥深く住まわせているという大きな違いがある。この大きな違いは、それぞれの生活場の社会的文化的違いによるのではないだろうか。

写真出典（すべて最終閲覧日二〇一五年九月二三日）

写真1　http://www.kidnesia.com/Kidnesia2014/Indonesiaku/Teropong-Daerah/DKI-Jakarta/Tempat-Menarik/Monumen-Pancasila-Sakti

写真2　http://www.kidnesia.com/Kidnesia2014/Indonesiaku/Teropong-Daerah/DKI-Jakarta/Tempat-Menarik/Monumen-Pancasila-Sakti

写真3　https://id.wikipedia.org/wiki/Berkas:%22Sumur_Maut%22_at_Lubang_Buaya.jpg

参照文献

青木恵理子　二〇〇二「フローレス島におけるカトリックへの「改宗」と実践」寺田勇文編『東南アジアのキリスト教』二五九—三〇二ページ、めこん。

——　二〇〇五『生を織りなすポエティクス——インドネシア・フローレス島における詩的語りの人類学』世界思想社。

アーレント、ハンナ　一九八一『全体主義の起源Ⅲ　全体主義』みすず書房。

江口重幸・下地明友　二〇〇一「序論」酒井明夫他編『文化精神医学序説——やまい・物語・民族誌』：五—一六ページ、金剛出版。

倉沢愛子　二〇一四『9・30世界を震撼させた日——インドネシア政変の真相と波紋』岩波書店。

白石隆　一九九九『スカルノとスハルト』岩波書店。

スタロバンスキー、ジャン　一九六七「ノスタルジーの概念」『ディオゲネス』一：三八—五一。

土屋健治　一九八七「タマン・シスワとインドネシア現代政治——九月三〇日事件への対応をめぐって」『東南アジア研究』二五（三）：一四七—一六三。

中井久夫編著　一九九五『1995年1月・神戸』みすず書房。

ハーマン、ジュディス・L　一九九九（一九九二）『心的外傷と回復〈増補版〉』みすず書房。

バルト、ロラン　一九七一『零度のエクリチュール』みすず書房。

ハント、リン　二〇一一『人権を創造する』岩波書店。

ベンヤミン、ヴァルター　二〇〇三『パサージュ論 第一巻』岩波書店。

星野仁彦　二〇〇六『気づいて！　こどもの心のSOS』ヴォイス。

三浦雅士　一九九四『身体の零度：何が近代を成立させたか』講談社。

宮地尚子　二〇〇七『環状島＝トラウマの地政学』みすず書房。

——　二〇〇五『トラウマの医療人類学』みすず書房。

村本邦子　二〇〇四「序　戦争とトラウマ——語り継ぎと歴史の形成・教育（特集　戦争とトラウマ）」『女性ライフサイクル研究』一四：五—一七。

——　二〇〇九「こころとからだで歴史を考える——“HWH: Healing the Wounds of History（歴史の傷を癒す）”をつうじて」『女性ライフサイクル研究』一九：八—一五。

山田陽子　二〇〇七『「心」をめぐる知のグローバル化と自立的個人像——「心」の聖化とマネジメント』学文社。

ヤヤン・ウィルディハルト　二〇〇九「第二章　行き止まりだらけの道で待ち続ける——被害者家族の話」J・ローサ他編『アジアの現代女性史5　インドネシア　9・30事件と民衆の記憶』一三八—一八五ページ、明石書店。

ヤング、アラン　二〇〇一（一九九五）『PTSDの医療人類学』みすず書房。

米山リサ　二〇〇五『広島——記憶のポリティクス』岩波書店。

ローサ、ジョン　他編　二〇〇九『アジアの現代女性史5　インドネシア　9・30事件と民衆の記憶』明石書店。

——　&アユ・ラティ　二〇〇九「日本語版のための序章」ローサ、J.　他編『アジアの現代女性史5　インドネシア9・30事件と民衆の記憶』一五—六九ページ、明石書店。

Anderson, Benedict R. O'G. ed. 2001. *Violence and the State in Suharto's Indonesia.* Southeast Asia Program Publication. Cornel University.
—— and Ruth T. McVey. 1971. *A Preliminary Analysis of the the October 1, 1965 Coup in Indonesia.* Cornel University Press.
Asvi Warman Adam. 2009. *Membongkar Manipulasi Sejarah: Kontroversi Pelaku dan Peristiwa.*（歴史操作を暴露する—行為者とでき事についての論争） Kompas
Barnes, R. H. 2003. Fransiskus/Usman Duran: Catholic, Muslim, Communist. *BKI* 159-1: 1-29.
Boden, Ragna. 2007. The 'Gestapu' events of 1965 in Indonesia: New evidences from Russian and German Archives. *BKI* 163(4): 507-528.
Cavoski, Jovan. 2013. 'On the Road to the Coup: Indonesia between the Non-Aligned Movement and China' In Shaefer, B, and T. W. Baskara. eds. *1965; Indonesia and the World / 1965: Indonesa dan Dunia.* Jakarta: Kompas Gramesia.
Farram, Steven. 2002. Revolution, Religion and Magic: The PKI in West Timor, 1924-1966. *BKI* 158(1): 21-48.
—— 2010. The PKI in West Timor and Nusa Tenggara Timur 1965 and beyond. *BKI* 166(4): 381-403.
Forum Silatrahmi Anak Bangsa ed. 2013. *The Children of War: Berhenti Mewariskan Konflik, Tidak Membuat Konflik Baru*（対立を受け継ぐのをやめ、新たな対立を作らない）Jakarta: kompas.
Fox, James J. 1980. The 'Movement of the Spirit' in The Timor Area: Christian Traditions and Ethnic Identities. In J. J. Fox ed. *Indonesia: the Making of a Culture.* RSPacS The Australian National University.
Geertz, Clifford. 1980. *Negara: the Theatre State in Nineteenth-cencury Bali.* Princeton: Princeton University Press.
Hacking, I. 1995. *Rewriting the Soul: Multiple Personality and the Science of Memory.* Princeton: Princeton University Press.
Hilton, Chris. 2001. *Shadow Play.* Vagabond Films. DVD.
Hughes, John. 1967. *Indonesia Upheaval,* New York: David McKay Company.
Kipp, Rita Smith. and Susan Rogers. eds. 1987. *Indonesian Religions in Transition.* Tucson: the University of Arizona Press.
Kompas. 2001. *Ekspedisi Jejak Peradaban NTT: Laporan Jurnalistik Kompas.*（東ヌサテンガラ州への礼儀正しい遠征——コンパスのジャーナリスティックな報

告）Jakarta: Kompas.

Lanzman, Claude. dir. 2004. *Shoah.*（日本語字幕版ＤＶＤ：ジェネオン・エンタテインメント）

McWillam, Andrew R. 1999. From Lord of the Earth to Village Head: Adapting to the Nation-State in West Timor. *BKI* 155(1): 121-144.

Pringle, Robert. 2004. *A Short History of Bali: Indonesia's Hindu Realm,* NSW: Allen & Unwin.

Robinson, Geoffray 1995. *The Dark Side of Paradise: Political Violence in Bali.* Ithaca. London: Cornell University Press.

Sutojo, Nani Nurrachman. 2013. *Kenangan Tak Terucap: Saya, Ayah, dan Tragedi 1965.*（語れない記憶――私と父と一九六五年の悲劇）Jakarta: Kompas.

Taufik Abdullah. ed. 2012. *Malam Bencana 1965 Dalam Belitain Krisis Nasional. Bagian I Rekonstrusksi dalam Perdebatan.*（惨事の夜一九六五、国民的危機のもつれのなかで。第一部　相克する歴史再構成）Yayasan Pustaka Obor Indonesia.

―― 2012. *Malam Bencana 1965 Dalam Belitain Krisis Nasional. Bagian II Konflik Lokal.* Yayasan Pustaka Obor Indonesia.（惨事の夜一九六五、国民的危機のもつれのなかで。第二部　地方の紛争。）

Webb, Paul. 1986. The Sickle and the Cross: Christians and Communists in Bali, Flores, Sumba and Timor, 1965-67. *Journal of Southeast Asian Studies* 17(1):94-112.

Wierenga, Saskia. 1993. Two Indonesian Women's Organizations: Gerwani and the PKK. *Bulletin of Concerned Asian Scholars* 25(2): 17-30.

―― 2002. *Sexual Politics in Indonesia.* Palgrave Mcmillan, ISS.

第5章　パレスチナ問題における承認と和解
――集合的トラウマをめぐるポリティクス

マヤ・カハノフ
中屋敷千尋　訳

1　はじめに

本章は、長引くエスノナショナルな紛争におけるトラウマと承認の関係を検討し、紛争転換とトラウマを経験した集団間の和解を促進する際に承認がどのような役割を果たすのかを明らかにすることを目指している。言い換えると、集合的トラウマの派生的影響に対処し、トラウマを経験した集団間の紛争を解決するための方法と手段として、承認がどのような意味と意義を有するのかを検討することを目的としている。このプロジェクトは、理論上・比較上の示唆を引き出そうと試みる。そてイスラエル―パレスチナのケースにおいて有意義な原則とメカニズムを提出することを目指している。これらの原則とメカニズムは、実践的な承認と紛争への生産的な対処を促進しうるだろう。

この目的を達成するために、本研究は比較研究の視座に依拠した。これを通して、集合的トラウマについて分析するとともに、世界のさまざまな地域で進められている和解プロセスの一部である承認メカニズムについて検討した。その一例として、真実和解委員会があげられる。真実和解委員会は、紛争と独裁による暴力的遺産に対処するために国際的に活用されてきた［Teitel 2000; Hayner 2010］。また、経験的な要素を含めるために、フィールド調査を行った。その一つが、二〇一二―二〇一五年の間に実施した、イスラエル・パレスチナ紛争遺族会（Parents Circle Families Forum：ＰＣＦＦ）によって組織されたパレスチナ人とイスラエル人のあいだの対話を試みるグループへの参与観察である。このグループの活動の焦点は、相互的な承認と和解のプロセスを促進する試みの中で、イスラエルとパレスチナの人々の集合的トラウマの語りを引き出すことにあった。同時に、私はこれらのグループの中のイスラエル／ユダヤ人の参加者一〇人、およびトラウマと治療の専門家（心理学者と精神分析家）八人にインタビューを行った。

本章では、主にトラウマとその回復に関する社会心理学的な観点と精神分析に依拠した、紛争解決と紛争転換に関する研究分野から引き出された概念分析と、イスラエル／ユダヤ人に関してこれまで行ってきたフィールド調査に基づく研究成果を示したい。

2 紛争とトラウマに関する諸研究

イスラエル人とパレスチナ人のあいだの長引く暴力的紛争は、集合的トラウマに苦しんできた二つの社会のあいだで六〇年以上もの間つづいている。一方は、第二次世界大戦における六〇〇万人のユダヤ人大量虐殺（ホロコースト）によって暗い影が投げかけられている。他方は、一九四八年に一〇〇万人にのぼるパレスチナ人が彼らのホームランドから追放され、村を破壊され、コミュニティが離散したという出来事（ナクバ）によって影が落とされている。

双方のコミュニティではトラウマ状態が継続している。イスラエルの市民は、無数の戦争、テロ攻撃、そして現実にある実存的な脅威に苦しんできた。これらの戦争やテロ攻撃は、もはや日常と化している。またパレスチナ人は、解決されない難民状況、無国籍、そして継続する抑圧と占領に今も苦しんでいる。二つのコミュニティが採る対処機制と防衛機制は、双方がトラウマを抱える社会であることを示している。

(1) 長引く紛争の心理学的側面

精神分析家であり社会心理学者でもあるヴァミク・ヴォルカンによれば［Volkan 1997］、集団によって経験された惨事は、そのメンバーにトラウマを引き起こす。そして、トラウマを引き起こした諸条件が取り除かれたとしても、その後何年にもわたってその影響は継続する。ヴォルカンは、集団の集合的記憶に現れるトラウマの心的表象は、集団的アイデンティティの一種の印となり、それを構成する諸個人にとっての刺激要因となると論じている。それゆえに、トラウマの影響は、トラウマを引き起こす出来事に巻き込まれた人々を越えて波及するのであり、「エスニックないしナショナルなテント」［Volkan 1997: 45］の下にいる人々全員に作用するような、トラウマの世代間連鎖を引き起こす。トラウマを負わされた集団のメンバーの多くがトラウマ的出来事を実際に経験しておらず、また経験者との個人的なつながりをもたない場合であっても、ポスト・トラウマの兆候を示すことが予想される。なぜなら、出来事についての語りは彼らの心に刻み込まれるからである。ヴォルカンは「選択されたトラウマ（chosen trauma）」［Volkan 1991］という概念を提唱する。それは、かつてのトラウマの記憶を媒介として、犠牲にされた自己を世代を超えて伝達することによって自らのアイデンティティを定義しようとする、集団の無意識的な選択のことを意味する［Volkan 1997: 48］。

ジョセフ・モントヴィレは、長引く民族紛争の解決を妨げる過去の重荷について記述するとともに、傷つけられた集団のメンバー間に「被害者性心理（psychology of victimhood）」をつくりだす集合的記憶の中にあるトラウマを引きおこす出来事ないしその表象について論じている［Montville 1993］。それは、アイデンティティ、自尊心、子供の将来の安全性に対する集団メンバーの集合的感覚がトラウマによって不可避的に害されるような状態のことである。モントヴィレは、被害者性心理がトラウマの被害者である集団のメンバー間に疑念を生みだすと主張する。つまり、彼らはいつ自らにふりかかるかもしれない次の攻撃または次の暴力の勃発に対して絶え間なく警戒しなければならない状態に置かれるのである。

ダニエル・バル・タルによれば、自らを犠牲者として認識する集団は、相手の正当性を否認する傾向にある［Bar-Tal 2013］。例えば、イスラエルのユダヤ人は、ホロコーストのトラウマに部分的に由来する「（包囲され攻撃されるという）被包囲心理（siege mentality）」を持っている。このトラウマは、ユダヤ系イスラエル人のあいだに、存在し続けることに対する絶え間ない不安を植えつけてきた。彼らは、集合体としての自身の存在に対する脅威が継続しているように感じ、他国に対して不信と疑念の感情を生じさせている。

多くの研究者は、ユダヤ人一般、とりわけイスラエル人に根強く残るホロコーストのトラウマの影響が継続的で、人々を衰弱させ、歪みを生じさせていることについて記述している［LaCapra 2001］。彼らはみな、人々が（現実を歪めた妄想的な方法ではあるが）トラウマを乗り越えたように思えた後でさえ、トラウマは姿を現し、再び人々を襲うことがあると指摘している。またパレスチナ人に対するナクバのトラウマを引きおこすような影響について記述している研究者もいる［Masalham 2009］。一九四八年に彼らが土地と母国を失い、屈辱を受けたというトラウマは、イスラエルと海外にいるパレスチナ人のアイデンティティの根底をなす要素となって影響している［Sa'di 2002］。歴史学者ラシード・

ハーリディーによれば、その傷はいまだに（イスラエル／ユダヤ人のあいだで）承認されておらず、痛みと怒り、侮辱された感覚を生みだし続けている。パレスチナ人は、民族的郷土を失った痛みに加えて、自分たちの存在が無視されているという不当な扱いによる痛みと、民族的な不満に対する認識の欠如に苦しんでいる［Khalidi 1998］。

紛争に直面する双方の集合的アイデンティティの中核にトラウマがあること、そして相互的な孤立化と非正当化というその帰結を踏まえると、「敵対する他者」によって苦しめられたというトラウマを承認することは、双方のあいだの和解プロセスにおけるあらゆる方法の中でも特に重要な要素となる［Kymlicka and Bashir 2010］。しかし、逆に考えれば、トラウマが中心的であるがゆえに、双方にとって他者の惨事と被害者性を承認することは、自分たち自身の地位への脅威として感じられ、実際に承認に至るのは難しいのである［Jamal 2001］。

(2) トラウマと防衛機制の関係

ヴォルカンは、最大のネガティヴな出来事として選択されたトラウマは、世界観、価値、規範、実践に対して影響をもち、特に社会の集団間の関係に対して、計り知れないほど多大な影響をもちつづけると記述する［Volkan 1997; 2001］。より大きな集団では、傷ついた自分たちと根源的なトラウマの記憶を世代を超えて伝達することによって、無意識にそのアイデンティティを規定している。これらのトラウマの出来事は処理されるのではなく、世代から世代へと伝えられる。各世代は、ユダヤ人生存者が感じた当初の脅威だけでなく、状況に対処するために編みだされた防衛手段を無意識のうちに再現し、儀礼的に追体験する。これらの防衛機制は、社会がトラウマに対処するために必要な「哀悼（mourning）」の段階に至ることを妨げている。

トラウマ的出来事に直面した時、トラウマを抱える集団は「退行（regression）」という形で対処する。このような状況において、「選択されたトラウマ」は、より大きな集団のアイデンティティを支え、それに対する現在の脅威に対処するために再活性化される。ヴォルカンは、現実的な絶滅の危機に直面した個人は、大きな保護となる「テント」の下にいると感じる必要があり、大きな集団の一部として、社会的アイデンティティを通して個人的なアイデンティティを規定しようとする傾向があると主張する［Volkan 1999］。そうして彼らは「私たちらしさ」を感じるのだという。

ヴォルカンは社会的退行の兆候を一覧にした。例えば、集団のメンバーは、個別性を失い、指導者の周りにやみくもに集まり、社会を「良い」部分と「悪い」部分に区別するようになり、そして「私たち」と敵集団である「彼ら」とのあいだに明確な区別をつくりだす。こうした大規模な分裂は、アラブ諸国という「永遠の敵」に対抗する英雄的力とされるイスラエルの「サブラ（Sabra）」にみてとることができる。この種の分裂は本格的な平和協議を数十年間も遅らせた。特に注目すべきは、イスラエルにおける公衆のムードが、テロ攻撃された後の絶望と無力感から、軍事行動による勝利あるいは成功後に高揚し熱狂的な感情にまで、いかに劇的に変化したのかという点である。

集合的トラウマに苦しむ集団は、増大する脅威の可能性の中で、実存的な恐怖と疑念によって特徴づけられる。繰り返される武力紛争を促そうとする指導者たちは、集団の過去のトラウマの記憶と、それが再び訪れるかもしれないという恐怖を利用して紛争を継続させ、エスカレートさせようとする。指導者たちの手法に集団は容易に影響を受けてしまうのである。

イスラエル／ユダヤ人社会における集合的トラウマ

「悪の特性と意志をもつナチス・ドイツの敵」というユダヤ人のイメージは、アラブ人の見方の中に転換された一つのシンボルとなった［Bar-Tal and Teichman 2005］。他方、ホロコーストのあいだ、迫害に直面して萎縮し、「屠殺場へ引かれる羊」のようになっていた追放ユダヤ人、という反ユダヤ主義的なイメージが彼ら自身に内面化されている。集合的な被害者意識は、以下のような考えから生じた。すなわち、「他の集団によって深刻かつ持続的な帰結を伴う意図的な損害が集合体に負わされることから生じる、集団メンバーによって共有された考え方」である［Bar-Tal and Teichman 2005］。遠い過去に起きたユダヤ人のトラウマの経験を想起することは、イスラエル―アラブ紛争との関連で、イスラエル／ユダヤ社会の中にある集合的恐怖に影響を及ぼす。そうした想起が、イスラエル人によるパレスチナ人への不当行為に対する罪悪感を集合的に否定する方向へ導くとともに、イスラエル人の責任を問う見解（例えば、イスラエル人によるパレスチナ人抑圧）を否定するよう影響する。

否認と沈黙

コーヘン［Cohen 2001］は、直面する現実から生じる罪悪感、不安、動揺、そして不快な感覚に対処するための無意識の防衛機制として、「否認（denial）」を定義する。これは、許容できない、あるいは耐えることができないような情報を心理的にブロックするよう導く［Rubin, Malkinson and Wirztum 2012］。

ハーゾグとラハ［Herzog and Lahad 2006］は、存在する現実の否認は、無知によるものではなく、現実を無視しようとする個人の意識的な選択に起因すると論じる。その場合、沈黙は知識の欠如の表れではなく、選択である――まるで見てみぬふりをするかのように。この否認と無視は、喪失とトラウマを抱えるイスラエル特有の集合的な対処のパターンである。これはホロコーストに対する態度にみてとれる。すなわち、戦争終結から二〇年間、イスラエルは生存者の苦しみ――そのトラウマ的経験と、彼らが抱える苦しくて重い感情的負担の双方を無視した。これと同じパターンは、つづく多くの戦争での苦しみとトラウマへの対処にもみられる。

何千もの犠牲者を出した一九七三年のヨム・キプール戦争は、サブラのナショナルなエートスに対する明白な危機となった。エジプトとシリアの軍隊は奇襲攻撃によって初期の成功を果たしたが、そこで見出したのは、共通の大義のために勇敢に死ぬよりも、むしろ捕獲者に命乞いをする多くの若い兵士たちだった。

一九七三年の戦争のトラウマと喪失は、逆説的に、戦争の非身体的な影響についての認識を公衆に広めることになった。多くの兵士が苦しみ、公的に戦闘によるショックの治療を受けた初めての戦争だった。特別軍事部隊が心的外傷後ストレス障害を治療するために編制され、身体的な傷や家族の死の結果としてだけでなく、戦争の一部として、心的トラウマを承認することが正当化されるようになった。後に、かなりの数の兵士が一九八二年のレバノン戦争の際に戦闘によるショックに苦しんでいたことが判明した。

一九八七—九三年のインティファーダ（Intifada）もこの点において影響を与えたが、精神的トラウマに苦しんでいる兵士は存在しないと認識された。これについては（パレスチナ人の権利の承認・否認をめぐって）政治的な議論となった。その議論では、心理学者たちは、兵士たちがパレスチナ人の暴動に対する軍事行動への参加によって心的な苦痛を受けていると主張したが、彼らは専門家の役割を悪用しているとして非難された。

今日、イスラエルには世代間で伝達されてきたトラウマの層が積み重ねられている。これらの重要な出来事——ホロコースト、独立戦争、一九五〇年の大規模な移民、一九七三年戦争、レバノン戦争、インティファーダ、そして市民へのテロ攻撃——のそれぞれにおいて、喪失、苦痛、トラウマの新たな原因がつくりだされ、対処されなければならなかった。ダン・バル=オン［Bar-On 1999］は、イスラエル社会が、「生と生き延びること」の神話と「死と死ぬこと」の神話のあいだで苦しみ続けてきたと論じる。

否認のパターンは、過去一〇年間にイスラエル社会がインティファーダと占領地における兵役の問題に対して取り組んできた方法に明らかにみてとれる。戦争状態や占領地における兵役は、彼らに深刻な心的苦痛の状態を生じさせた。そのストレスの大部分は、自身が犯した過ちによってつくりだされた［Bar-On 1999］。同時に、そこで起こっていることへの長い沈黙があった。兵士の沈黙という現象は、彼らが犯した過ちに対する無知の結果としてではなく、ホーム／銃後の世界と、前線／占領地における任務の世界のあいだが分離された帰結として解釈される。二つの世界を分離して考えることで、兵士は自らの過ちから目を背けてしまう。彼らは銃後と前線という二つの世界がつながることを恐れている。

（3）証言とトラウマへの対処

治療プロセスとしての証言

証言は、社会的コミュニティの集合的記憶の中で否認されたはずの現実と苦しみを露呈するプロセスである［Ullman 2011］。否認と沈黙に挑む証言という行為は、それまでの見方、信念、そして準拠枠について再検討するよう導く。聞き手による支えと手助けは、証言者に、否認された現実を明らかにすることを可能にする。証言することは、困難な移行を含む複雑で感情的な経験である。初めの移行（沈黙から話すまで）は、トラウマの経験による沈黙と感情的な分離からの移行である。その経験は、圧倒的で混沌を生み出す力のためにしばしば言葉では言い表せず、感情の内実から切り離される。公開されてはならない悲惨な経験が原因となり、部外者が理解できない不明瞭な認識を含む沈黙と孤独は、しばしば証言者を罪悪感と恥辱の感覚で包み込み、孤独の壁を築き、しばしば当初のトラウマ的経験に劣らないくらい悲惨な状態へと追いやる。

しかし、沈黙の壁がある場合でも、重要な他者によって支援され行動を起こすよう働きかけられれば、証言者は孤立状態を打ち破り、適切な言葉を探し、そして証言する意志を芽生えさせる可能性がある。この他、証言者の脆弱性を考慮して適切な方法と環境で証言できるよう取り計らう公的あるいはその他の機関も、重要な支援を提供しうる。

また別の難しい移行は、個人的な秘事である状態から公開されることへの移行である。証言することによってトラウマ的経験が公衆に共有されることは、たとえば「性的トラウマを抱える被害者」というレッテルで見られてしまうという、身がすくむほどの効果をもつかもしれない。公的領域に踏み込み、「あなたは自分に降りかかった運命に対して責任をもっている」という公衆の非難に対する恐怖を乗り越えるためには相当な勇気が必要である。

聞き手の役割

フェルマンとローブ［Felmen and Laub 1992］は、他者のトラウマを聞き、認め、支えようとする聞き手の「コミュニティ」無くして証言は存在しえず、証言者が必要とする承認を得て語り出すためには、聞き手は関連する行事に参加することが求められると論じる。その意味で、証言という経験は、少なくとも二人の人間によって共有されなければならない。証言を聞き、文書に記録し、声に出された証言に対して重要な反応をする他者に向けられて、証言はなされる。

しかし、トラウマの聞き手自身、ある種二次トラウマを経験することになるため、証言を聞くことには困難がつきまとう。証言の聞き手ないし証言者の語りを聞く証人の経験は、感情的に難しいものとなる。聞き手に同じ感情を味わうよう求めることは、聞き手にひどい苦しみを引き起こす。証言者が伝える通りにその痛みを理解することが聞き手に期待され、必要とされるが、それは耐え難いほど強い影響力をもつ。他方、そうした立場から逃げ、感情的に遮断するような科学的観察者の立場をとることはできない。それは、証言者にとっては、存在感があり、オープンで、感情的に反応し、その存在によって自分と向き合うことが可能となるような聞き手が必要であり、科学的観察者の態度ではそうした証言者を不当に扱うことになるからだ。妥協可能であるようにみえる共感的な立場も、自己と他者の境界を越えないものであり、証人の孤独感を和らげることはできるかもしれないが、聞き手から重い感情的な部分を引き出すことはできない。それゆえ、トラウマの被害者が経験した非人間的な痛みの領域にまで踏み込む際にはその立場もとることはできない。

聞き手は、トラウマの証言者から次第に引き出される語りによって、二次トラウマを経験するかもしれない。証言の聞き手は、さらなる支援を必要とするかもしれない複雑で繊細で感情的なプロセスを経ることが求められる。このような理由から、ホロコーストの記憶について相互的な対話を行うことは非常に難しいのである。

3 調査結果――聞くことの困難

次に、民族誌的な調査の結果を示したい。私は、ホロコーストについて検討し対話を行っている、イスラエルにおけるユダヤ人とアラブ人教師のグループ間のやりとりを観察した。会議は二〇〇八―〇九年にヴァン・リー・エルサレム研究所で開かれ、ナクバについての議題もこれらの会議でとりあげられた。

両者の対話の分析と、会議後のパレスチナ人とユダヤ人参加者へのインタビューから、集合的トラウマを承認することへの両者の両義的な思いが明らかになった。また、両者が他者の痛みを聞く力がなく、それを承認することを拒否してしまうということも発見した。

ユダヤ人側のグループはホロコースト固有の記憶に固執し誇ろうとし、パレスチナ人側は自分たちに降りかかった、そして今日でも継続している困難な出来事を議論に含めようとして、参加者のあいだで亀裂が入った。それぞれのグループ内の意見に与しない声（紛争をエスカレートさせようとする極端な意見を理解しつつ、修正しようとする声）の存在にも関わらず、両グループは共通の土台を築くことができず、マイケル・ロスバーグの言葉を借りれば「想起の競合モデル（competitive model of remembrance）」から脱することができなかった［Rothberg 2009］。このモデルによれば、想起は公的領域からお互いを排除してしまう。この場合、今日ガザで起こっていることをゲットーで起こったことと比較したアラブ人参加者の意見は、ユダヤ人側にはホロコーストの記憶を抹消しようとする試みとして受け取られた。他方、ホロコースト・ミュージアムによって出された見解は、ナクバの記憶を矮小化し沈黙させるように意図された操作としてアラブ人側に認識された。

プロジェクトの最後にパレスチナ人参加者に行ったインタビューで、彼らがイスラエルの現実にいまだ残るホロコーストの影響を認めようとしていないことを私は見出した。彼らは議題の普遍的側面は学びたいが、ホロコースト自体について分析し、ユダヤ人固有の集合的トラウマとしてホロコーストを認めることは避けたいようだった。

パレスチナ人であるアベドは、ホロコーストの議論をユダヤ系イスラエル人の経験から区別するよう提案する。アベドは、ヤド・ヴァシェム・ミュージアムのツアーではっきりと実演されているように、それがイスラエルの設立と直接関連づけられる限り、パレスチナ人にとってホロコーストの問題に関わることは非常に困難であると言及する。彼は次のように説明する。「イスラエルはパレスチナ人を犠牲にして、言い換えると「いまだにそこに暮らす人々の土地を犠牲にして」建国された。そのため、「それをホロコーストの問題とは区別したい私のようなパレスチナ人にとっては、ドイツ人がユダヤ人に対して行ったことに対して、彼らに仕返しする代わりにこのような〔イスラエル建設の〕宣言を行うことは、理解しがたい。矛先はパレスチナ人に向けられている。国はパレスチナ人の犠牲の上に建てられた」。

アベドは以下のように自身の立場をまとめている。「パレスチナ人にとって、ホロコーストがなぜ起きたのかという質問に対する答えがイスラエルを建国するためだという言説を聞くことは辛い。ドイツ人があなたを苦しめたからといって、なぜパレスチナ人を懲らしめるのか？　ホロコーストとイスラエルの国を関連づける必要は無い」。ユダヤ人であるマタンも、異なる理由でナクバとホロコーストの議題と分析を区別したいと思っている。彼は、「ナクバはホロコーストというユダヤ人固有の基礎を壊すものである。ホロコーストがユダヤ人固有のトラウマであるという点に注目すべきである」と主張する。

二〇世紀に生じたジェノサイドに関するレクチャーの後に行われた議論で、ユダヤ人参加者はアラブ人の同僚に、自分たちの国をもつ必要性を承認するよう求めた。パレスチナ人参加者もユダヤ人の同僚に、国家としての承認と平等の権利の必要性を承認するよう求めた。どちらの側も相手から期待される承認を与えることはできない。

ユダヤ人教師のシフラは、イスラエルのアラブ市民に完全な平等を与え、パレスチナ難民の解決を図る意志があると言明する。しかし、彼女はすぐさま、それは国家に対するユダヤ人の権利が承認されるかどうかによるという留保を付け加える。

しかし、私は、六〇年前にユダヤ人の居場所が地球上のどこにもなくなったということに賛同してくれるパートナーを必要としている。ユダヤ人にとって安全な国は世界中どこにもなかった。どのような解決策が図られたのかは問題ではない。私はマイノリティとしてここに住む意志がある。しかし、明らかにしておかなければならないことが一つある。それは、この場所にユダヤ文化とその宗教施設が当面のあいだ存在し続けられるのかどうかということ。私はそれを、あなたに聞かなければならない。

もう一人のユダヤ人教師、ニルは付け加える。「もし私たちがここでマイノリティになったら、もはや生存し続けられないだろうということを私は恐れている」

アラブ人教師サミラはユダヤ人の同僚からの要望に驚いた。サミラはシフラのほうを向き、彼女に尋ねた。「あなたはなぜそれを私たちに求めるの?」

議論はすぐにナクバと難民の議題に戻った。この点、アラブ人参加者はユダヤ人の同僚に彼らの痛みを承認するよう求める。要望は部分的に認められた。そして、サミラは始める。「私はずっと尋ねたかったことがある。独立記念日にパレスチナ人について考える?」。エスターは答える。「私はいつもこの喜びは他の人々の悲劇の上につくられたということを思い出す。私はいつもナクバについて考える。中にはここを破壊した人もいた。パレスチナ人が住めなくなった村がかなりたくさんある。イスラエル国はナクバを認めなければならない」。ユダヤ人のヤッファは彼女と議論する。「彼らはシンボリックな承認は望んでいない。実際の承認を望んでいる」。ヤッファは、反ユダヤ主義は「ホロコーストから始まったのではない」という。そしてニルは、ビン・ラディンはユダヤの人々を滅ぼしたいのだという。

この時、サミラは言う。

私はいま侮辱されているように感じる。私はユダヤ人側が言っていることは自身の自己束縛を表しているように感じる。あなたたちは、自身を自ら鎖に縛り続けると同時に、私たちを居場所をどこにもたないパレスチナ人として規定しつづけている。あなたたちは他の可能性から目を背けている。たとえ誰もどこに終わりがあるのかを知らなくても、あなたたちにはその未来を想像するだけの過去があるはず。でも、あなたたちは想像上の絵の一部しか見ないで、自身を縛るだけでなく私たちをも縛っている。あなたたちは、ドイツ人がしたことと同じことを私たちがあなたにするだろうと言い、そして私はその話に縛り付けられてしまう。

双方とも、過ちの承認と自らの生存の保証、そして土地への権利を求めるが、それと同時に、まさに同じく相手から望まれた承認（苦痛や必要とするもの、強い願望の承認）を与えることができず、議論は行き詰まった。他者の苦しみを共有し過去のトラウマを承認することは、非対称的な紛争の現実の中で、不可能ではないにしても困難であるようにみえる。外的現実において、二つの集団間の不平等な権力バランスは、強者対弱者、侵略者対犠牲者というカテゴリー的で一次元的な観念をつくりだす。この二分化された言説の中では、過ちの承認を求める正当な犠牲者とみなされる一方の側と、トラウマの記憶と正当化されたアイデンティティをもっておらず承認を与えるものと仮定される他方の側のみが存在する。マイノリティ集団（あるいは占領下にある集団）のメンバーにとって、自分たちからみて支配している（あるいは占領している）マジョリティ集団である他者の痛みに共感することは難しく、それに対する承認を求めるいかなる要望も拒否する。

イスラエルで行われたユダヤ人とアラブ人のあいだの一連の対話について記述している拙著『自らのアイデンティティに直面するイスラエルのユダヤ人とアラブ人――対話の変容』［Kahanoff 2016］の中で、私は彼らのあいだの対話のねじれと変容について分析し、パレスチナ人の実存的な状況とアイデンティティがすでに不安定な状態にあるため、対話という動揺しかねない経験に挑むことは、パレスチナ人参加者にとってはより困難なものとなると論じている。パレスチナ人参加者は、彼らがユダヤ人から抑圧され不当行為を受けている被害者であるという自分たちにとっての真実に対して異議を申し立てられるという困難な状況に直面することになる。そして、ユダヤ人が抑圧や屈辱について自分たちと異なる語り口を有し、話に耳を傾けてほしいという要求をもっていることに気づく。パレスチナ人は、こうした苦しめられた存在として見られようとするユダヤ人の要求を、歴史的事実を曖昧にし、自分たちに生じた抑圧と屈辱の経験を退けようとする試みとして受けとる。

このような文脈において、トラウマ（あるいはトラウマの記憶）に対処するにあたって、必ずしも侵略者と犠牲者の二分法を前提とする必要がないことを強調するマイケル・ロスバーグの見解は興味深い。彼は「犠牲者」と「トラウマを抱える者」の概念を混同するべきではないと主張する［Rothberg 2008］。一方で、彼は次のように述べる。私たちは、トラウマの状態にならなかった犠牲者という存在をイメージすることができる。それはおそらく、犠牲者になるプロセスにおいてトラウマ固有の一種の破壊状態に至らなかったということである。ロスバーグは、トラウマは生存者の苦しみ（傷つきやすさ、脅威の感覚、無力感、繰り返されるトラウマによる絶え間ない不安）だけでなく、他の状態、例えば侵略者の苦しみも含んでいることを強調する。他方、トラウマを経験する人全員が犠牲者というわけではない。例えば、侵略者は暴力的あるいは残酷な行為へ参加することでトラウマを経験しうる。ロスバーグは、二分法を打ち消し、侵略者であれ犠牲者であれ、誰でもトラウマを経験しうるという複雑な見解を採るよう提唱する。この考えに則り、私は、たとえいくつかの点——軍事、政治、経済——においてユダヤ人が主観的／実存的な経験の観点からみて「強い」立場にあるとしても、双方の集団の人々（アラブ系パレスチナ人とユダヤ系イスラエル人）がトラウマを経験し、それによって影響を受けうるということを主張する。

迫害する者と迫害される者のあいだ

他者の痛みを感じ、その集合的トラウマを承認することがアラブ人参加者にとって難しいのは、彼らが置かれた無力で不安定な場所からきているようにみえる。「強い集団」の痛みを承認することは、彼らの流動的な境界を曖昧にし、いまだ固定化されていない自分たちのアイデンティティを混乱させ傷つける脅威として理解される。敵対するユダヤ人と対照的な存在としての「支配下に置かれた」集団のメンバーという意識とアイデンティティは、ユダヤ人がさらけだす人間としての顔と遭遇することで脅かされかねない。人間としての顔と傷つきやすさを露呈する他者と接触する際には、他者と自己双方にとって馴染みのない新たな方法が必要とされる［Kahanoff 2016］。これは敵／悪／侵略者としてのユダヤ人という一面的なイメージを壊すだけでなく、善／正義／犠牲者としてのアラブ人自身のイメージをも壊しうる（もし他者が純粋な悪でないならば、自身も純粋な善とはなりえない）。

ここで、アラブ人参加者のユダヤ人に対する両義性が表面化されることになる。それはすなわち、ユダヤ人のポジティヴな面としての人間らしさを知り、彼らと親密に関わりたいという願望と、アラブ人自身の明確な犠牲者アイデンティティを保つためにネガティヴなユダヤ人のイメージを維持したいという願望である。それゆえ、承認と分離への望みと怒りは、受入れと親密な関係構築への願望と並行して存在する。

他者について認識することは、ユダヤ人参加者にとっても問題含みである。それはユダヤ人参加者が、迫害される存在ではなく、むしろ迫害する攻撃的な存在として、他者の目に映っているそのイメージと対峙することになるからである。彼らは慈悲を受けるに値する犠牲者から、憎悪される対象への変化を経験する。さらに、ユダヤ人集団のメンバーがアラブ人の非難に対して感じるパニックと脅威は、かつての不安を誘発し、集合的トラウマの中に後戻りさせるかもしれない。この文脈では、他者に耳を傾けようとする行為自体が、相手が言うことを正当化してしまうかのように受けとられうる。自分のことを殺人者として言及する他者に対して受動的に耳を傾けることは、「屠殺場へ引かれる羊」としてのユダヤ人の遠いトラウマの経験を呼び起こしうる。ユダヤ人参加者は、過去のトラウマの集合的な経験を反響させてしまうがゆえに、彼らの傷つきやすさと受動性の感覚ではそうした状況に耐えられないかもしれない。痛い箇所に触れ、傷つきやすさを明らかにすることへの恐怖（それはいまだにそこに存在し、そして現在まで続く脆弱性と無力感を呼び戻すかもしれない）は、自分を傷つけようとする敵としてみなしてきた他者の苦しみに対して耳を傾けることを不可能にしてしまう［Kahanoff 2016］。

この解釈は、ほとんどの集団の議論の中で発見された、傾聴の欠如への説明と、生死に関わる闘いの表現としての発言をめぐる争いへの確かな説明となっている。沈黙したまま他者に耳を傾けることは、自らが無力で、まるで存在しないかのように経験される。逆に、話すことは、個人に自身の集団を中心に位置づけさせ、他者を沈黙させることになる［Kahanoff 2016］。

ラカプラは、『歴史を書く、トラウマを書く』の中で、トラウマという精神分析の概念を政治的、社会的な文脈へと拡張し、そしてトラウマの経験が、第一に、対象のアイデンティティの安定性を根本から崩し、第二に、時間の崩壊とともに「今ここ」と「あのときあそこで」のあいだの区別の崩壊を引き起こしうることを強調する［LaCapra 2001: 15］。

このようにして彼は、トラウマ経験後の人々にまるで現在起こっているかのように強迫的なまでに繰り返されるトラウマの出来事の再来について説明する。呼び覚まされたトラウマと苦痛の再来は、それぞれ異なる対処機制によって迎えられる。どちらの機制にも問題はあるが、ラカプラはフロイトと同様の形で二つの共通する対処機制について記述する。一つの反応は、傷つけられた人は、過度に強く安定したアイデンティティを築くというものである。これは絶対的なコントロールという幻想を通して、自身のアイデンティティと（身体的そして精神的）統一性を壊しうるトラウマ固有の側面を否認することを前提としている。この反応は、苦しみや痛みの感覚と接触しうるいかなる可能性をも遮断し、トラウマの経験が呼び起こす無力さを否認するというものである。もう一つのこれと逆の反応は、過去と現在、あそことここの境界と区別が不鮮明になることを、ある種絶対的に受容するというものである。このような不鮮明化はアイデンティティを不安定化し、脱構築する［LaCapra 2001: 16–17］。効果的だが感情的に思われるこの対処法は、苦しみと痛みの感覚に直面することになる方法だが、現在の状況や資源を超えて効果がある。

相手に十分に耳を傾け集合的トラウマを認識しない限り、トラウマについて議論する集団は、再トラウマ化を経験したり、あるいは抑え込まれた（ホロコーストあるいはナクバの）トラウマの記憶に触れることの結果として、傷つきやすい状態に陥るというのが私の理論である。（過去の）トラウマについて話すことの難しさは、（現在の）他者の存在（その反応は、拒絶と屈辱、そして苦痛といった痛みを伴う経験に対処することなく、むしろそれらを再創造するようにみえる）によって増大される。このことは、双方の集団に参加者が抱える（個人的、そして集合的に）対処されていないトラウマの経験が存在することを踏まえると、他集団の理解の拒否と集団間の境界の固定化を、不安の増大に対する反応として理解する手助けになるかもしれない。前述のグループは、ある意味、不安定で実存的な脅威を感じる状態に置かれているからこそ、トラウマを抱えるコミュニティがもつ不安な側面を否認してきたといえるかもしれない。さもなければ、それを無視する願望を表現していたのかもしれない。

侮辱、傷、不安と被害者である状態の層を重ねている両者のあいだの深刻な継続中の紛争は、他者のトラウマと被害者性の承認を妨げている。このような承認は、自らが所属する集団に対する現実的な脅威とみなされる［Jamal 2001; Rouhana and Bar-Tal 1998］。

チャールズ・ヴィラ・ヴィセンシオは、和解はモラル上の妥協と必然的に過去の記憶に関する交渉を含むため、和解プロセスのただ中にある対立する団体間の議論には痛みが伴うと論じる［Villa-Vicencio 2004］。過去の重荷はあまりに破壊的で、現在の挑戦は強烈で、未来への恐怖は耐えがたい。彼は、和解には哀悼のための時間と場所が必要であり、そして怒りと痛みを伴うと論じる。これらは全て、最終的に和解に導くかもしれない、長く脆弱な治癒の過程のために不可欠である。

4 結論と提言

本研究における観察は、紛争中にトラウマを経験した人々は、自分たちが耐えてきた過ちに対する承認を必要とすることを明らかにした。集合的あるいは個人的なトラウマを経験し、それへの傾聴を望むようになった人々は、この変化を、自らの自尊心の感覚と、対立する相手側の正当性を承認しようとする意志が自身のうちに存在することの証として経験する。しかし、本研究は、とりわけ聞き手もトラウマに巻き込まれている場合には、他者のトラウマを直視し耳を傾けることには大きな困難が伴うことを明らかにした。そのため、自らを犠牲者としてみなしている集団は、他の社会のトラウマを承認することを非常に困難に感じるであろうことが窺える。

したがって、継続中の研究成果の一つは次の点にある。すなわち、一方の集団（例えばユダヤ人）の集合的トラウマに伴う、人を麻痺させるような経験に起因する心理学的な諸困難は、他の集団の苦しみを承認することを困難にし、その結果、自分たちが経験した集合的トラウマ（例えばナクバ）の承認をも困難にする、ということである。エスノナショナルな集団メンバーの集合的記憶の中核にある「選択されたトラウマ」は、集団メンバーに脅威の感覚と絶え間ない防衛の必要性、決して弱めさせてはならない犠牲者であるという感覚と道徳的正義感をつくりだすのである［Bar-Tal 2013; Caplan 1999; Kelman 2001］。

これらの研究成果を踏まえると、私たちは、集合的トラウマのネガティヴで長期的な派生的影響に対して社会と個人が対処するプロセスをさらに調査する必要があると考える。そして、集合的トラウマを、他者の承認と、最終的には和解を可能にするような形に変化させるような実効的メカニズムを発展させることが必要だと考える。それゆえに、イスラエル人とパレスチナ人のあいだの紛争が継続中／未解決である現在の段階では、他者のトラウマを承認するために不可欠なステップとして、それぞれの社会の自身のトラウマを承認し、理解するための能力に焦点を当てることを提案する。したがって、研究の焦点は、過去のトラウマに対する社会的対処機制と他者の苦しみを承認する能力とのあいだの関係性へとシフトすることになる。

私たちは、過去の過ちに対する責任について議論を行うにあたって、紛争の文脈で生じた過ちついての内的な対話を創出し、集合的トラウマとその様々な表現を受け入れるプロセスを創出する必要があると考える。その一例として、公的領域における証言のプロセスが考えられるだろう。そこでは、コミュニティによって沈黙させられた様々な声に耳が傾けられ、公にされることで、苦しみと悪という抑えこまれた社会的現実が明らかにされる。このようなプロセスは、様々な障壁や否認機制といった集合的トラウマの諸々の影響を和らげ、集合的トラウマをコミュニティの集合的記憶へと変換することに貢献しうると考える［Ullman 2011］。そうした証言のプロセスが行われるためには、耳を傾けるコミュニティが必要である。つまり証言者を非難することなしにサポートすることをいとわないような、親密で尊敬の念をもった他者の存在が必要である。集合体によって経験された過去の出来事に関する苦痛に満ちた真実を公にし、他者になされた過ちとその苦しみを承認することは、まさに耳を傾けることによって可能となる。ウルマンが提案するような証言のプロセスを実行すること、そして非難することなく見守る聴衆の前で否認の壁を打ち破ることは、自己と他者のあいだに人間らしい関係を始めることを可能にする。同様に、逆説的ではあるが、自らの過ちを告白する者に伴って個人的責任を認めることで自らの悪の力に気づき、それを理解するプロセスは、犠牲者か侵略者かという固定化された関係から脱する可能性を提供できる［Ullman 2011: 153］。

世界の様々な地域で進められている和解プロセスの一環として集合的トラウマを承認するために用意された方法の一つが、真実和解委員会である。この委員会は、紛争と独裁による暴力的遺産に対処するために国際的に活用されてきた［Hayner 2010; Avruch 2012 他］。

この考えに則り（あるいはこの方法に刺激を受けて）、それをトラウマを抱える二つのコミュニティ間で繰り広げられる暴力を伴うイスラエル―パレスチナ紛争独自の状況に適合させるために、次のようなプロジェクトを提案したい。いまだ解決されていない紛争の現状によりふさわしいと私たちが考えるそのワーキング・タイトルは、「過去と向き合うためのイスラエル委員会とパレスチナ委員会（Israeli Commission and Palestinian Commission for Dealing with the Past）」である。私たちは二つの別個の委員会の設立を提案する。一つはイスラエルのもの、そしてもう一つはパレスチナのものである。双方の社会のメンバーが紛争に関する証言の提供のために招待される。その際の招待の仕方は、多くのパレスチナ人とイスラエル人に対して――そして、公聴会に興味をもたないであろう人々に対してさえ――関心を抱かせるに足るほど非脅威的で、歓迎的であるべきである。そこでは証言を傾聴するにあたって予備的なプロセスが行われるだろう。最も関連する話を語り、自らの見解を再検討し、感情的変化を経験する用意があることを表明した人々が、委員会の公聴会の証言者として選出されるだろう。

委員会の活動の焦点は、証言者によって提供された紛争に関連した語りの事実の側面にある。それに対して公聴会は、証言者の語りに付随する感情的で認識的な側面を浮かび上がらせるよう促すことを目的とする。そこには、証言者の中に過去に過ちを犯した者が存在することや、証言者が属する社会のメンバーの中に過ちを犯した者が存在すること、あるいは彼ら自身の社会が紛争の継続に部分的に責任を負っていることについて理解を深めるということが含まれるだろう。

委員会は、各々の証言者が偏った判断を避けられるようなやり方で自らの語りを伝えることを可能にし、人々の共感的な傾聴技術を引き出し、過去の行為について再検討することを可能にするだろう。公聴会のあいだに発展されるであろう議論のあり方は、証言者に自らの記憶を再検討させ、以前には触れられなかった感情と認識を次第に引き出すことを可能にするだろう。そして、委員会は心理的な安心感を提供する。それは、潜在的に痛みを伴うがゆえに、証言者個人や各々の社会における公的議論によってはそれまで取り組まれてこなかったような紛争の諸局面について語るために必要となる。

私の研究は、感情が人から人へと伝わりやすいことを指摘した——大半の人々は無意識的に「自らの集団」とみなす集団に所属する他のメンバーが表現する感情に共感する。それゆえ、各々の委員会に出席する個人が比較的少数だとしても、そこで経験される感情的プロセスは、公聴会に参加し証言者の感情に共感するであろう社会のメンバーのあいだに、著しく大きな感情的変化をもたらしうるであろう。

付記

本章は二〇一四年四月一九日に京都大学人文科学研究所で行われたマヤ・カハノフ氏の研究発表の原稿を翻訳したものである。原題は、“Collective Trauma, Recognition and Reconciliation in Societies in Prolonged Conflict: The Israeli-Palestinian Case.”である。

参照文献

Avruch, Kevin. 2012. *Context and Pretext in Conflict Resolution: Culture, Identity, Power, and Practice.* Boulder: Paradigm Publishers.

Bar-On, Dan. 1999. *The Indescribable and the Undiscussable: Reconstructing Human Discourse after Trauma.* Budapest: Central European University Press.

Bar-Tal, Daniel. 2013. *Intractable Conflicts: Socio-Psychological Foundations and Dynamics.* Cambridge: Cambridge University Press.

—— and Yona, Teichman. 2005. *Stereotypes and Prejudice in Conflict: Representations of Arabs in Israeli-Jewish Society.* Cambridge: Cambridge University Press.

Caplan, Neil. 1999. Victimhood and Identity: Psychological Obstacles to Israeli Reconciliation with the Palestinians. *Israeli and Palestinian identities in history and literature* New York: St. Martin's Press: 63–86.

Cohen, Stanley. 2001. *States of Denial: Knowing about Atrocities and Suffering,* Polity.

Felman, Shoshana, and Dori, Laub. 1992. *Testimony: Crises of Witnessing in Literature, Psychoanalysis, and History.* Florence, Kentucky: Taylor & Francis.

Hayner, Priscilla B. 2010. *Unspeakable Truths: Transitional Justice and the Challenge of Truth Commissions,* 2nd ed. New York: Routledge.

Herzog, Hanna, and Kinneret Lahad. 2006. *Knowledge and Silence: On mechanisms of Denial and Repression in Israeli Society.* Tel-Aviv: Hakibbutz Hameuchad (in Hebrew).

Jamal, Amal. 2001. State-Building, Institutionalization and Democracy: The Palestinian Experience. *Mediterranean Politics* 6(3): 1–30.

Kahanoff, Maya, 2016. *Jews and Arabs in Israel Encountering Their Identities: Transformations in Dialogue,* Lonham: Lexington Books.

Kelman, Herbert.C. 2001. The Role of National Identity in Conflict Resolution: Experiences from Israeli-Palestinian Problem-solving Workshops. In R.D. Ashmore, L. Jussim, & D. Wilder eds, *Social identity, intergroup conflict, and conflict reduction,* (pp. 187–212). Oxford and New York: Oxford University Press.

Khalidi, Rashid. 1998. *Palestinian Identity: The Construction of Modem National Consciousness.* New York: Columbia University Press.

Kymlicka, Will, and Bashir, Bashir. 2010. *The Politics of Reconciliation in Multicultural Societies.* Oxford: Oxford University Press.

LaCapra, Dominik. 1999. Trauma, Absence, Loss. *Critical Inquiry* 25: 696– 727.

—— 2001. *Writing History, Writing Trauma.* Baltimore: JHU Press.

Masalha, Nur. 2009. Collective Memory, Indigenous Resistance and the Struggle for Return: Palestinians inside Israel Six Decades after the Nakba', *Jadal*: 4–12.

Montville, Joseph V. 1993. The Healing Function in Political Conflict Resolution. In Dennis J. D. Sandole and Hugo van der Merwe eds. *Conflict Resolution Theory and Practice Integration and Application.* Manchester and New York: Manchester University Press. 112–127.

Rothberg, Michael. 2008. Decolonizing Trauma Studies: A Response. *Studies in the Novel* 40(1): 224–234.

—— 2009. *Multidirectional Memory: Remembering the Holocaust in the Age of Decolonization* (Cultural Memory in the Present). Redwood City: Stanford University Press.

Rouhana, Nadim N. and Daniel Bar-Tal. 1998. Psychological Dynamics of Intractable Ethnonational Conflicts The Israeli-Palestinian Case, *American Psychologist* 1998, 53(7):

761–770.

Rubin, Simon Shimshon, Ruth Malkinson, and Eliezer Witztum. 2012. *Working with the Bereaved: Multiple Lenses on Loss and Mourning*. New York: Taylor & Francis.

Sa'di, Ahmad H. 2002. Catastrophe, Memory and Identity: Al-Nakbah as a Component of Palestinian Identity. *Israel Studies* 7(2): 175–198.

Teitel, Ruti. 2000. *Transitional Justice*, Oxford: Oxford University Press.

Ullman, Sarah E. 2011. Is Disclosure of Sexual Traumas Helpful? Comparing Experimental Laboratory Versus Field Study Results, *Journal of Aggression, Maltreatment, & Trauma,* 20, 148–162.

Villa-Vicencio, Charles and Erik Doxtader. 2004. Pieces of the Puzzle: Keywords on Reconciliation and Transitional Justice. Institute for Justice and Reconciliation.

Volkan, Vamik D. 1991. On Chosen Trauma. *Mind and Human Interaction* 3(1): 13.

—— 1997. *Bloodlines: From Ethnic Pride to Ethnic Terrorism*. New York: Farrar, Straus, and Giroux.

—— 1999. Individual and Large-group Identity: Parallels in Development and Characteristics in Stability and Crisis. *Croatian Medical Journal,* 40(4), 458–465.

—— 2001. Transgenerational Transmissions and Chosen Traumas: An Aspect of Large-group identity. *Group Analysis* 34(1): 79–97.

第Ⅱ部

伝える・戸惑う

第6章　ナショナルな歴史経験とトラウマ
――先住民への謝罪と和解

窪田幸子

1　はじめに――調査地で出会ったトラウマの語り

一九九九年の夏、筆者はカナダ、ケベック州イヌクジュアック村で、女性のライフヒストリー聞き取り調査をおこなっていた。三〇～六〇歳代の女性たちの世代的経験を抽出し、そこからジェンダー役割の歴史的変化に注目しようという研究計画であった。約一ケ月で、データとして使えるようなまとまりのあるライフヒストリーを二〇人分聞き取ることができた。女性たちの経験から、この村の歴史と女性たちの生活実践の世代的変化を再認識することができた。その中で予想外であったのは、ある世代の女性たちに繰り返し現れる「トラウマの語り」であった。のちに述べるように、この地域のイヌイトの人々は、狩猟を中心としたキャンプでの生活から、一九七〇年代に町での定住生活に半強制的に移行した。それに先んじて、カナダ政府は一九六〇年代にイヌイトの子どもに学校教育をほどこす方針をとった。そのため、この時期に学齢期であった子どもたちは、親から離れた町の学校に送られるという経験をした。共通した「トラウマの語り」は、この世代の人々から聞かれたものであった。

家族がまだキャンプで暮らしていたころ、私たち子どもは八月には学校に戻らなければなりませんでした。一年のうち一ヶ月かそれよりも少ない間しか家族と一緒に過ごすことができなくなったのです。学校教育は、私たちの文化のすべてを根絶やしにしました。私たちは、自分たちの文化、言語、先祖、それらすべてを嫌うように教えられました。そして私たちはそれが悪いものだと考えるようになったのです。私たちのキャンプでの暮らし方を嫌悪するようになったのです。

私が聞き取ったこのようなトラウマの語りは、ほんの数人のものであったが、語りにみられた共通性が気になった。あまりに定型化された語りだったからである。本章で取り上げるオーストラリアとカナダでは、植民地の時代から先住民への同化主義政策が行われてきた。母言語禁止、母文化からの引き離し、そして母文化の否定など、政策は両国に共通するものであった。そしてとくに子どもたちに対しては、カナダでは「インディアン寄宿学校」、オーストラリアでは「盗まれた世代」という政策がとられた。子どもを親から引き離し、白人の教育施設で教育し、「白人化」させるという同化政策は、この二つの国だけでなく、アメリカ、ニュージーランド、スカンジナビアなど多くの国で行われたものである。しかし、とくにオーストラリアとカナダではその制度や連れ去りの行われ方、実行した母体の在り方などに共通性があると指摘されている［Aboriginal Healing Foundation 2006］。

一九八〇年代にはいると、「インディアン寄宿学校」と「盗まれた世代」は、それぞれの国で過去の国家的不正義として、社会問題とされるようになった。これらの制度が、現在の先住民がおかれている社会経済的苦境の大きな原因の一つであったとして語られるようになり、国家による政策の結果、先住民の子どもたちは精神的肉体的虐待を受けトラウマを負ったのであり、そしてそのトラウマゆえに、彼らは現在も社会的に不適応状況にあるという理解が広まった。そこでは、第二次世界大戦でのユダヤ人虐殺についての議論の文脈であらわれた「世代横断的トラウマ」（Inter-generational trauma）という概念も適用された。これについては本書の第16章タジャン論文が詳しい。つまり国家的暴力によって世代を超えるような構造的なトラウマが生まれたのであり、直接的な暴力を受けた世代の問題だけではない、とされたのである。このような構造的暴力に対して国家は正式謝罪をすべきであり、その責任を明らかにし、人々が負ったトラウマから回復させるために、癒し（Healing）を提供する必要があるとの認識も、しだいにひろがっていった［Evans-Campbell 2008］。

国家による公式謝罪については、大きな社会的注目をあつめた。とくにオーストラリアでは、当時の首相が国家謝罪を拒否したため、国家を二分するような議論となった［Goot and Rowse 2007］。そして、最終的には、両国それぞれで公式謝罪がおこなわれ、「トラウマ」が国家の正統な歴史として認められることになったのだが、この議論が社会的にもった意味は大変大きいといえるだろう。先住民への暴力があったこと、そして彼らにトラウマを与えたことを認め、これらの負の遺産を国家の歴史としたことを意味するからである。

しかし、いずれの場合においても、どのような暴力があったとしても実際の個人の経験には多様性があるはずである。これまで、「盗まれた世代」を経験したアボリジニのなかには、引き取ってくれた家族の暖かさを記憶している者や、うけた教育の利点を述べる者もいた。しかし、それらの声はしばしば大きな批判に会い、発言は抑圧されることになっていった。個々の経験の個別性は抑圧され、国家の歴史の一部としての語りとなっていったとさえいえるのではないだろうか。そこからは、先住民への暴力と、それをふまえて国家が謝罪し、和解につながるというストーリーのみが見えてくる。これにかかわり、岡田は、本書8章で、在日コリアンの集合的トラウマへの収斂という問題を論じている。特に本章では、オーストラリアとカナダにおける同化政策の事例から、謝罪に至る議論の中で、トラウマの語りが、どのように歴史化されていくのか、個人の経験の歴史化という問題を意識しながら考えてみることにしたい。

2 復讐と和解

古代から、多くの社会で無礼や苦痛に対して復讐をおこなう、ということが人間としてごく自然の反応であり、動かしがたい強い人間的感情であると一般的に理解されてきたといわれる。国家制度ができた後、宗教と国家権力において復讐行為は規制する対象となり、何世紀にもわたって復讐が起きないように圧力をかけてきた。そして、復讐に代わってなんとか「和解」することを促し続けてきたのである〔小菅二〇一一〕。

とくに近代になって、その「和解」の質が変化したと、小菅は指摘している〔小菅二〇一一〕。それは、「赦して忘れる」から「赦すが忘れない」への変化であったという。フランス革命以前には、西洋における講和では、戦争でのすべての行為を赦免する恒久の「赦し」が奨励されてきた(1)。ところが、フランス革命によって、近代化、政治化が具体化し、この「赦し」が揺らいだのだと小菅は指摘する〔小菅二〇一一〕。世俗化、民主化がすすみ、ナショナリズムが発展し、国際法も発展することとなった。これらによって、一八世紀から一九世紀には、大赦という考え方、つまり、神による許しという考え方が揺らぐことになった。

こうして、二〇世紀の、二つの世界大戦ののち、平和構築を求める価値観も変化することになった。それは、「赦して忘れる」和解から、「赦すが忘れない」和解への変化であった。ここではこの点についてこれ以上深く立ち入らないが、小菅は、その変化によって戦争犯罪裁判が「赦すが忘れない」裁判として行われるようになったのだと論じている。(2)

小菅にしたがえば、「赦すが忘れない」和解は、世俗化とナショナリズムの進展、個人の地位の向上の結果として共有されることになったわけであるが、それは同時に被害をこうむる個人の苦悩の記憶が集合表象化されるようになったことを意味したことが重要である。第一次世界大戦後、戦死者は、犠牲として顕彰されるようになった。それによって国家の求心力として強い遺族共同体が形成され、犠牲者と追悼者が一体化されることにつながっていった。小菅は、これは、個人の記憶を集団記憶へとくみ上げる記憶のシステムが完成したことを意味すると論じている［小菅二〇一二］。それによって、決して忘れない記憶となったというのである。なお、ポスト紛争社会におけるトラウマと和解については、本書の第11章吉田論文が詳しく論じている。

この集団記憶へといたるシステムは、近代という時代において、戦死者以外にも適応されることになったと考えることができるように思われる。以下、オーストラリアとカナダの歴史的な同化主義政策の中での先住民の経験を、「トラウマ」として扱う議論を中心に、集合表象化の問題を考えてみよう。そこからはおそらく、戦死者だけではなく、国家による暴力の被害者に対しても、同じシステムが適用され、個人の苦悩が集合表象化されるようになる道筋が見えてくるのではないだろうか。

3 謝罪の時代

二〇世紀の終わりをミッチェルは、「謝罪の一〇年間（Decade of atonement）」であったと述べている［Mitchell 1999］。一九八八年のアメリカによる第二次世界大戦中の日系人強制収容への謝罪にはじまり、一九九三年にはハワイ帝国打倒への謝罪、一九九五年には日本による従軍慰安婦への謝罪、そして、一九九六年にはドイツによる一九三八年チェコ侵攻への謝罪……と各国で、公式謝罪が続いた。この流れの末尾に、カナダとオーストラリアでのそれぞれの首相による先住民に対する過去の同化政策に伴う暴力についての謝罪を加えることができる。

オーストラリアでは、二〇〇八年の二月一三日にケビン・ラッド首相が公式謝罪を行い、カナダでも、同じ年の六月一一日に、ステファン・ハーパー首相が公式謝罪を行った。謝罪は二一世紀に入ってからであったが、のちにみるように、公式謝罪をすべきであるという議論が始まったのは、いずれも二〇世紀末であった。これはいずれも、過去の政府の政策が、先住民の人々に多大な精神的肉体的損害を与え、その結果現在も彼らの多くが苦しみ、「トラウマをかかえている」ことを認めたものであった。そして、先住民に対して行われてきたこのような政策が、国家的不正義であったとして公式に認め、謝罪したものであった。負の歴史を国家の歴史と認めた行為であったといえるだろう。

（1）カナダでの謝罪に至る経緯

カナダでは、一八七四年ごろからインディアン寄宿学校（Indian residential schools）での教育が行われていた。これは、連邦政府が政策に基づいて子どもを収容し、同化教育をおこなうもので、学校の運営はキリスト教会が行っていた。一九七〇年代に大半は閉鎖され、最後の寄宿学校の廃校は、一九九九年であった。全体で一三二校が存在し、この制度の犠牲となった子どもは約一五万人いたといわれている。そのうち現在も生存しているのは、約八万人であるという。この問題については、一九八〇年代から、虐待や精神的肉体的暴力の経験として語られるようになり、一九八八年には裁判所への初めての訴えが起こされている［広瀬二〇一二］。

カナダでは、各キリスト教会のこの問題への対応は非常に早かった。一九八六年には、カナダ合同教会（United Church Canada）が謝罪し、他のキリスト教会も一九九〇年代に次々と謝罪を表明したのである。一九九三年には、連邦警察が、「一八九〇～一九八四年までの寄宿学校の社会への影響」とする調査を行った。また一九九二年には、王立先住民族委員会によって、五年間をかけて六〇〇〇万ドルの予算での調査が行われた。この調査では、公聴会が幾度も開かれ、九六か所のコミュニティを訪問するなど、徹底的な調査が行なわれた。委員会メンバーの七名のうち、四名が先住民代表者であったことも特筆される。一九九六年には、この委員会が、多くの勧告を述べた最終報告書（五分冊）を提出した。この対応の早さの背景には、隣国アメリカにおいて寄宿学校問題が一九六〇年代から議論されてきたことがある、と考えることが適切であろう。

その翌年の一九九七年には、インディアン問題北方開発大臣ジェーン・スチュワートが謝罪し、「和解声明（Statement of Reconciliation）」を発表した。そこでは、明確に謝罪の言葉"Sorry"がのべられていた。彼は、「先住民族ヒーリング財団」の設置を約束し、三五〇〇万ドルの予算で、過去の精神的、肉体的暴力のために現在もトラウマをかかえている人々へのカウンセリングをおこなうことを表明した。一九九八年には、探求的対話集会を九つ設置し、宗教団体、元生徒、政府が合同で寄宿舎問題を話し合う機会を設けるなどした。一方、被害者の側からは、二〇〇一年までに損額賠償請求裁判が四二四四件、提訴された。原告者数は八四九三名に上がった。

二〇〇〇年九月には、インディアン寄宿舎学校問題解決省が設置された。そして翌々年には、インディアン寄宿舎学校問題解決国家フレームワークが示され、裁判外紛争解決審判所による解決推進が推奨された。同時に、健康支援プログラム、言語文化プログラム、寄宿舎学校体験の記憶の共有化のプログラムなどが提示され、問題解決に向けた道筋が政府から示された。

これらを受けて、二〇〇五年にカナダ政府とファーストネーションズ[3]議会の間での政治協定が結ばれた。これによって、元生徒全員への賠償金支払い、真実究明和解委員会に向けたプロセス開始、インディアン寄宿舎学校による後遺症とその影響を広く認識したことを示す謝罪などに対して、ファーストネーションズが合意し、「解決パッケージ」が策定された。二〇〇五年一一月、政府は二〇億ドルを賠償のために計上した。そして、さらに二〇億ドルを元生徒の訴訟費用として計上した。これは、「インディアン寄宿舎学校問題解決協定原則合意（The residential schools settlement Agreement）」とよばれ、二〇〇六年に政府、原告、フォーストネーションズ議会、イヌイト代表、各協会との間での最終合意となった[4]。

それによれば、合意内容は国家資格認証委員会及び国家行政委員会からなる第三者機関によって運営されるとされており、元生徒には虐待の内容に応じて「寄宿舎学校共通体験支払金」が支払われることが明記された。金額は、一人当たり一万ドル、在籍年数が増えるごとに三〇〇〇ドルを上乗せするが、その補償金審査は、独立紛争審判所によって行われるとしている。補償金以外に、ヘルスサポートプログラムの設置、真実究明・和解委員会の設置も合意に含まれていた。そして、それ以外に、寄宿学校問題の啓発を目的として二〇〇〇万ドルを措置し、先住民族ヒーリング財団を一億二五〇〇万ドルの予算で設立する、としている。被害者には、二〇〇七年三月から八月の間に賠償を受けるか、裁判による解決を図るかを選択することを求めている。

このように、全体的に政府の対応は早く、先住民側の要求を容れるような対応であったものの、首相からの謝罪がないことへの批判は次第に高まった。二〇〇七年三月に、これらの批判に対し、当時の保守党政権は、謝罪をしない、と明言した。「先住民の子どもたちに教育をしようとし、教育を提供した」ものと発言したうえで、判明していない事実が残されており、謝罪は「真実究明・和解委員会」の結論を待つべきとの立場を堅持した。

しかし、二〇〇七年五月一日に、下院本会議において、メスティ議員が謝罪を決議する動議をだした。この動議は、二五七対〇、棄権六で承認された。これをうけて、一〇月には謝罪へのプロセスが開始され、二〇〇八年六月一日に真実究明・和解委員会の議長、委員が発表された。二〇〇八年六月一一日には、ステファン・ハーパー首相による公式謝罪がおこなわれ、同時に真実と和解委員会をたちあげ、改めて詳細な調査が行われ、二〇一五年に真実と和解委員会の報告書が提出された［Truth and Reconciliation Commission of Canada 2015］。そしてそののち、個々のケースについての保証をともなう対応が続けられている［Niezen 2016］。

(2) オーストラリアでの謝罪への経緯

一方、オーストラリアではどう展開したのだろうか。オーストラリアでは、一八六九年に、アボリジニ保護委員会(Board for the Protection of Aborigines)が設立された。これ以降、アボリジニのとくに混血の子どもを、両親から引き離し、キリスト教ミッションの運営する寄宿舎や白人家庭に寄宿させて同化教育が行われるようになった(写真1)。一八六九年から一九七〇年ごろまでこの制度は続いたが、それぞれの各植民地政府が主体になって行われたものであった。明

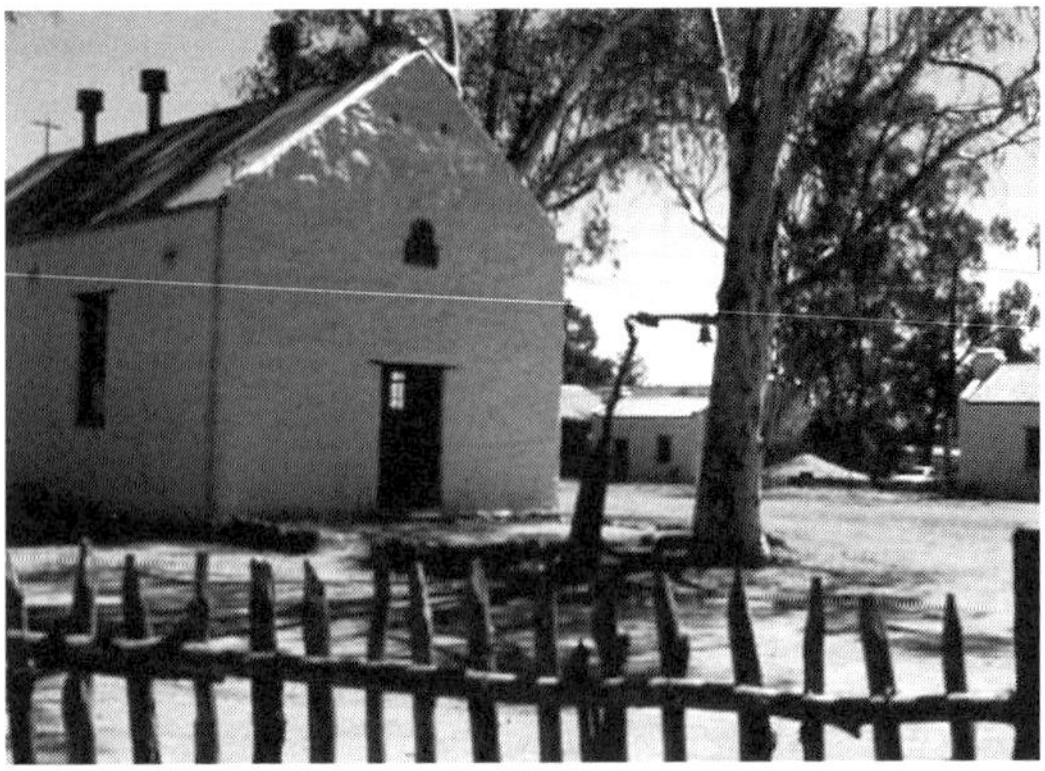

写真1　キリスト教ミッションによるアボリジニの旧寄宿学校（筆者撮影、2010年）

確な数値はいまも明らかになっていないが、少なくともこの間に、一〇万人の子どもが犠牲になったといわれている。「盗まれた世代（Stolen Generation）」と呼ばれるのは彼らのことである。

一九八〇年代からこの問題をめぐる議論は盛んになっていった。一九八〇年に、ニュー・サウス・ウエールズ州で、NPO組織として「リンクアップ（Link-Up Aboriginal Cooperation）」が設立されたのをはじめとして[5]、同様のルーツ探しをサポートするNGO組織が、各州に作られた。盗まれた世代の被害者たちの多くは、自分の出身地、出身家族がどこであるのかさえ分からなくなっていたからである。

この時期のオーストラリアでは、盗まれた世代問題に先だって、アボリジニをめぐる諸問題が社会的に大きな注目をあつめていた。とくにこの問題を解決することの必要性を強く認識させたのは、一九八八年の出来事だったといえる。一七八八年の最初の移民船到着から二〇〇年を記念したこの年に、シドニーで大規模なアボリジニの抗議デモがおこなわれた。社会的不平等を背景として、先住民の土地権を認めようという主張が強く訴えられた。そんななかでさらに注目を集めたのが、「アボリジニ拘留死問題」であった。一九八〇年代、刑務所内でのアボリジニの不審な死亡が続き、一九八七年に王立委員会が立ち上げられ、一九八〇年から八九年の間に起きた九九件のケースについての調査が行なわれた。その結果、アボリジニの死亡がとくに多いわけではないものの、拘留率は異常に高く、死に至る可能性も含めて、アボリジニの健康状態の悪さが明らかとなった。一九九〇年に提出された報告書では、数多くの改善勧告がならべられた(6)。それらは、社会的偏見、差別が、拘留率の高さの背景にあるということを認識することが必要という内容であった。

これをうけ、一九九一年に、和解委員会法案が成立、一〇年間の和解委員会が組織された。アボリジニがおかれている構造的な負のサイクルの背景には、「盗まれた世代」を含めて、植民地時代におこなわれたアボリジニへの組織的な迫害があった。そのことを、オーストラリア全体が理解し、ともにあたらしい未来に進むことが必要、との認識にたったものであった。当時首相であった労働党のロジャー・キージングは、一九九二年に翌年の国連世界の先住民族の国際年に先立ち、記念スピーチをおこなっている。彼はこの中で、盗まれた世代問題に言及し、政府の責任と過ちであったと明言し認めた。そして、一九九五年に、盗まれた世代調査委員会(National inquiry into the Separation of Aboriginal and Torres Strait Islanders Children from Their Families)が組織された(写真2、3)。

委員会は、七七七件の意見陳述を受け、詳細な調査をおこない、一九九七年に、報告書*Bring Them Home*を提出した[National inquiry into the Separation of Aboriginal and Torres Strait Islanders Children from Their Families 1997]。一九一〇~一九七〇年の間に、全国で一〇人に一人から三人が強制的に引き離され暴力的扱いをうけてきたこと、少なくとも、約一〇万人の犠牲者がいると考えられること、などの全容が人びとに広く知られるところとなり、多くの国民にショックを与えた。細かな調査報告と五四項目の提言が報告書には含まれていた。提案には、この行為が民族殺戮(genocide)であったと認めること、公式謝罪と賠償をおこなうこと、報告書が提出された五月二六日を「謝罪の日(Sorry Day)」とすることなどが含まれていた。そして、引き離し政策を実行したのは、植民地政府の福祉局の長官とその部下であり、政府は公式に謝罪をすべきとしていた。しかし、当時首相であったジョン・ハワードは、謝罪を拒否し、大きな批判をうけることとなった。その結果、公的謝罪をめぐり国内を二分するような議論が続いたのである[Goot and Rowse 2007]。一方で、

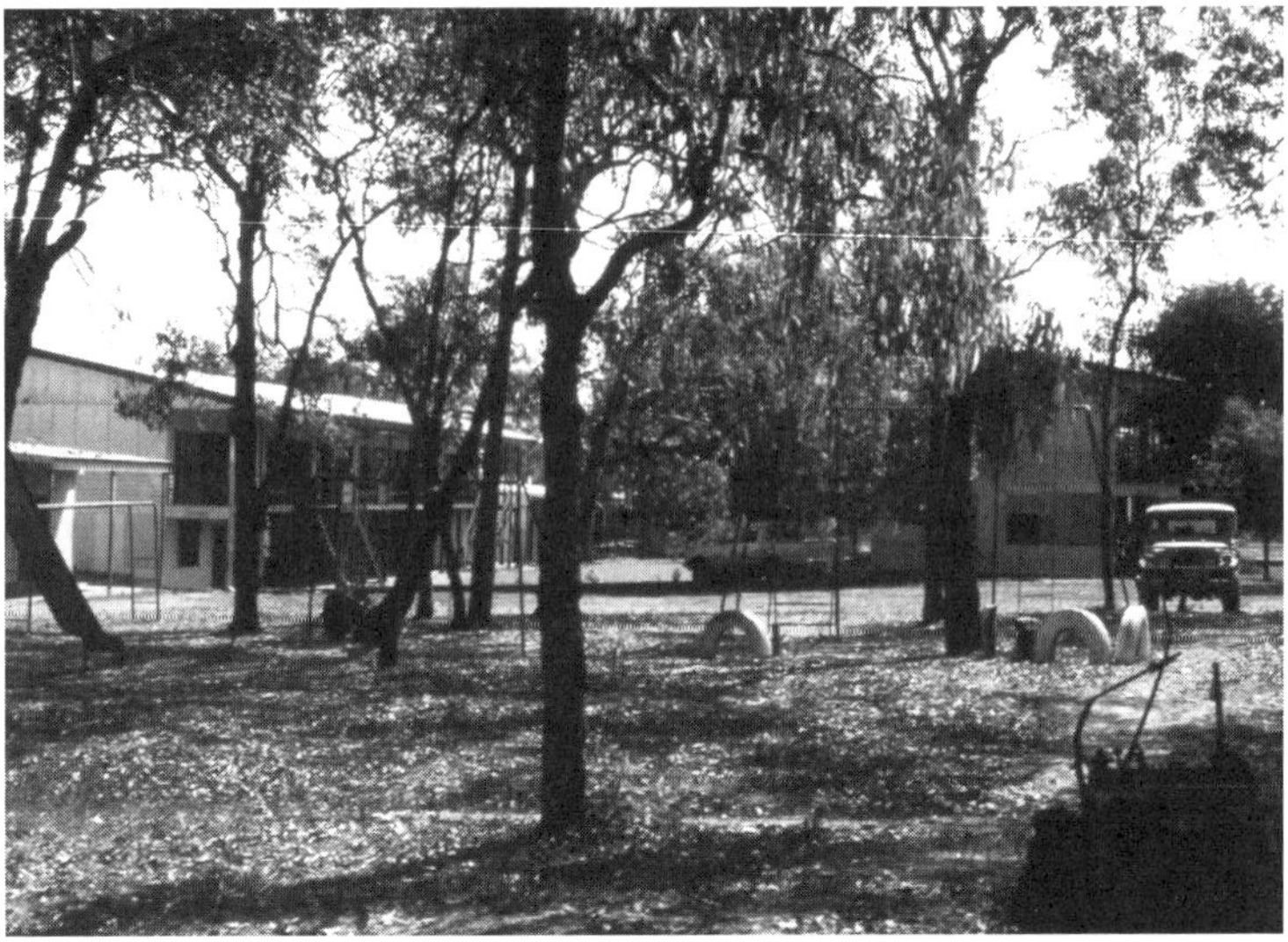

写真2　キリスト教ミッションが建設したアボリジニの小学校（筆者撮影、2008年）

各州の知事または、アボリジニ問題担当大臣は、一九九七年五月の西オーストラリアを皮切りに、ほとんどがこの年のうちに謝罪を行った(7)。

　首相が謝罪を拒んだため、オーストラリアでのこの問題をめぐる議論が盛り上がり、和解委員会の活動は謝罪をめぐるものに大きくシフトしていった。たとえば、一九九七年にはじめられたイベントに、「手の平の海（Sea of Hands）」というものがあった。これは参加者が個々の謝罪の気持ちをメッセージにして直径二〇センチほどの大きさの手の平の形のプラスティックにはり、これを並べて地面に立ててつくるインスタレーションで、最初に国会議事堂前の芝生広場を会場として行われたのをはじめとして、海岸や公園などオーストラリア各地で催された。一九九八年五月二六日の最初の「謝罪の日（Sorry Day）」には、謝罪帳（Sorry Book）のイベントがはじめられた。公式謝罪ノートの最初のページには、「政府は謝らないが、私たち個々人はアボリジニに対して、申し訳ないと思っている」という趣旨の文章が書かれ、それぞれが自分のメッセージを記入し、サインするというものであった。公式ノートは市役所や図書館など公共の場所におかれ、各地で人から人へと手渡され、約一〇〇〇冊が記帳された。(8) 二〇〇〇年五月二六日には、コロボリー二〇〇〇と呼ばれるイベントがおこなわれ、これにあわせて「和解への行進（*Walk for reconciliation*）」が企画された。コロボリー二〇〇〇はシドニーのオペラハウスの前で行われたのだが、シドニーのハーバーブリッジの車の通行を閉鎖し、オペラハウスの方向にむかってみんなで歩いて渡るというイベントである。一〇万人が参加したといわれるこのイベントでは、ハーバーブリッジの頂上にオーストラリア国旗とアボリジニの旗がたてられ、空にはSORRYの文字が飛行機雲で描かれ、多くの参加者がアボリジニの旗を持ち、謝罪のメッセージを記したTシャツを着て、我々は「Sorry」と思っている、という気持ちをそれぞれにあらわす、大変に盛り上がりを見せるイベントとなった。

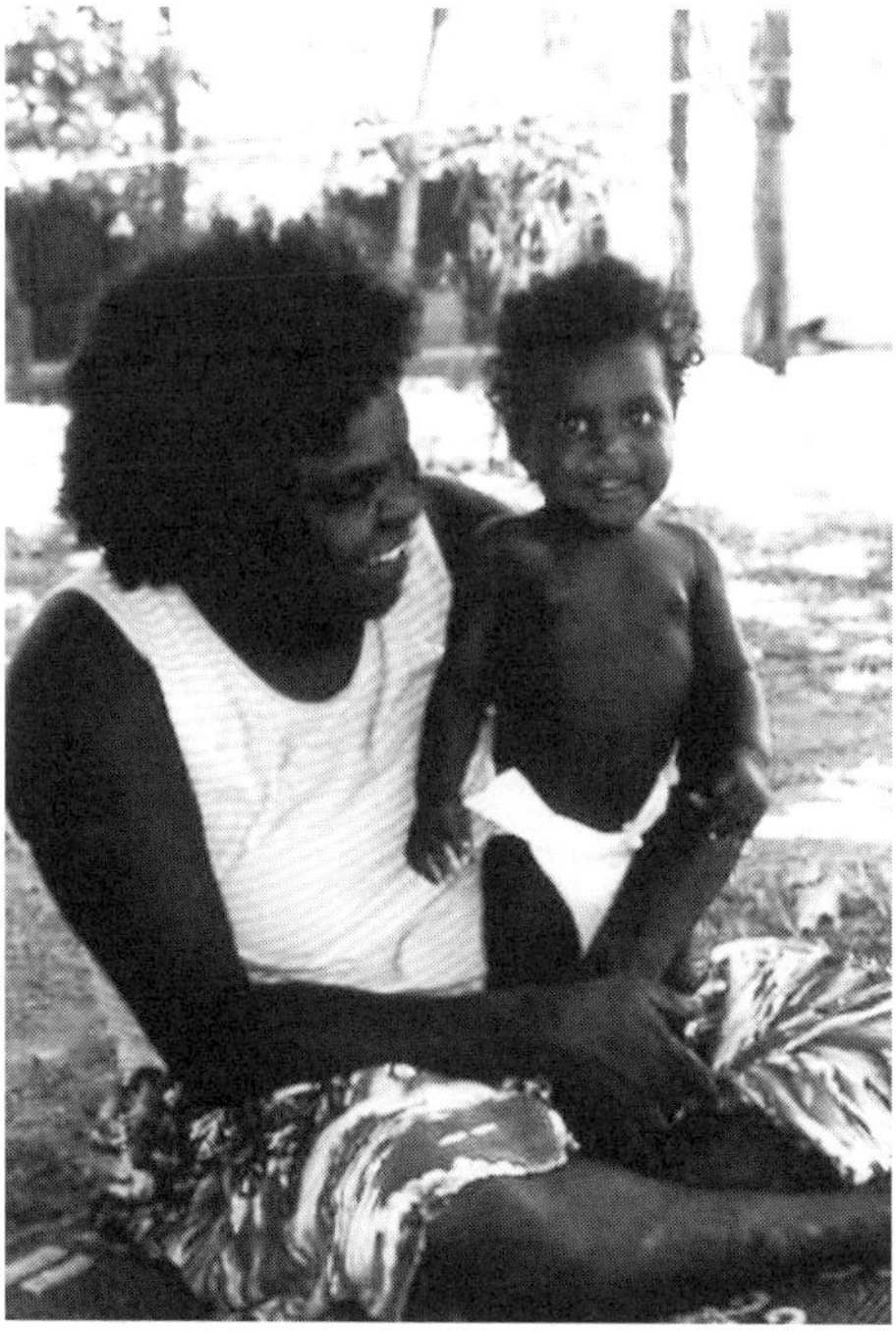

写真3　アボリジニの母子（筆者撮影、2008年）

同様な盛り上がりはメディアにおいても見られた（表1）。一九八六年、八七年にそれぞれベストセラーとなった自伝的小説 *Wondering Girl* と *My Place* は、盗まれた世代の作家によるもので、アボリジニによって経験された痛みを広く人々に伝えることになった。とくに二〇〇二年と、二〇〇八年に公開された劇場映画の存在と影響力は大きかった。二〇〇二年の『裸足の1500マイル』は、盗まれた世代の少女たちの経験を描いた実話をもとにしたもので、世界的にこの問題を訴えるとともに、その暴力性を赤裸々に描き人々に強い印象をあたえた。『オース

表1　オーストラリアにおける「盗まれた世代」をとりあげたメディアとイベント

1983年	短編映画 *Lousy Little Six Pence*（Gerald Bostock and Alec Morgan）
1986年	自伝的小説 *Wondering Girl*（Glenyse Ward）
1987年	自伝的小説 *My Place*（Sally Morgan）
1988年	演劇 *Stolen*（John Harrison） 映画 *Radiance*（Raichel Perkins）
1992年	レッドファーン演説（Roger Keesing）
1997年	"Bring Them Home"報告書、イベント：Sea of Hands
1998年	最初のソーリー・ディ、イベント：謝罪ノート（Sorry Book）
1999年	ドキュメンタリー *City from the Heart*
2000年	イベント：和解への行進（Walk for reconciliation）、シドニー・オリンピック ドキュメンタリー *Haines biographic story on his art work* ドキュメンタリー『小さな王たちの土地』
2002年	劇場映画『裸足の1500マイル（Rabit Proof Fence）』（Philip Norrs）
2008年	劇場映画『オーストラリア（Australia）』（Baz Luhmann） 公式謝罪（Kevin Rudd）

トラリア』（二〇〇八）はニコール・キッドマン主演で注目されたが、盗まれた世代の悲劇がエピソードとして含まれた。これらメディアの働きもあって、世論の合意は進み、二〇〇八年の謝罪にいたったといえるだろう。

二〇〇七年の総選挙で、労働党が政権を奪回した。そして、二〇〇八年二月一三日に国会の開幕に先立ち、ケビン・ラッド首相は、公式謝罪を行った。盗まれた世代の犠牲者とその家族が国会に招待され、議場内に並んで、首相の謝罪スピーチを聞いた。議事堂の前には、大きなスクリーンが設営され、芝生広場をうめるほどの人が集まり、耳をかたむけ、涙した。同様に、国内の各地の公園で、職場で、学校で、人々はスクリーンの前に集まり、映し出されたラッド首相の、心のこもったスピーチと率直なSORRYに涙した。オーストラリア中が感激し、気持ちを一つにするような重要なイベントとなったのである。

謝罪をうけて、二〇〇九年には、アボリジニヒーリング基金（NPO）が設立され、四年間で二六六〇万ドルの予算が配分された。二〇一三年には、さらに四年間で二六〇〇万ドルの予算が割り当てられた。

4 ライフヒストリーで語られたトラウマ

筆者は、一九九九年に、カナダのケベック州イヌクジュアック村で調査をおこなった（写真4）。この時、各世代の女性たちからライフヒストリーを聞き、その経験の差に注目しようとしていた。その中で出会ったのが、冒頭で述べたトラウマの語りであった。二〇代から六〇代まで、異なる世代の女性たちから聞き取ったのだが、トラウマの語りは一九四〇年から一九六〇年生まれの人々、当時四〇代から五〇代の女性たちの経験として語られた。彼らは半伝統的なキャンプで生まれた世代である。そのころには交易所が設置され、キャンプで暮らす人々は、狩猟をし、とれたキツネなどの毛皮を持ち込み、必要な食糧や弾丸などと交換する生活をおくっていた。伝統的な狩猟に依存し、キャンプで暮らす生活が維持されていた最後の時代といえるだろう（写真5）。一九六〇年代にこの地域ではすべての子どもを学校に通わせる方針が決められた。こうしてまず子どもたちだけが家族をはなれて学校に送られることになった。一九七〇年代になると、医療の問題もあって、しだいに全てのイヌイトがキャンプでの生活をやめ、村に定住するようになる。彼女らは、この間の一〇年ほどの移行期に、ちょうど学齢期を経験した人々で、子ども一人で町の宿泊施設に居住させられ、ひどい扱いをうけ、心に傷を受けたと語る。

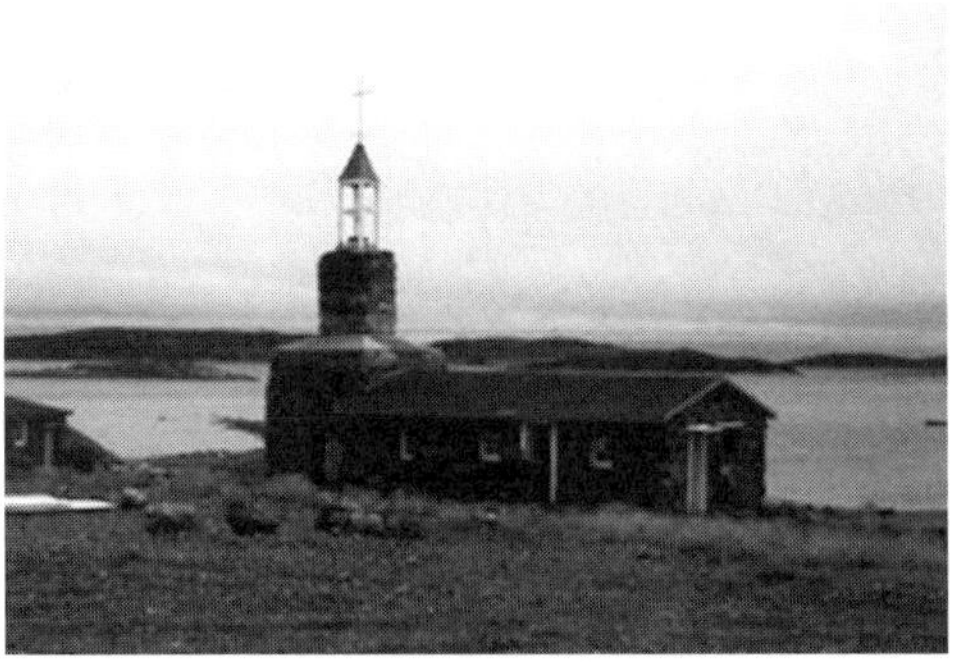

写真4　イヌイトの町の教会（筆者撮影、1999年）

イヌクジュアックの女性たちのライフヒストリーに見られるトラウマの語りの

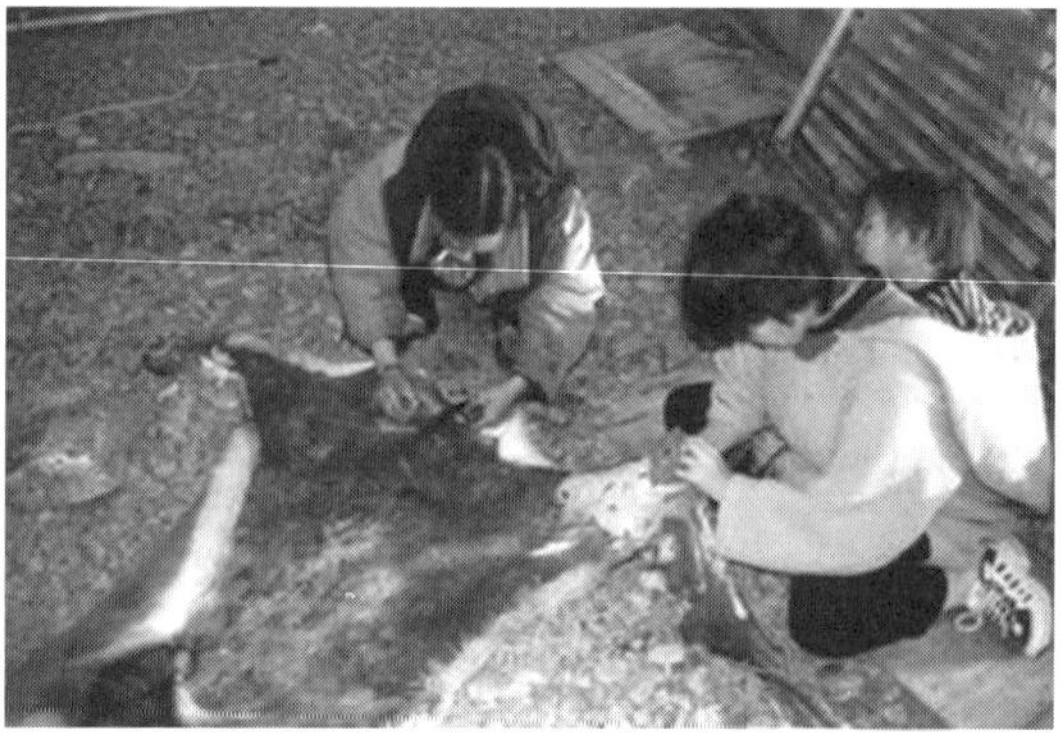
写真5　毛皮処理作業するイヌイト女性と子供たち（筆者撮影、1998年）

事例は、具体的には以下のようなものであった。

【一九五四年生まれA氏】〔前略〕その時私は六、七歳だったのですが、学校に行きはじめました。他の子どもたちはだいたい四、五歳で行きました。学校はとても嫌なところでした。たしか、一九六二年か六一年に私は学校へ行きはじめたのです。そして私はすべてを失いました。私が知っていたすべてのものは、消えてなくなったのです。私にとってとても恐ろしい経験でした。私たちはホステルに住みました。カルチャーショックを受けました。ホステルでは、すべてをきれいにしておかなければならず、すべてを完璧にしなくてはなりませんでした。私たちは常に完璧にすることを求められました。私たちは、ひどい扱いを受けたのです。私は「悪い」のだと教えられました。それ以前は、私は幸せでした。学校では、とても悲しく、不幸せでした。見たこともない女の人が、私たちをホステルで監督していました。〔中略〕私たちは手荒な扱いをするその女性と一緒に住まなくてはなりませんでした。彼女は私たちに常に命令し、私たちが「悪い」ということを繰り返し言いました。おまえの両親は「悪い」、イヌイトは「悪い」ということを。〔中略〕彼らは、文化のすべてを根絶やしにしました。私たちは、文化、言語、先祖、それらすべてのことを嫌うように教えられました。それで私たちはそれが悪いものだと考えるようになったのです。私たちは、キャンプでの暮らし方を嫌悪するようになったのです。

【一九五九年生まれB氏】 私は、五歳の時に学校のためにイヌクジュアックにきました。ホステルに最初に入った時のことをよく覚えています。〔中略〕食べ物はひどいものでした。缶詰の食糧を食べなくてはならず、そんなものはそれまで食べたことがなかったのです。学校はショッキングな経験でした。知らない子どもたちがたくさんいて、彼らは私をいじめました。先生はとても厳しかったです。私は鉛筆と紙さえ見たことがありませんでした。しかし、先生は私に文字を書かせようとしました。〔中略〕家族がイヌクジュアックにやってきたときはうれしかったです。でもそのころには、彼らのことを知らない人のように感じていました。彼らは見知らぬ人で、私も彼らにとって見知らぬ人になってしまっていました。〔家族が〕町に移ってくるまで、私は彼らにほとんど会うことができず、私はイヌイト語を使うことができませんでした。キャンプを離れて学校に行った兄や姉たちはみんな、同じように、両親を知らない人のように感じていたのです。〔後略〕

【一九五四年生まれC氏】 私は学校に通うために、八歳のときに家族を離れ、ここに来ました。私は学校にくるまで、クアルナート（Quallnaat）〔白人〕と一緒に過ごしたことはありませんでした。〔中略〕学校では、私は、クアルナート語〔英語〕だけを話さなければなりませんでした。それまでほとんど聞いたことがなかったのに。私たちはホステルで暮らしました。クアルナートの食べ物を食べることは私にとって非常につらいことでした。そしてクアルナートのように暮らすということもつらかった。〔中略〕昔のことを思い出すと、ホステルでの日々は、私にとってひどいものだったのだと思います。というのは、今私はよく自分の子どもがお茶や水をこぼしたりするとひどく怒って、怒鳴ったりするのですが、そういうことを、私はホステルから学んだのです。私の両親は、私に対してはそんなふうにはしなかったのに。監督する人もイヌイトだったけれども、彼らはとても厳しかったのです。彼らは彼らの上司に監督されていて、そうしなければならなかったのです。若い世代はこういうことについては知りません。三五年間もの間、そのことについては、私たちは沈黙を守ってきたから。それは、私たちにとってはすごくつらいことだったのです。やっと二年前になって私たちはそのことについて話し始めたのです。〔後略〕（写真6）

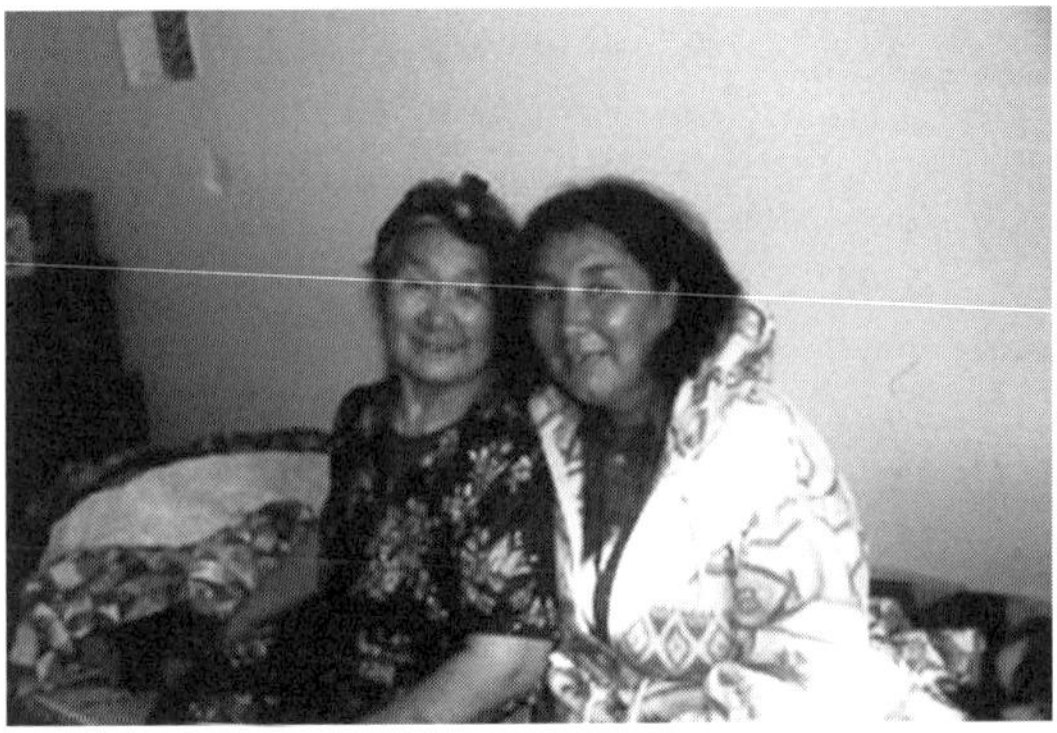

写真6　インタビューしたイヌイト女性（筆者撮影、1999年）

一九九二年から九四年に行われたカナダ政府による調査は、イヌイトを含めた先住民のコミュニティをめぐり、ヒヤリングを行うものだった。この結果に基づき、一九九七年に、和解声明がだされ、ヒーリング財団が設立され、カウンセリングが始められた。同じ時期に調査地でも、ヒーリンググループの活動が始まっていた。ちょうど、筆者が調査を行った一九九九年には、活発にこの活動が続けられていたところだった。インフォーマントの語りのなかにある、「一年前から話し出したところ」というのは、このことを意味していることがわかる。彼女らそれぞれの経験が、トラウマとして、均質的な語りとしてまとまっていく場面を見たといえそうである。

一方、オーストラリアの調査地での事情は、イヌイトの事情と異なり、かつまだ調査は表面的なものであるが、類似した現象がみられることのみをここで触れておく。筆者の調査地は、盗まれた世代の対象とはならず、キリスト教ミッションを経験しながらも、むしろキリスト教団のスタッフとの間には、友好的関係が維持されていた地域だったからである。したがって、一九九七年から二〇〇七年にかけて、オーストラリア国内で盛んに議論された謝罪の要求は、ここでは共有されていなかったはずである。ところが、この時期の政権は、次々とアボリジニの権利を制限する政策を展開していった。そして二〇〇七年には緊急介入措置を発表した。これは、北部のアボリジニコミュニティの自律性を制限し、禁酒、現金使用の制限などの措置であり、現在も続けられている。こうした社会的変化の中で、調査地のヨルングの人々の間に、これまでの主流社会による扱いをネガティブに語り、トラウマを与えられた、という語りがみられるようになってきている。この点については、今後体系的に調査を行う予定である。

カナダでもオーストラリアでも、国家の過去の政策に対して、国家の論理としての和解と謝罪、そして補償がおこなわれ、「赦すが忘れない」和解に至ったというストーリーが見て取れることは共通している。そして、その過程で、代表的な語りが表面化し、それらがあたかも一つの形に取り込まれているように見える。これは何を意味するのだろうか。代表的なものとして公になった語りの中に、個々の怒りが落としどころを見つけ、トラウマという一つのストーリーに回収されたといえるのではないだろうか。つまりこれはトラウマとしての定式化であり、集団的記憶への寄り添いといえるのかもしれない。

5　おわりに――トラウマから和解へ

本章でみてきたように、カナダとオーストラリアでは、過去の植民地的暴力についての議論が一九八〇年代から始まり、国家による正式謝罪が、二〇〇八年に行われたという点で共通していた。しかし、細かく見ていくと、異なる点も多かった。カナダでは、一九九六年の勧告の翌年の一九九七年にすでに予算措置をともなって和解声明が大臣によってだされ、ヒーリング財団が設立された。この時は個人補償までには至らなかったものの、二〇〇〇年には解決省という新しい省庁がおかれ、二〇〇五年の解決パッケージ策定によって個人補償や財団の設立につながっている。公式謝罪はそのあと二〇〇八年に行われ、この公式謝罪に際して、ハーパー首相は、「真実と和解委員会」を設立し、六年にわたる調査報告書が二〇一五年に提出された［Truth and Reconciliation Commission of Canada 2015］。補償金もこの年までに四四億カナダドル（約四四〇〇億円）が支払われている。

それに対して、オーストラリアでは、一九九七年の調査報告書以降、各州の関係大臣や知事は謝罪を行ったが、連邦の関係大臣も首相も一貫してこれを拒否し続け、なんら具体的な補償への道筋にはいたらなかった。和解委員会のきっかけは、盗まれた世代ではなく、一九八〇年代に社会問題となった拘留死問題であった。その報告書にもとづき、一九九一年から行われていた和解委員会の活動は、首相が謝罪拒否をした一九九七年以降、謝罪をめぐって活発になっていったのは見てきたとおりである。和解委員会の活動とメディアでの表象によって、世論のアボリジニに対する理解と謝罪、そして和解への意識を盛り上げていくことになった。二〇〇九年に、オーストラリアでもヒーリング財団がつくられ、活動が開始され、継続されている。しかし、個人補償には至っておらず、予算規模もはるかに小さく、具体的なことはカナダに比べてほとんど動いていない。

そのなかで、本章にかかわって、注目すべき共通点は以下の点であろう。

カナダでは一九九二年から詳細な聞き取り調査がおこなわれ、さらに二〇〇八年から六年間の徹底した調査がおこなわれた。オーストラリアでは一九九五年から調査委員会が広域に調査をおこなった。そしてそれぞれ、聞き取り内容を基礎として報告書が作成され、そのなかで多岐にわたる勧告がなされた。双方とも具体的な個人のインタビューにもとづく報告書で、カナダでは一九九六年と二〇一五年、オーストラリアでは一九九七年に刊行された。これは、どちらの場合も同様に、個人の苦悩の記憶が取り上げられ、記録されたことを意味するが、これは同時に「トラウマ」という集団の記憶へとくみ上げられたことであるといえるだろう。全国的に、先住民の経験を心の痛みを伴うような「トラウマ」であるとすることによって、先住民と主流社会との「共感」の構築が試みられ、それはある程度成功した。犠牲者によるトラウマの語りは大きな力をもった。彼らの苦しみに、人々が耳を傾け、共感し、一体化していくという流れがうまれ、国家謝罪を主流社会の人々もうけいれた。本章の冒頭に述べた調査地での筆者の聞き取りは、戦争や大きな災害の被害と同様、個人のトラウマの記憶が、集団の記憶へとくみ上げられていくなかで、歴史的トラウマとして均質化していくその動きの一端に触れたものということができるだろう。

個々の先住民の多様な記憶が国家的記憶へとくみあげられ、「決して忘れられない」記憶となったということは、国家的暴力についてそれをうけた少数者が「赦す、しかし忘れない」という立場を明確にしたことといえる。それは、国家的和解へと向かう道筋に必要な段階といえるのだろう。現代的な状況のなかでは、戦争や紛争などの暴力も含めて、それらについての公的な記憶、語り、つまり「赦すが忘れない」記憶が構築されることによって、ようやく対話がそして和解が可能になっていく。その意味ではこれは必須なことであり、だからこそ語りはまとめられていくといえる。しかし、同時に、そこでは、多様な経験や個々個別の具体的な経験や感情がそのプロセスの中で抑圧され、沈黙させられることも起きている。

我々は大きな物語に寄り添うだけでなく、抑圧された多様な語りがあることを決して忘れず、個別な経験を丁寧に拾い集めなくてはならないだろう。それは歴史と向き合ううえで特に重要な作業であるといえるだろう。世界の数多くの地域で行われている、また、これから行われようとしている和解へのプロセスの中で、隠されてしまった多声的現実に真摯に向かい続けていくことが我々に求められているのではないだろうか。

注

（1） たとえば、一六四八年のウェストファリア講和条約には、恩赦条項（忘却条項）があり、「このたびの動乱の始まりから、いかなる場所においてであれ、いかなる方法によってであれ、一方または他方の当事者により、この地およびかの地で敵対的に行われたすべてのことについて、両当事者に永遠の忘却と恩赦のあらんことを。〔中略〕また戦争前および戦争中において両者の側から口頭、書面、行為によりくわえられた侮辱、暴力、出費のすべておよび各々は、それがいかなる人、いかなるものかを問わず、完全に廃棄される。それゆえ、それらのことを理由として、一方が他方に要求することができるすべてのことは永遠の忘却の中に葬り去られる」とある。これは、一八世紀のスイス法学者ヴァッテルがおこなった国際法の体系化であり、「講和条約は妥協の上に結ばれねばならない」ということを基本として成立しているという。また、一七六三年に結ばれた、七年戦争の終結を実現させたパリ講和条約においても、「いまや終わりを告げた戦争の、開始以前および以降になされ、あるいは犯されたであろう、いっさいの事柄のすべてに大赦があるべし」と述べられていることが指摘されている。

（2） サンフランシスコ平和条約　第一一条「戦争犯罪」

日本国は極東国際軍事裁判所ならびに日本国内および国外の他の連合国戦争犯罪法廷の裁判を受諾し、かつ、日本国で拘禁されている日本国民にこれらの法廷が課した刑を執行するものとする。これらの拘禁されている者を赦免し、減刑し、および仮出獄させる権利は、行使することができない。

（3） カナダでは先住民の人々を、最初の住民という意味で、ファーストネーションズ（First Nations）と呼ぶ。

（4） 内容は以下の通りであった。

1）協定は国家資格認証院会及び国家行政委員会からなる第三者機関によって運営される
2）元生徒には虐待の内容に応じて「寄宿舎学校共通体験支払金」が支払われる。一人当たり一万ドル、在籍年数が増えるごとに三〇〇〇ドル上乗せ
3）補償金審査は、独立紛争審判所がおこなう
4）ヘルスサポートプログラムの設置
5）真実究明・和解委員会の設置
6）寄宿学校問題の啓発を目的として二〇〇〇万ドル措置
7）先住民族ヒーリング財団に一億二五〇〇万ドル

被害をうけた先住民は、二〇〇七年三月から八月の間に賠償を受けるか、裁判による解決を図るかを選択すること。

（5） リンクアップ（Link Up NSW）：ニュー・サウス・ウエールズ州、シドニーで立ち上げられたNGO。現在も継続してアボリジニのルーツ探しのサポートを続けている。〈http://www.linkupnsw.org.au/〉

（6） アボリジニ拘留死問題王立委員会報告書（Royal Commission in to Aboriginal Death1 in Cutody report）〈http://www.austlii.edu.au/au/other/IndigLRes/rciadic/〉（2018. December）

（7） オーストラリアの各州大臣による謝罪

一九九七年五月二七日 西オーストラリア州、リチャード・コート州知事、ジェフ・ギャロップ野党代表
一九九七年五月二八日 南オーストラリア州、ディーン・ブラウン州、アボリジニ問題大臣
一九九七年六月三日 クィーンズランド州K．R．リンガード州家族、若者、共同体大臣
一九九七年六月一七日 首都特別区、ケイト・カーネル特別区主席大臣
一九九七年六月一八日 ニュー・サウス・ウエールズ州、ボブ・カー氏州知事
一九九七年八月一三日 タスマニア州、トニー・ランドル州知事
一九九七年九月一七日 ビクトリア州、ジェフ・ケネット州知事
二〇〇一年一〇月二四日 北部特別区、クレア・マーチン特区知事

以上のほかに、二〇〇一年一一月二四日に、法王ヨハネ・パウロ二世が、盗まれた世代にかかわっておこなった過去の行為、とくに性的虐待について謝罪。

（8） 謝罪帳（Sorry Books）：二〇〇七年にNative title for Australiaによってはじめられたイベントで、一〇〇〇冊ほど記帳されたといわれ、そのうちの四八〇冊がキャンベラの先住民研究所におさめられている。〈http://aiatsis.gov.au/archive_digitised_collections/sorrybooks/introduction.html〉（最終閲覧二〇一六年三月一〇日）

参照文献

小菅信子　二〇一一「記憶の歴史化と和解」黒沢文貴、イアン・ニッシュ編『歴史と和解』六三-九一ページ、東京大学出版会。

広瀬健一郎　二〇一二「カナダ首相による元インディアン寄宿舎学校生徒への謝罪に関する研究」『鹿児島純心女子大学国際人間学部紀要』一七：一三一四四。

Aboriginal Healing Foundation. 2006. *Decolonization and Healing: Indigenous Experiences in the United States.Canada, New Zealand, Austlraia and Greenland*. Aboriginal Healing Foundation Research Series, Ottawa, Ontario, Canada.

Alexander, Jeffery et al. 2004. *Cultural Trauma and Collective Identity*. Berkeley: University of California Press.

Evans-Campbell, Teresa. 2008. Historical Trauma in American Indian/Native Alaska Communities: A Multilevel Framework for Exploring Impacts on Individuals, Families and Communities. *Journal of Interpersonal Violence*. 23(3): 316–338. Sage Publications.

Goot, Murray and Tim, Rowse. 2007. *Divided Nation? — Indigenous Affairs and the Imagined Public*. Melbourne: Melbourne University Press.

Mitchell, Emily. 1999. The Decade of Atomemnt, Index of Censorship 'UTNE Reader' March-April 1999.

National inquiry into the Separation of Aboriginal and Torres Strait Islanders Children from Their Families. 1997. *Bringing them Home: The 'Stolen Children' Report*.

Niezen, Ronald. 2016. *Truth and Indignation: Canada's Truth and Reconciliation Commission on Indian Residential Schools* (Teaching Culture: UTP Ethnographies for the Classroom). Tronto: University of Toronto Press.

Senate Canada. 2010. The Journey Ahead: Report on Progress since the Government of Canada's Apology to Former Students of Indian Residential Schools. *Report of the Standing Senate Committee On Aboriginal Peoples*.

Truth and Reconciliation Commission of Canada. 2015. *Truth and Reconciliation Commission of Canada: Calls to Action*.

第7章　日本占領下の記憶とトラウマ

――インドネシア西カリマンタン州における語りと表象

冨田　暁

1　はじめに

本章では、戦争という経験がもたらした個人や社会の記憶とトラウマを考える事例として、インドネシア西カリマンタン州を取り上げ、日本占領下の記憶とトラウマが現地でどのように語られ、表象されているのかを考察する。

西カリマンタン州（州都、ポンティアナック）は、ボルネオ（カリマンタン）島南部に広がるインドネシア領側の西部に位置し、インドネシア独立以前に西ボルネオと呼ばれた地域に相当する。首都ジャカルタがあるジャワ島よりも広大な面積を持つこの州は、現在に至るまで歴史的に小人口・多民族社会を形成してきた。マレー人、華人（中国系住民）、ダヤック人は、州の代表的な民族として示される[1]。西カリマンタンには、一九世紀にオランダ植民地政府が進出する以前から、ポンティアナックをはじめとして、各地にスルタンなどの称号を持つ王を擁し、マレー人を支配者層とする国

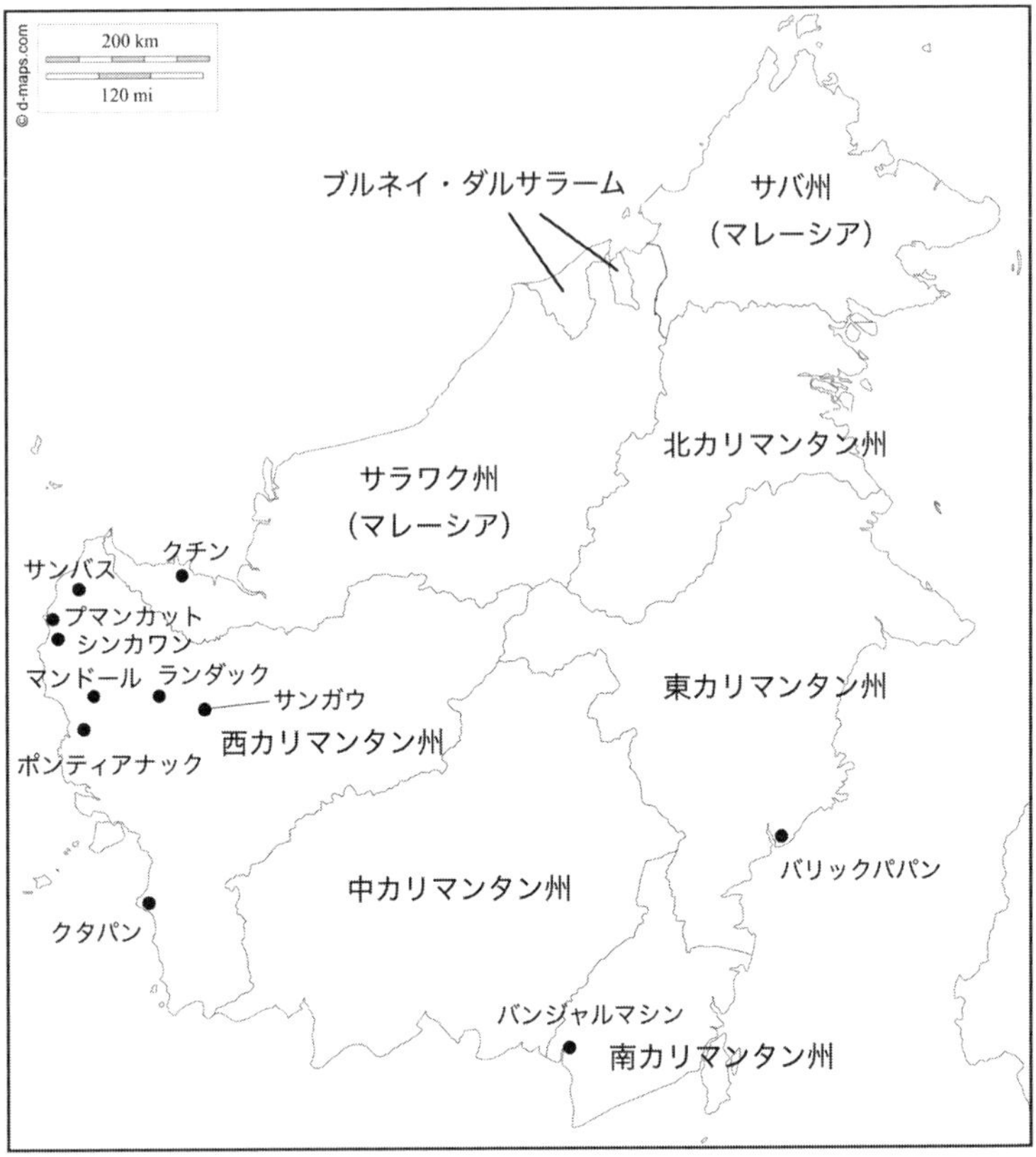

図1　ボルネオ（カリマンタン）島地図

出典：d-maps.com のデータ〈https://d-maps.com/carte.php?num_car=133977&lang = en〉をもとに、筆者作成

が存在していた。オランダ植民地政府は進出後、それら一二の王国を利用した間接統治を行った(2)。州人口は一九四四年で一〇〇万人を超え、ポンティアナックの人口は約六万人であったされる［Meel 1952］。

西カリマンタン州における日本占領下の記憶とトラウマやその語りと表象の中心にあるのは、一九四三年から一九四四年にかけて抗日陰謀を理由として現地社会の多数の指導者・有力者が日本側当局によって逮捕・処刑されたマンドール事件である（現地では Peristiwa Mandor と呼ばれる）。インドネシア国外ではポンティアナック事件の名称で知られるこの事件は、日本占領下のインドネシアで最大規模の反乱事件と評される［早稲田大学大隈記念社会科学研究所編一九五九：二〇六］。しかし、未だ不明な部分が多く、事件の解釈をめぐる相違も存在する。事件解明を困難にしている要因として、事件に対処した日本軍の中心的な人物が現地で殺害されたり、戦後の戦犯裁判で刑死したりしていることに加えて、日本側が現地史料を敗戦時に破棄したことがある［後藤一九八九：一六二―一六三；早瀬二〇〇六：四―五；林二〇一五：一七九］。

本章では、第2節で日本による西カリマンタンの占領・統治について説明した後に、第3節で日本軍公表のマンドール事件の概要と、日本・欧米側と西カリマンタン州（インドネシア）側との間に存在するマンドール事件の解釈の相違点を確認する。第4節では、西カリマンタン社会が現在までどのようにマンドール事件とその犠牲者を語り、表象してきたのかを、犠牲者の追悼と意義付けならびにそれらの公定史化に注目して、三つの時期に分けて考察する。第5節では現地社会で近年再び活発化しているマンドール事件の語りと表象活動を、そこに見られるトラウマおよび社会的背景と絡めながら更に具体的に見ていきたい(3)。

本章で扱う日本占領下の西カリマンタンで発生したマンドール事件に関する記憶とトラウマならびに現在まで続くその語りと表象は、ポストコロニアルや戦争・紛争の問題と結び付いており、本書のポストコロニアル（3章三田、8章岡田、13章中村、14章松田）や戦争・紛争（2章酒井、4章青木、5章カハノフ、6章窪田、10章武田、11章吉田）に関する論考と多くの点で関連がある。また、トラウマの定型化、歴史化、世代間継承のほかにも、本書の諸論考と本章に関連するテーマの一つとして、国家や集団によって形成・表象・継承される集合的・社会的記憶やトラウマと、個個人の記憶やトラウマとの関係性がある(4)。本章では前者により焦点を当て、西カリマンタン州という地方社会の持つ地域性を考慮しつつ、マンドール事件の記憶が公定史化を通じて集合的（社会的）記憶として形成され表象されていく過程・様相を考察する。

本章で用いる史料としては、日本占領期の現地在留民間人邦人の回想録[5]、西カリマンタン州（インドネシア）発行の新聞・雑誌・文献などに加えて、筆者が現地で行った聞き取り調査の内容を使用する[6]。

2　日本による西カリマンタンの占領と「民政」

一九四一年一二月八日のマレー半島北東のコタバル上陸とハワイの真珠湾攻撃を皮切りに、日本軍は東南アジア各地への侵攻を開始した。西カリマンタンに対しては、四一年一二月一九日以降のポンティアナックなどへの爆撃に続き、翌年一月二七日に陸軍が西カリマンタンに上陸し、二月二日にはポンティアナックを掌握した。駐屯するオランダ側の軍と実際の戦闘はほとんど起きなかった。

四二年八月に陸軍から海軍へと移行した現地の軍政は、支配地域の永久確保や現地の日本化のもとで資源開発による経済的利益を目指したため、他の海軍管轄地域と同じく「民政」と呼ばれた。

日本の西カリマンタンに対する統治行政は、オランダ時代の制度と官吏を踏襲し、要職には日本人が就いた。協力的な現地住民も多くの行政ポストを担ったが、日本人要員が徐々に増加して行政の末端まで担うようになっていった。インドネシア各地で、日本軍への「歓迎」が当初には見られたように、西カリマンタンの住民も一部を除いて日本軍の侵攻に対して具体的抵抗を示さなかった。日本をオランダ植民地支配からの「解放者」と考えた住民も多く、現地の一般住民は軍政に協力的であったとされるが、西カリマンタン在住の華人は、日中戦争勃発以降、対日ボイコットや中国へ多額の送金をおこなうなど、現地華人住民の対日感情は悪化していた。王を始めとする現地のマレー人支配層は、日本側当局から親オランダ派であると疑われながらも、その役職は維持された［井関一九八七：一六：後藤一九八九：一五六：飛島一九九一：五八〇：Somers Heidhues 2003: 197–199, 202］(7)。

しかし、日本による西カリマンタン統治は、海軍「民政」に移行後に強権的・高圧的傾向を強めていった。海軍の強権的・高圧的態度は、現地住民に対してしばしば直接的暴力の形で現れた。中でも海軍特別警察隊（以下、特警隊）は、憎まれ、恐れられる存在であった。西カリマンタンへ新たに進出した海軍指定の日本企業は、国際交易、木材・鉱物などの資源開発や生産事業に参入して、華人などの現地の事業者を圧迫した。また、日本側当局は、現地住民に物資や労働力の供出を課し、経済的に有力であった華人商人に重税・寄付を課した。それらに加えて、日本側が起こした、婦女暴行、慰安婦・慰安所の問題、規律・風紀の乱れなども、現地社会からの反感を醸成した(8)。

こうして、「民政」下の統治では、既存の現地社会・経済が打撃を受けていく中で、現地社会と日本側の間だけでなく、日本の軍官民の間にも、反感・不和・対立をもたらす状況が生じていた。更には、日本軍の戦況が悪化していくなかで、四三年の七、八月頃にはポンティアナックでも日本の戦況不利の噂が流れ始めていた［井関一九八七：一三］。このような状況下で、四三年一〇月から、マンドール事件が「発生」していった(9)。

3　マンドール事件と事件をめぐる解釈

(1)　日本軍発表のマンドール事件

日本軍当局は、ポンティアナックで朝日新聞社が発行していた『ボルネオ新聞（Borneo Sinbun）』西部版[10]、一九四四年七月一日付の紙面を通じて、マンドール事件を公表した。そこでは最初に、西カリマンタンで密かに計画されていた大規模な抗日陰謀を海軍当局が掴み、ポンティアナックとシンカワン周辺の内偵の末に、四三年の一〇月二三日に第一回目の大検挙、翌年一月に再度の大検挙をおこなったこと、逮捕されたポンティアナックのスルタンおよび数百名の関係者を取り調べた結果、抗日陰謀事件が武器と共に摘発されたこと、そして、海軍軍事法廷において、陰謀事件の首謀者たちに死刑を宣告し、六月二八日に銃殺に処し、同調者たちも銃殺されたことが述べられた。紙面ではそれに続いて、それら陰謀首謀者の氏名と事件全体の経緯が記された。そこでは、左翼、または共産主義者の指導者たちが、日本軍侵攻期から西ボルネオの独立を企図しており、その活動に現地の諸王国の王族、民政部の現地人官吏、華人有力者などといった現地の有力者・知識人も加わり、相互の意見対立を調整した上で、抗日を目的に団結して、「西ボルネオ人民国」の建国と一斉蜂起を企図したとされた[11]。

この事件の対処には特警隊が大きな役割を果たした。また、軍当局公表の二回の大検挙以外にも、四四年八月から九月にかけて抗日・独立謀議の容疑で多数の華人を逮捕・処刑した事件など[12]、第一回目の大検挙以降には、ポンティアナックやシンカワンを中心に西カリマンタン各地で断続的な容疑者の捜索・逮捕・連行、厳しい尋問や拷問が行われ、多くが裁判を経ずして処刑された。彼らの多くはポンティアナックの北東八八キロに位置するマンドールで処刑・埋葬された。こうした犠牲者は、マレー人、ジャワ人、華人（ほとんどが著名な商人）、ダヤック人、ユーラシアン（欧亜混血児）など、様々な民族から構成されていた。彼らは、各王国の王族・高官、オランダ統治期または「民政下」の官吏、日本企業勤務の現地人、医師、商人、教師などであり、いずれも社会の指導者・有力者・知識人であった［井関 一九八七：四八―六九、一三九―一五四：後藤 一九八九：一六三―一六四：加藤 二〇〇二：三二：Maekawa 2002: 159–161; Somers Heidhues 2003: 204–209, 2005: 108; Syafaruddin Usman and Isnawita Din 2009: 39–40］。

（2）マンドール事件をめぐる解釈とその相違

日本・欧米側の研究では、日本軍当局の公表内容に沿った抗日陰謀の実在を疑い、当局が主張した抗日陰謀の「創作性」を指摘している(13)。これらでは、利害の異なる集団が一致団結して抗日陰謀を企てたとは考えにくく、主張された陰謀の存在自体も具体的に確認出来ないこと、戦況や現地社会の状況が悪化するなかで孤立感を深めた日本軍が、陰謀の存在を前提にして根拠不明の噂に対して過剰反応したと考えられること、容疑者逮捕後に陰謀の証拠をでっち上げたこと、逮捕者も含め、現地住民の誰もが逮捕理由を不明としていたことなどを指摘する［カナヘレ 一九七七：二四四―二五五：井関 一九八七：五一―五六、六八―六九、一〇一、一七〇―一七八：後藤 一九八九：Somers Heidhues 2003: 205–206; 2005: 109–111; Ooi Keat Gin 2011: 108–117］(14)。

こうした諸見解に基づけば、日本軍当局の公表内容に則した抗日陰謀計画が進行していた可能性は低いと考えられる。

しかしながら、現地王族たちによるオランダの協力を仰いだ独立計画の存在を示す証言も存在する。[15] こうした点と当時の現地社会の状況に鑑みれば、具体性・危険性は別として、西カリマンタン全体で五〇〇名程度が駐留するのみであった軍当局に「抗日・反日的な存在」を想起させ、彼らの不安と「過剰反応」に繋がる社会的状況が当時生じていたとは言えるだろう。[16]

その一方で、西カリマンタン（インドネシア）側によるマンドール事件の解釈は概して、公式・半公式的なものを中心に、日本軍当局の公表内容を「事実」として捉え、事件に民族主義的・ナショナリズム的性格を付与している。それは、現地住民による主体的・計画的な抗日・独立運動が存在したが、軍当局に露見した結果、関係者の大量逮捕・処刑が起こったとする見解であり、一九五〇年代初頭には既にそうした路線が示されている［後藤一九八九：一六八―一七一：加藤二〇〇二：二九：Somers Heidhues 2005: 115–119］。[17] この解釈はその後、後述のように、西カリマンタン州政府によって一九七七年に公定史となった。

事件の「実在性」の解釈に加えて、事件の犠牲者に関しても西カリマンタン側との間には解釈の相違が存在する。日本と欧米の研究は、事件の犠牲者数をおよそ、一三〇〇人から二〇〇〇人までの間で取り、その犠牲者の多くを華人とするものが多い［井関一九八七：一三七：加藤二〇〇二：四二―四四：Maekawa 2002: 159–160; Somers Heidhues 2003: 209; Davidson 2008: 37; Ooi Keat Gin 2011: 109］。

一方、西カリマンタンでは、七七年に州政府の公式見解として、二万一〇三七人の「（西カリマンタンにおける）一九四二―四五年の日本の植民地支配の犠牲者」が示された。[18] それ以降、インドネシア側の文献・報道もこの数字に倣っている。[19] また、この数字は、州政府の見解でもそうであるように、実質的にマンドール事件の犠牲者数と捉えられている。近年の西カリマンタン側の文献・報道では、公式犠牲者数に対する慎重さや疑念が見受けられることもあるが、それらも公式犠牲者数を直接否定しない態度を保持している［Syafaruddin Usman and Isnawita Din 2009: 76; *Equator*, 26 June 2007; *Pontianak Post*, 23 June 2013 など［20］］。

こうしたインドネシア（西カリマンタン）側の公定史や解釈には、実証的に不十分な点があるとはいえ、現在まで引き継がれている。

それでは、マンドール事件に象徴される、日本占領下の西カリマンタン州の記憶とトラウマは、戦後、どのように語られ・表象されてきたのだろうか。

4 マンドール事件の語りと表象――三つの波

西カリマンタン州において、マンドール事件に象徴される日本占領下の記憶やトラウマの語りと表象は、犠牲者の追悼と事件・犠牲者の意義づけを中心にして展開されてきた。以下ではその展開を、三期に区分して追っていきたい。

（1）第一の波――一九四〇年代後半

日本の敗戦後、西カリマンタンには、蘭印民政府（ＮＩＣＡ）の官吏とオーストラリア軍が一九四五年の一〇月一七日、ポンティアナックへ到来した。華人たちは、連合軍の到着に合わせ、現地の中国語日刊紙を通じて、日本軍によって数千人が殺されたこと、多数の人々が理由不明で逮捕され、マンドールへ連行されて殺されたこと、その事件の責任者を罰することなどを要求した［Somers Heidhues 2003: 208; 2005: 109–110］[21]。

その後、オーストラリア軍が調査のためにマンドールに向かい、現地の住民の案内で大量の遺体と人骨を発見した。彼らは現地住民の協力のもと、数ヶ月間かけてそれらを埋葬した。そして、オランダ側が一九四六年から四九年にかけて、一〇の合同墓地を建設し、墓地として整備した［*Gatra*, 22 July 1955; Syafaruddin Usman 2006: 131］。

四六年末には、ポンティアナック市中心に、現地社会の有力者が組織した「犠牲者追悼委員会（PPKM: Panitia Peringatan Kaum Malang）」と有志の寄付によって、日本軍によって逮捕・処刑された証として慰霊塔が建てられた[22]。こうした慰霊塔は、四七年から四九年の間に、プマンカットとクタパンでも建てられた［Somers Heidhues 2003: 209; 2005: 106, 112; Syafaruddin Usman 2006: 131–132］。こうした時期、日本敗戦後の西カリマンタンは何年もの間、インドネシアの中で最も反日的であったとされる［カナヘレ一九七七（一九六七）：二四五（注七〇）］。

この時期のこうした活動は、事件の「犠牲者」を悼み、追悼するものであった。

(2) 第二の波――一九七〇年代

オランダがマンドールに墓地を建設して以降、マンドールの墓地は社会的に注目されず、そこには草が覆い茂り、墓参するにも苦労する状態となっていた［*Gatra*, 22 July 1995; Somers Heidhues 2005: 112］。

こうした状態の墓地が再整備されたのが、ジャワ人で国軍出身のカダルスノ州知事（Kadarusno 任期：一九七二―七七）の時期である。彼の指示によってマンドールの墓地の状況調査が行われた結果、マンドール周辺の各地で遺骨が発見された［Syafaruddin Usman and Isnawita Din 2009: 141; *Borneo Tribune*, June 28 2012］。そして、一九七三年六月二八日（『ボルネオ新聞』が伝えたマンドール事件首謀者の処刑日）に、マンドールの墓地を公式訪問した。それ以来、毎年六月二八日に州政府による追悼訪問が行われるようになった。その後、マンドール事件の犠牲者遺族と州議会を通じた住民からの要望・提案を受けて、七六年にマンドール闘争墓地（Makam Juang Mandor）の整備が始まり、翌七七年六月二八日に五〇〇〇人を超える人々の前で除幕式が行われた［*Gatra*, 22 July 1995; Saleh et al. 1987: 10; Somers Heidhues 2005: 118］。

整備されたマンドール闘争墓地の核となるのは、中央の大きな柱状の構造物[23]と、その左右に広がる、地元の画家がデザインした六枚のレリーフから構成されるモニュメントである。そのレリーフには、①日本軍によって現地社会が被った圧政・苦難の様子、②『ボルネオ新聞』公表の沿った内容で、王と各民族の指導者が抗日を議論し、諸勢力の団結・結集を図る秘密の会議と、日本軍への計画の露見、③④⑤抗日を図った人々の逮捕・拷問・処刑、⑥それを生き延びた社会指導者に率いられた住民による日本軍への一斉蜂起、が描かれている（写真1～6）[24]。

モニュメント除幕時の州知事演説では、抗日を試みた闘いが西カリマンタン州における日本軍占領期のインドネシア民族[25]の闘争であり、そのさいに西カリマンタン州も大きな犠牲を払ったこと、その犠牲者が二万一〇三七人であること、毎年六月二八日がマンドール事件追悼の日であることが述べられた［Syafaruddin Usman 2006: 120–123］。また、モニュメントの意図は、日本への憎しみではなく、犠牲者とその闘争に対する敬意を示し、愛国心の価値や英雄（pahlawan）の精神を永遠に残し、次世代の教訓とするものとされた［Somers Heidhues 2005: 118–119; Syafaruddin Usman 2006: 120–123］。ただし、「闘争」の犠牲者は英雄として明記されなかった。カダルスノは当初、墓地名称案をマンドール英雄墓地公園（Taman Makam Pahlawan Mandor）とした。しかし、この犠牲者を英雄として明示する名称案は、国軍、警察、一部の住民からの同意が得られず、カダルスノは激しい論争を避けるためにこの名称案を取り下げた。不同意した人々の理由は、日本軍による犠牲者の中に親オランダ派が存在したことであった［*Equator*, 29, 30 August 2005］[26]。

写真 1-6　マンドール闘争墓地モニュメントのレリーフ（筆者撮影、2007 年 10 月）（丸番号は、本文のレリーフ番号に対応）

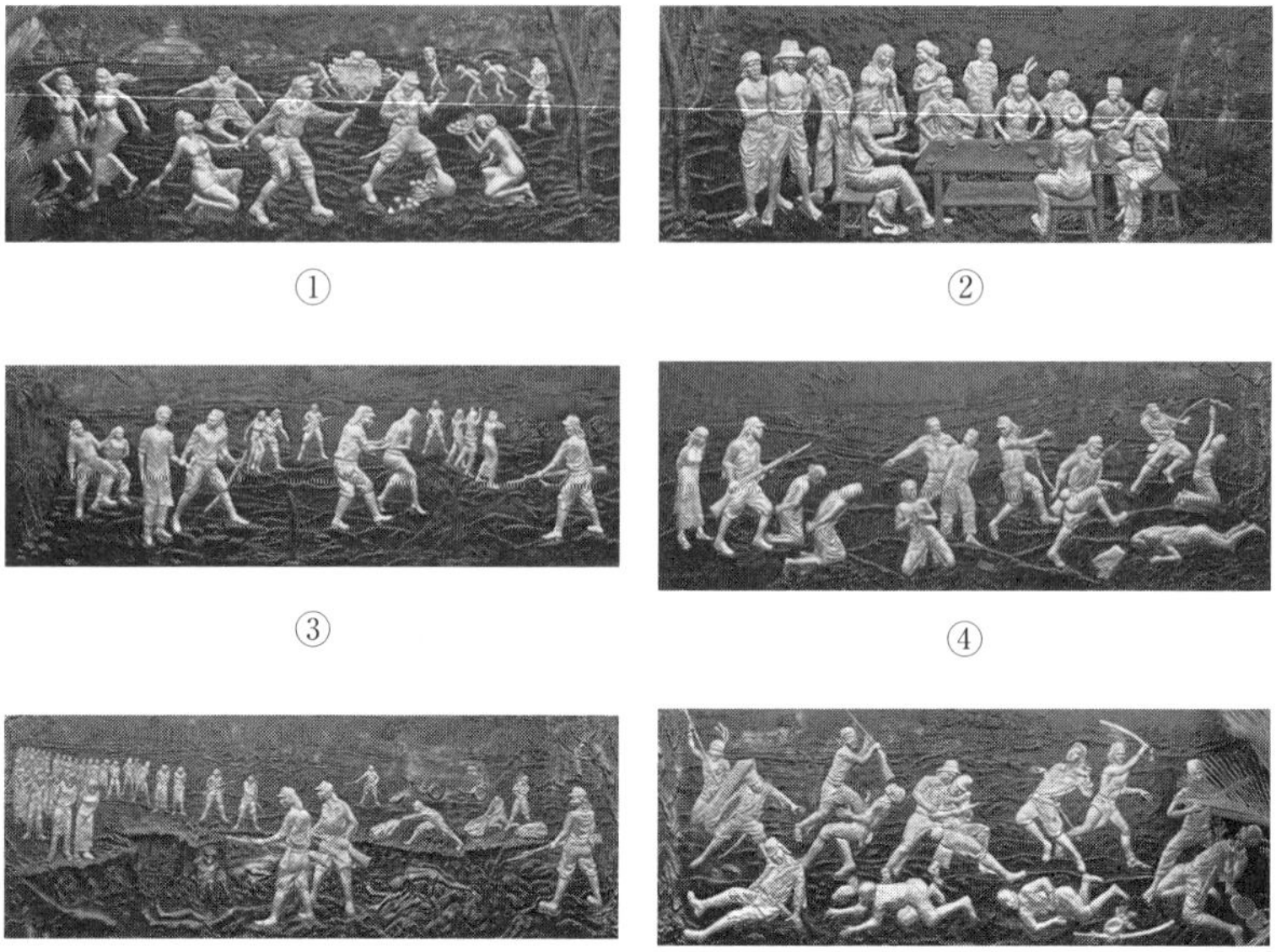

これらは、マンドール事件を象徴とした、各民族が団結して行ったとする主体的抗日闘争をインドネシアナショナリズムの中に組み込んで州の公定史にすると当時に、犠牲者を州政府が公的に追悼・顕彰する行為であった。こうして、日本軍による犠牲者は「〈陰謀〉の〈共通の被害者〉のみならず、〈共通の参加者〉」[Somers Heidhues 2005: 121] となり、マンドール事件とその犠牲にナショナリズムに沿った闘争史としての積極的な意味づけ（名付け）がなされた。

こうした第二の波、モニュメント建設と州の公定史成立の背景としては、スハルト体制期に中央主導で進められ、第二次五カ年計画（一九七四／七五―七八／七九年。七三年に大綱策定）のもとで七〇年代後半に特に本格化した文化政策との関連や影響が考えられる。そこでは、国民統合遂行のため、地方の文化・伝統・歴史に関する調査・保護・記録が民族闘争・反植民地闘争というインドネシア民族形成の枠内に沿って進められた［加藤二〇〇四：三七一―三九〇：山口二〇一一：

二四七―二四九]。その他、インドネシアで社会問題となっていた日本の急速な経済進出がスハルト政権批判と結びついた結果、七四年に首都ジャカルタで反日暴動(マラリ)として爆発した七〇年代前半のインドネシアの社会情勢[倉沢 二〇一一:二三九―二七〇]が、マンドール事件が象徴する、過去の日本による「進出」・被害や日本に対する「抵抗」を西カリマンタン社会に想起させた可能性がある。それらに加えて、カダルスノ州知事が一九五〇年以前、オランダ領東インド軍(KNIL)所属時に、後にポンティアナックのスルタンとして即位したシャリフ・アブドゥル・ハミッド(Syarif Abdul Hamid)[27]の部下であったという繋がり[Syafaruddin Usman and Isnawita Din 2009: 141]も、彼の行動に影響を与えたかもしれない。

(3) 第三の波――二〇〇五年から現在

一九七七年の州政府による公定史成立以後の一九八〇年代には、インドネシアや日本の全国的な新聞・雑誌で、マンドール事件が取り上げられている。[28]こうした日本の雑誌・新聞が、日本軍によるマンドール事件の創作性と事件の犠牲者数を一五〇〇人程度と記載したことに対し、西カリマンタン州政府側は一九九六年に、そうした日本の報道内容を否定して州公定史の正当性を主張したり、事件の犠牲者を英雄と述べたりしている[Somers Heidhues 2005: 119]。しかし、アスパル・アスウィン州知事(Aspar Aswin ジャワ人、国軍出身、任期:一九九三―二〇〇三)期の州政府によるマンドール闘争墓地への追悼訪問はルーティンであったとされ[*Equator*, 7 September 2005]、二〇〇〇年代前半の地元紙には追悼訪問を報じる記事が管見の限り見当たらないなど、この時期の州政府や現地社会は事件に大きな関心を払わなかった様子が窺える。マンドール事件が現地で社会的に再度大きく取り上げられるのは、二〇〇五年頃からである。

二〇〇五年八月一五日、州の政府および議会関係者、有識者、マスコミ関係者、マンドール事件の犠牲者遺族などが参加する、マンドール事件に関するセミナーが開催された。そこでは、マンドール事件に関するパネルディスカッションが行われたほか、マンドール闘争墓地の再整備・保全、マンドール事件の啓発・教育活動の推進、マンドール事件の著作出版に対する公的補助、六月二八日を「州の追悼日（HBD: Hari Berkabung Daerah）」とする州条例制定希図が合意され、マンドール事件の主な犠牲者を「国家英雄」にする提案も出た［*Equator*, 15, 16 August 2005］[29]。

二〇〇七年四月には州条例編纂チームが結成され、七月に「州の追悼日州条例」が制定された。この州条例では、法制化によって、一九七七年以来展開されてきた公定史の補強がなされた。そこでは、一九四三年四月二三日から一九四四年六月二八日の間[30]に社会の様々な構成者からなる闘士と住民が犠牲になったとされ、それはインドネシア共和国独立闘争への参与であるとされた。そして、六月二八日は、日本支配期に行われた大虐殺の頂点として、「州の追悼日」とされた。その他、この州条例では、毎年六月二八日にマンドール闘争墓地をはじめ、州内の各官公庁・教育機関での追悼式典開催義務、公共・教育機関のみならず各家庭にも課せられた国旗の半旗掲揚義務、ナショナリズムと愛国心の育成、日本支配に抵抗した犠牲者数や身元確認に関する証拠に基づいた調査義務（現地社会や遺族による協力義務を含む）およびその調査成果公表義務、マンドール闘争墓地の保護・保存義務（後に再整備がおこなわれた）と違反者への刑罰などが定められた。

二〇一一年一月には、「州の追悼日式典実施指針州知事令」が出され、式次第の制定など、追悼式典開催に関する諸事項が定められた。その中では、式典で朗読される「マンドール墓地略史」の文言も定められた。その内容は『ボルネオ新聞』や公定史に基づき、マンドール事件の犠牲者は二万一〇三七人とされ、主要犠牲者四九人の氏名も記された。

こうしたなかで、事件の犠牲者が社会の有力者をはじめとする様々な民族や立場から成る人々であること、彼らがインドネシアの独立闘争の闘士であることが法文化された。ただし、公定犠牲者数である二万一〇三七人の数字はこれらの法令の主文では定められず、それに附する形で記されている。[31]

こうした州政府の動きと連動して、二〇〇五年以降、地元紙では六月二八日前後を中心にして、マンドール事件や「州の追悼日」に関する話題が大きく報じられる傾向にある。その中には、州の追悼日州条例で二万一〇三七人の犠牲者が法文化されていないこと、[32]その州条例で義務化された犠牲者調査やマンドール闘争墓地の環境保全が行われていないこと、「州の追悼日」の存在や半旗掲揚の義務が社会に浸透していないことなど、州政府や現地社会に対する批判的な意見もある［*Pontianak Post*, 29, 30 June 2010; 28, 29June 2011 など］[33]。事件とその意義に関する次世代への教育・啓発活動は、七七年以来必要性が強調されて来たが、二〇〇五年以降はそうした活動が活発化している。一方で、マンドール事件の華人犠牲者に着目しないという、州公定史や現地メディアで九〇年代まで続いてきた傾向［Somers Heidhues 2005: 118］には未だ顕著な変化が見られない。スハルト体制下のインドネシアで華人が社会的に抑圧されてきた状況はマンドール事件に関する公的・社会的な語りや表象にも反映されてきた。華人に対する諸制限が九八年のスハルト体制崩壊後に取り払われていった結果、彼らの政治や文化面での活動は活発化している。しかし、氏名が判明している事件犠牲者だけでも華人が多数存在するにも関わらずその存在が今も概して軽視されているなど、事件の公的・社会的な語りや表象における彼らは依然として微妙な位置にある。[34]州条例中のマンドール事件の定義からも、一九四四年八月から九月に起きた、華人に対する逮捕・処刑事件は排除されている。

こうした第三の波の中で、マンドールでの州政府主催の追悼式典は、マンドール事件の追悼・顕彰とその意義を確認する場の中心として、州政府・地元自治体・軍・警察の要人、各団体の関係者、犠牲者遺族を主要な出席者として、二〇〇七年以降には大々的に開催され、より注目を集めるようになった。ムスリムによる犠牲者追悼合同礼拝がポンティ

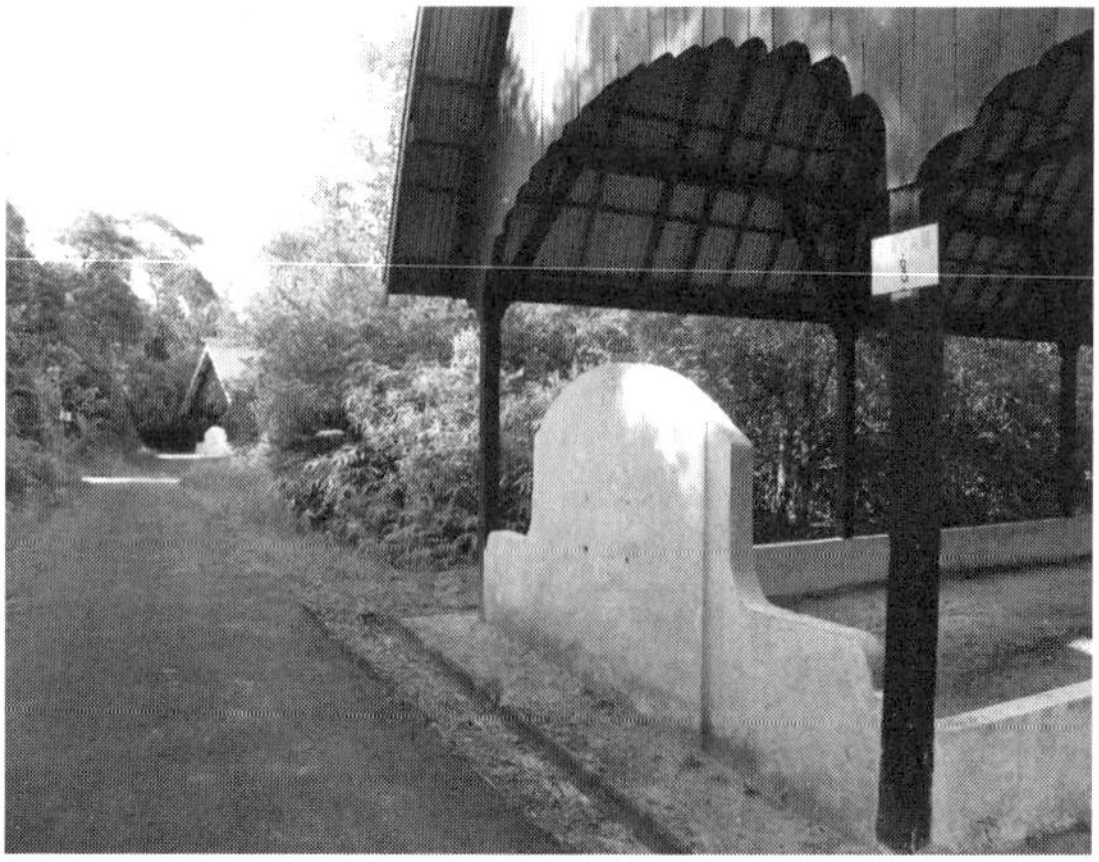

写真 7　「マンドール闘争墓地」にある、10 の合同墓地の一つ（筆者撮影、2012 年 1 月）

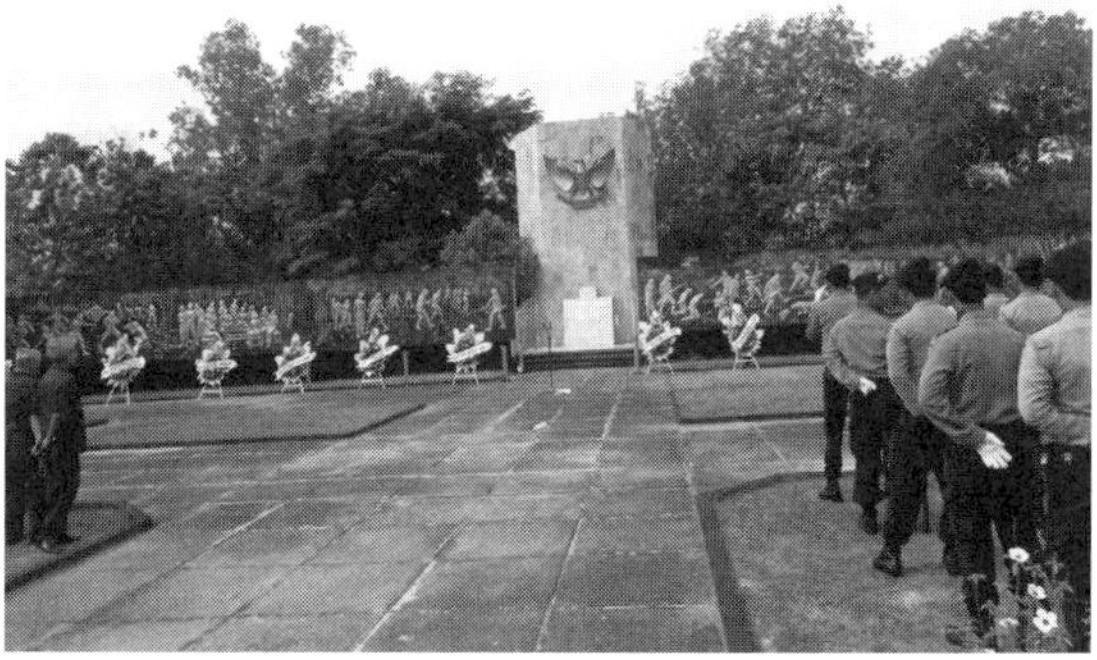

写真 8　マンドールでの追悼式典の様子（筆者撮影、2012 年 6 月 28 日）

アナック市内で大々的に開催された翌日の、筆者も参列した二〇一二年のマンドールでの追悼式典は例年以上の盛大さと賑わいを見せたと評された［*Borneo Tribune*, 29 June 2012; *Tribun Pontianak*, 30 June 2012］。「州の追悼日」やマンドールを中心に州内各地で開催される追悼式典は現在も州の大きなトピックとなっているが、その後の状況を現地紙などから管見すると、現地社会の関心や盛り上がりは二〇一二年頃が一つのピークであったように思われる。

このように、第三の波では、公定史の補強・法規化と追悼活動の規定化・義務化が進む中で、マンドール事件の追悼・顕彰活動と教育・啓発活動が活発化してきた。

5　第三の波の背景と「トラウマ」

西カリマンタン州における第三の波の動きとマンドール事件の語りと表象を更に見てみると、そこには現地の人々や社会が抱く、事件に関する「トラウマ」がインドネシア国内外を意識しながら投影されている。以下、本節ではそうした点を考察する。

（1）「等閑視」されてきた地域

第三の波の伏線は、一九九五年のインドネシア独立五〇周年に遡る。この年、『ガトラ（*Gatra*）』（22 July 1995）や『カルティニ』（*Kartini*）（25 July 1995）といった全国誌でも、マンドール事件が取り上げられた。しかし、首都ジャカルタの独立記念式典や関連行事では、マンドール事件は「等閑視」された。マンドール事件に関心を持っていた地元学生有志は、「等閑視」されたことを契機に、大学の学内紙やセミナー開催を通じて啓発活動を進めていった(35)。その中心人物の一人であったシャファルッディン・ウスマン（一九七四年ランダック生まれ、フリーのジャーナリスト・コンサルタント）はこの時期に事件についての著作を出版しているが、その序言では、マンドール事件の歴史がインドネシアのナショナルヒストリーになることが希望されている [Syafaruddin Usman 1995: vii](36)。

西カリマンタン州では、第二の波の時期にマンドール事件の意義付けや公定化がおこなわれ、ナショナルヒストリーの中に事件を位置付けてきた。それにも関わらず、インドネシア政府が示すナショナルヒストリーから未だに「等閑視」されているという現実は、マンドール事件とその意味を更に州内外に訴えることに繋がった[37]。前述の二〇〇五年のセミナーの成果物として州政府によって出版された、マンドール事件の書籍［Syafaruddin Usman 2006］がジャカルタの内務省のセミナーで喝采を浴び、インドネシアの独立闘争史として認められたと報じる地元紙の記事［*Equator*, 11 June 2007］には、「等閑視」されてきたトラウマならびに州公定史の国家レベルにおける承認願望の二つが示されていると言える。前述の「国家英雄」化の提案や、インドネシア独立の闘士であるマンドール事件の犠牲者数が他地域の独立闘争下の犠牲者よりも多いことを指摘したり、マンドール事件の追悼は国家レベルで行われるべきとしたりする意見［Pontianak Post, 25, 30 June 2011 など］も、こうした承認願望の現れと言えよう[38]。

こうした第三の波の動きは、一九九八年のスハルト体制崩壊以降の民主化・地方分権化に伴ってインドネシア各地域で進行している、地方文化や地域アイデンティティの主張・興隆という文脈からも捉えることができる[39]。西カリマンタン州では、そうした動きの例として、「等閑視」されてきたトラウマを抱える地域が中央政府や他地域に向けて、「州内で構築してきた、ナショナルヒストリーとしてのマンドール事件」の承認要求を目指す動きと、インドネシアという国民国家において注目されるに値する自分たちの地域アイデンティティの強化および州内外への主張という動きが、現出していると見ることができる。

（2）「開発（発展）後進地域」の淵源

西カリマンタン州は、開発（発展）が遅れている辺境地域もしくは周辺地域として、州内外で認識されている。そうした中で、マンドール事件は、西カリマンタン州の今にまで続く開発・発展遅延の淵源となったというトラウマとして語られることがある。それは、「一世代の社会指導者と有力者が事件によって失われた故に、［インドネシア］独立後の西カリマンタンは他地域よりも開発（発展）が遅れた」という語りに端的に示されている。[40] また、事件犠牲者遺族への聞き取りや現地の新聞では、マンドール事件によって一家の柱を失った家族が経た戦後（時に現在まで続いている）の困窮がしばしば示される。

そして、戦後の日本政府による対インドネシア賠償（一九五八年に協定締結）に絡めて、日本からの賠償はジャカルタやスマトラへは行ったが、西カリマンタンには来なかった（未だ来ていない）ことや、州政府は日本のODAやJICAによる僅かな援助で満足すべきではないこと、自分たちの被害に対する補償や援助を得るためにも、マンドール事件とその責任を日本政府（在インドネシア日本大使館）にアピールすべきであると主張されたりもする。そこで示される補償・援助の内容としては、インフラ整備、犠牲者遺族を中心とする教育支援、困窮する遺族への個人補償などのように、様々な意見が存在する。一般的に、知識人や指導者層は個人補償よりも地域全体の将来に資する援助を志向し、現在も困窮した状況にある人は個人補償を求めるという傾向がある。また、そうした補償・援助がなされる場合は、中央政府を通さずに西カリマンタンへ直接かつ確実に届けて欲しいことが訴えられている。[41] それらに加えて、インドネシア各地で現在見られるように、西カリマンタン州でも各王国の王族子孫が中心となり、地域の文化・歴史的シンボルとしての「王国・宮廷」を復活させる動きが展開されている。こうした活動を行っている現地王族の中には、補償として自分たちの活動に対する支援を日本に要望する声がある。[42]

謝罪に関しても意見は様々である。そもそもなぜ日本からの謝罪がないのかを問う意見、マンドール事件に対する日本からの謝罪を求めるために自分たちの意志を日本により示すべきだという意見[43]がある。一方で、二〇一一年一二月にオランダ政府がインドネシア独立戦争時の一九四七年にラワグデ（Rawagede）でおこなった住民虐殺に対して謝罪したことに反応して、マンドール事件に関する戦後の戦犯裁判や戦後賠償で謝罪も既に済んでおり、日本政府にはもう要求し得ないとする意見もある[*Pontanak Post*, 13 December 2011]。しかし、同じニュースを受けて、当時現地に滞在していた筆者に対して、日本からの謝罪と補償を問う意見も複数存在した。これに関して付言すると、西カリマンタンの人々や社会はマンドール事件に関する日本(政府)からの公式反応を未だ受け取っていない(一九九五年に当時の駐インドネシア日本大使であった渡辺泰造がマンドール闘争墓地を「私的」に訪れている[Gatra, 22 July 1995])。

このように、マンドール事件は、犠牲者遺族や西カリマンタン社会によって、個人や社会が現在も抱える問題およびネガティブな側面の要因とされることで、彼ら個人や社会にとってのトラウマとして表象されていると言えよう。

(3) 多民族団結・多文化共生のシンボル

インドネシア独立後の西カリマンタン州は民族間の対立・衝突を幾度も経験してきた。例えば、一九六七年にはダヤック人と華人の間で、九六年から九七年にかけてはダヤック人とマドゥラ人の間で、九九年にはマレー人とマドゥラ人の間で衝突が発生した。このほかにも西カリマンタンでは、日常のふとした諍いや政治的な論争・対立などを契機に、民族間の対立・衝突の危険性が叫ばれたり、実際に民族間の対立・衝突に発展したりすることがある。二〇〇〇年代以降もそうした状況は続き、現地社会は今もそれらの発生を憂慮している。(45) このような民族間の対立・衝突は、西カリマンタンが抱くトラウマとして存在していると言える。そうした対立・衝突を未然に防ぐため、選挙関係者に向けた対立・衝突予防セミナー、自治体・警察職員に向けた対策および多民族・多文化社会に関するセミナー、地域の有力住民または地域の中学生・高校生向けの多民族・多文化共生に関するセミナーなどが州内各地でたびたび開催されている。

地域のこうした課題・問題のもとで、「多民族間で団結した証」としてのマンドール事件は、地域の一世代の社会指導者の喪失が起こった結果、その後の民族間の対立・衝突の発生を容易にしたとされたり、社会が現在見習うべき多民族・多文化共生のシンボルとして人々に意識され、訴えられたりしている。[46] マンドール事件は、多民族・多文化社会の西カリマンタン州で再発が懸念されている民族間対立・衝突容易化の歴史的要因、つまり地域のトラウマの要因とされると同時に、各民族が一致団結して社会的困難に立ち向かったという規範として、多民族・多文化共生社会を構築するためのシンボル、即ち地域のトラウマ克服のための規範ともされているのである。

(4) 被害や喪失としてのマンドール事件

公定史成立以降、事件が有する被害や喪失の側面は、闘争史観やナショナリズム史観の文脈と齟齬がないものとして(それが意図的ないしは無自覚かはともかくとして)、西カリマンタンでは語られ、表象されている。本節でも既に何度か出てきたように、第三の波では、事件による「一世代の地域の社会指導者・有力者の喪失」という語りが、公定史による意味付けと共存しつつ、現在の西カリマンタン州が有する課題や問題の歴史的要因としてしばしば現れる。そこでは、「大殺戮(pembunuhan massal)」や「大虐殺(pembantaian massal)」、ジェノサイド(genosida)といった表現などと共に、[47] 被害や喪失の側面がより前面に出たり、より強く示されたりする[*Equator*, 29 June 2005; Syafaruddin Usman 2006: 150–158; *Pontianak Post*, 27 June, 13December 2011, 30 June 2013 など]。そのさいには、マンドール事件が、ルワンダやボスニアでの虐殺や、国連の人権委員会またはインドネシアの人権裁判所で扱われる重大な人権侵害(ジェノサイドや人道に対する罪)に当たるものとされたり、それ故に国内や国際的な司法の場に訴えたりすることが主張されることがある。[48] そこでは、そうした主張や行為を通じて、事件および事件で被った被害や喪失の大きさに対する国内外からの認知を獲得することや、司法の場と力によって事件に対する日本からの謝罪や補償（賠償）の問題を改めて提起することが意識されていると考えられる[49]。こうした動きの大きな背景としては、ルワンダやボスニアで起こった虐殺、それらやカンボジアでのクメール・ルージュによる虐殺に対する国際法廷の設置と審理といった、「ジェノサイド」に対する一九九〇年代半ばから続く国際的な関心・注目の高まり、更に国内的にもスハルト体制崩壊以降の民主化と改革の時代のなかで人権および人権侵害への関心が高まる状況下での過去の人権侵害事件の責任を実際に問う動きの出現、といった状況の影響が指摘できるだろう。

また、事件による一世代の指導者・有力者の喪失は、その後の西カリマンタン州の指導者たちのモラルや西カリマンタンの地域アイデンティティが欠如してきたとされることと結びつけられることもある［*Borneo Tribune*, 28 June 2011; *Pontianak Post*, 28 June 2011］。

このように、マンドール事件の被害や喪失の側面は、地域の人々や社会が現在直面する様々な課題・問題の「歴史的要因」として強調され、公定史で強調される闘争史観やナショナリズム史観とは力点やニュアンスが異なる面を有しながら、事件の存在とその重要性を州の内外に訴えている。しかしながら、そうした被害性や喪失性の強調が進むならば、事件に意味を付与してきた闘争史・ナショナリズム史を軸とした公定史に変化をもたらしたり、公定史とのずれが問題となったりする可能性のみならず、事件自体のトラウマ性を強化する可能性もあるだろう。

本節で示してきたように、第三の波では、マンドール事件が、西カリマンタン社会の抱えるトラウマと結びついて新たに語られ表象されるなかで、事件に対する更なる意味付けが、州内外の社会的状況や動向を意識したり反映したりするなかで展開されている。公定史の強化と被害性や喪失性の強調が並んで進むなか、マンドール事件は、人々や社会が抱える集合的・社会的トラウマの歴史的要因と見なされると同時に、それらを克服するためのシンボルともなっているのである。

6 おわりに

西カリマンタン州における、マンドール事件を象徴とする戦争の記憶とトラウマの語りと表象は、日本占領期直後の被害者の追悼から始まった。七〇年代の第二の波では、マンドール闘争墓地の創設によって、各民族が団結した主体的な闘争の証として事件をナショナルヒストリーの中に位置付け、州の公定史として犠牲者を顕彰した。二〇〇〇年代後半からの第三の波では、州の公定史の補強・法規化と追悼活動の法定化・義務化が進む中で、マンドール事件の追悼・顕彰活動と教育・啓発活動が活発化していった。また、第三の波の語りと表象では、州内で構築してきた事件の「公定史」が州外では未だ「等閑視」されていること、事件による社会指導者・有力者の一世代の喪失が地域発展の遅れと地域内の民族間の対立・衝突の容易化の双方に繋がっていることが示され、事件は様々な形で地域のトラウマと結び付いている。また、公定史の強化と並行して、こうした現地社会に存在するトラウマと結び付いている、マンドール事件の被害性と喪失性の強調も見られる。更には、マンドール事件とその犠牲者は、現地社会に存在するトラウマ（課題・問題）の淵源となると同時に、それらを克服するための闘争心と民族団結の象徴としても活用されている。マンドール事件とその犠牲者をめぐる社会的な語りと表象の歩みは、集合的・社会的記憶の作成・強化によって、事件と犠牲の意味を国家および地域の中で位置付けたり承認を得ようとしたりする過程であり、それによって地域社会と人々が抱える痛みやトラウマを説明し、「癒やし」、克服し、自身の未来のために役立てようとする試みである。

マンドール事件をめぐって現地で展開される公定史や見解は必ずしも十分な根拠に立脚しているとは限らないが、それらは個人や社会が自らの痛みやトラウマと対峙する中で成立し、事件がもたらした犠牲の意味を内外に発信し、次世代へとつなぎ、次世代への教訓や糧にしようとしてきた。こうしたマンドール事件の語り・表象が、日本（人）への憎しみを示したり継承したりするためのものではないことは、公定史の形成以来、現在でも強調されているとはいえ[*Pontianak Post*, 29 June 2013など]、日本からの謝罪や補償を求める声や日本（軍）への憤りを持つ人も確かに存在する[50]。

マンドール事件の語りと表象を考えるさいには、本章では殆ど触れなかったが、集合的・文化的トラウマとして語られ表象されたり、公定史化・定型化されたりするなかで隠され、こぼれ落ち、塗りつぶされている、多種多様な事実や個人の語りの存在に留意することも必要かつ重要である[51]。主にメディアや式典を通じて現地社会で広められている事件の概要・解釈や事件の犠牲者・遺族・関係者のエピソードには公定史の枠組みが存在している。事件や当時の社会、犠牲者遺族に対する関心や理解がそうした枠組みを越えて深く広く現地社会で高まっているとは言い難く、犠牲者遺族などが個々に抱える事件のトラウマやその治療に関しては社会的に殆ど留意されていない。筆者の聞き取りにおいても、当局による「抗日・反日分子」の捜索・検挙の最中、容疑者とされた現地人の知人に逃亡を促した日本兵の話や日本占領期に起こった初等教育拡充への肯定的な語りなどが出てきたように、現地社会には事件についての事実、語り、記憶で「隠れている」ものが存在する。

本章で論じてきたように、マンドール事件をめぐる過去と現在は、日本の過去と現在に繋がる問題である。そしてそれは、歴史的トラウマとポストコロニアルをめぐる問題（本書では、13章中村や14章松田を参照）ならびに「加害者」との和解の問題（本書の5章カハノフや6章窪田、または［小菅二〇〇五］や［中尾二〇〇八］などを参照）にも繋がっている。日本ではマンドール事件の知名度自体が低いとはいえ、(52)日本にも事件の「隠れている」事実、語り、記憶が存在しているだろう。私たちにまず必要なことは、過去に目を向け、過去の事実の究明を進めていくこと、そしてマンドール事件をめぐる事実、声、記憶の多様性を意識しながら、それらに耳を傾け、対話を重ねていくことであろう。

注

（1）その他にもジャワ人、マドゥラ人、ブギス人などがいる。これらの中で、華人と先住民族のダヤック人は基本的に非ムスリムである。二〇一〇年人口センサスによる州人口は約四四〇万人（マレー人約一八・五％、華人約八・二％、ダヤック人五〇・一％）［森下二〇一五：四三］。また、西カリマンタンはインドネシアの中でも歴史的に華人の割合が高いことで知られる（一九三〇年時で約一三％）。

（2）西カリマンタンの歴史や民族の概要に関しては、［早瀬二〇〇六：三六―三八］や［森下二〇一五：四二―四九］などを参照。

（3）一九九〇年代までのマンドール事件の表象を扱った研究としては、［後藤一九八九］や［Somers Heidhues 2005］がある。本章は、マンドール事件の象徴化・表象化を地方（現地）社会におけるレジリアンスの観点から捉えて考察した小論［冨田二〇一六］に大幅な加筆・修正を加えたものである。

（4）本章と関連するトラウマの世代間継承の事例・議論としては、本書中の5章カハノフ、8章岡田、16章タジャン、17章兼清の論考を参照。また、トラウマに関する議論については本書の序章を参照。

（5）本章で引用したものとしては、［井関一九八七］、［飛鳥一九九一］、［益子一九九五、一九九九］。

（6）筆者は、二〇〇八年から現地で聞き取り調査を始め、二〇一一年一二月から二〇一三年三月に渡る西カリマンタン州での長期滞在中に特に調査をおこなった。事件の被害者遺族・関係者を中心に様々な人々に聞き取りをしたが、そのなかで、マレー系・男性・知識人（有力者、名士）という特徴が典型的な対象人物例である。本章ではそうした人々の氏名の敬称を省略し、調査当時の職業を表記する。

（7）インドネシアの中でもナショナリズムに至る意識の形成が遅く、積極的な反オランダ感情の高揚もなかった戦前の西カリマンタンにおいて、伝統的な政治的・宗教的権威を維持してきた僅かな支配層・知識人の間で、オランダ支配打倒を掲げた日本を「解放者」視する契機はきわめて弱かったとされる［後藤一九八九：一五五］。

（8） ポンティアナックには軍官民で分けられた慰安所が設けられていた。四三年九月には日本人と内縁関係にある現地人女性を慰安所に差し出す旨の「蓄妾禁止令」が出された。また、民政府からの命令で、未婚の現地人女性を慰安婦とした例や、慰安婦となることを拒否して自殺する多くの女性（特に華人）が出たとされる［井関一九八七：二〇―二二：早瀬二〇〇六：四九―五一：Syafaruddin Usman 2006: 41-42］。

（9） ここまでの、日本軍の侵攻や「民政」下の状況については、以下の文献も参照。［早稲田大学大隅記念社会科学研究所編一九五九：二〇七］、［後藤一九八九：一五七―一六〇］、［飛鳥一九九一：五七九―五八〇］、［加藤二〇〇二：一六―一七］、［Maekawa 2002: 157-159］、［Somers Heidhues 2003: 197-202］、［早瀬二〇〇六：三五、四〇―五五］、［Syafaruddin Usman and Isnawita Din 2009: 19-24, 71］。

（10） Sinbunaの表記（綴り）には資料によって差異が存在する。『ボルネオ新聞』西部版の紙面は、インドネシア語（マレー語）が二面と中国語が一面の構成だったとされる［早瀬二〇〇六：五六（注二）］。計四面構成で週三回発行されたとする説［Syafaruddin Usman and Isnawita Din 2009: 46］もあるが、これは本章の注19で述べるような、事件を報じた新聞に第三面が存在したとされることをもとにしている可能性がある。

（11） 『ボルネオ新聞』公表の記事の日本語全訳は［井関一九八七：五七―六六］に、転載原文（犠牲者の氏名部分は省略）は［Syafaruddin Usman 2006: 90-95, 2009: 47-53］に記載がある。

（12） ポンティアナックとシンカワンで起きたこの事件は、第二次抗日事件として処理された。犠牲となった華人は約三五〇人とされる［Maekawa 2002: 161-164］。

（13） マンドール事件とその前に発生したバンジャルマシンの「ハガ事件」の間に当局が「繋がり」を見ていたことも指摘されている［早稲田大学大隅記念社会科学研究所編一九五九：二〇六―二〇九：カナヘレ一九七七（一九六七）：二三四、二四四―二四五（注七〇）］。「ハガ事件」とは、オランダ植民地期にボルネオ州知事であったハガが、抗日陰謀企図の容疑で、一九四三年五月に他の容疑者と共に逮捕・処刑された事件である。軍当局はそのさい、この事件の関係者が西カリマンタン側にも存在するとした。

（14） こうしたなかで、海軍特務機関（花機関）の関与を特に指摘する見解や、オランダ色を持つ現地人を抹殺して現地の日本化を進める政策があったとする日本側情報将校の証言［Ooi Keat Gin 2011: 111-112, 108-117］、または華人の逮捕目的が彼らの財産接収にあったとする、当時の日本軍側の一証言［Somers Heidhues 2003: 209］なども存在する。

（15） マンドール事件の犠牲者となった「ナバン［ランダック］」の王が、ポンティアナックのスルタンから計画への協力を求められて同意してしまったことを、野村東印度殖産支店長として当時在留していた飛鳥に語っている［飛鳥一九九一：五六九］。ただし、その計画の具体的な内容は不明である。

（16） 当局の発表通りではないとしても、何らかの抗日謀議・活動はあったとする説［飛鳥一九九一：五六九―五七〇：加藤二〇〇二：三〇］や、現地華人抗日組織による抵抗活動がなされていたことと、それがマンドール事件のような日本側の過剰反応に繋がったことの双方の可能性を指摘する説［Hui 2011: 51-62］もある。

（17） インドネシア側の文献にも日本軍当局の公表に沿った抗日・独立謀議の実在を疑問視するものがあり［Somers Heidhues 2005: 117-118］、現地の知識人層を抹殺して、西カリマンタンを「日本化」する計画が事件の裏にあったと推測するものもある［井関一九八七：一四五―一四六］。また、最終的な殺害目標が五万人以上であったとする説も現地の文献・報道でしばしば見られる（特警隊隊長であった山本中尉が語ったとされる）。

(18) 後述する当時の州知事の演説では、一九七七年三月に西カリマンタン州を訪問した訪問団の一人、高橋清忠（日本占領期には、興南海運ポンティアナック支店長）が現地で語ったとするその数字を、犠牲者数の根拠としている。
現地のジャーナリスト、マーワルディ・リファイ（[Rivai 1978] の著者）は、その当時、高橋からその数字とその根拠の存在を聞いたとしている［Somers Heidhues 2005: 119; Syafaruddin Usman and Isnawita Din 2009: 47］。ただし、高橋本人は現地でそのような証言をしたことを否定している［益子一九九五：七七］。

(19) インドネシア側の文献・報道は、犠牲者二万一〇三七人の証拠として、日本に存在する戦争記録や、事件を公表した『ボルネオ新聞』に全犠牲者を約二万人とする記述があったと語る複数の現地人証言者の存在を挙げる（続きとなる第三面に書かれていたとされる）。それらの例としては、[*Gatra*, 22 July 1995; 益子一九九九：一九；*Equator*, 26 June 2007; Syafaruddin Usman and Isnawita Din 2009: 47] などを参照。しかし、そうした証拠の実在は確認されていない。南洋倉庫社員として日本占領期にポンティアナックにいた益子は、「当時のポンティアナックのボルネオ新聞でも［犠牲者を］二万人とは報じなかったと思う」としている［益子一九九九：三七］。
また、一九七七年以前のインドネシア側文献では、二万一〇三七人説は確認出来ていない［後藤一九八九：一七一；加藤二〇〇二：三三―三四］。ただし、井関は「一説では犠牲者が二万に達する」と既述するインドネシア側の一文献の刊行年を一九四五年としている［井関一九八七：一五七―一六九］。

(20) 例えば、［Syafaruddin Usman and Isnawita Din 2009: 76］は、二万人説の証拠に言及するなかで、犠牲者数の正確なデータは確かに未だ存在しないとしている。公式犠牲者数に対する彼の慎重な態度や疑念は、Somers Heidhues［2005: 126n37］でも言及されている。

(21) それは公開書簡として、英語・オランダ語・中国語の文章で掲載された。これ以前の一九四五年の九月には、華人によるマンドールでの調査が既になされている。

(22) この慰霊塔は、コロニアルなモニュメントと誤解された結果、恐らく一九五〇年代に取り壊された［Somers Heidhues 2005: 106, 112］。一方で、委員会名を「犠牲者家族支援者委員会：Panitia Penolong Keluarga Malang」とし、慰霊塔建立年を一九四八―四九年とする説もある［Syafaruddin Usman 2006: 131-132］。

(23) 中央の構造物は日本側が事件容疑者の連行時に彼らの首から上に被せた袋を表象している［Somers Heidhues 2005: 112］。

(24) ①から⑥で示したようなレリーフやモニュメントの公的解説は、後述する文化政策の一環として編纂された文献［Saleh et al. 1987: 11-13］を参照。なお、⑥番のレリーフに関して、史実としては事件後にこのような各民族が団結した形での一斉蜂起は確認できない。ただし、一九四四年末から内陸部のダヤック人が日本人を襲撃、殺害する事件が各所で発生しており［早稲田大学大隈記念社会科学研究所編一九五九：二〇九―二一〇；飛鳥一九九一：五六〇―五六一、五六八］、この事件がレリーフの直接的なモチーフになったと推測できる。

(25) インドネシア民族(Bangsa Indonesia)とは、国民国家の構成員となるインドネシア国民を指す概念である。マレー人、ジャワ人などの各民族(スク・バンサ)は、このインドネシア民族を構成する民族集団とされる。

(26) これ以外の、西カリマンタン州で「闘争のモニュメント」として整備・認定された、対オランダ(独立)闘争や対サラワク共産主義者ゲリラ闘争に関わる記念碑や墓地の名称には、英雄の文字が冠されている[Saleh et al. 1987]。対サラワク共産主義者ゲリラ闘争については[松村二〇一七]を参照。

(27) マンドール事件で殺害されたポンティアナックのスルタンの息子。通称、シャリフ・ハミッド、またはスルタン・ハミッド二世(一九一三―七八。在位:一九四五―五〇)。彼はオランダなどの海外で長く教育を受け、日本占領期には親オランダ派を理由としてジャワで抑留されていた[Davidson 2008: 37]。その後、オランダの再進出に伴いポンティアナックのスルタンに即位するなかで、当初はインドネシア連邦共和国派の立場を取った。

(28) そうした例としては、[井関一九八七:一八九―一九九、二一九―二三八]や[益子一九九九:一七]、『週間アサヒグラフ』(三四五二号:一九八八年九月二三日、五四―五七)などを参照。

(29) 「国家英雄」とは、インドネシア政府が民族・独立運動や国家建設の貢献者と認定した人物に与える称号であり、関連法が一九五七年から整備されていった(「国家英雄」の概要に関しては、[山口他二〇一七]の序章を参照)。

(30) インドネシア側では、王たちが最初に逮捕された日を四三年四月二三日とするものが多い。これが、『ボルネオ新聞』で示された第一回目の逮捕日(四三年一〇月二三日)を誤解した結果であるかどうかは不明である。なお、マンドール事件に関する西カリマンタン側の近刊書は、最初の逮捕日を四三年一〇月二三日としている[Syafaruddin Usman and Isnawita Din 2009: 73]。

(31) この理由は不明だが、おそらくは、犠牲者数に関する確かな証拠がない状況とそれに対する批判を意識した結果である可能性がある。

(32) 二〇〇九年時点で、日本占領期の日本軍による州内の犠牲者として、氏名・身分・出身地が比定されているのは、九〇〇名に満たない[Syafaruddin Usman and Isnawita Din 2009: 167–200]。

(33) マンドール闘争墓地の環境保全では、墓地周辺の違法な金採掘が問題となっている。また、半旗掲揚の不徹底さ(時に、官公庁でも遵守されていない)への批判も、現地紙でしばしば取り上げられる。

(34) ただし、現地華字紙など華人コミュニティー内の状況調査は筆者の今後の課題である。

(35) ヌール・イスカンダル(Nur Iskandar 一九七四年ポンティアナック生まれ、マレー人、フリーのジャーナリスト・コンサルタント)からの聞き取り、二〇一〇年二月一五日。彼は地元の大学を卒業後、*Equator* 紙の記者を経て、二〇〇七年には *Borneo Tribune* 紙の創刊に参加した。

(36) 彼とヌール・イスカンダルは大学時代からの仲間であり、両者はマンドール事件に関する調査・言論・啓発活動を精力的におこなっている。

(37) 二〇〇〇年に刊行されたインドネシアの高校歴史教科書では、マンドール事件について記載されている。それは民衆による抵抗例の一つの中に置かれているが、日本による知識人たち二万人の大量虐殺と記されているが、日本への抵抗や独立運動であるとは明示されていない[イ・ワヤン・パドリカ二〇〇八（二〇〇〇）：二五二］。

(38) 前述した一九七七年のカダルスノの演説は、州人口と犠牲者数の比率では自分たちが国内で一番高い比率となる可能性があると述べ、現地メディアもそのような意見をしばしば示す。

また、事件主要犠牲者の「国家英雄」化の実現は、墓地名改称も含めて未だ果たされておらず、実現のための運動が現在活発であるとも言い難い。ただし、これ以降の政府関係者の発言や新聞記事では、事件の犠牲者を示すさいに英雄という表現がしばしば用いられる。西カリマンタン州の「国家英雄」としては、内陸部でオランダ植民地政府に対する抵抗活動を支えたアブドゥル・カーディル（一七七一―一八七五）が一九九九年に選出されているものの、日本占領期や独立戦争期の人物からは未だ選出されていない。

(39) 地方文化や地域アイデンティティの主張・振興ならびにその事例についての研究には、［加藤二〇〇四、二〇一〇］などのほか、「国家英雄」に着目した［山口他二〇一七］がある。

(40) 現地紙［*Equator*, 29 June 2005; *Pontianak Post*, 13 December 2011 など］や、シャリフ・イブラヒム・アルカドリー（Syarif Ibrahim Alqadrie アラブ系マレー人、一九四六年ポンティアナック生まれ、大学教授、事件犠牲者であるポンティアナックのスルタンの傍系親族）などからの聞き取り調査（二〇一二年九月六日など）。また、二〇一三年の市主催の追悼式典で、当時のポンティアナック市長（現州知事）も同様の発言をしている［*Borneo Tribune*, 29 June 2013］。

(41) これらは、現地紙［*Equator*, 29 June, 15 August 2005, 10 June 2007; *Borneo Tribune*, 28 June 2011, 6 June 2012; *Pontianak Post*, 13 December 2011 など］や、現地での聞き取り（主に、二〇一二年から一三年三月の間）に基づく。

(42) サンガウやサンバスなど、事件犠牲者遺族である各地の王族や関係者からの聞き取り調査（二〇一二年九月六日、二〇一二年九月七日など）に基づく。

こうした聞き取りや［Syafaruddin Usman and Isnawita Din 2009: 92–96］では、日本軍が王族を殺害しただけでなく、彼らが先祖伝来の家宝・家財を奪ったことや貧窮に陥った遺族がそれらを売却せざるを得なかったことなども語られる。

(43) 現地紙［*Equator*, 10 June 2007; *Pontianak Post*, 28 June 2012 など］や現地での聞き取りによる。こうしたさいには、「戦争（戦後）賠償」という言葉を使用せず、マンドール事件に対する「補償」という言葉が使用されている。そこには、国家間の戦後賠償が既に「解決済み」であることに加えて、戦争賠償という言葉の使用が日本社会を刺激してしまう可能性［*Equator*, 7 June 2007］への考慮がある。

(44) ラワグデは現在の西ジャワ州バロンサリ村。オランダ政府による初の公式謝罪であり、オランダ政府は遺族に補償金を支払うことも決定した。

(45) こうした民族紛争に関しては、［Davidson 2008］、［松村二〇一七：第二章、第六章］、［森下二〇一五：四七―六〇］を参照。マドゥラ人は、特にスハルト時代に移民として多数到来し、多くは下層労働に就いた［森下二〇一五：四九］。

(46) ヌール・イスカンダルらからの聞き取り（二〇一〇年二月一五日）や現地紙［*Equator*, 29 June 2005; *Borneo Tribune*, 29 June 2013］など。

(47) そうしたさいには、注17で述べた、日本側の殺害目標が五万人であったとする説が付随することも多い。

(48) 二〇〇〇年法律第六号で設置が定められたインドネシアの人権裁判所は、疑いのある事件発生後、国家人権委員会が結成した人権侵害調査委員会の調査に続く、最高検察庁の捜査結果をもとに開廷される。更には、同法制定以前の人権侵害に関する特別法廷も存在する（ただし、一九四五年八月一七日の独立日以前には遡及できないとされる）。また、国際司法の場としては、国際刑事裁判所（二〇〇三年、オランダのハーグで開設）が例として挙げられている。ただし、九月三〇日事件（本書第4章青木論文を参照）や東ティモールにおける虐殺・人権侵害といった、「より身近」だが国内で波紋を生むような事例をマンドール事件と関連させてはいない。

(49) こうした主張では、法廷に持ち込むまでにも大きな困難があると認識されているが、可能性は存在するとされる。しかし、そのための具体的な動きが進んでいるかは不明である。

(50) 筆者が今までに面会した被害者遺族のなかで、筆者に直接的な怒りや憤りを示した人は少ない。しかし、そもそも面会自体ができなかった人々も存在する。それは、日本人男性である筆者（加害者を想起しかねない）との面会を本人が拒否した場合や、面会の仲介役を担ってくれた人々が、筆者と遺族が面会したさいに起こりうる「危険性」を憂慮した結果、筆者と遺族の双方に配慮した場合がある。

(51) こうした点への留意は、本書4章青木論文が指摘した、インドネシア国民間の殺戮である九月三〇日運動をめぐる事例のような全体主義権力による殺戮を論じる場合に、それを歴史的トラウマと名付けることによって不可視なものが生まれてしまうことへの危険性と通じる。

(52) 軍官民の元現地在留日本人やその遺族は、七七年三月以来現地を訪れることがあり、マンドール闘争墓地の訪問、現地で処刑された日本人の遺骨収拾、式典時の献花などをおこなってきた［*Gatra*, 22 July 1995; *Kartini*, 25 July 1995; 益子 一九九九］。

参照文献

飛鳥音久 一九九一「『ポンティアナ事件』の背景を語る」インドネシア日本占領期史料フォーラム編『証言集 日本軍占領下のインドネシア』五四九―五九八ページ、竜渓書舎。
石田勇治・武内進一編 二〇一一『ジェノサイドと現代世界』勉誠出版。
井関恒夫 一九八七『西ボルネオ住民虐殺事件 検証「ポンティアナ事件」』不二出版。
イ・ワヤン、バドリカ 二〇〇八（二〇〇〇）『インドネシアの歴史 インドネシア高校歴史教科書』（世界の教科書シリーズ20）石井和子監訳、桾沢英雄・菅原由美・田中正臣・山本肇訳、明石書店。
奥島美夏 二〇〇七「インドネシア地方分権化後の文化・観光政策と貴族の葛藤――東カリマンタン州の事例から」西川潤・八木尚志・清水和巳編『社会科学を再構成する――地域平和と内発的発展』一五六―一八〇ページ、明石書店。
加藤剛 二〇〇四「現代インドネシアの文化政策と地域アイデンティティ――リアウ州のムラユ化の政治過程」加藤剛編『変容する東南アジア社会

民族・宗教・文化の動態』三七一―四五九ページ、めこん。
―― 二〇一〇「インドネシアの政治過程と地域アイデンティティの生成――ミナンとムラユのはざまで」長津一史・加藤剛編『開発の社会史　東南アジアにみるジェンダー・マイノリティ・境域の動態』三九一―四三五ページ、風響社。
加藤裕　二〇〇二『大東亜戦争とインドネシア　日本の軍政』朱鳥社。
カナヘレ、ジョージ・S　一九七七（一九六七）『日本軍政とインドネシア独立』後藤乾一・近藤正臣・白石愛子訳、鳳出版。
川喜田敦子・西芳実編　二〇一六『歴史としてのレジリエンス　戦争・独立・災害』（災害対応の地域研究4）京都大学学術出版会。
倉沢愛子　二〇一一『戦後日本＝インドネシア関係史』草思社。
――編　二〇〇六『20世紀の中のアジア・太平洋戦争』（岩波講座アジア・太平洋戦争8）岩波書店。
小菅信子　二〇〇五『戦後和解　日本は〈過去〉から解き放たれるのか』中央公論新社。
後藤乾一　一九八九「ポンティアナック事件覚書」『日本占領期インドネシア研究』一四九―一七九ページ、龍渓書舎。
冨田暁　二〇一六「戦争経験を表象・象徴化する地方社会――インドネシア西カリマンタン州にみるレジリアンス」『こころと文化』一五（一）：四三―四九。
中尾知代　二〇〇八『日本人はなぜ謝り続けるのか　日英戦後和解の〝失敗〟に学ぶ』日本放送出版協会。
林博史　二〇一五『日本軍「慰安婦問題」の核心』花伝社。
早瀬晋三　二〇〇六「植民者の戦争経験　海軍「民政」下の西ボルネオ」倉沢愛子他編『帝国の戦争経験』（岩波講座アジア・太平洋戦争4）三一―五八ページ、岩波書店。
益子恒資　一九九五『マンドールの悲劇』インドネシア美術研究会連絡事務所。
―― 一九九九『続　マンドールの悲劇』私家版。
―― 二〇〇七『戦争の記憶を歩く　東南アジアのいま』岩波書店。
松村智雄　二〇一七『インドネシア国家と西カリマンタン華人「辺境」からのナショナリズム形成』慶應義塾大学出版会。
村井吉敬・佐伯奈津子・間瀬朋子編『現代インドネシアを知るための六〇章』（エリア・スタディーズ113）明石書店。
森下明子　二〇一五『天然資源をめぐる政治と暴力　現代インドネシアの地方政治』京都大学学術出版会。
山口裕子　二〇一一『歴史語りの人類学　複数の過去を生きるインドネシア東部の小地域社会』世界思想社。
――・金子正徳・津田浩司編　二〇一七『「国家英雄」が映すインドネシア』木犀社。
早稲田大学大隈記念社会科学研究所編　一九五九『インドネシアにおける日本軍政の研究』紀伊国屋書店。
Davidson, Jamie S. 2008. *From Rebellion to Riots: Collective Violence on Indonesian Borneo.* Wisconsin: University of Wisconsin Press.

Hui Yew-Foong. 2011. Strangers at Home: *History and Subjectivity among the Chinese Communities of West Kalimantan, Indonesia*. Leiden: Brill.

Maekawa, Kaori. 2002. The Pontianak Incidents and the Ethnic Chinese in Wartime Western Borneo. In Paul H. Kratoska ed. *Southeast Asian Minorities in the Wartime Japanese Empire*. New York: Routledge Curzon, pp. 153–169.

Meel, H de. 1952. Het Verloop van de Bevolking in West-Borneo 1920–1948. *Tijdschrift van het Koninklijk Nederlandsch Aardrijkskundig Genootschap*. Tweede Serie, 69: 178–198.

Ooi Keat Gin. 2010. Caluculated Strategy or Senseless Murder? Mass Killings in Japanese — Occupied South and West Kalimantan, 1943–1945. In Peter Post, William H. Frederick, Iris Heidebrink and Shigeru Sato eds. *Encyclopedia of Indonesia in the Pacific War: In Cooperation with the Netherlands Institute for War Documentation*. Leiden: Brill, pp. 212–217.

—— 2011. *The Japanese Occupation of Borneo, 1941–1945*. London/ New York: Routledge.

Rivai, Mawardi. 1978. *Peristiwa Mandor*. Jakarta: Pustaka Antara.

Saleh As'ad Djamhari. et al. eds. 1987. *Monumen Perjuangan Daerah Kalimantan Barat*. Jakarta: Departmen Pendidikan dan Kebudayaan.

Somers Heidhues, Mary. 2003. *Golddiggers, Farmers, and Traders in the "Chinese Districts" of West Kalimantan, Indonesia*. Ithaca, New York: Cornell University.

—— 2005. The Makam Juang Mandor Monument: Remembering and Distorting the History of the Chinese of West Kalimantan. In Tim Lindley and Helen Pausacker eds. *Chinese Indonesians: Remembering, Distorting, Forgetting*. Singapore: ISEAS Publications, pp. 105–129.

Syafaruddin Usman Mhd. 1995. *Tanah Mandor Bersimbah Darah: Perjuangan Rakyat Kalimantan Barat di Masa Pendudukan Jepang*. Pontianak, Indonesia: Koporesi Mahasiswa（Kopma）Universitas Tanjungpura.

—— 2006. *Eksekusi Massal 28 Juni 1944: Tragedi Berdarah Mandor Kalimantan Barat di Masa Perang Dunia II*（*1941–1945*）. Pontianak, Indonesia: Pemerintah Propinsi Kalimantan Barat/ Dewan Harian Daerah（DHD）Angkatan 45 Kalimantan Barat.

Syafaruddin Usman Mhd and Isnawita Din. 2009. *Peristiwa Mandor Berdarah: Eksekusi Massal 28 Juni 1944 oleh Jepang*. Jakarta: Media Pressindo.

〈法令〉

Peraturan Daerah Provinsi Kalimantan Barat Nomor 5 Tahun 2007 tentang Peristiwa Mandor sebagai Hari Berkabung Daerah dan Makam Juang Mandor sebagai Monumen Daerah Provinsi Kalimantan Barat.（州の追悼日州条例。正式名：州の追悼日としてのマンドール事件ならびに西カリマンタン州のモニュメントとしてのマンドール闘争墓地に関する、二〇〇七年第五号州条例）

Peraturan Gubernur Kalimantan Barat Nomor 3 Tahun 2011 tentang Pedoman Tata Upacara Hari Berkabung Daerah Provinsi Kalimantan Barat.（州の追悼日式典実施指針州知事令。正式名：西カリマンタン州の追悼日式典実施指針に関する、二〇一一年第三号州知事令）

〈雑誌・新聞〉

Borneo Tribune（日刊紙：ポンティアナック発行）

Equator（日刊紙：ポンティアナック発行）

Gatra（週刊誌：ジャカルタ発行）

Kartini（旬刊誌：ジャカルタ発行）

Pontianak Post（日刊紙：ポンティアナック発行）

Tribun Pontianak（日刊紙：ポンティアナック発行）

第8章　トラウマの解体に抗して
――在日コリアンのアイデンティティ再構築と拡散

岡田浩樹

1　はじめに

マイノリティに対する暴力や差別は、国家を背景にしたマジョリティ集団との関係において顕在化するものの、集団の内部や個人間の関係といったミクロレベルにおいては個別の相互行為の場において現出するのであり、そのあり方は多様である。マジョリティの個人に対する暴力や差別的な言動が、「被暴力・被差別意識」を形成し、その基盤となった制度が（公式には）批判され変化・消滅した後も個々のマイノリティにとって精神的外傷（トラウマ）として継続し、「抗する主体」が構築されていく。いわばアイデンティティ構築の基盤としての暴力、差別のトラウマでもある。

マイノリティが暴力や差別に政治的に対抗しようとするとき、「トラウマについての語り」が定型化、さらには共通の語りとなる「歴史」化が起こり、マイノリティの集団的なトラウマの物語に転換する。一旦、構築されたトラウマの物語は、個々人のトラウマの語りを強力に構造化すると同時に、個々人の経験と記憶を、被暴力と被差別のトラウマの語りに再編成する。戦後の在日コリアンの多くの被差別経験についての語りには、このような集団のトラウマの定型化を明確に読み取ることができる。

しかし、世代を超えて集団的なトラウマの記憶を継承させようとする場合、マイノリティ個人の記憶や体験を政治的な脈絡に変換するだけでなく、場合によっては抑圧する結果になるという逆説的な状況が起きうる。この逆説的状況は、マイノリティに対する排除・抑圧の装置が変化した際にさらに強化される。すでに在日五世代に達した在日コリアンは、国籍やアイデンティティが多様化し、近年の「多文化共生」政策のなか、個別にさまざまな主体的選択を迫られてきた。

在日コリアンの世代交代、トラウマの物語を構築する基盤となっていた民族団体の弱体化、そして「多文化共生」政策といった近年の変化において、彼らは歴史化された集団的トラウマの物語が解体されるという現実に直面している。一方で、新しい暴力や差別に対して、これまでの集団的トラウマの物語がもはや有効な対抗手段たり得ていない状況がある。匿名性を特徴とするＳＮＳにおける「ヘイト・スピーチ」は、かつてのような個人の相互行為における明示的な差別や暴力ではなく、より隠微な形での差別をマイノリティにつきつける。在日コリアンが依拠してきた歴史的トラウマの物語は、無効化され、むしろマジョリティが逆差別を受けているという、転倒した議論が流布する。こうしたヘイト・スピーチの激化は在日コリアンに何をもたらしているのであろうか。確かにヘイト・スピーチを生み出す日本社会の構造的問題についての論考は積み重ねられてきた。しかし、ヘイト・スピーチを受け止めざるを得ない在日コリアンの状況に関しては、未だ大きな集団的トラウマの物語の観点からの解釈に依っているのではないであろうか。本章では、これらの問いを、解体・再編成されるトラウマという観点に注目して、いくつかの事例をもとに考察する。

2　記憶、そしてトラウマ

日本を初めとして、東アジア諸社会における近代のマクロレベルの歴史は、ある意味で国家や民族の名による「暴力」の歴史であると言えよう。明治政府による琉球の併合、朝鮮半島の植民地化、関東大震災における朝鮮人虐殺、韓国においては済州島四・三事件、朝鮮戦争、光州事件、中国における天安門事件……など、程度の差こそあれ、東アジアの近代は様々なレベルでの暴力に特徴付けられている。

高橋によれば、それぞれの社会において異なっていた「近代化」や「国民化」のプロセスは、しかしそれらのいずれもが「暴力」の歴史と記憶、その清算と責任の問題で「類似」もしているという事実がある〔高橋ほか二〇〇七：iv〕。確かに東アジアの近代を特徴付ける植民地支配、軍事独裁（警察暴力）、内戦や革命は、いわば、ベンヤミンが『暴力批判論』（一九二一）で問題とした「法的暴力」と、その根源としての「国家暴力」の問題として議論されるべきではある。

しかし、「国家暴力」によって、「被暴力者」としての主体が形成されたか、されなかったのか、もし「被暴力者」としての主体が形成されたとすると、どのような主体なのか、という問題は、マクロの構造からすべて説明しうるほど単純ではない。例えば、「国家主義と植民地化された主体としての韓国女性」あるいは「民族／国民国家内における韓国女性のアイデンティティ」といった問題設定〔例えば金恵淑二〇〇七など〕は、人類学的視点からは、あまりに国家や社会といったマクロレベルと、ミクロレベルである個人との関係を一方的に規定あるいは単純化しすぎているように思える。集団や個人といったミクロレベルにおいては、個別の相互行為の場におけるマイノリティに対する暴力や差別としても現出したのであって、それらは「国家暴力」を背景にしていたものの、その有りようは多様である。

しかも、マイノリティに対する暴力や差別意識、これに対する「被暴力・被差別意識」は、その基盤となった制度が（公式には）批判され、消滅した後も継続していることは、近年の在日コリアンに向けられた「嫌韓論」やヘイト・スピーチの問題を見れば明らかである。日本社会においては、近年まで、在日コリアン、奄美・沖縄出身者、さらにはアイヌなどのマイノリティが、自らのアイデンティティを構築し社会的差別や排除に抗するためのマイノリティ運動を展開してきた。このアイデンティティ構築の基底に個人が受けた差別や暴力によって、個々が受けたトラウマがあると言えよう。

今日、筆舌尽くせぬ苦難を乗りこえてきた在日朝鮮人一世の多くは、幼い頃から少年期の朝鮮での体験をあまり語らない。語ろうにも苦難の年月が長すぎ、思い起こせなくなってきているのかもしれない。しかし国を消され、民族を抹消されようとしていた時代に、朝鮮はどのようなことが起きていたのか。最高時二六〇万の朝鮮人が日本国内におり、今なお六〇万人が日本にいるのはなぜなのか。日本での辛酸をなめる日々にくじけず、どのように生き闘いぬいてきたのか。〔中略〕私は朝鮮南部に生を受け、日本の植民地支配の真っ直中で幼少年期を育った朝鮮人として、日帝三十六年の支配のもとで何があったのかを身をもって体験してきた。〔中略〕その残酷で悲惨な歴史の真実は、私の身体に刻み込まれている。これほど確実な事実はない。〔李又鳳二〇〇二：一五—一六〕

「苦難の歴史」、「貧困」、「差別」、「いじめ」、「蔑視」……在日コリアンの歴史においては、近年まで、個人の手記であれ、民族運動家や研究者の論文にいたるまで、日本人および日本社会から在日コリアンに向けられた暴力に関する表現が必ず見いだされる。それとともに、「（朝鮮人であることの）恥ずかしさ」、「屈辱」、「恨」、「（民族と自分）自己否定」などという自己を語る語りを必ず伴う。それは、すべての在日コリアンが共有する「民族のトラウマ」とも言いうるかもしれない。

このような被差別経験において、戦争前に渡日してきた、在日コリアン一世、二世における「朝鮮人」アイデンティティは、植民地支配の抑圧と結びつけられ、語られる傾向があるものの、彼らのライフヒストリーにはある共通した物語の形式がある。実際には、植民地支配による強制徴用、朝鮮半島の生家の経済的困窮のため日本での可能性を求めての渡航など、個別の渡航経緯と苦難の体験がある。

うちのとこは、ひいおじいさんが三人兄弟や。三人兄弟のおじさんが独立運動をしておったから……。そのチバン〔親戚〕だったから、結局金をちょっと持っておって、その関係があったところは全部日本に連れてこられるわけ。せやけど、一番うちのところは分家だったもんやから、本家はもう韓国に置いとかないといかんということで〔分家の自分たちが連れてこられた〕。〔中略〕分家で日本語知ってるのがおやじだけやったから。そうすれば、おやじが村の面〔行政単位〕の徴用の人を連れてきておったわけ、本家のかわりにね。それが結局、ばれてしまって、おまえの長男坊も日本に送れということになったんやろうね。だから、私だけが〔兄弟のうちで〕日本に来たわけ。（一九三八生　在日一世。六歳の時に日本に渡航）

この語りでは、朝鮮半島の家族・親族関係の中で分家の当主である父親が本家の徴用の身代わりになり、これが発覚したために子供である自身も日本に半ば強制的に渡航することになったいきさつが述べられている。この個人の渡航エピソードは日本の植民地支配（独立運動、徴用）という民族の歴史的物語の中に位置づけられる。

〔父親が〕あっちでの生活ができにくくなった。あんまり韓国での詳細聞いてませんけど、とりあえず、生活できにくくなったんと、日本へ行けばちょっといい生活できるだろうということもあって。今言うてる、徴用とかそういうようなものが、この時代はまだほぼない時代ですから。〔中略〕基本的には四一年以降、がっと〔日本への渡航者が〕ふえていく時代ですからね。だから、一旗上げに来たんでしょうね、一旗上げに。〔中略〕よくあるパターンで、堺に行きました。メリヤスやマッチやとかそういう工場をやってて、一族郎党また来い、また来いと呼びます。だけどオーバーフローしちゃう。それがまたどっかの人を頼って明石に来て、明石は特にマッチ工場が多かった。（一九二一年に父親が渡航。一九四七年生
在日二世　男性）

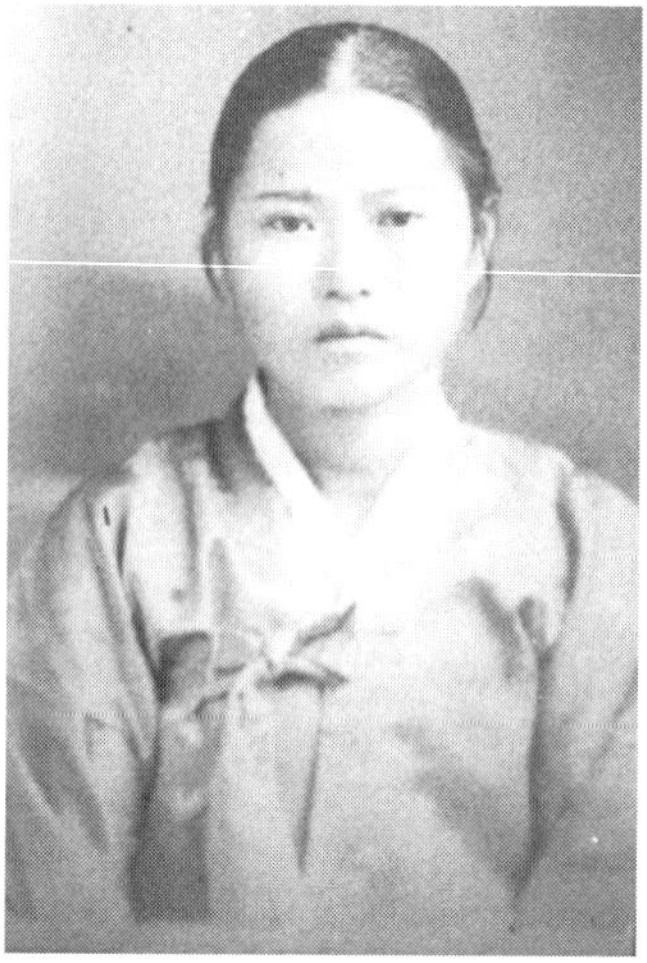

写真 1　日本での「身世多鈴」（苦労物語）のはじまり。植民地統治期、日本に渡航した婚約者の元に送られた許嫁の写真。婚約者は、この写真を便りに下関で許嫁の来日を待っていた（写真提供者匿名希望、1920 年頃）

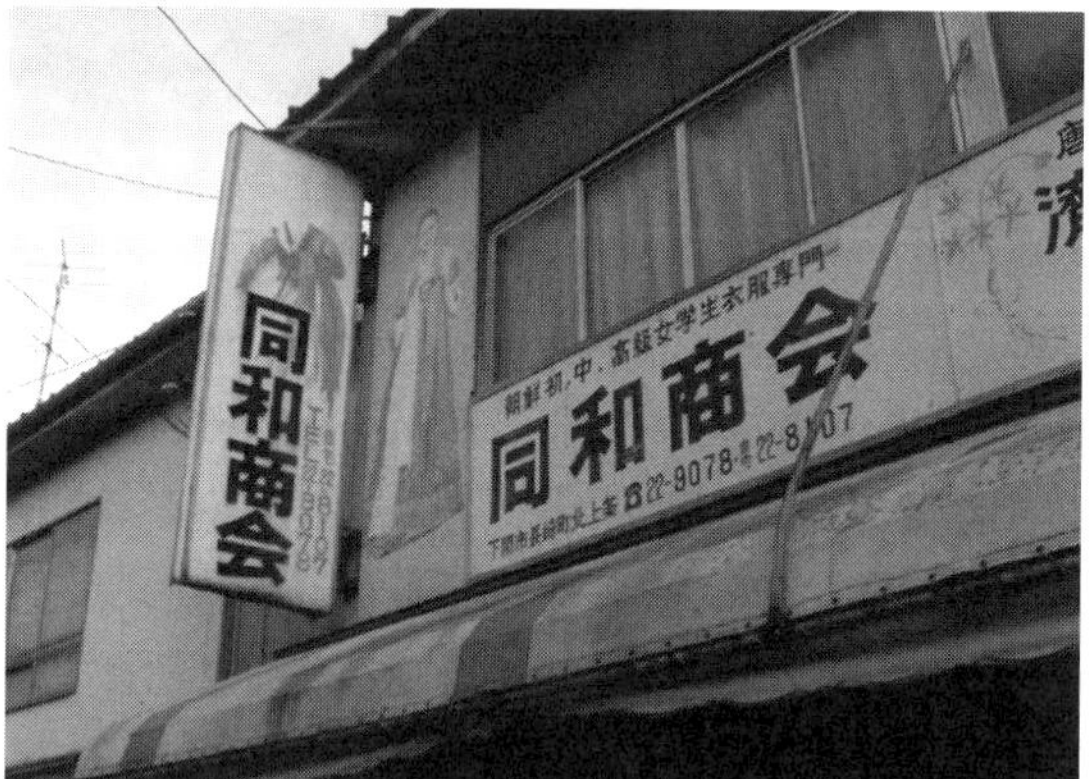

写真 2　釜山から日本への上陸地である下関。戦後は半島帰還の出発点となり、その後関釜フェリーの発着点となった。現在も多くの在日コリアンが住んでいる（筆者撮影、2011 年）

多数の朝鮮人の日本への渡航は、徴用（強制徴用）によるものだけでなく、むしろ生活の基盤を求めて「自主的」なケースが多い。しかし、なぜ日本に「一旗揚げ」に渡航するかの背景には、日本の植民地支配による朝鮮農村部の疲弊と困窮という共通の物語がある。

日本への渡航後については、非常に似通った共通する苦難のライフストーリーが語られる。そのストーリーで強調されるのは、在日コリアンの「朝鮮人性」であり、また同時に、半島の朝鮮人とも異なる「在日の恨」を生み出した苦労と被差別経験である。そして、それらの経験は、その後の差別や社会的排除の物語に連続し、最終的には「在日として生き抜いてきた」という語りに収斂される。

戦後に育った二世、三世の在日コリアンの語りにおいては、両親の苦労、自身の受けた直接の被差別体験が語られる。つまり、戦前の「朝鮮人」アイデンティティは植民地支配の抑圧に対抗するために構築されてきたのに対し、戦後の「在日」アイデンティティは、日本社会において直接自身が受けた差別や社会的排除に抗するためのアイデンティティとして構築されたと言えよう。そして「朝鮮人」アイデンティティに比べ、「在日」アイデンティティは、個々人の相互行為の場での差別体験や排除の経験によって受けたトラウマを重要な基盤とする点で特徴がある。

町外の子供から「豚臭い」「キムチ臭い」とののしられる。李は参観日が嫌だった。言葉も服装も違う親を級友に見せたくなかった。弁当にキムチを入れた母に「やめてくれ」と泣いたこともあった。［愛媛新聞二〇〇四：七三］

こうした自身の差別に関する記憶は、在日コリアンのインタビュー調査においても必ず言及される。

……下関〔から〕の転校のときにやっぱり教壇で当時の担任からもみんなの前で、こんな朝鮮人なんかもう神戸の都会行ってもどうしようもない、など、クラス全員の前で。下関のときの教師の一言が、やっぱり自分の中で朝鮮人というのはもうそれだけ社会というか、隠さなあかんもんなんか、さげすまれてる存在なのかということが、まず強烈に自分の中で刻まれたということが一番大きかったですよね。（一九五〇年生　在日二世　男性）

ここには一種の記憶への遡行も見いだされる。つまり個々の在日コリアンの幼少時の体験が「民族差別」として一般化され、共有されるのではなく、一般的な「在日コリアンへの差別」という言葉が、個々の体験や記憶を呼び戻すこともある。

金妙恵は在日コリアンの編集する雑誌の特集「『在日』が差別する時される時」の、「差別——課題が引き起こす一個人の記憶」というエッセイを綴ることを通して、自身の幼少時の記憶を呼び起こしている。

……朝鮮語が聞こえてくる度に私は身を堅くしてきた。はずかしさが外に飛びでないように。それはとてもいけないことだった。はずかしいと感じることが。私たちは差別がいけないこと、はずかしいとおもうことはいけないことだと教えられてきた。おなかの痛みはおなかが我慢すればいい。私は痛みが外に飛び出さないようにじっと押さえている性質の子供だった。〔中略〕産婆さんが女の子だよ、と母に告げたのは日本語だった。それから院本の名前がついて、かすかな朝鮮語のアクセントも加えずそれは反復されていった。そこらじゅうの子供たちと学校に通い、呼ばれると返事をした。その子の顔が突然塀からつきだす日までは。〔中略〕声だけははっきりと、私の眉間や首と、黒い顔の子の間に鋭い線を引いた——朝鮮人。たったその一線。汚らしい言葉を加えてくれたのなら、私はその言葉に反発できたかもしれない。〔金妙恵二〇〇〇：一二六—一二七〕

在日コリアン二世、三世のインタビュー調査において、話題が被差別体験に及んだときに、まずある一つの被差別体験が思い出され、その後で、次々と「埋もれていた」被差別体験の記憶が呼び起こされるような状況にしばしば出会った。「これまで封じ込めていた嫌な記憶が「おかげで」芋づるのように蘇った」と語ったインフォーマントもいた。そして、多くの場合、その後で、肯定、否定の両方の意味で、自分が「朝鮮人」「在日」であるからこそ、そうした体験をしなければならなかったのだ、と述べられる。

多くの在日コリアンの自分史やインタビューによって示されるのは、在日コリアンに対する暴力や差別は、国家や日本社会を背景にしたマジョリティの日本人との個別の関係、あるいは相互行為の場において顕在化しているということである。特に学校や職場、地域社会などの日本人との相互行為の場といったミクロレベルにおいて、現出するのであり、その状況やあり方は多様である。個人が受けた具体的な暴力や差別的な言動が、当事者にとって精神的外傷（トラウマ）として継続し、「抗する主体」が構築されていく。その際に、個々の体験を「民族的差別」として収斂させることで、それが個人の問題を超えた在日コリアンに共通のアイデンティティ構築の基盤となる。

この動きは、在日コリアンが日本社会一般から自身に向けられた暴力や差別に政治的に対抗しようとするときに、さらなる定型化が起こる。いわば「トラウマについての語り」が定型化し、さらには両親、祖父母へと遡及するような共通の語りとなる。これは一種のトラウマの「歴史」化であり、マイノリティの集団的なトラウマを歴史的な「物語」に転換することである。

在日コリアンの被差別や苦難の人生を語る手記が出版社を介して、あるいは私家版の形で多く出版された時期が、在日コリアンの政治的運動が盛んになっていた一九七〇～八〇年代であったのは偶然ではない。一九七〇年には朴鐘碩が、就職差別を横浜地裁に提訴した。一九七四年に原告が勝訴、支援運動が発展し、「民族差別と闘う連絡協議会（民闘

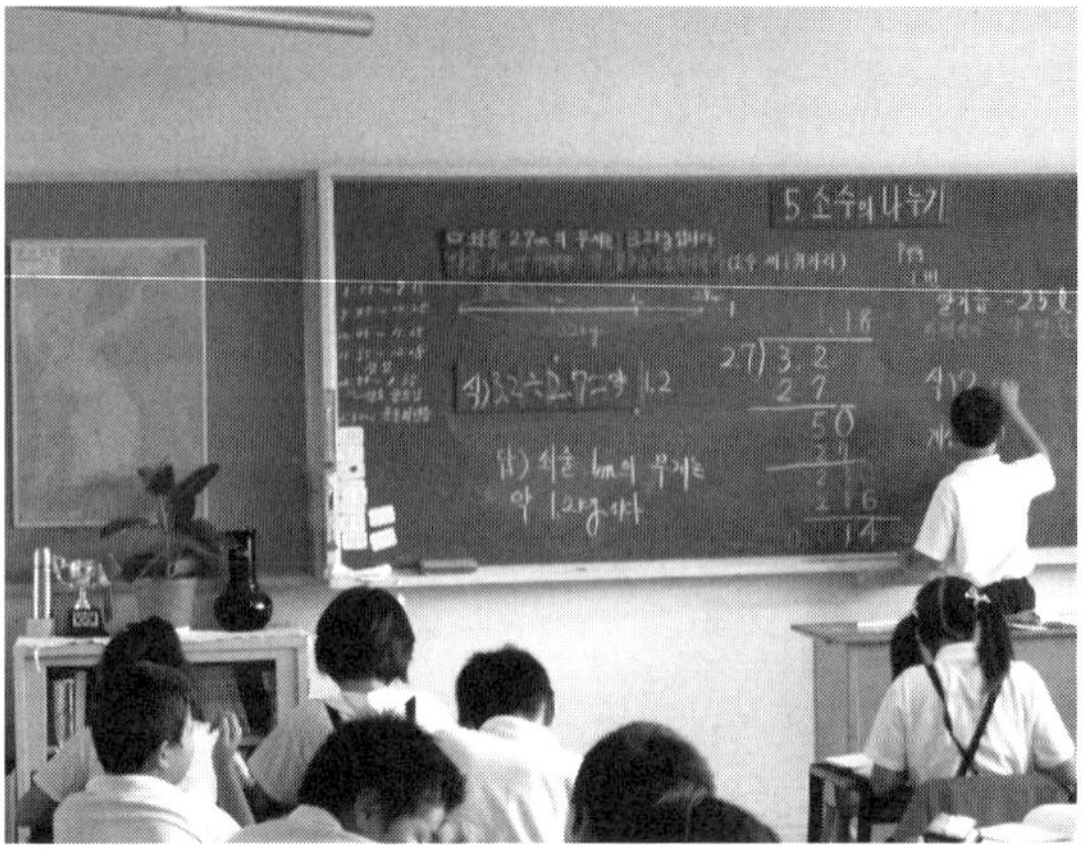

写真 3　大阪朝鮮学校の授業風景（筆者撮影、2013 年）

連)」の第一回全国代表者会議が開催された。その後、一九七二年大阪市立長橋小学校で、在日保護者、生徒の要望をうけてあらたに民族学級が開講し、民族教育が本格的に開始された。さらに一九七六年には、韓国籍の金敬得が司法修習生に採用された。一九七七年九月、電電公社が外国人への応募制限撤廃、翌年採用、一九七九年には大阪府八尾市が一般事務職・技術職採用の国籍条項を撤廃するなど、それまで在日コリアンの被差別の状況の象徴であり、中心的な政治的要求であった民族教育の実施、就職差別撤廃などの要求運動が徐々に実を結びだしたのである。特に民族教育の実施においては、自身の在日コリアンとしてのルーツを探るという形で、父母や祖父母の苦難の歴史を学ぶことが重視されていた。こうした過程で、在日コリアンの被差別体験についての「トラウマについての語り」が定型化し、ある種の集団のトラウマの定型化が起きたと言えよう。

一旦構築されたトラウマの物語は、個々人のトラウマの語りを強力に構造化すると同時に、個々人の経験と記憶を被暴力と被差別のトラウマの語りに再編成する。戦後の在日コリアンの多くの被差別経験についての語りには、このような集団のトラウマの定型化を明確に読み取ることができる。こうした集団のトラウマは反面、在日コリアンの個人の選択を狭めていた。それが特に集中的に現れるのが、結婚である。一九八〇年代頃までの在日コリアンは在日コリアン同士で結婚することを強く求められていた。

俺らは日本人と結婚すると、親に殺されると思っていた。母親には日本人と結婚するなら死ぬと言われていた。付き合っていた日本人の彼女に結婚はできないと言っていた。結婚を迫られたことがあったが、ただできないと言い続けていた。そしたら彼女に『部落出身なんか?』と聞かれた。(一九四二年生　在日二世　男性)

また、韓国・朝鮮籍の在日コリアンが日本国籍に変更(帰化)すると、民族の裏切り者として、帰化した者は蔑視されたり、批判的に捉えられたりする傾向があり、帰化した在日コリアン自身も帰化をマイナスな行為として捉えていた［原尻一九八九:七二］。

また金賛汀は、自身の経験として一九七〇年代初め頃の親戚の集まりの様子をあげている。

一九七〇年代初めのことであるが、私の親戚が結婚し、その宴が新婦の家であった。その席には総連、民団を問わず、親戚の者が一座になって酒を飲んでいたが、たまたま南北関係の政治問題で議論が激しくなった。一人の男性が自分の意見を述べ始めるや、民団、総連双方の一世たちから「黙れ!　新日本人。君にこの問題を論ずる資格はない」と激しい罵声が浴びせかけられ、件の男性は顔を引きつらせて黙ってしまった。日本国籍取得が朝鮮民族であることから逃げ出したと受け取られ、そんな男がなぜわれわれの問題に口出しするのかと、軽蔑の対象になったのだ。［金賛汀二〇一〇:二五五］

3　集団のトラウマの物語の揺らぎ

集団的なトラウマの物語は、在日コリアン一世から二世、三世と世代を超えて継承されてきたが、その継承の際に大きな役割を果たしたのが、民族団体（民団、総連）であった。民族団体において定期的に発行される機関誌だけでなく、地方の支部においても、在日コリアンの歴史を記録するという意図で、多くの在日コリアンの「被差別」「苦難」の個人史が収集され、発行されている。

しかし、一九八〇年代後半になると戦後生まれの三世、四世が多数を占めるようになり、もはや被差別体験は記憶ではなく、自身の経験とは別の歴史的な物語となっていく。韓国・朝鮮語を話せない世代が多数を占めるようになり、文化的に日本への同化が進行していくとともに、在日コリアンの若い世代の間では、自身のアイデンティティの揺らぎが問題になる。さらに一九九〇年代になると、他の在日外国人が急増し、もっとも多い在日外国人は中国籍であり、もはや在日コリアンが「在日」（外国人）の代表的な存在とは言いがたくなってきた。

一方で、在日コリアンの中で、韓国・朝鮮籍から日本国籍に変更する「帰化者」が増え、また、日本人を含む在日コリアン以外との「国際」結婚も増えたため、ダブルの子供が増えた。それまで日本人／在日コリアンの境界は、「国籍」を境界とし、明確であったのが、在日コリアンとは誰なのか、という疑問すら現れる状況になった。こうした中で、それまでの在日コリアンの集団のトラウマの物語にも揺らぎが現れ、別の方向を模索する動きが現れてきた。すでに在日五世代に達した在日コリアンは、国籍やアイデンティティが多様化し、近年の「多文化共生」政策の中でさまざまな主体的選択を迫られるようになった。

この揺らぎは在日コリアン二世で一九四四年生まれの尹健次が一九八七年および二〇〇一年の著書に記した帰化の問題に関する記述の変化に表れている。

一九八七年の著書で尹は、在日コリアンが日本国籍を取得し、朝鮮系日本人（原文まま）として生きる困難さを説明し、「民族」と「国家」を分離した朝鮮系日本人（日本国籍）として生きていくべきだという論には承服しがたいと述べていた。彼によれば、在日コリアンはすでに日本人に歩み寄りすぎており、「同化・帰化」の崖っぷちに立たされているという［尹健次一九八七：二〇〇―二〇二］。しかし二〇〇一年の著書で尹は、帰化者が増加しており、日本国籍を取得した人も含めて在日コリアンであると考えるべきだという論が増えていることに言及し、韓国や朝鮮の国籍をもっていることがただちに在日コリアンの自覚につながるわけではないとし、在日であることを規定するのは国籍だけではない、とも述べるようになる［尹健次二〇〇一：三一三―三一九］。

もちろん、すべての在日コリアンが、集合的トラウマと自己のアイデンティティの齟齬に直面しているのではない。例えば、ある在日コリアン四世の女性インフォーマントの事例をあげよう。

彼女は、韓国籍で日本の学校に通っていた。民族団体に関わるようになるまで、自分の正確な本名を知らなかった。もともと日本が大好きで、在日コリアンである自分に違和感を抱いており、帰化をしたいと考えていた。「民族的なものに触れる機会がなかったから国籍について考えることもそんなになかった」と彼女は回想するが、その後、民族団体と韓国留学を通して歴史を知ることによって彼女の国籍とアイデンティティについての認識は変化していく。

日本の歴史を知って辛かった。なんてひどい国なのかと思って。植民地という意味が韓国に行って分かった。いろんなものが破壊されて、今も韓国の人は傷ついている。韓国行くまでは歴史は右から左で身に染みなかった。ピンとこなかった。韓国に行って〔植民地支配が〕あったことが本当に分かった。それがあったから〔帰国後に〕親を見て、今まで日本にいると近すぎて見られない〔気づかない〕ことがすごく多くて、親は必死に私のことを育ててくれたことが分かった。

昔は帰化したかったけど、今は韓国籍がいいと思っている。韓国パスポートを持っていても疑問じゃなくなった。自分は韓国人だと思えるようになった。遠い存在だった韓国が近くなった。韓国の真の姿を知った。昔は日本籍もらえるならもらって、日本人に同化したいと思っていた。今は歴史を知ってそう思わなくなった。今は韓国籍をもったまま日本人と対等でいたい。特別永住者であるということは植民地支配の流れであるから、証拠として持っておきたい。

彼女の語りは、韓国留学を契機として、韓国における植民地支配の記憶と在日コリアンの集団的トラウマを接合し、民族アイデンティティとして内在化した例と解釈できよう。その結果、彼女は帰化を主体的に拒否し、植民地支配の証拠として特別永住者であることを選び取った。

一方で、帰化のハードルがもはや民族的アイデンティティと結びつかないようなケースも現れてきている。別の在日三世のインフォーマントは次のように語る。彼女は、夫がすでに帰化をしていたため、自分も帰化したと述べる。

韓国籍なのは嫌でもない。帰化したきっかけは旦那が帰化していたから。あとは、日本にずっといるから。向こうに行って住むことはない。旦那が帰化しているからちょうどええかーという感じ。でも家は〔朝鮮式の〕法事をしてるし、韓国に興味もあるし。韓国人と結婚できればいいかなと思っていた。日本の風習が分からないから。結婚が決まってから、帰化をしてそれから結婚した。結婚してから帰化すると、会社の役員の履歴を出さなければいけなかった。その時旦那は兄の会社の役員になっていた。会社の決算書から全て出さないといけなかった。それは申し訳ないし面倒だから先に帰化したんだけどね。

さらに、それまでの集合的なトラウマの物語を収斂し、構築された民族意識そのものにも疑念が提起されるようになった。

対抗的民族意識は差別に抗うという大きな存在意義を持つ反面、そこからは日本人との「共生」や日本社会への「参加」意識は生まれない。つまり、対抗的民族意識は民族の自助・自立という肯定的側面をもつが、基本的に他者〔日本人〕との関係へと向うベクトルをもてないのである。

戦後六〇余年を経た現在、在日コリアンの中には自らを文化的あるいは血縁的にハイブリッドな存在として意識する者が多く現れ始めている。単一民族幻想に縛られた日本社会にあって、ハイブリッドな在日コリアンの存在は日本社会を開く可能性をもつ。〔金泰明二〇一〇：七〕

このような変化の中で、それまでは共同でトラウマの物語を構築していた在日コリアンと、在日コリアンに関心を寄せる研究者、ジャーナリストの間にも亀裂が顕在化する。在日コリアンを巡る状況の変化の中で、それまでの集団的なトラウマの記憶を強引に継承させようとすると、マイノリティ個人の記憶や体験が政治的な脈絡に変換させられる。場合によっては抑圧する結果になるという問題もはらんでしまう。

鄭大均は、韓国ナショナリズムを批判し、在日の本国への指向、民族としての生き方を強調する在日論への違和感を表明するラジカルな在日コリアンの研究者である。彼は、生活様式やアイデンティティが日本化した在日コリアンは日本国籍を取得するのが自然であるとして、二〇〇四年に自身も日本国籍を取得している。

在日二世の関心と在日論者たちの関心ははじめから交差する可能性のないものだった。なぜなら、在日二世が関心を寄せていたのが、「自分とは何者であるのか」という自己アイデンティティの問題であったのに対し、在日論者たちが関心を寄せたのは、「日本国とは何者であるのか」というナショナルアイデンティティの問題であり……〔鄭大均二〇〇六：九三〕

4　集合的トラウマと乖離するトラウマ

以下の記述は、二〇〇九年に掲載されていた山陰地方の在日コリアン（ここでは仮にAさんとして呼ぶことにする）のブログの文章である。文章の表現や文体にはなるべく手を加えないように記述した。

このブログは後に述べる事情で、現在は閉鎖、削除されており、閲覧できない。筆者はこのブログの投稿者にコンタクトをとったが、個人名が特定できないようにブログの内容を使うのはかまわないが、直接のインタビューについては強く拒否された。「自分は好きに書いたのであって、在日であるかどうかはどうでもいい。むしろ在日としてしか扱われないことに強い嫌悪感がある」という趣旨の返答があった。

このブログの内容は、むろん在日コリアンの若い世代、四世、五世の代表的事例として、ここに取り上げたものではない。ただし、このブログについて、年配の在日コリアン二世、三世は強い拒否感を示すのに対し、四世、五世は強い怒りを示す者から、まったく同じとは言えないけども理解できる、さらには自分と同じであるという者まで、反応は分かれたのである。

ここでは、ブログで書かれた内容の一部を紹介する。このブログは、それまでの集合的なトラウマの物語に回収されない自身のトラウマと格闘する若い世代の在日コリアンの一つの事例と筆者は考えている。

帰化手続きって超面倒だよ。〔中略〕でも帰化を決めた。子供ができた時のことを考えたから。私は私が大嫌いだった。在日だったから。

Aさんはすでに帰化し、日本国籍を取得している。彼女の説明によれば、国籍をとったからといって「日本人」になったわけでもなく、宙ぶらりんのままだけど、少なくとも「在日」（コリアン）でなくなったことはせいせいした、という。

> 自分が日本人じゃなかったという事を知ったのは5歳の頃。思い出してみればそれまでに法事とか完全に半島方式だったんだけど、そもそもよその法事を知らんから子供にはわからないよね。近所の幼馴染に日本人じゃないって本当？て聞かれて、親に聞いたら「ちょｗｗｗいまさらｗｗｗ我が子鈍感すぎｗｗｗｗ」というようなアバウトかつフランク過ぎる反応。そこから私の在日人生がはじまった。
> 自分の名前が通名といわれるものだと知ったのは小学校三年生の頃。何か思い出せないけど、書類に書く必要があって初めて知った。「ちょｗｗｗ名前に姫て入ってるｗｗｗ恥ずかしすぎるだろＪＫｗｗｗｗｗｗｗｗ」てなった。ちなみに姫の入る名前は半島では「ウメ」やら「トラ」レベルの古い名前だそうでババア乙てなるそうです。四世代前から半島情報が更新されてないから当たり前っちゃー当たり前だけど。韓ドラが入ってきた最近では半島の今風の名前もつけてるようだけどね。在日が嫌だと思い始めたのもこの辺。

それまでの国籍をめぐる多くの語りでも「自分自身が在日であることを嫌い」という表現を見いだすことができる。それらは、在日コリアンであるために受けた差別体験、もしくは差別への強迫観念から逃れるために帰化を決意する傾向が見られた。これは差別のトラウマに抗して集合的なトラウマの語りに収斂されることで、アイデンティティを構築することと表裏の関係にある。「在日」（コリアン）であることを忌避してきた在日コリアンが、民族学校の経験や留学、あるいは他の「民族意識」を自覚する出来事に出会い、自身が在日コリアンであることを表明（たとえば本名を名乗るなど）は、一種の「民族的アイデンティティの回復の物語」として定型化している。しかしAさんの場合は、彼女の「在日」コリアンに関する嫌悪感は、差別体験によるトラウマよりも、むしろ集合的トラウマの物語を押しつけられること自体が個人的なトラウマになっているかのように思える。


その辺から学校の授業に「どうとく」というものが入り込んできて、地獄の日々が始まりました。どうとくの授業、パネェ。まず、私を含め同級生の在日は被害者で、他の日本人は加害者という観点から始まる。

うちの爺さんは技術者として入国してるので、強制連行がどうとか言われても困りますと一度担任に抗議しに行ったら、「これはね、国民同士の問題なの。個人の問題ではなく日本人として謝らなきゃいけないの」なにこの回線不通。殺人者の子供は殺人者理論もすごいけど、被害者の子供はいつまでもカワイソカワイソです理論もすげえなと思った。

9歳の子供でもわかることが何でこの中年女性に分からんのかが不思議すぎて怖かった。家に帰って親に話すと、私と考え方の似てる母親が面倒くさいから無視しとけ、でもまだ続くならお母さんから電話してあげると言われたけど、負い目というか、疎外感というか、そういうものを自分が感じてることを悟られたくなくて黙ってた。

この辺のくだりで母校の体質はわかっていただけると思いますが、この後も授業内でクラスメイト全員から過去の出来事について頭を下げられるというトンデモ事件などを経てえた感想は「日本には私に【在日】を押し付けたい人間がいる」このトンデモ事件より、年頃の娘さんの正義感による休み時間の「私、そんな事知らなくってごめんね」攻撃が一番キツかった。


Aさんにとっては、「在日」コリアンという物語を日本人が押しつけることがまずもって理解できない。それは個人を無視し、コミュニケーションの不通と疎外感を感じさせられ、その経験は今も思い出すのがつらい体験＝トラウマになっているようである。こうした物語の強要は、日本人だけでなく、同じ在日コリアンからも「押しつけ」られた。


四年生になった頃、同じ小学校に通う六年の親戚の兄ちゃんに突然真剣な顔で呼び出された。で、何か怒らせたのかとビクビクして遊びに行くと、

「お前好きな男子はいるのか」

↓ハァマァおりますが。

「にほんじんか?」

↓たぶん日本人だと思うけど、どうだろう。(この後大人になって彼が在日だということが発覚するというwwwwwwww当時から在日避けてたのにwwwwwwwwwwwwww)

「日本人はやめとけ。お前も六年になったら日本人が俺らに何をしてきたか習うはずだ」

↓ちょwwwww洗脳されとるwwwww兄者しっかりwwwwというような苦笑イベントが勃発。ちなみに今も昔も無垢な兄ちゃんは現在外国人と付き合っております。心の柔らかい頃に刷り込まれ過ぎたんだと思うとちょっと不憫になります。(後どうやら喧嘩した相手にチョンと呼ばれたとか色々あったらしいというのを知ったのはワリと最近)当時すでに「過去の事謝られても困るし、私なにもされてないしししてないし、女子同士の微妙な力関係が難しい時期にこういう事マジやめれ」としか思っていなかったので兄ちゃんが純粋すぎて将来が心配になった程度なんだけど、この時はっきりと『自分に【在日】を押し付ける存在』を自覚した。


Aさんには、民族的自覚をもった他の在日コリアンは、もはや「自分に「在日」(コリアン)を押しつける存在」としか映っていない。なぜなら彼らは自分が共感できない物語、それまでの在日コリアンのトラウマの物語を語るだけでなく、Aさんにその物語を語るように強いるためである。それは周囲の在日コリアンだけではない、Aさんの「憎悪」

は集合的トラウマの物語を歴史化する場であった「民族学校」にも向けられる。

時は流れて中学生、この三年間が暗黒時代過ぎて思い出したくありません><毎日のようにしつこく勧誘される民族学級という放課後活動に、親しくもない同胞（笑）に本名のファーストネームで呼ばれ、そもそも本名というものが自分の名前だという自覚もないもんだから、本当に気持ち悪かった。一番気持ち悪いのが活動家崩れの教師がやたらと誇りを持てと追い回してくることと、在日教師のやたらと馴れ馴れしい過剰なスキンシップと同胞（笑）扱い。そんな状態で思春期女子が恋なんかできるか！ふざけんな。

Aさんは、在日コリアンの集合的な物語に対し、拒否感を覚えながら、影響を受けてしまうという心の揺らぎも正直に告白する。

そんな折、金城一紀著『GO』が発売され、恐ろしく共感を覚えてしまい、映画へ。思春期の子供の心を動かすには恋愛絡めるのが一番なんですよまじで。当時の彼氏に対して、誰一人にも在日だと明かしていなかった自分にとっては恐ろしく衝撃で、そうか、セックスしまくってたけどやっぱ在日だと分かると汚いのかとか色々考えたり、映画化した時に一緒に見に行った親戚が、帰りに知り合いのイタ飯屋で国籍が原因で彼氏の実家に別れろといわれ続けてると告白し、震え上がったもんです。

彼女が傷つくのは、「在日」（コリアン）であることを押しつける物語を強要される時だけではない。一方で、自身が在日コリアンであることを完全には否定しきれないAさんを、「在日コリアン」をめぐる別の物語が傷つけている。

この辺（高校生の時）でインターネットの嫌韓に触れて死にそうになった。嫌いなものの血というか何かが脈々と自分の中に流れていることに耐えられなくなったりした。世の中からそんなに嫌われて憎まれて排除される存在なのかと思うと一瞬親を恨んだりもしたけれども、親も親の世代で大変だし、その上の世代も大変だし、その上の世代も大変だし、むしろ世の中のどこかにいる私に在日を押し付ける者や、回線のあちら側にいる日々の澱を発散するために簡単に私を傷つける者を憎んだ。死んでしまえば良いと思った。目の前にいたら殺してしまうとも思った。

一方で、Aさん自身、以前ならば典型的な差別体験であり、容易に集合的トラウマに収斂されるような出来事を自身で体験している。

そして気づくと大学に入り卒業し働いたり働かなかったりしてつい先日結婚。旦那さんは日本人。結婚するのは大変だった。旦那さんの親にはお金積んででも別れろといわれた。ぶっちゃけそのセリフを聞いたときはｋｔｋｒｗｗｗとなったのはここだけの話。もちろん死にたくもなったし、ヤケになって死ぬつもりマンマンだったけど、これが噂のあれですね！すげー！という気持ちがあったのも事実。実際自分が逆の立場でも面倒くさそうだし、しがらみ死ぬほど面倒なのも知ってるから反対するだろうけど、それでも私はあのセリフを一生忘れないし、心の底から義実家に心は開かないし許せないと思う。

Aさんは、個人的なトラウマを大きな物語に回収されないように、むしろ身構え、抵抗しているとも言える。彼女の基本的姿勢は、自分で引き受けるというものである。彼女は自身が経験していない集合的トラウマに対して懐疑的である。

在日は被害者意識強い人が多いけど、とりあえず落ち着いて一個ずつ解けばどうにかなるんではないかと思う。そういう人には「じゃああなた自身は何かひどい目にあったの?」で良いと思う。あってたらグウの音も出ないけどね。

お前が在日なのはお前の親が悪いと言われたりしましたが、親の世代での帰化の難しさや、私以上に心身ともに大変だったのを考えると、自分の問題は自分でどうにかするしかないし、せめて子供に面倒な思いをさせない為にも帰化はとっとと済ませたいと思ってます。周りと違うていうのは簡単に子供をゆがませるし、悲しいくらい大人にしてしまう。結婚に夢を見れなかった自分の思春期を思い出すと本当に心からそう思う。実際結婚も大変だったしね。

つまりAさんはトラウマを個人として引き受けようとしており、在日コリアンのトラウマの物語に回収させることで、ある種の連帯、その中での癒やしを求めることは彼女にとって「安易」なのである。たとえば次にある「半径3m」の世界こそ、彼女が大切にしたい空間なのであり、あくまでも個人の生活の中でのみ、彼女のトラウマが癒やされる場所なのである。

最後に、私は日本が好きだし、韓国も買い物に行く分には好きだし、日本人も半径3mくらいの友達は好きだけど、ネットに出ると急に自分が在日だという事を思い知らされて死ぬほど嫌いになったりもするけれども、現実で知り合う日本人というか人は大体良い人で好きだし、韓国人は知り合いがいないから分からないけど興奮しがちなのと煽り耐性があればもっと付き合いやすいんじゃないかと思う。

彼女にとって、もっとも大きなトラウマをもたらすのは、「身近な私の空間」の外から自分に「在日」(コリアン)を押しつけようとする存在である。彼女は徹底して大きな物語を受け入れるまいとする。

本当に憎まねばいけないのは、日本人でも韓国人でもなく、私達に不幸な在日である事を押し付ける存在であり、それは日本にも韓国にもいて、制度とか法律じゃなくて心の問題で、まあでも正直あと３００年くらいかからないとそういうのはどうにもならんので、個人は個人の幸せだけを追求するしかないので、とりあえず愛しの旦那さんの晩御飯の買い物へ行ってきます。

Aさんのブログに対する批判は激烈なものであった。彼女によれば、もっとも激しい言葉で誹謗中傷したのは、在日コリアン、そして在日コリアンを支援する運動家であった。加えて、いわゆる「嫌韓」日本人からも人格を否定するようなレスポンスがあった。

私が書いたことは、皆でないとしても、若い在日コリアン、特に女性は少しは共感できるところがあるはず。でも、私も同じように思っていたというレス〔ポンス〕の10倍以上、そもそもそんなことを書くことが許せないという在日〔コリアン〕からの批判メールがあった。そもそも「帰化」が許せないという頭の固い奴もいた。それに、「頭が悪い」とか、「日本人をたぶらかした売女だ」とか、だから「帰化してもやっぱりキムチくさい在日コリアン、さっさと日本から出て行け」という日本人の馬鹿のレスもかなりきた。友だちを除いた他の日本人からは、なにも反応はなかった。

という。

Aさんは、このブログを書いた結果、ひどい孤独感と不幸感に苛まれ、嫌気がさしてブログを閉鎖した。もう二度と、半径３m以外に自分の思いを伝えることはしない、という。

Aさんの事例は、個々の経験が在日コリアンの集合的トラウマに収斂されることを忌避する若い世代のひとつの事例として理解できるのではないであろうか。この背景には、現在の在日コリアンが経験する被差別体験は、前の世代のように実際の相互行為や社会的出来事の中での個々の具体的な「体験」ではなくなったという状況がある。今や、在日コリアンが直面する被差別体験は、インターネット上に展開されるヘイト・スピーチである。インターネット上では在日コリアン自身も匿名であり、そこに向けられる匿名の日本人の憎悪は、自分自身ではない、漠然とした「在日コリアン」というカテゴリーに向けられている。Aさんの事例は、ポジティブ、ネガティブの両面において、匿名化された大きな物語から、そこから自分自身を回復させる「私的空間」がむしろ重要になることを示している。私的空間における個人の語りをいかなる集合的な語りにも収斂させせないようにすることがトラウマからの回復になっているという状況である。

ここで誤解を招かないようにするために、お断りしなければならない。本章で筆者は、在日コリアン自身の体験や記憶についての語りについて、それが事実かどうかとは別に、構築され定型化した側面に注目した。

このようなアプローチは、ともすれば在日コリアンの差別体験についての語りは「創造された」ものであり、事実ではない、といった一種の歴史修正主義[1]に受け取られるかもしれないが、それは本論の意図するところではない。日本社会が在日コリアンを周縁化する制度はいまだ存在し、また日本人からの在日コリアンに関する差別発言や行動は、近年のヘイト・スピーチの例に見られるように、今日でもまだまだ根強い事は事実である。

しかし一方で、筆者は、「植民地支配という日本の原罪」、「「在日コリアンに対する差別」を明らかにするということ」と、「在日コリアンを含む在日外国人との共生」というレベルが異なる三点の問題を、一連の流れとして無条件にリンクさせることには少なからず抵抗を覚える。

日本人は「植民地支配」を反省し、それが生み出した在日コリアンに対する差別を直視し、それが十分になされてからはじめて「在日コリアンと日本人との共生」が成立する、というような論調に対し、違和感がある。むしろ、このように無条件にリンクされることは、これと反対の言説を導きかねない。「植民地支配は日本の原罪ではない」ゆえに、「在日コリアンに対する差別」は正当な別の理由がある、よって、「在日コリアンとの共生は不要」であるという一連の言説である。このリンクの問題点は、国家、個々人の相互行為、社会というまったくレベルの異なる問題を「接続」することで、ある種のイデオロギーに基づいた政治的主張を行うという点にある。

日本という国家が行った植民地支配の「歴史的事実」の検証に関わる議論について、「事実とは何か」これを究明することは重要であるが、その評価について完全な合意に至ることは、非常な困難を伴う。一方、「在日コリアンに対する差別」は相互行為の個々の場面で表出するものであり、実際のところ確かな資料や証言も得がたく、曖昧で一義的な解釈ができないものである。そもそも、差別者／被差別者のそれぞれの立場で状況を自分の側に引きつけがちである。差別している／差別していないに関わらず、記憶というフィルターを通した場合、どちらが真実かは第三者にとって明確に判断できるものではない。

5　おわりに

本章では、在日コリアンの差別の語りについて、トラウマという観点から読み替えることによって、歴史、国家、社会についてのイデオロギー的言説のリンクを回避しようとした。そのヒントは「虐待経験」に関するフロイトのアプローチにある。フロイトはヒステリー患者の聞き取り調査を行い、患者の多くが幼児期に性的な「虐待経験」を受けているという「事実」を発見し、「ヒステリーの原因は幼児期の性的暴力のもたらした外傷である」という説を発表した。しかし、その後、フロイトは患者たちの告白した「幼児期の性的暴力の過去」の信憑性を疑うようになり、実はそれらの「過去」は「事実」ではなく、「幻想」だったのではないか、という疑念を持つようになる。そこでフロイトのとった視点は、外傷経験が「事実」か否かではなく、それが「事実として生きられているということ」の重要性に着目することであった。

筆者がこれまで行ってきた調査において、在日コリアンの差別経験の語りには、その後に事実として強調されるようになる契機があり、「差別体験」として明確な輪郭をもつようになったケースがあった。公立学校や民族学校、学級での人権教育あるいは民族団体での集まりなどで、「自己の被差別体験」を語ることを通して、「差別経験」という外傷経験が顕在化することもある。あるいは、調査やインタビューにおいて、しばしばなされる、ある種の誘導的な質問「あなたはどのような差別を受けましたか?」を契機に、自己の被差別体験を意識し、それが繰り返されることにより、やがては一種の定型化した被差別の語りになっていくプロセスが見いだされる。

万が一に、在日コリアンの被差別体験がある種の幻想的な精神的外傷であったとしても、その体験を「自分の経験としてその後を生きてきた」のであるならば、当事者にとっては、被差別経験は「リアル」であり、そのリアルな経験はある種の決定的経験となり、他の記憶を再組織化し、今日までいたるライフストーリーを組み立て、アイデンティティを含む「現在の自分」を組み立てることが可能になる。すでに一種の精神的外傷に被差別体験が言語化されている場合、それは事実か否かはもはや問題ではないと筆者は考える。場合によっては、伝聞した他の在日コリアンの経験を自分の経験として「リアルな経験」と受け止めている場合もあるであろう。

それを差別と呼ぶか否かではなく、在日コリアンが、国家や社会と対峙する時、あるいはマジョリティの日本人との相互関係において、日本社会におけるマイノリティであるがゆえにおわされた外傷によって、「生きづらさ」を感じているケースは多く見られる。それを他者と共有し、公共化しうる、「説明のコンテクスト」に収斂することにより、その外傷が和らげられるのならば、それは一定の意味を持つ。他人の被差別経験を、あるいは在日コリアンの一種の共同幻想的な体験を自身に取り込むのは、一種の「記憶の共同化」であり、これはマイノリティとしての在日コリアンの集合的な営みであり、その営みを通じて、圧倒的な日本人マジョリティの中で急速に社会的・文化的同化が進む中で、在日コリアンという「共同体」が成立してきた。

自分のものではない他者の経験、特に精神的外傷をもたらす経験の記憶を、自分のものとして引き受けることは、自己や周囲に対する欺瞞であると断ずることはできない。他者の記憶を自分自身のものとして引き受けることは、個人が社会の中で孤立せず、個人と個人が記憶を媒体にした共同的な経験を共有することで連帯し、次世代に個人と共同体の記憶を伝えるという営みである。

少なくとも、戦後長い間、日本社会において周縁化されてきた在日コリアンは、この記憶の共有によって、マジョリティである日本人から一方的にマイノリティとしてカテゴリーに押し込められるのではなく、自らが自らを規定し、集合的なアイデンティティを維持してきたと言えよう。それぞれの被差別の体験は、それが強い差別なのか、弱い差別なのかは問題ではない。その体験が集合的な記憶に収斂されることにより、在日コリアンとしてのアイデンティティを形成する際の「意味」として重要かどうかが問題である。

その上で、ここで指摘したいのは、在日コリアンが言語化した被差別体験について、これが既存の「説明のコンテクスト」に収斂されない、あるいはされないように意図的に振る舞う状況が現在見いだされるということである。これは在日コリアンとしての記憶の共有が困難になった状況とも言えよう。在日コリアンの集合的トラウマは現在解体しつつある状況なのかもしれない。これに抗し、在日コリアンとしてのアイデンティティ再構築になりうる新たな集合的トラウマを共有することはもはや困難になりつつある。現在の在日コリアンは大きな物語を忌避、もしくは拒否しつつ、個々の物語の上に、アイデンティティを再構築しようとしているかのように見える。それは、結果として「同化なき」在日コリアンのアイデンティティの拡散をもたらしているのではないであろうか。

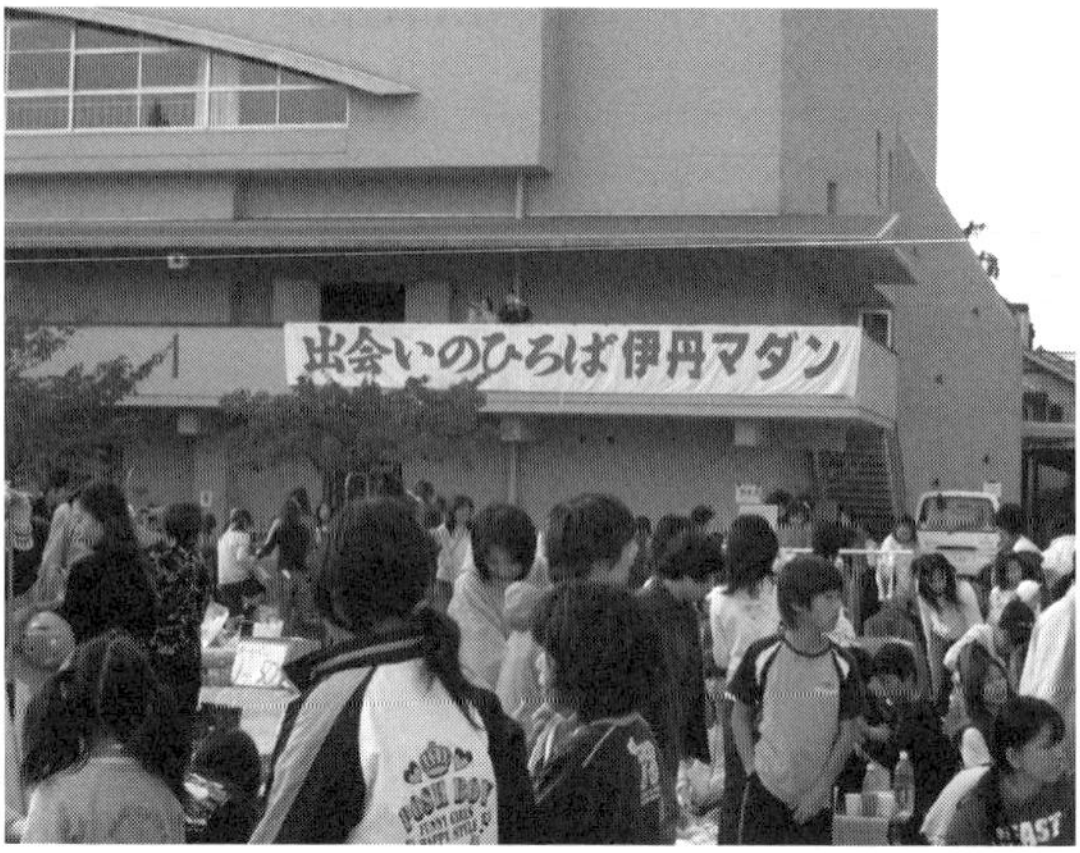

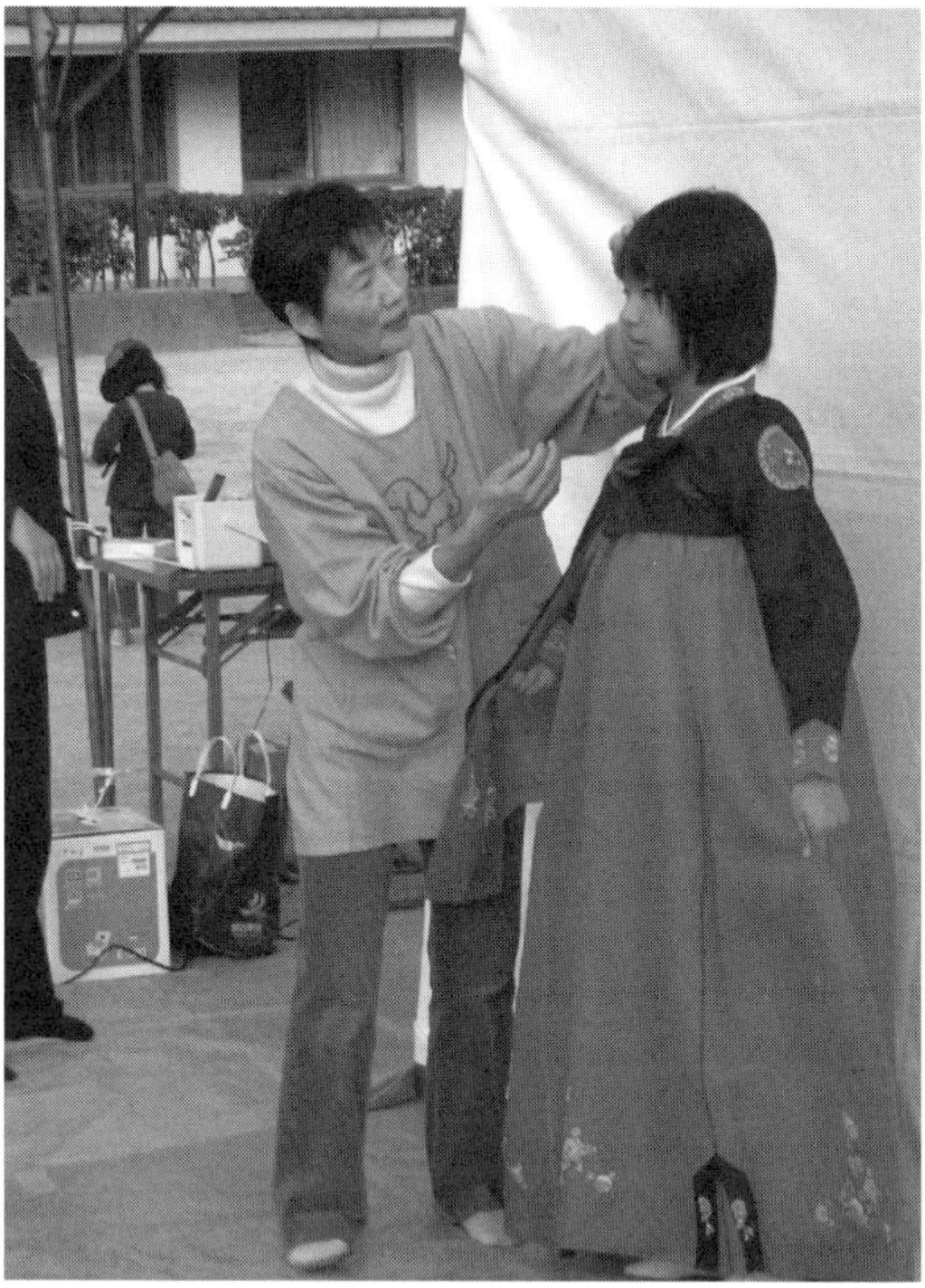

写真４　地方自治体主催の「多文化共生フェスティバル」において、民族衣装のチマ・チョゴリに着替える在日コリアンの少女（筆者撮影、2015 年）

注

(1) ここでの歴史修正主義とは、ローベル・フォリンソンの「ノン・ホロコースト」論、あるいは「ガス室はなかった」論や西尾幹二の「国民の歴史」、藤岡信勝の「自虐史観」批判など、近年のヘイト・スピーチの「理論的根拠」となっている自由主義史観的な議論を指す。

参照文献

李又鳳　二〇〇二『在日一世が語る――日帝三十六年間　朝鮮民族に涙の乾く日はなかった』「在日一世が語る」出版会。

愛媛新聞在日取材班　二〇〇四『在日――日韓朝のはざまに生きる』愛媛新聞社。

金恵淑　二〇〇七「近代韓国における女性主体の形成――東アジア的近代経験の多様性」高橋哲哉・北川恵子・中島隆博編『法と暴力の記憶――東アジアの歴史経験』一七九―一九八ページ、東京大学出版会。

金賛汀　二〇一〇『韓国併合百年と「在日」』新潮選書。

金泰明　二〇一〇「アイデンティティ」国際高麗学会日本支部編『在日コリアン辞典』七ページ、明石書店。

金妙恵　二〇〇〇「差別――課題が引き起こす一個人の記憶」ほるもん文化編集員会『ほるもん文化8――「在日」が差別する時される時』一二五―一三九ページ、新幹社。

佐々木てる　二〇一〇「『日本人』と『外国人』の間――コリア系日本人という試み」『フォーラム現代社会学』:九―一九。

徐京植　二〇〇二「『エスニック・マイノリティ』か『ネーション』か――在日朝鮮人の進む道」『半難民の位置から　戦後責任論争と在日朝鮮人』影書房。

高橋哲哉・北川景子・中島隆博編二〇〇七『法と暴力の記憶――東アジアの歴史経験』東京大学出版会。

鄭大均　二〇〇六『在日の耐えられない軽さ』中公新書。

鄭暎惠　二〇〇三『〈民が代〉斉唱　アイデンティティ・国民国家・ジェンダー』岩波書店。

原尻英樹　一九八九『「在日」としてのコリアン』講談社。

――　一九九七『日本定住コリアンの日常と生活――文化人類学的アプローチ』明石書店。

――　一九九八『「在日」としてのコリアン』講談社。

ほるもん文化編集員会　一九九六『ほるもん文化6――戦後を生きた在日朝鮮人』新幹社。

松浦寛　二〇〇〇「ロベール・フォリソンと不快な仲間たち――歴史修正主義の理論と病理」『上智大学仏語・仏文学論集』34：一〇五―一二六。
尹健次　一九八七『異質との共存――戦後日本の教育・思想・民族論』岩波書店。
――　一九九二『「在日」を生きるとは』岩波書店。
――　二〇〇一『もっと知ろう朝鮮』岩波ジュニア文庫。
李浜章　二〇一〇「在日朝鮮人を研究する〈私〉のポジショナリティ――当事者性から個人的当事者性へ」『オーラル・ヒストリー研究』六：五七―六五。
ロフタス、エリザベス・F&キャサリン・ケッチャム　二〇〇〇『抑圧された記憶の神話』仲真紀子訳、誠信書房。

第9章　自伝的文学から考える加害トラウマ
——ジョージ・オーウェルの場合

北岡一弘

"The road from Mandalay to Wigan is a long one and the reasons for taking it are not immediately clear"

George Orwell, *The Road to Wigan Pier*

1　はじめに

一九五〇年の最晩年、病の床に付していたジョージ・オーウェル（George Orwell 本名 Eric Arthur Blair, 1903–1950）は、最後の仕事として彼の初めての小説『ビルマの日々（*Burmese Days*, 1934）』の新版発行の準備にとりかかっていた［シェルダン一九九七：二八九］。おそらくオーウェルは、一九二二年から一九二七年まで植民地ビルマでのインド帝国警察官としてイギリス帝国に仕えた植民地体験を、小説に再構成し再びビルマを描きたかったのだろう。それほどまでにオーウェルをビルマに掻き立てたものはなんだったのだろうか。自伝を拒否し続けたオーウェルの伝記にしか、オーウェル自身のビルマへの思いを探る手がかりはないのだろうか。また、オーウェルにとってビルマ体験とはどのようなものであったのだろうか。

これまでのオーウェル研究においては、オーウェル自身のインド領ベンガル生まれという由来の他に、両親と祖父母がインドとビルマに深いつながりがある点、オーウェルが少年時代からキプリング、コンラッド、モーム、サッカレーなどの英国の植民地を舞台にした作品に親しんできた点、そして、約五年に及ぶイギリス帝国警察としてビルマに滞在したときの植民地体験が、のちの『動物農園（*Animal Farm*, 1945）』や『1984（*Nineteen-Eighty-Four*, 1949）』にみられる全体主義に対する批判やイギリス社会の貧困層への関心の基盤となっている点などは、すでに多くの批評家により指摘されている。しかしそうした彼の生い立ちやビルマでの植民地体験だけがオーウェルをしてエッセイ「象を撃つ（"Shooting an Elephant", 1936）」や「絞首刑（"A Hanging", 1931）」さらに『ビルマの日々』を書かせたのだろうか。ここではまず、オーウェルがビルマに赴任した時代の歴史的背景を確認しておこう。

オーウェル（ビルマ滞在当時はエリック・ブレア）が英国イートン校を卒業してビルマにやってきたのは彼が一九歳の時だった。一九世紀に栄華を誇った大英帝国の陰りが見え始めた二〇世紀前半、大英帝国インド領の属領だったビルマにおいて、インド帝国警察官の九〇人の内の一人として不安定な時代に赴任したのである［Newsinger 1999: 3］。当時オーウェルがビルマに滞在していた時期は、彼の人生の中で最も多くの日常的な暴力や死に遭遇した時期といえるだろう。「イギリス兵士よ、戻れ！　マンダレイに戻れ！（"Come you back, you British soldier; come you back to Mandalay!"）」［Kipling 1992: 127–128］と勇ましくイギリス人を鼓舞するキプリングの詩に勢いを得て、一九歳でビルマの地を踏んだオーウェルにとって、帝国警察官としての職務上の使命と白人に対する反感を目の当たりにし、理想と現実とのギャップに驚いたにちがいない。[1] なにしろオーウェルがビルマにやってきた時期は、ビルマ民衆による反英国帝国主義運動とその抑圧の時代だった［Findlay 2013: 1］。一九二〇年には、植民地行政に仕える官史養成のための英国式教育に民衆が反対し、ラングーン大学でストライキが発生。同年「ビルマ人団体総評議会」が設立され、僧侶出身の民族主義者が扇動し民族意識を高めたのだった。一九二三年にはインド統治法が成立しビルマに行政府が設置されたが、自治権は多く認められなかったので、ビルマ人の間からイギリスの統治の在り方に対して批判が高まっていたのである。これらの歴史的背景はオーウェルのビルマ作品においても言及されている。例えばオーウェルのエッセイ「象を撃つ」では冒頭次のように始まる。

南ビルマのモウルメインでは、私はたくさんの人びとに憎まれていた――たくさんの人々に憎まれるほど重要な存在となったことは、私の生涯でこの時だけである。〔中略〕この町ではヨーロッパ人への反感がきわめて激しく、それが無目的に、愚劣な形で発揮されるのであった。暴動を起こすほどの肝のすわった者はひとりとしていなかったが、ヨーロッパ人の女性がひとりで市場を通りでもすれば、たいていだれかにきんまの汁を吐きかけられて、着物を汚されたりするのであった。
［オーウェル一九七〇：二一七］

イギリス統治（British Raj）はこれらの反植民地主義的な運動によって大きく揺らいでいた。こうした社会的状況下においてインド帝国警察の一員として仕事をすることの難しさは想像に難くない。オーウェル自身『ウィガン波止場への道』において、ビルマでの植民地の警察として五年間滞在したときに罪の意識が芽生えたことを示唆している。当時のブレアはたびたびビルマ人を蹴ったり棒で殴りつけたりしたことがあり、その自責の念が帰国後もあったという［メイヤーズ一九八七：九七〕。オーウェルは次のように述懐している。

五年にわたって私は抑圧体制の一翼を担ってきたのであり、そのために私の良心は苛責にさいなまれていた。無数の顔が思い出された。被告席にいた囚人達の顔、死刑を待っている男達の顔、私に手荒くあつかわれた部下たちや私がケンツクをくわせた老いた農夫たちの顔、怒りにまかせてゲンコツをくわせた（東洋にいるほとんどすべての男が、少なくともときおり、こうしたことをおこなうのだ。東洋人にはいまいましいところがある）召使いやクーリーたちの顔。これらは気がふれんばかりに私を悩ませ続けた。大変な量の罪のつぐないをしなければならないことを私は知っていた。〔オーウェル一九八二：一六二〕

オーウェルは一九二七年に、病気を理由に一時帰国し、その後、五年間務めた帝国警察の職を辞する決心をした。それには、こうした暴力に対する良心の呵責があったからだろう。ビルマから帰国後、現実のイギリスの貧困層の暮らしを目の当たりにするために、ロンドンからイギリス北部ウィガンまで旅をし労働者階級と共に暮らした理由について彼は次のように記す。

私はあらゆることを、被抑圧者はたえず正しく、抑圧者はたえずまちがっている、という単純な理論で割り切っていた。これはまちがった理論だが、自分自身が抑圧者のひとりであったことの当然の結論だった。私は、帝国主義からのがれるばかりでなく、人間が人間を支配するあらゆる形態からのがれなくてはならない、と感じていた。身を潜め被抑圧者のなかに下りてゆき、彼らの一員となり、彼らの側にたって圧制者とたたかいたい、と私は思った。〔オーウェル一九八二：一六二〕

このようにオーウェルのビルマでの体験が後の作品に大きな影響と原動力を与えていることがわかる。だが、さきほどの引用の中で、オーウェルが用いた「手荒くあつかう（I had snubbed）」や「怒りにまかせてゲンコツをくわせる（had hit with my fist in moments of rage）」という語句が具体的にはどのような行為だったのか、また本当にオーウェルが行ったのかどうかについては、オーウェルの著書や他の批評家がまとめたオーウェル伝記の記述の内からしか推測できそうにない。本章はそれら過去の事実の断片を、すでに出版されているオーウェルの伝記なり著書からかき集めて、彼の行った「大変な量の罪」を証明することが目的ではない。むしろ、そういった数多くの批評家が行っている「伝記読み」を目標とするのではなく、オーウェルが残したテクストの内から彼の加害者としてのトラウマを見出すことにある。[2] オーウェルの作品は彼自身の個人的体験と固く結びついており、それが時に彼の作品に対する評価を揺るがすことさえもあるからだ。例えばメイヤーズによれば、オーウェルは「豊かな想像力に恵まれているわけではなかったし、彼が書いたものと言えば、実際に自分が目撃したものに限られていた。そのため彼は自分が書くことができるものを慎重に探さなければならなかったし、自分が経験したどんな小さな事でも本の中で利用することになったのである」と指摘している［メイヤーズ一九八七：二二］。オーウェルの、ビルマでの植民地体験を基に書かれたエッセイ「絞首刑」や「象を撃つ」はまさしく、彼の経験に基づいて書かれたエッセイとして知悉されている。オーウェルのビルマ体験における罪悪感や帝国主義に対する憎悪などはすでに研究によって明らかにされているが、オーウェルのビルマ作品のテクスト内部から加害者としてのトラウマ経験やそれが作品に及ぼす影響などを考察した研究は著者の知るところまだない。文学作品における加害者側のトラウマ経験を考察する上で、ビルマの地に警察官として赴き、職務の責務と罪の意識に苛まれたのち、その自らの葛藤やトラウマ体験を、後に作家としてテクストに見事に表現したオーウェルの文学作品ほど適切な作品はほかにはないだろう。本章では、近年文学批評の分野においても議論されているトラウマ理論を応用してオーウェルのテクストを再構築することが目的となる。よって本章ではまず、これまでのトラウマの概念をめぐる議論とその定義を概観した上で、オーウェルのビルマに関するエッセイを参照しながら、オーウェルにとって最初の小説である『ビルマの日々』を中心に、オーウェルの加害者としてのトラウマ経験を作品のテクストの内部から導き出せるか試みたい(3)。

2　トラウマ理論

トラウマという語は、元来ギリシャ語の trauma から由来し身体上の「傷」や「外傷」を表していたが、一九世紀末以降(4)、フロイトの精神分析学の研究において使われるようになり、その後最初に有していた「身体的傷」の意味から離れ「心に与えられた傷」の意味として提示されるようになる［カルース二〇〇五：六］。日本語では通常トラウマは「心的外傷」などと訳されており、現在もこの訳語が使われている。ここではまずウィリアム・ジェームズによるトラウマの定義をオックスフォード英語辞典（*OED*）から確認することにしたい。*OED* によれば、

> ある衝撃の残滓が潜在意識に留まり、その残滓は催眠状態においてのみ発見される。そしてそこにとどまり続けると、いわば精神に刺さった棘のように、精神的トラウマとして永遠に残りつづける。［*OED*, vol18: 441, 拙訳］

ジェームズによれば、潜在意識に棘のように刺さる精神的トラウマは、トラウマを抱えた個人に永遠に影響を与え続ける。ジェームズが棘という比喩を使ってトラウマを表したように、トラウマの概念は決して直接的に言葉に表すこと

はできない。逆説的だが、真のトラウマであればこそ言葉にできないのである。精神科医である宮地尚子は『トラウマの医療人類学』において次のように指摘する。

トラウマはトラウマである限り、言葉にはならない〔中略〕そして、言語化されるとすれば、それはうめき声の断片が結晶となった詩のようなもの、そうでないとしたら、トラウマの周りを延々となぞりつづける一見退屈な散文にしかならないのではないか。〔宮地二〇〇五：九〕

トラウマを抱えた被害者（あるいは加害者）は、トラウマを言語にできないもどかしさを感じながらも、トラウマを中心とした厚い壁の周りをなぞりつづける構図が容易に想像できる。オーウェルの著作においても、テクスト分析を行うとその行間から彼の言語化できなかった、心に刺さった棘のようなトラウマを見いだせるのではないか。なぜならフィクションという文学上のスタイルを用いてオーウェルが、自身も気づかぬうちに言語化できないものを物語化しトラウマを表象している可能性はあるのではないか。むしろ問題は読者が、作家が言語化を試みたかもしれないトラウマ経験を知ることができるかどうかにかかっているともいえるだろう。その「知ることができる」または「知ることができない」という「地点」が、文学とトラウマを研究する精神分析学が出会う場であるとカルースは主張する。

トラウマ的体験を書き記すためにフロイトが文学を使ったというならば、それは、精神分析がそうであるように、文学も、知ることと知らぬことの複雑な関係に対する興味のうえに成り立つものだからだ。それゆえ、知ることと知らぬことが交錯する特別な地点こそ、文学の言語とトラウマ的体験についての精神分析理論とが出会うことになる。〔カルース二〇〇五：

五―六〕

以上のような関係性を示したあとカルースは、フロイトがその著書『快感原則の彼岸』で引用しているトルクアット・タッソ（Torquato Tasso）の詩にふれ、フロイトの論じたトラウマ理論が実際に体験したという事実と精神分析学的な読みによる事実とが交互に交わることを立証している。カルースが主張するように「文学的言語とは、理解するという行為に挑んでくる言語のことであり、また、挑まれることを要求する言語」であるならば、オーウェルのテクストもまた、加害者のトラウマという視点から理解することが可能であるはずなのだ。

また、トラウマ体験といえば、被害者側のトラウマが研究対象とされがちであるが、加害者のトラウマについてもすでに研究者によって論じられている。例えば村本は、加害者のトラウマの可能性について *OED* の定義を引用しながら、「統合されないまま潜在意識にあり続け、否定的インパクトを与え続ける棘のようなものをトラウマと捉えるならば、加害者の抱えるものもトラウマと呼ぶことができるだろう」［村本二〇一〇：二］と主張している。そのうえで被害者のトラウマと加害者のそれを区別することが可能だと指摘する。(5) またジュディス・ハーマンは『心的外傷と回復』において、加害者の存在を「被害者がどれほどの深い心的外傷を負ったか、その具体的な過程」を知っていて、「罪の説明責任を逃れようとして」いる存在だと指摘しながらも［ハーマン一九九九：四］、ベトナム帰還兵に関する項目では、「加害に加担した被害者」として「外傷後障害のリスクは、生存者が単に受け身的な目撃者ではなく、無残な死あるいは残虐行為に積極的に加わった場合にもっとも大きい」と指摘し、加害者側がトラウマを抱える可能性について提示している［ハーマン一九九九：八〇］。然るに、オーウェルを加害者と捉えた場合は、すでにビルマ滞在のある時期から深い後悔の念と自責の念を抱えていた事を後のテクストで表している。その思いがオーウェルが最晩年の病の床にあったその最期の時まで消え失せることがなかったかどうかは、残されたオーウェルの著作から推測するより他ない。しかしオーウェルにとってビルマの風景は「刺激が強すぎ心がたかぶりすぎ」るものであり「帰国後でも私の脳裏を去来し続けるので、厄払いのためにビルマの風景について一篇の小説を書かざるをえなかった」［オーウェル一九八二：一二三］というオーウェル自身の声を我々が信じるならば、彼が抱えた「大変な量の罪のつぐない」という加害者としての意識＝トラウマもそのテクストの内に内在していると考えられる。こうしたオーウェルの抱いたトラウマをオーウェルのテクスト内部から導き出し明らかにするためには、宮地尚子の『環状島＝トラウマの地政学』［二〇〇七］に示された環状島の理論を応用することがより有効だと思われる。

精神科医である宮地によれば、人がトラウマを語ろうとすることは、その当事者の精神的な「空間に独自の地形」をもたらすことになり、よってトラウマを語る者の「立ち位置」の問題（ポジショナリティ）に還元されると主張する。そしてその空間はいわば「中空構造」――または「トラウマの核」――ともいえる構造となっており、その中でトラウマを抱えている者は、その被害の深刻さゆえ声をだすことはできないし、またもうすでに死んでしまった死者も当然のことながら声をだすことができない［宮地二〇〇七：六―九］。そして宮地はその中空構造を「環状島」と喩え被害者と加害者との関係性を「島」という「メタファー」を用いて図式化している（図1）。よって宮地の環状島の理論は、実際の物理的な島ではなく「隠喩」（メタファー）としての島であることに注意したい。

宮地はまず加害者の位置について「加害者は〈内海〉の中心部である〈ゼロ地点〉の真上にかつていたし、今もそこにいる」とする（図2）。それは「幻覚」としてだが、「臨在感をもってそこに君臨している」［宮地二〇〇七：一六二］。当然のことながら、加害者はすでに立ち去っていて、第三者に知られることを恐れながら黙秘を続けている。しかしそれでも「現実にはそこにいないのに、加害者は〈ゼロ地点〉の真上、もしくは井戸の上から被害者を支配しつづけてい

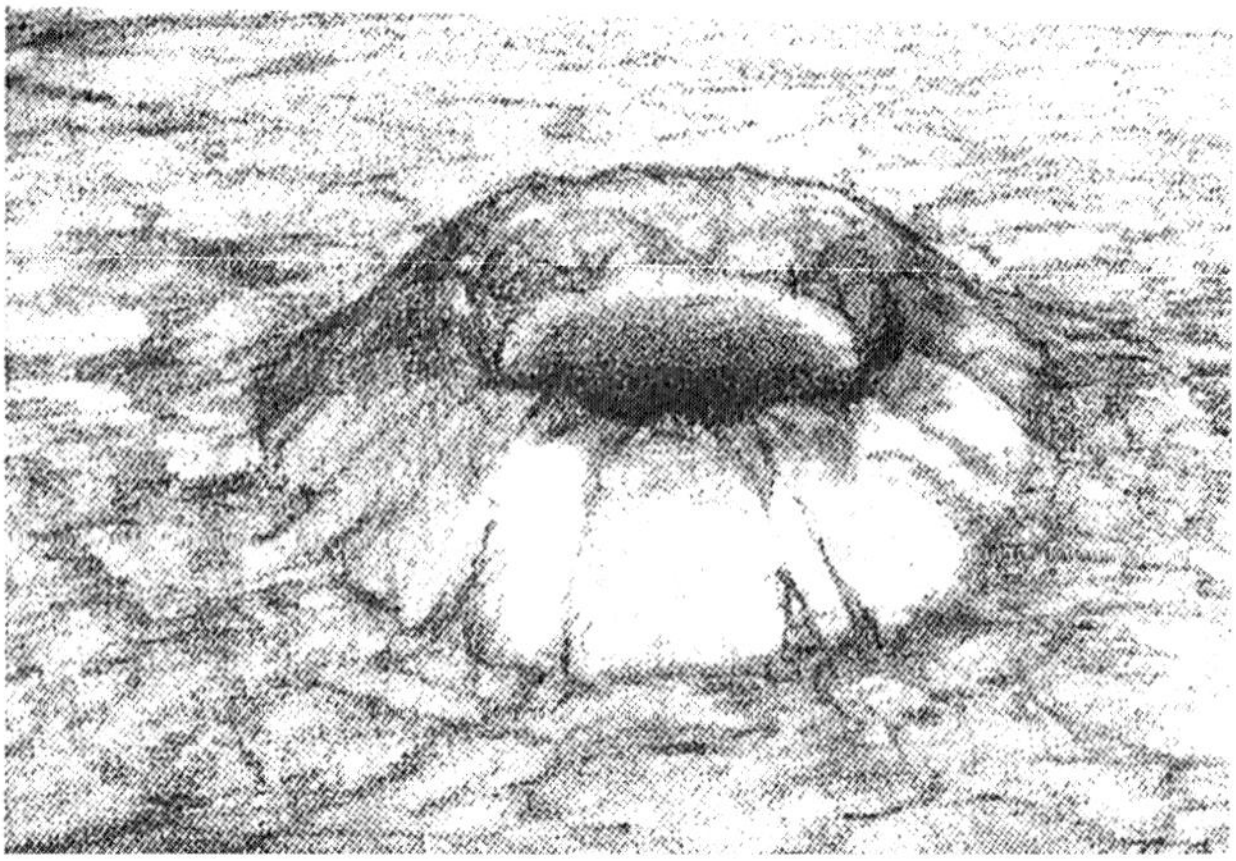

図 1　環状島
［宮地 2007：7］より引用

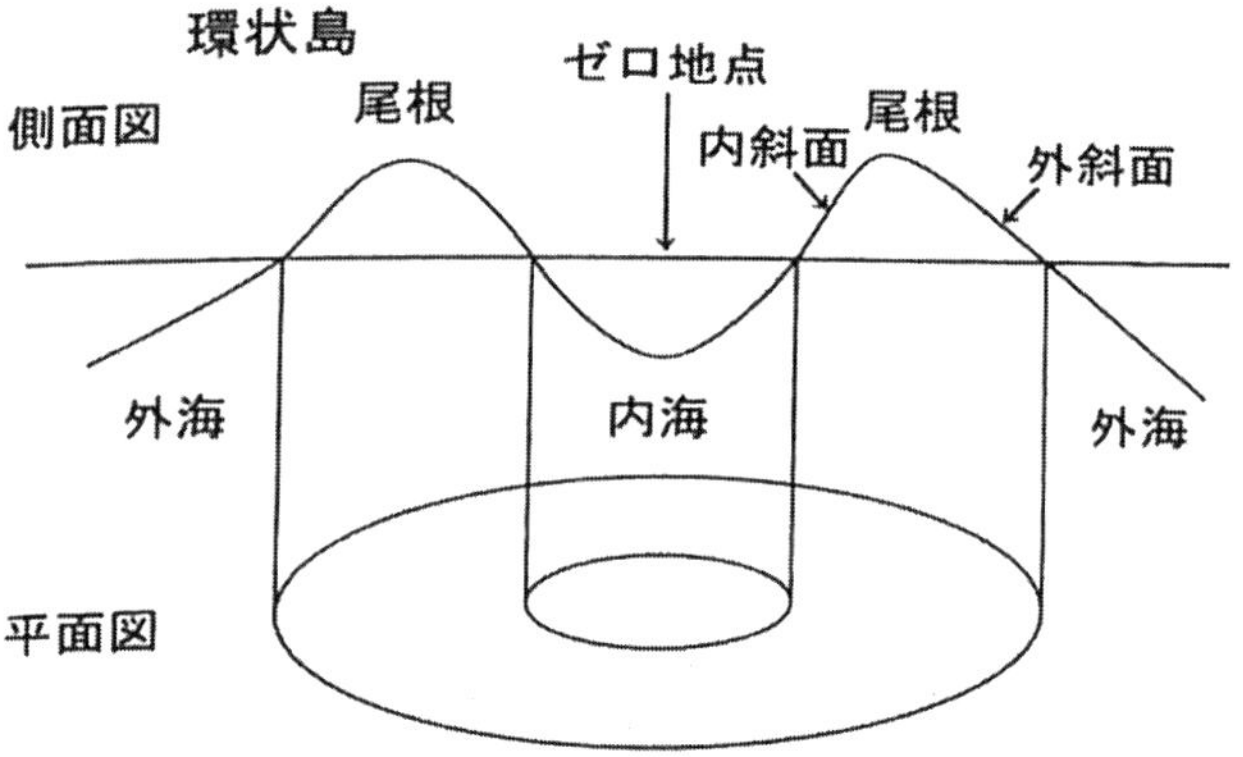

図 2
［宮地 2007：10］より引用

る。被害者にとって加害者の臨在感は圧倒的なのに、周囲の人からはそれが見えない。これは被害者と加害者との間に期せずして結ばれてしまう『外傷的絆』を表しているといえなくもない」と述べる［宮地二〇〇七：一六二］。心的外傷をうけた被害者にとって、加害者の存在は圧倒的である。加害者はどこかで生き、どこかに隠れていて、また舞い戻ってきては危害を負わせる可能性を常に持つ、被害者にとっては脅威的な存在でもある。

「生身の加害者は立ち去って、もはや〈ゼロ地点〉の真上、太陽の位置にはいない。けれども同時に、被害者からみれば、加害者は今もそこに君臨し続けている」のはそのような理由からだ〔宮地二〇〇七：一五六〕。さらに、被害者と加害者との関係は、「被害者が加害者をどれほど憎んでいたとしても、そこで何が起きたかを本当に知っているのは、自分以外にはその人間だけ」であるというアイロニー。トラウマを言語でもっても表現することができないそのジレンマ――宮地の言葉でいうと「加害者へのアンビバレントな感情」――こそトラウマを抱えることの真の意味なのであろう。

さて、環状島の中心地点の真上に加害者がいて、真下に被害者がいる構図は井戸で表されるが、その井戸は「『外傷的絆』を示す細長い空間」であり「すでに終わったはずのことが、被害者にとっては何も終わっていないということ」〔宮地二〇〇七：一六四〕を示す構図でもある。ここで我々が見過ごしてはならないことは、この構図では加害者は未だ己の真下にいる被害者の存在に気づいていない点である。加害者がトラウマを経験するにはその被害者の存在に気づくことが要であり、それにはひとつの重要な契機が必要だと宮地は主張する。それは、加害者が被害者のうちに自分と同じ人間性を認める時である――。

相手を敵だと思い、劣っていると思い、人間以下の動物と思い、所有物だとおもっているかぎり、加害のトラウマは起きない。しかし被害者と目が合うとき、被害者も目を合わせることの可能な人間であることに気づくとき、加害者もトラウマを負う可能性がある。被害者の視線に逆照射されることによって、加害者は被害者とつながる。今度は加害者が被害者に全面的に曝される番である。〔宮地二〇〇七：一六七〕

先述のとおり、ビルマで警察官として日々を送っていたオーウェルにとって、ビルマ人の召使に命令を下したり、原住民を罵ったり、または暴力を振るったりすることは職務の一環でもあり日常的な事でもあった。そんなオーウェルにして、ビルマ人の人間性に気づく契機が、「絞首刑」において描かれている。ある日、ビルマ人の警察官が処刑される予定の「小さなやせっぽっちのヒンズー人」の囚人を監房から絞首台に連れて行くのに同行した時、ふとその囚人が道にあった水たまりを避ける行動をとる。その時、それを見た主人公に、彼のうちに人間としての尊厳とイギリス帝国主義の罪深い行いについて悟る瞬間がやってくる。

絞首台にあと四十ヤードだった。私は、前を進んで行く囚人の、日焼けしたはだけた背中を見つめていた。彼は両腕を取られて、ぎこちなく歩いていたが、着実にしっかりと、ひざを決して伸ばさないインド人のあの拍子を取った歩きぶりをしていた。ひと足ごとに、筋肉がちょうど場所にはまって、頭の髪の毛が上下に踊った。足は濡れた玉砂利の上にその跡を印していた。両肩を男たちにつかまれているのに、一度だけ彼は少し脇へ寄り、途中の水たまりを避けた。奇妙なことだが、私はその時まで、ひとりの健康で正気に人間を殺してしまうことが何を意味するか、何も分かっていなかった。死刑囚が水たまりを避けて脇によけるのを見た時、私はその盛りの時に命を縮めることの秘密、その言い表せない誤りを知った〔中略〕彼のつめは、絞首台に立った時にも伸び続けるだろう。そして命にあと十分の一秒でおさらばという、宙を落ちている時にも〔中略〕彼とわれわれとは、共に歩き、同じ世界を、見、聞き、感じ、分かる人間の一隊なのだ。そして二分後、突然とぎれて、われわれのひとりはいってしまう――ひとつの心が失われ、ひとつの世界が失われる。〔オーウェル一九七〇：三九〕

オーウェルが絞首刑で描く、限りなくオーウェル自身に近い帝国警察の一員たる主人公が絞首刑の職務を淡々とこなす間に突如、わずか二分ばかりでその生命を絶たれる囚人が「同じ世界」を生きる人間であると確認する時こそ、加害者と被害者の「外傷的絆」の糸が結ばれる、その瞬間なのである。この契機にこそ、オーウェルは自分が帝国主義の一員として恥ずべき行為をし、理不尽な仕打ちを行っている自分自身に対する嫌悪感と良心の呵責を抱いたに違いない。環状島の議論を敷衍していえば、先の「絞首刑」で主人公が、死刑囚が水たまりを避ける場面を見たことは、死刑囚もまた生きた人間であることを意識することであり、「被害者も目を合わせることの可能な人間であること」に気づくことと同じだと考えていいだろう。そしておそらくこの時に、主人公＝オーウェルが死刑囚の内に「自分と同じ人間性」を認めたからこそ、オーウェルが加害者のトラウマを抱え込んだといえよう。

オーウェルは、このエッセイのモチーフになったと思われる、自身の警察官として体験を次の様に振り返る。

ビルマにおいては、私たちがおこなっていたことは二重の抑圧であった。私たちは人びとを絞首刑にしたり、監獄に入れたりしただけではない。私たちはたのまれたわけでもないのに外国からの侵略者としての権利としてやっていたのだ〔中略〕私たちが刑務所に送りこんだある泥棒は、自分が正当な刑罰を受けている犯罪者ではなく外国からの征服者による犠牲者だと考えていた。彼にたいする刑罰は無茶で無意味な残虐行為以外の何物でもなかった。留置場の頑丈なチーク材の格子と刑務所の鉄格子の向うにある彼の顔がはっきりとそういっていた。そして不幸なことに、私は人間の顔の表情に無感覚になるよう自らきたえたことはなかったのだ。［オーウェル 一九八二：一六一］

インド帝国警察としての職務を全うする上で必要な、現地人に感情移入しない淡々と職務をこなす無慈悲な態度は、結局のところオーウェルには身に付かなかったがために、彼自身がこの仕事に精神的重荷を抱いていたのは想像に難くない。このように加害者のトラウマを背負いこんでビルマを後にイギリスへ帰国したオーウェルにとってできることは、作家として作品においてビルマについて語ること、被抑圧者の側に立って彼らを擁護すること、そして英国帝国主義の悪行や矛盾を指摘し批判し続けることだったであろう。それが単に作品上の主人公だけでなくオーウェル自身のトラウマであったとすれば、彼が抱えたかもしれないトラウマは罪悪感やイギリス帝国という抑圧体制に対する批判と結びつき、次にみる『ビルマの日々』の主人公フローリー（Flory）に投影されていると考えることができるだろう。

3 オーウェルの『ビルマの日々』におけるフローリーの自殺について

オーウェルの『ビルマの日々』は、彼がビルマでインド帝国警察官として勤務していた経験を脚色し小説にしている。舞台は、イギリス領インド帝国の属国ビルマのチャウタダ（Kyauktada）（虚構の土地）という町で、主人公フローリーは、英国木材商社の社員として一五年間勤務している。作品においてフローリーは、ビルマ社会とヨーロッパ人だけが入会できる「大英帝国権力の精神的なとりで」であるクラブを行き来する［オーウェル一九八四：一二二］。フローリーにはベラスワミ（Dr Veraswami）というビルマ人医師の友人がいて、暇がある時は彼の家で雑談をしている。ヨーロッパ人専用のクラブでは、他のイギリス人と雑談の他、ゲームをしたり酒を飲んだりして時間を過ごしている。ある日、そのクラブのメンバーに一人の現地人を加入させることが総督からの指令で決まったことから、その席をめぐってその土地の実力者で治安判事のウ・ポ・チン（U Po Kyin）とフローリーの友人ベラスワミ医師との確執が明らかになり、またクラブ内でもビルマ人に対する差別が表面化することで、物語は複雑化していく。

そんなときイギリス本土から中産階級出身のエリザベス（Elizabeth Lackersteen）という「美人と言えぬにしても、申し合わせたように黄色くやせたビルマ在住イギリス婦人の中におくと美人にみえる」女性が登場し［オーウェル一九八四：一〇三］、ふとしたきっかけからフローリーは彼女を好きになりデートを重ねることになる。最後はしかしながら、その恋愛は成就せず、フローリーは（表面上は）そのショックから自殺し物語は終わる。

さて、まず冒頭から読者は、フローリーには目元から口元にかけて左頬に痣があることが知らされる。語り手は次のように説明する。

彼を見てまず目をひかれるのは、左ほおを目から口もとまでぎざぎざの三日月形に流れている、いやな感じの痣だった。この痣は色が青黒いため、一見打身のように見え、左からみるとつぶれたような悲しげな顔つきだった。本人もこの痣の醜さは十分承知していた。それで人目があると、この痣を隠そうと身体を斜めにする癖があった。［オーウェル一九八四：一二］

痣の“birthmark”という語は、*OED* によれば birth の派生語であり名詞や動詞にも使われる。“birth”の語の“in sense of ‘belonging to one from birth’”の項目に birthmark があることから、生来持ち合わせていた痣という表現が妥当であろう。この意味に沿うべく語り手はフローリーの痣をより具体化する。

フローリーはビルマに来てもう一五年になる。この国にいると誰でも世論には逆らわなくなる。しかし彼の苦労はそれ以前に始まっていた。母親の体内でたまたまほおに青い痣（birthmark）がついた時に始まっていたのである。この痣から幼い頃に受けた影響を彼は思い出した。九歳で入学した日に皆からじろじろ見られた。数日後にはほかの少年たちがはやしたてた。『青坊主』というあだ名が付けられた。［オーウェル一九八四：八一］

『ビルマの日々』の読者は、フローリーが生まれる前の「母親の胎内で」すでに出来ていた痣（birthmark）という語に度々曝される。テクスト上四〇回言及されている痣をめぐっては様々な解釈が可能であろう。例えば、メイヤーズは「容姿の醜さを気にしていた作者の心情を象徴的に反映しているものであったし、フローリーも学校時代に被った屈辱感に悩まされていた」［メイヤーズ一九八七：四］と指摘し、痣を作者のオーウェル自身の容姿の醜さの心情の反映ととる。またジャックによれば、「痣は小説における大きな欠点である。なぜなら、フローリーを最後に貶めたのは、イギリス統治下にあったビルマの政治システムであったことを弱めてしまうからだ」［Jack 1987: 87, 拙訳］と主張している。

このようにフローリーの痣を巡っては様々な解釈があり、この「痣」をオーウェルの加害者としてのトラウマの象徴と見ることもさほど難しいことではない。しかし我々はこの痣が後に見るように、様々な出来事を経て最終的にフローリーの自殺＝死へと導いている点を看過すべきではない。まずはフローリーの自殺のきっかけとなった場面をみてみよう。

フローリーとエリザベスの恋愛はある日曜日の朝、最終局面を迎えていた。その日はチャウタダの教会で礼拝があったので、そこでフローリーはエリザベスに結婚の申し出をしようと決意する。しかしフローリーはエリザベスと会いはするものの、申し出をする時間はなかったので、仕方なく他のキリスト教徒とともに教会内に入り「エリザベスの向かい側で右の方」に「思い切って彼女に痣を向けて」すわる［オーウェル一九八四：三四一］。そこで最後の予期せぬ出来事が起こる。ベラスワミ医師のライバルで欲深いビルマ人として描かれている治安判事ウ・ポ・チンによる策略——それはクラブのメンバーとなるためにベラスワミ医師を失脚させるべく、白人の支持者であるフローリーの面目を失わせるものだった——によって、フローリーのかつての妾、マ・ラ・メイ（Ma Hla May）がその教会に突然訪れ、大衆の面前で次のようにフローリーを告発し貶める。

『白人の皆さん、見て下さい。女の人も見て下さい。あの男が私を駄目にしてしまったんです。このボロを着せておきながら、あいつはあそこにすわってこちらを見ないふりをしている。嘘つき。卑怯者。あいつが私をのら犬みたいに門前で飢えさせようとしたのよ。ああ、でも私は恥をかかせてやる。振り返ってみてよ。あんたが数え切れないくらいキスをしたこの身体を見てよ、さあ、見て』〔中略〕フローリーは真っ青だった。最初の瞬間が過ぎると入口から顔をそむけ、何でもない風を装うと歯を食いしばっていた。しかしまったく無駄だった。［オーウェル一九八四：三四四―三四五］

フローリーの妾とのみだらな関係が教会にいる人々の面前で曝される。フローリーは黙りこみ、返事さえできずただ萎縮し「歯を食いしば」るだけだった。彼のビルマに残る希望であったエリザベスとの婚約は、「卑しい生まれのビルマ女によって加えられる最後の侮辱」によって決定的に不可能になってしまう。集会が終わった後、フローリーは執拗にエリザベスの説得を試みるが、ついに

彼は彼女を離した。これ以上続けても無駄だった。離してもらったとたんに彼女は一目散に逃げ出し、クラブの庭園に文字通り駆け込んだ。彼の存在はそれほど憎悪すべきものだった。木立の中で彼女は立ち止まり、眼鏡をはずし涙の跡を消そうとした。ああ、あの人でなし。本当に手首が痛かったわ。なんとも言いようのない人。教会で見た恐ろしい痣が光っている黄色い顔を思うと、あんな男は死ねばよいとまで思った。〔中略〕あの恥ずかしくみっともない出来事に出くわし、その時彼が見せた悪魔のように醜い顔を見ては許すなどまったく不可能だった。ついに痣のために彼は破滅したのだ。［オーウェル一九八四：三五〇―三五一］

物語においていくどとなく言及される痣は、ついにテクストが示すように彼の生きる意志までもうばい破滅へと導く。

ショックに打ちひしがれたフローリーはすぐさま、自殺を決意する。

走りこそしなかったが、できるだけ早足で丘を登った。なすべきことは早くやってしまわなければならない。大分暗くなってきた〔中略〕フローリーはランプを取って寝室にはいり、ドアを閉めた。ほこりと煙草の煙が混ざって、よどんだ悪臭が鼻についた〔中略〕いろんなことがあったが、彼は昔から一人で暮らしてきたところ、以前のこの居場所へまた帰ってきたのだ。もはやこのような場所には耐えられない。以前は耐えていた。緩和剤として、本、庭園、酒、仕事、娼婦あさり、狩猟、ドクターとの会話などがあったから……。ところがもう耐えられない。〔オーウェル一九八四：三五一―三五二〕

エリザベスとの婚約、そして結婚こそが、このイギリスの植民地にとどまり続けることの唯一の可能性であったが、語り手はもはやそれを許さない。このエリザベスとの破局がフローリーの自殺の一因になっていることは間違いないだろう。フローリーはまず、飼い犬のフロの脳を撃ちぬいてから、その銃声を聞いた召使が部屋に現れる前に、手早くことを終えようとする。

撃ち抜かれたフロの脳みそは赤いビロードみたいだった。自分もこのようになるのだろうか。それじゃ、頭ではなく心臓にしよう。召使たちが部屋から駆け出し大声で叫んでいるのが聞こえた。銃声を聞いたにちがいない。彼はあわてて上着を切り裂き、シャツにピストルの銃口を押しつけた。ゼラチンのように半透明の小さなやもりが、テーブルの端ぞいに白い蛾の方に忍び寄っていた。フローリーは親指で引き金を引いた。〔オーウェル一九八四：三五四〕

フローリーの銃を使った自殺の過程で語り手はさり気なく、白い蛾を捕食するべくテーブルを這う「小さなやもり」

に言及する。ここで描かれているのは、積極的な生への欲動とフローリーの死への欲動という、相反する欲動の対比であり、それが後にみるようにフローリーの痣と自殺の関係性とも合致することになる。

このようにテクストからは、フローリーの自殺が読者にはエリザベスとの破局とともに彼の「醜い痣」のために行われたことが示される。たしかに突然エリザベスとの関係を絶たれたフローリーは、まったく想定していなかった展開によって自殺を判断したかにみえる。メイヤーズはこの小説における自殺という幕引きについて次のように批判する。

フローリーは彼女の意識を変えることも出来なかったし、彼女の心を繋ぎとめておくことにも失敗した。肉体的勇気と精神的怯懦からもたらされた極端だが当然の帰結でもある彼の自殺は、自分の失敗に対する手厳しい抗弁でもあろう。フローリーの自殺は小説に結末をつける一手法ではあるが、小説の意図したテーマや植民地体験の中に本質的に存する問題に解決を与えることなく決着させてしまっている点は何と言っても、工夫に欠けていると言えよう。［メイヤーズ一九八七：一〇五―一〇六］

確かに、このような突然のフローリーの自殺に対して読者は、あっけなく死んでいく主人公に突然の深い失望と無力感が意識されよう。そういった感覚を読者が得るとすれば、それは作者オーウェルが自殺という「一手法」で物語の解決を急いだからだというメイヤーズの指摘も正しいといえるかもしれない。しかしながら、フローリーの自殺は、それに伴って霞んでしまう痣と共に、宗主国イギリスにいる作者であるオーウェルとイギリスの植民地であるビルマにて死するフローリーとを比較しながら、両者の関係性を対位法的に解釈することが重要だと思われる。(6) そうすることで、オーウェル自身の加害者としてのトラウマをテクスト内部から導き出すことができるからである。

4　フローリーの死と痣の関係

フローリーの死後、彼の友人だった医師のベラスワミが召使によって呼び出される。フローリーなき今、テクスト上でベラスワミ医師はもはや、固有名詞では呼ばれない。あたかもフローリーという植民者の支持を無くしたビルマ人はもはや、医師といえども語るに値しないかのようだ。その「インド人のドクター」は、かつての友人を丁寧にシーツでくるみ、涙をこらえながらその処理にあたる。

ドクターはちょっと考え、やさしく熟練した手ぎわで死人をシーツでくるみ、足と頭の部分を結んだ。死ぬとすぐに痣は色あせ、灰色のしみくらいのかすかなものになっていた。〔オーウェル一九八四：三五五〕

フローリーの死後、これまで彼を苦しめてやまなかった痣が、その頬からほとんど消えてしまう。当然のことながら、現実的には人間に生まれつきあった痣は死んだからといって消え去ることはない。これは書き手オーウェルの小説上の技巧として捉えるべきで、おそらくここにこそ、著者と作品とを切り離せない、オーウェル自身の加害者としてのトラウマがフローリーの生そして死までを通じてテクストで表象されている——死によって「痣」が霞んでみえなくなってしまうことは読者に様々な解釈を与える。物理的に、そして先天的にも「母親の体内でたまたまほおに青い痣がつい」ていたにもかかわらず、「死ぬとすぐに痣は色あせ、灰色のしみくらいのかすかなものになっていた」のはなぜか。この疑問を解くためにはまず、フローリーがなぜ本国のイギリスではなく、植民地であるビルマの地で死ぬ決意をしたかを考えなければならない。物語において、フローリーには自殺する前に本国に戻る機会があり一度帰国を試みている。その途上のコロンボで、会社の同僚がマラリアにかかり死んでしまったので、急遽ビルマへと引き返すようにという連絡を受ける。語り手は次のように説明する。

フローリーは運命を呪いながらもすぐさまラングーン向けの船に乗り、汽車で本部に戻った〔中略〕フローリーの心の中で何か覆るものがあった。人生で大きな変化と退化を意識する瞬間であった。というのは突然、彼は帰ってきたことを内心喜んでいる自分に気づいたからである。今まで憎んでいたこの国が、その瞬間、生地になり故郷になった。十年間この国で暮らしている間に身体の要素が凡てビルマのものになっていた〔中略〕外国に深い、おそらくは最も深い根を下ろしてしまったのである。［オーウェル一九八四：九〇―九一］

植民地であるビルマの大地に根を下ろす覚悟を決めたフローリーは、病気を理由にビルマを去った作者オーウェルとは相反する。そしてフローリーはこの大地にその屍を埋める決意を、自殺という行為によって自ら果たすのである。宮地の環状島の理論に立ち返って述べるならば、フローリーの、自らの身体から真下の大地に直線的に「最も深い根を下ろ」す行為（He had sent deep roots）は、宮地の環状島におけるゼロ地点、すなわち加害者側からの地点から真下に「細長い垂直の空間」を通じて、真上から絆の糸を垂らす加害者の図と合致する。作者オーウェルは、フローリーが亡くなる一九二六年の翌年、英国に帰国しビルマには二度と戻らなかった。オーウェルはこうして五年にわたって務めたインド帝国警察の職を辞するのだが、それでも「自分の仕事からのがれるだけでは気持ちがおさまらなかった」［オーウェル一九八二：一六二］。そしてそのオーウェルが『ビルマの日々』の主人公フローリーに託すものこそ、加害者としての償い、あるいは「罪悪感」を埋め合わせる気持ちだったともいえるのではないか。さらに、フローリーの痣と自殺との関係性を対位法的に読解すれば次のようになるだろう――宗主国イギリスにいるオーウェルは、ビルマの地で死するフローリーにその思いを託し、痣（birthmark）の birth（生）と自殺による death（死）との矛盾対立――これは先述のやもりの生への欲動の描写とフローリーの死へのそれとで既に暗示されていた――をイギリスの植民地たるビルマの大地において、フローリーの自殺という契機によって具現化し両者を止揚させることにより、フローリーの生と醜い痣と共にオーウェル自身の加害者としてのトラウマがビルマの大地に消滅する。その構図が読解から明らかになってくるのである。

確かに作品中のフローリーの痣の描写は小泉が指摘するように「劣等感のシンボルとしてかなり月並みな書き方」［小泉一九九三：二八七］といえなくもないし、フローリーの自殺についても、恋愛関係の終末を描く技巧としては、シェルダンのいうように「青臭い」ものであり、「主として作品の大きな欠点の原因」となっていると考えられるかもしれない［シェルダン一九九七：二八九］。しかしオーウェルの加害者のトラウマを巡って考察を行った場合、度々言及されるフローリーの痣と自殺との関係性が明らかになる。ビルマの数々の被害者にとって死してなくなってしまった「外傷的絆」は、被害者の死後も加害者――つまりオーウェル――が「ゼロ地点」に立ち残り、よるべなさを感じながらも、この「環状島」の図の真上から今もビルマ作品を通じて被害者に、そして貧困層の属するすべての被抑圧者に「外傷的絆」という「糸」を垂らしつづけることによって残りつづけるのである。

5　おわりに

これまでオーウェルの『ビルマの日々』を中心に、彼自身が抱えたと思われる加害者のトラウマを巡って、トラウマ理論を応用しながら考察を行った。

オーウェルが『ウィガン波止場への道』において書いているように、彼がビルマからイギリスに帰国しウィガン波止場へと赴いたのは、イギリスの労働者階級という被抑圧者の側に立って圧制者と戦いたい、という熱い思いからだった。それはこれまで見てきたように、五年に及んだインド帝国警察の一員として帝国に仕え、悪行を繰り返したことに対する罪悪感があったからだろう。この経験を通じてオーウェルは、「帝国主義を憎むためにはその一部となってみなければならない」と悟り、自身が行った数々の悪行の罪を償うためにも、イギリスの労働者階級の側に立とうと決心したのだ。オーウェルはその思いを次のように記す。

抑圧に対する私の憎しみは異常なほどまでに燃えあがったのだった〔中略〕まさしくこうした道すじをたどって私の思想はイギリスの労働者階級に向かっていった。私が労働者階級を意識したのははじめてであり、そのきっかけは、彼らの中に被抑圧者との類似点を見出したことにほかならなかった。彼らはビルマにおけるビルマ人同様、英国での不正の象徴的な犠牲者であった。ビルマでは問題はごく単純だった。白人は抑圧する側であり、有色人種は抑圧される側であった。だから当然のこととして同情は有色人種の側に集まった。いまや私は、専制と搾取を見出すためになにもわざわざビルマくんだりまで行く必要のないことに気づいた。ここイギリスにおいて、私たちのすぐ足もとで、どん底に追いやられた労働者階級は、東洋と比べても、それなりに決して引けをとらないくらい悲惨な状態におかれていた。［オーウェル 一九八二：一六二―一六三］

オーウェルはこうして、イギリスの労働者階級の人々と暮らすために彼らと寝食を共にすることになるのだが、オーウェル自身がこうした活動を通じて社会の底辺に達することで「罪悪感の一部はぬぐわれることになる」と書き留めている。そしてその「罪悪感」はおそらくビルマでの「罪の意識」、つまり加害者としてのトラウマ経験から到来しているものであろう。本章のエピグラフで引用したオーウェルの言葉――「マンダレーからウィガンへは大変な距離があるというのに、いったいなぜ思いきってウィガンへ行く気になったのかは、自分でもすぐさまにはわからない」――からは、ウィガン波止場への道はマンダレーから続いていることが読み取れる。そしてオーウェルが旅の理由を明らかにできなかったのは、彼自身がマンダレーから抱き続ける彼の精神に刺さった「棘」のような加害者のトラウマに気づいていなかった、そしてそれゆえに言語化できなかったからだとも考えられるだろう。

彼の作品が我々に訴えかけるのは、誰でも気付かずに非道な侵略行為を行う帝国の「専制の一役」を担ってしまうこと、そして結果論としてだが「帝国主義を憎むためにはその一部となってみなければならない」という頑なまでの現場主義の重要性でもあろう。帝国主義の専制機構の一員として加害者でもあり、また被害者でもあったオーウェルの思想から、我々が学ぶべきことは決して少なくない。

注

（1）メイヤーズはオーウェルがビルマに行くことを決心した理由について、オーウェルが「かつてインド在住のイギリス人」であったこと、彼の家族が三世代にわたってビルマに関係していること、そしてオーウェルが通ったイートン校の「退屈な枠にうんざりし、しかもその帝国主義的思考に影響されて、若きオーウェルはキプリング流の異国趣味、冒険、東洋の生まれ故郷での自由に魅惑されたに違いない」と指摘する［メイヤーズ 一九八七：四八］。

（2）オーウェルを加害者とみなすことにも異議があるだろう。ブレアがいたビルマでは、インド帝国警察として配置されビルマ人を監督する業務にあたるが、このことは一見すれば支配者-非支配者の構図になる。しかし、たとえ支配者側にいても被支配者側からのいやがらせや攻撃がありうるので、支配者側でも恐怖を抱く事がある。このような状況では自分たちが被害者だという認識を持つことも不思議ではない。例えば「象を撃つ」では、ビルマ人の群衆に囲まれた「私」は集団に気圧されて象を撃つことになる。ここでは支配者たる警察官の「私」は、被支配者に対して恐怖を覚えるからこそ、やむをえず象を撃つのであり、この意味でいえば「私」も被害者だといえる。こうして加害者が被害者意識を抱くことは不思議なことではない［宮地二〇〇五：二三―三三を参照］。また吉岡は、この支配・被支配の矛盾した構造とホミ・バーバの両面価値性との類似性について指摘している［吉岡二〇一四：八七―九一］。

(3) オーウェルの被害者としてのトラウマ経験については、紙幅の都合上本章では以下のみを例示しておく。オーウェルの個人的なトラウマ経験としてあげられるのは、彼が八歳で家を離れて一四歳まですごしたイギリス・セントシプリアン校での体験がよく知られている。オーウェルは幼いころに何度も寝小便の失敗をしないように祈願しながら寝床につくも、失敗してしまい、ムチ打ちという暴力を受けてしまう。「セント・シプリアンにやってきて間もなく……私は寝小便をするようになった」。そしてオーウェルはこのとき、その罰としてムチで二度打たれて泣いてしまうのだが、「私が泣いたのは〔中略〕ただ単に敵意に満ちているだけではなく、私にとっては実際上は守ることが不可能な規則によって、よいとか悪いとかが決められてしまう世界に閉じ込められているのだという荒涼たる孤独感と無力感によるものだった〔中略〕自分がよい人間であることは不可能な、ひとつの世界に生きているということが、はっきり分かったのだ〔中略〕自分が想像していたよりは、人生はもっとはるかに恐ろしいものであり、私という人間も、自分で思っているよりはるかに邪悪なのだということが分かったのである」［オーウェル一九七〇：三一八］。スタンスキィらによれば、オーウェルが泣いたのは、一つにはベッドを濡らすことが罪だという認識があったこと、もうひとつはオーウェル自らが「その要求をみたすことのできない体制のなかにあって自分はひとりぼっちだという見捨てられた孤独感」が原因だったと指摘している［スタンスキィ一九七七：三五］。この幼き頃の寝小便にたいする自責の念が心の棘のようにひっかかり、後世のオーウェルの作品や行動に如実に現れているのだとも言える。

(4) 森は、トラウマ研究の代表的な研究書ではトラウマの惨事の出発点として、一九世紀後半から急増した、イギリスの鉄道事故が挙げられると指摘している［森二〇〇五：三〇―五〇］。その後、フロイトとブロイアー、ジャネらによるヒステリー研究を通じて、第一次世界大戦を契機に心的外傷が実在していることが指摘された［ハーマン一九九九：三―四五］。

(5) しかし村本は、トラウマの議論ではあくまで被害者の側に力点を置き、「それを『加害トラウマ』という表現で、被害者のトラウマと区別する」からといって、「加害者も傷ついた被害者であるといった意味合いは含まれていない」と主張している［村本二〇一〇：二］。

(6) サイードによれば対位法的読解とは「帝国主義プロセスと、帝国主義への抵抗のプロセスの両方を考慮すべき」であり「テクストを読むときに、視野をひろげ、テクストから強制的に排除されているものをふくむようにすればいい」読解方法である［サイード一九九七：一三八］。オーウェルのビルマ作品をいわゆるポストコロニアル批評の観点から議論することも可能だが本章の目的とは異なるので関係のある箇所だけを論じる。オーウェルのビルマ作品のポストコロニアル批評については例えば［Moosavina 2011］を参照。

参照文献

オーウェル、ジョージ　一九七〇『オーウェル著作集Ⅰ　1920 ― 1940』平凡社。

――　一九八二『ウィガン波止場への道』土屋宏之訳、ありえす書房。

――　一九八四『ビルマの日々』宮本靖介・土井一宏訳、晶文社。

カルース、キャシー　二〇〇五『トラウマ・歴史・物語』下河辺美智子訳、みすず書房。

小泉允夫　一九九三「ジョージ・オーウェルとビルマ　A Portrait of the Artist as a Young Policeman」『静岡大学教養部研究報告・人文・社会科学編』二九（二）：二六一―三〇四。

サイード、エドワード　一九九七『文化と帝国主義』大橋洋一訳、みすず書房。

シェルダン、マイケル　一九九七『人間ジョージ・オーウェル（上）』新庄哲夫訳、河出書房新社。

スタンスキィ、ピーター他　一九七七『作家以前のオーウェル』浅川淳訳、中央大学出版部。

ハーマン、ジュディス　一九九九『心的外傷と回復』中井久夫訳、みすず書房。

宮地尚子　二〇〇五『トラウマの医療人類学』みすず書房。

――　二〇〇七『環状島＝トラウマの地政学』みすず書房。

村本邦子　二〇一〇「戦争加害によるトラウマの世代間連鎖と和解修復の試み ―― HWH:Healing the Wounds of History（歴史の傷を癒やす）の手法を使って」立命館大学人間科学研究所。http://wwwritsumeihumancom/hsrc/resource/19/open_research19_menu1pdf（最終閲覧二〇一五年三月二五日）

メイヤーズ、ジェフリー　一九八七『オーウェル入門』大石健太郎訳、彩流社。

森茂起　二〇〇五『トラウマの発見』講談社選書メチエ。

吉岡栄一　二〇一四『ジョージ・オーウェルと現代 ―― 政治作家の軌跡』彩流社。

Findlay, Ronald. 2013. Coastal-inland Interactions in Burmese History: A Long-term Perspective *Asian-Pacific Economic Literature*, 27(1): 1-26.
Gordon, Bowker. 2004. *George Orwell* London: Abacus.
Hammond, J. R. 1982. *A George Orwell Companion: A Guide to the Novels, Documentaries and Essays*. London: Macmillan.
Jack, Robert David. 1987. Orwell: His Writings on Burma *Scientific Review of Setsunan University* 5：83-92.
Kipling, Rudyard. 1992. *Selected Poetry*. Harmondsworth: Penguin.

Moosaving, S. R., N. Niazi and Ahmad Ghaforian. 2011. Edward Said's Orientalism and the Study of the Self and the Other in Orwell's *Burmese Days. Studies in Literature and Language* 27(1): 103–113.
Newsinger, John. 1999. *Orwell's Politics.* London: Palgrave.
Oldsey, Bernard and Browne Joseph. ed. 1986. *Critical Essays on George Orwell.* Boston Massachusetts: GKHall&Col.
Rodden, John and John Rossi. 2012. *The Cambridge Introduction to George Orwell.* Cambridge: Cambridge UP.

第10章　民主カンプチア時代の記憶と死者
――カンボジア北西部村落部の事例から

武田龍樹

1　はじめに

人民革命党は一九七九年にヴェトナム軍の強力な支援を得て、クメール・ルージュによるカンボジア全土での支配を終わらせた。その後、人民革命党はクメール・ルージュをはじめとした勢力をタイ国境まで駆逐し、カンプチア人民共和国を樹立した。だが、この国家はヴェトナムの傀儡であると国内外から見なされたこと、および冷戦下でなおもカンボジアの統治権をめぐって内戦が起こっていたことから、人民革命党はクメール・ルージュがおこなった「犯罪」を広く示し、自らの統治の正当性を訴えた。一九九〇年代初頭、カンボジア内戦を終わらせるために国連が介入し、対立する勢力間での和平が取り結ばれ内戦の終結が宣言された。一九九三年に国連の管理下で国民議会選挙が実施されるとともに、国家体制はカンボジア王国へと移行する。一九九〇年代後半には、議会選挙への参加を拒否し武力闘争を続けていたクメール・ルージュの最高幹部たちが政府に投降することで戦闘状態も停止した。

カンボジア王国への政治体制の移行に伴い、人民革命党は人民党へと改名し共産主義路線を放棄した。カンボジア王国が成立し内戦が停止した後も人民党は政権を担い続けているが、その正当性を国民に向かって訴えかける内容は内戦下で用いられたプロパガンダとかけはなれているわけではない。彼らが用いるのは、「クメール・ルージュによる支配を打ち破ったのは誰なのか」、「クメール・ルージュのような裏切り者や敵からカンボジアを守るにはどうしたらよいのか」といった文句である。これはとくに選挙活動において見られる。ここには、二つのことが含意されている。ひとつに、クメール・ルージュによる統治（民主カンプチアという国家）は終わった、という認識。もうひとつに、「裏切り者」はいかなる場合であっても戻って来る可能性がある、ということ。後者は、いつでも内戦が始まりうるということを仄めかしている。

二〇一〇年代前半に私が二年近くフィールドワークをおこなったカンボジア北西部の農村地域では、幾人かの年長の男たちは民主カンプチアの統治や長年にわたる内戦に言及して、「あの時代は終わったのだ」と口にしていた。民主カンプチアにおいてロン・ノル政権の側に加わっていた者たちは劣位に置かれ何人かは処刑される一方で、その統治が瓦解した後はクメール・ルージュ側に加担して役職に就いていた者たちへの報復がなされたように、一九七〇年代から一九九〇年代にかけて住民たちの内部には対立や争い、暴力が存在した。また現在においても、警察や役人などの行政機構を通じて与党側の者が圧倒的に強い権力を握っており、野党支持者の追放や与野党の支持者の間での争いが起こることがある。「あの時代は終わったのだ」という語りは、内戦や民主カンプチアの統治を過ぎ去ったものにして、それに起因する対立をできる限り回避しようとするものである。加えて、選挙期間中に内戦の開始をちらつかせて有権者を脅す政府に抗して、村落内部での争いを惹き起こさないようにさせるものである。事実、何らかの争いが起こったときには、親族関係や隣人の友好関係を駆使して説得や調停をおこない事態の収拾を図る。民主カンプチア時代および内戦時代の終結に言及する語りは言わば、現在の村落の安定や平穏を行為遂行的に打ち建てようとする。

一方が内戦の可能性を仄めかし、他方が内戦状態を招来させないようにするという違いはあるものの、民主カンプチアに関する人民党のプロパガンダと村落内部の安定を図る語りは、それが過去のものだとする宣言になっている点では共通している。だが人々の間には、過去と現在の間に区切りを入れるものとは別の語りも存在する。

このような語りは、多くの場合、親しい者同士の間で囁き交わされる。そこでは、クメール・ルージュやロン・ノル軍、人民革命党などの政治勢力の動向は後景に退き、親族や隣人など身近な他者が前面に現れ、とりわけその死について触れられる。公文書や年代記のようには首尾一貫しておらず、また宣言のように強い断定的な調子を帯びていない。むしろそうした語りにはしばしば問いが挿入されており、肯定文ではなく疑問文がその核を成している。内戦下での隣人の殺害はどの勢力によってなされたものなのか。また、処刑されるに値する理由はあったのか。民主カンプチアの統治下で、ほかでもない妹がなぜ連れ出されたのか。兄が死ぬことになった場所ではなぜ他の場所よりも過酷な労働が課せられていたのか。このような問いがもはや生きてはいない者たちに触発されて発せられる。こうした語りは、過去と現在の間に区分を作りだし何らかの秩序を打ち建てようとする宣言ではなく、一見したところ、強い政治的な意義を持たないようだ。

本章では、問いがその中心を成すこうした語りに目を向ける。この類の語りは、これまでの諸研究において十分に論じられてきたとは言い難い。人民党のプロパガンダを国家によるマスター・ナラティブと見なすのなら、村落内部の安定を図ろうとする語りは、国家のものに比べてどれほど弱いものではあれ、それに抗する共同体のカウンター・ナラティブと言いうるものであるだろう。こうした二種の語り、マスター・ナラティブとカウンター・ナラティブは政治的な効果を明瞭に持っているので、両者のせめぎあいが「記憶の政治学」のアリーナを形作るものとして捉えられてきた。それでは、時間的秩序を強固に打ち建てるというよりもむしろ死んだ者に触発されて問いを発するような語りがそのアリーナから締め出され見えづらいものであるのはなぜなのか。

こうした語りは、明確な筋立てでもって経験を組織化するような物語ではない。ポール・リクールは、物語は筋立てることによって現実の不調和な要素を調和の中へと組み込み、諸々の出来事を連関させてそこに意味を付与する、と論じる［リクール二〇〇四］。だが、首尾一貫した筋を持たず滑らかには発せられないような語り、物語とは見なしえないような語りは数多存在するだろう。そのひとつは、キャシー・カルースが目を向けるトラウマの語りである。トラウマに関して彼女が強調するのは、出来事の了解不可能性である。「トラウマとは、個人の過去における単なる最初の暴力的な出来事の中に突き止めることができるものではなく、むしろまさしくその同化されない本性――最初の場合にはそれを正確には知ることができなかったあり方――が後になって生存者に憑りつくように回帰するあり方の中に特定されうる」［Caruth 1996: 4］。出来事を十分に知ることができなかったからこそ、個人の中でその出来事が反復される、とカルースは指摘する。

こうした観点から、カルースは『ヒロシマ 私の恋人（邦題：二十四時間の情事）』という映画を分析している。その映画では、ナチス占領下のフランスにおいてドイツ軍兵士と恋に落ちたフランス人女性と、元日本軍兵士である男性が戦後の広島で出会い語り合う。女はナチスからの解放の日に恋人を射殺され自身も地下室へと監禁されたという経験をもち、男は出征して海外にいる間に原爆の投下によって家族を失っている。二人は互いを理解しようとするが、「きみはヒロシマで何も見なかった。何も」、「私はすべてを見たの。すべてを」といった会話に現れているように、一方が語ったことを他方が否定するというやりとりが続く。女は自らの身体と恋人の死体との区別がつかないと語っており、恋人の死という出来事を理解し把握することができずその出来事を終わりなく反復しようとしている、とカルースは述べる。その後、女は男を死んだ恋人として呼びかける。だが、男は平手打ちでもってそれを拒絶する。この拒絶こそ生と死を区別せよという応答であり、それによって女の呼びかけの混乱を中断するものだ、とカルースは指摘する。男が彼女のトラウマを理解せずそのように拒絶することで生と死の間の境界が印づけられ、それによって女の中でひとつの歴史が開始される、と彼女は論じる［Caruth 1996: 39–42］。

カルースは以上のように、恋人の死をめぐる女の語りとそれへの男の応答について卓抜した分析をおこなっている。だが彼女の分析において、「ひとつの歴史（a history）」という表現がなされていることには注意する必要がある。平手打ちによって女個人の中で開始される「ひとつの歴史」とは、より一般的な歴史、英語において不可算で記されるような歴史があることを前提としている。女は生まれてからずっと「歴史を持たない（without history）」ままであったのではない。恋人の射殺および故郷の住民たちが女を丸刈りにし地下室へと閉じ込めたことが、彼女を「歴史を持たない」状態にしたのであり、彼女を不可算の歴史の外部へと放逐した。女がその外部へと投げ込まれた歴史とは、恋人を射殺し彼女を監禁した故郷ひいてはフランス国家の歴史である。カルースの分析は、女がその外部へと放逐されるという形式で関係を持つ不可算の歴史をその視野に十分に収めてはいない。

語ることの社会的な次元へと目を向けたのが、ヴィーナ・ダスである。彼女は、インド―パキスタンの分離独立時に暴行を受けた女たちや一九八〇年代のシク教徒に対する暴動で夫を失った女たちの痛みについて考察している［Das 2007］。

ダスは、暴行や暴動といった出来事の記憶が女たちの日常的な諸関係性の中にどのように折りたたまれているのかを探求する。ダスは、それらの出来事について語られる言葉は「生を伴わず、凍りつき無感覚な」ものだったと指摘し、反対に、無言であることを選んだ者たち、自らの声を守るために沈黙した人々を記述しようとする。「危機的でトラウマ的な出来事」を語ろうとしても「日常的なものの文法」は失敗するとダスは述べており、彼女の議論において出来事は言葉で言い表すことが不可能なものとされている。それだけでなく、例えば男たちから暴行を受けたという事実は女の家族の名誉を傷つけると見なされ追放されたり迫害されたりする恐れがあるので、女たちはその出来事の記憶を自らの身体の奥深くへとしまい込んだ、と彼女は論じる。インド社会の家族の規範において、女たちにはそうした出来事について発話する資格は与えられていないようだ。このように、出来事を言葉で言及することはできず、また規範が張り巡らされた日常的世界において発話が許されないという二重の不可能性から、女たちは出来事を語るのではなく沈黙するのだ、とダスは言っているように私には見える。

語ることの不可能性をダスは強調しているが、彼女の記述それ自体において女たちは必ずしも完全に沈黙しているわけではないようだ。ダスは、死の床につくひとりの女が最後の願いとして自らの出生の家族から白い布が送られてくることを拒む発話をしたことを記している。自らの出生の家族との儀礼的接続を拒否するこの発話は、彼女が自分の兄弟の過去の何らかの裏切りをなおも強く覚えていることを示す。だが、年長の親族たちはこの女の成人した子どもたちに、人は死の瞬間に亡霊の力によって命を奪われるものだと述べて、彼女の発話を無視するように説得したという［Das 2007: 11］。また、インド—パキスタン分離独立時の動乱について、ひとりの女は次のように語っている。「私は、過去の諸々の関係性が保存された打ち捨てられたメモ帳のようなものである——私の身体は諸々の喪失が綴られた羊皮紙である」［Das 1997: 84］。この語りは、彼女の身に何かが起こったことを強く示すものである。それでは、このような発話や語りは、ダスの述べる「生を伴わず、凍りつき無感覚な」言葉なのだろうか。私はそうは思わない。親族の規範こそが、男による暴行や裏切りといった家族の不名誉となるような類の発話を共同体の外へと締め出し、女たちの語りをかき消したり禁じたりしているのではないのか。以上から分かるのは、出来事を語ることは不可能ではないということ、そしてそうした発話を打ち消すような親族の規範の力が働いている、ということである。沈黙を強調することは、それら発話を禁じたり抑制したりする力を十分に明るみに出すことができなくなるだけでなく、発話することや語ることの意義を切り縮めることにつながり、出来事それ自体は存在しなかったとするような否定論者や修正主義者の主張に反駁する可能性を閉ざしてしまうように思われる。

民主カンプチアの統治をめぐる語りや発話の問題に戻る。以上の検討を通じて、「記憶の政治学」を探求する研究群において、なぜ問いがその中心を成すような語りや発話が十分には照らし出されてこなかったのかが分かる。私的領域をこえた場において、これらの語りは、時間的区分を強固に打ち建てる共同体の語り（また、ひいては国家のマスター・ナラティブ）によって抑制され、しばしばかき消されてしまうからだ。共同体の中で、ある発話は許可され、別の発話は禁じられる。「あの時代は終わったのだ」という村落内部の安定を図る語りは、他の者たちに対して秩序を課し、特定の発話を許可しない。宣言のような語りや発話によって行為遂行的に過去と現在の間の区分およびその秩序を作り出す者は、他の者たちの発話の許可に関する決定を下す主権者の位置を占め始める。そこにおいて、その秩序を脅かすように見なされる発話は、沈黙させられるか共同体の外へと締め出されることになる［アガンベン二〇〇三］。

以下では、ヤムという名のひとりの初老の男が語ったことを分析していく。それを通じて、時間的・意味的秩序を強く作り出していく肯定文ではなく疑問文を核とする語りの諸特徴を示したい。そして、問いを発するということが、主権的な働きをする国家や共同体の語りに対してどのような効果を持つのかを考える。

2　調査地の歴史的背景

私がフィールドワークをおこなったスヴァーイ地域は、カンボジア北西部のバッタンバン州村落部に位置する。[1] バッタンバン州はフランス植民地時代より肥沃な土壌で知られ、稲作を中心として農業が盛んにおこなわれている［デルヴェール二〇〇二］。また、州の西側は、タイ国境である山地と接しており、交通の要所でもある。他方で、一九八〇年代から一九九〇年代の内戦において、州内のタイ国境地帯をクメール・ルージュが支配下に置いたため、激しい戦闘が最後まで続いた地域でもある。

スヴァーイ地域は十の村から成り、スヴァーイ寺を中心とするひとつのまとまりをもった地域として人々に認識されている。スヴァーイでは、モンコルボレイ川に沿って住民たちの家屋が立ち並び集落が構成されており、現在およそ七〇〇〇人の人々が居住している。そして、この川の東西には水田地帯が広がっている。

一九五〇年代前半に国王シハヌーク主導の下でフランス植民地からの独立が達成され政情が安定したものになると、肥沃な土壌を求めてカンボジア南西部などからバッタンバン州へと移住する人々が増えていく。一九六〇年代、シハヌークは東西陣営のいずれにも加わらず中立政策を保つとともに、ヴェトナム国境に接するカンボジア領内での北ヴェトナムの基地や南ヴェトナムへの兵站の補給経路を黙認していた。ヴェトナム戦争が激化した一九六〇年代後半には、カンボジア領内の北ヴェトナムの基地や経路を標的として、アメリカは爆撃を繰り返すようになる。

一九七〇年にロン・ノル将軍がクーデターを起こしシハヌークを失脚させると、アメリカに支援されたロン・ノル政府と、シハヌークと手を結んだクメール・ルージュとの間で内戦が始まった。スヴァーイ地域では、森林地帯を拠点とするクメール・ルージュ勢力と戦うために、ロン・ノル政権側の二つの軍駐屯地が造られた。集落の内部にとどまりロン・ノル政権側につく人々がいる一方で、森の中へと移動しクメール・ルージュの側へと加わった住民もいた。内戦は徐々に激化していき、一九七四年の初頭に、スヴァーイ地域の軍駐屯地のひとつがクメール・ルージュとの戦闘に敗れ陥落した。これを契機として、それまで集落内部に留まりロン・ノル政権側についていた者たちのほとんどが、なおもクメール・ルージュによる支配の及んでいない都市部へと逃げ出した。

一九七五年に、ロン・ノル政権との内戦に勝利したクメール・ルージュは、民主カンプチアという国家を樹立し、カンボジア全土での統治を確立する。当時の行政区分として、スヴァーイ地域は二つの「郡」へと二分された。モンコルボレイ川西岸の地域は「第六〇郡」と呼ばれ、東岸部は「第七〇郡」と呼ばれた。一九七六年の初頭までに、ロン・ノル政権側につき都市部へと逃れていた人々も、森の中へと移動したクメール・ルージュ側の人々も、その多くは「第六〇郡」あるいは「第七〇郡」へと強制的・自発的に帰還した。

このように、一九七〇年代の内戦期に都市部や森の中へと移動していたスヴァーイ地域の住民の多くが民主カンプチア時代に帰還する一方で、パイリン市を中心としたタイ国境地域に居住していた人々が「第六〇郡」へと強制的に移住させられる。タイ国境地域は低山や丘陵から成る山地にあり、稲作にはあまり適していない。民主カンプチア時代以前、この地域に暮らす人々はサファイアをはじめとする宝石採掘やタバコなどの畑作を生業としていた。とりわけ、パイリン市は良質の宝石が採れることで知られ、国内外の商人が宝石を買うために訪れ、経済的に繁栄していた。

民主カンプチアの統治において、私有財産の所有は厳しく禁止され、日用品は配給制となった。食事に関しても鐘が一日に三度鳴らされ、人々は食堂に集まり共同で食べるという形式がとられた。また、多くの人々には水田での稲作や灌漑事業の造営といった協働での仕事が割り当てられ、早朝から夜間にまで及ぶ労働が課された。「第七〇郡」では飢餓がそれほど激しくなかったのに対して、「第六〇郡」ではたびたび発生した。当時の「第六〇郡」の人口はタイ国境地域出身の者たちが大きな割合を占めており、重労働や飢餓に加えて、こうした人々は稲作の知識をあまり持っていなかったことや低地の環境での生活に不慣れであったことから、多数の人間が死亡した。

民主カンプチアによる統治以前の村落部では、主に核家族から成る世帯を中心として、夫と妻と子どもの協働によって農業が営まれていた。民主カンプチア時代には、一〇代や二〇代の未婚の男女は両親から引き離され「遊撃隊」へと編入された。彼ら彼女らは出身地域から遠く離れた地域において、貯水池や用水路の造営といった灌漑事業に主に従事した。また、既婚の者たちも、年齢と性別に従って労働が割り当てられた。結果として、妻と夫はしばしば、異なる場所で別々に働くこととなる。このように、民主カンプチアでの人々の生活は、それまでの世帯を中心として営まれていた生活から一変したものになった。

生活上の変化はそれだけにとどまらない。宗教活動が禁止され、内戦以前におこなわれていた婚姻や死のための宗教的儀礼は開かれなくなった。婚姻に関して、未婚の男女は、伝統的な結婚式を伴わない集団での見合い結婚が行政機構の主導によっておこなわれた。また葬儀についても、集団での労働が優先されたため、死体は、宗教的儀礼を伴わない極めて短時間の埋葬によって処理された。

民主カンプチアの統治において、人々の間には「旧人民」と「新人民」という政治的区分が作り出される。「旧人民」とは内戦下でクメール・ルージュへと参加していた者たちを指し、「新人民」とはロン・ノル政権側にいた人々をいう。政策を実行するにあたって、地方行政の要職には「旧人民」の者たちが就き、彼らの指導や管理の下で「新人民」は労働することとなった。だがカンボジア北西部において、一九七七年半ば頃より政府中央から地方幹部への粛清が始まる。一九七七年末までに地方行政から北西部の「旧人民」は罷免され、代わって新たにやって来た南西部の「旧人民」たちが要職に就いた。

一九七九年、カンプチア救国民族統一戦線はヴェトナムの強力な支援の下で、クメール・ルージュをタイ国境近くまで駆逐した。そして、カンボジアの大部分の地域を統治下に置き、人民革命党を結成し、カンプチア人民共和国の樹立を宣言した。これによって、民主カンプチアのカンボジア全土での統治は終結したが、クメール・ルージュはなおもタイ国境地帯を占領した。スヴァーイ地域では、ヴェトナム軍の兵士とカンプチア人民共和国軍の兵士が駐屯し、クメール・ルージュとの戦闘をおこなった。とりわけ「第六〇郡」と呼ばれていたモンコルボレイ川西岸の地域は、これら勢力の間で戦闘が頻繁に展開される戦場となった。タイ国境地域を支配下に置いていたクメール・ルージュ最高幹部たちが政府に投降する一九九〇年代後半まで、戦闘状態は続いた。民主カンプチアの統治下で「第六〇郡」へと強制移住させられていたタイ国境地域出身の者たちは母村へと帰還することは叶わず、その多くがスヴァーイ地域に居住するようになり現在に至っている。

現在のスヴァーイ地域で生活する人々の出身地は様々である。ひとつの集落で私がおこなった世帯調査から分かるのは、一九七〇年に始まる内戦以前に生まれていた者のうちで、およそ三〇%がスヴァーイ地域を出身地とし、二〇%が一九五〇年代から一九六〇年代にかけてカンボジア南東部からバッタンバン州へと移住した者たちであり、二五%がタイ国境地域を出身とする者たちが占めている、ということである。

3 「見つけ出すことはできるのだろうか」

私がヤムという六〇歳くらいの初老の男と知り合ったのは、スヴァーイ地域の寺院においてである。二〇一一年、寺院で寝起きし食事をとる生活を送りながら、私はフィールドワークをおこなっていた。ヤムは、仲の良い隣人の男とともに一週間に何度か寺院へとやって来た。彼は寺院委員会の成員のひとりであり、その仕事は、年中行事の準備をすることや僧侶が日常的に使用する机や椅子を製作することだった。だが、僧侶に戒律を請うために俗人の年長の男女が参詣する仏日や、年長の者だけでなく多くの人々が集まる年中行事といった場では、ヤムは緊張しているように見えた。彼は数年前に寺院委員会に参加したばかりで、寺院の運営について協議し決定を下すような中核的な成員ではなく、周縁的な存在だった。多くの人々が寺院に集まる際に緊張していたのとは対照的に、彼は私を見かけると、ぶっきらぼうにあるいは親しげに、私に話しかけた。また、彼は私の背中をこづいたり、自分の人差し指をくわえた仕草をして煙草をねだったりもした。こうした振る舞いは年齢の割には子どもじみたものに見えるが、彼と私が共有する親密で友好的な関係を示していた。もしかすると、寺院における私の周縁的な立場が寺院委員会での自分自身の地位と類似している、と彼が思ったからかもしれない。

ヤムは寺院の近くで、マイという名前の妻と未婚の次男と次女、一人の孫と一緒に暮らしていた。カンボジアでは、子どもは結婚した後に親の家から離れて独立した世帯を築いていく傾向にある。したがって、年長の子どもが結婚後に順々に親の家を離れていき、末の子どもが両親と同居する場合が多い。ヤムの長男は結婚した後、別の集落で彼の妻の親の世帯で暮らしている。長女も結婚しているがタイへと出稼ぎに行っており、その幼い娘はヤムに預けられていた。

稲作における播種や収穫などで娘や息子たちが忙しいときには、ヤムはなおも耕運機を運転し子どもたちを手伝っていた。しかしながら普段は、家の庭の木陰で、仲の良い隣人の男と一緒に談笑しながら、寺院の日用品として寄贈するための木製の机や椅子を製作したり年中儀礼のための供物を製作したりしていた。ヤムは一九五〇年ごろにタイ国境地域のパイリン市近郊の村で生まれ、民主カンプチアによる統治以前は宝石採掘の労働やランブータンなどの果樹栽培を生業としていた。クメール・ルージュがカンボジア全土での支配を開始した一九七五年に、ヤムはそれまで暮らしていたパイリン市近郊からスヴァーイ地域へと強制的に移住させられた。ヤムがクドル地域に定住するようになったのは一九七九年以降のことだった。

私は二〇一二年の始め頃、ひとつの集落の住民たちに、生まれてからどのような経路を辿ってスヴァーイ地域に定住するようになったのかについての聞き取りをおこなっていた。幾つかの類型へと分けられるものの、スヴァーイ地域の人々は出身が様々であり定住するようになった時期にも違いが見られたからである。加えて、民主カンプチアにおける強制移住や内戦の戦闘から逃れるための都市部や難民キャンプへの避難、といったように移動を何度も繰り返していたからだ。

私はヤムにも聞き取りをおこなった。ヤムは彼の家の庭で、一九七五年にパイリン市近郊の村から「第六〇郡」へと強制移住させられたときに辿った経路について語った。彼は家族とともに衣服や米などの食料、日常品を肩に担いでこの地域へとやって来たが、しばらくして財産の私的所有は禁じられ共同の食事が始まったことからそれら食料や物品は没収された。パイリンは内戦下ではロン・ノル政権の支配地域であったことから、ヤムを含めその住民たちはすべて「新人民」という政治的範疇へと入れられた。一九七五年以前よりクメール・ルージュの側に参加していた者たちは「旧人民」という範疇に入れられ、地方行政における要職に就いた。政府から信頼され行政上の役割を担った「旧人民」

に比べて、「新人民」は食糧の配給や軽い労働の割り当てから遠いところにいた。一九七九年までに、ヤムは「第六〇郡」の三ヵ所の集落を移動させられながら、主に集落から離れた場所での水路の建設や稲作などの作業を割り当てられた。ヤムはそれぞれの集落での生活状況について、行きつ戻りつしながら語った。いわく、最初の集落での労働は過酷なものだったが備蓄された食料はわずかに残っていたこと、二番目に暮らすことになった集落では食料は数日に一度しか配給されないような時期もありきわめて劣悪なものであったこと、そして三番目の一年ほど過ごした集落では量は少なかったが常に配給はおこなわれたこと、また課される労働量も軽減したこと。ヤムはクメール・ルージュが敗走した後の時期の生活についても話した。クメール・ルージュがタイ国境を支配下に置いたため、彼は故郷へと帰ることができなくなり、スヴァーイ地域での生活を始めざるをえなかった。彼らタイ国境地域出身者にとって、この地域は「難民キャンプ」のようなものであったという。

そうしたことを小一時間ほど話した後に、ヤムは「第六〇郡」の二番目の集落の暮らしについて再び語り始めた。ここにおいて、民主カンプチア時代以前に彼に妻と子どもがいたことを私は驚きとともにはじめて知った。分配される食料が欠乏しているという状況の下で、妻とは別の労働班に入れられて重労働が課せられたことを彼は強調した。ヤムは、集落から一〇数キロ先にある水路の建設作業をおこなっていた。とりわけ米の収穫前の時期には配給される米は途絶え、作業の最中に人々が次々に前のめりに倒れていった。一日に数人の者が一度に死ぬようになり、死んでいく者たちが日ごとに増えていった。死体は火葬されることなく、集落の近くで土の中に埋められただけだという。そして、彼は次のように語った。

私たちがちょうど収穫をしようとしていたときに、妻は死んだ。彼女は出産を終えたばかりだった。娘は少し大きくなっていて、出産後四、五ヵ月経っていた。しかし、娘も死んだ。妻が死んだのは重労働によるものだ。彼女にはもはや体力がなかった。私は彼女の近くにはいなかった！　私は、遠く離れた水田にいた。家で眠るために帰るのは、一〇日に一度だった。休むために家に向かった夜に、彼女は死んでいた。彼女は死んでしまっていたのだ。それから死体は森に運ばれて、そこに埋められた。そのときにその家も捨てた。

彼女は同じ村で生まれ育ちよく知った仲であり二〇歳を過ぎた頃に結婚したこともヤムは語った。また、彼女は背は低く、よくしゃべる人物だったともいう。私は、前妻のことを今でも覚えているのかと訊くと、彼は以下のことを口にした。

私は彼女を覚えている。まだ行くことはできていないが、私は掘り出しに行きたい。棒でもって掘り出す。私は彼女の骨を掘り出して、葬儀をおこなって別れを告げたい。あの集落で掘り出す。もしも探すのなら、私は見つけ出すことはできるのだろうか。もう、なくなってしまった！

私は、民主カンプチア時代以前にはヤムは独身だと思っていたことを彼に告げた。現在の妻であるマイも彼自身と同様に民主カンプチア時代に夫を失ったのだ、とヤムは答えた。マイの前夫は当時、怪我をして都市部の病院へと送られたが、そこで死んだのだという。そのすぐ後に、ヤムとマイは集団結婚という形式で結婚させられたことも彼は語った。ヤムの長女は、彼の実子ではなくマイと前夫との間に生まれた子どもであった。

4　葬儀なき埋葬

ヤムは、民主カンプチア統治下では死体は火葬されることなく短時間で埋葬されたにすぎず、死体が多いときにはひとつの穴に二、三体の死体を一度に投げ込んだことも強調した。前妻の死体に対して儀礼が適切に遂行されなかったということが、彼女の骨を掘り出して葬儀をおこないたいという渇望をヤムに抱かせる。それは、妻を死体のまま放置しておくことはできず、弔うことによって彼女を死者の領域へと移行させたい、ということである。

カンボジア村落部において、もはや生きてはいない者、物理的な死体が、生きている者たちの領域からはっきりと区別される死者の領域へと移行するためには、上座仏教式の入念な儀礼的手続きを必要とする。以下ではまず、現在の葬儀の様子を記し、どのように死体を骨に変えるのか、またその骨をどのように扱うのかという点に目を向ける。次に、「場違い」な状態で置かれている人骨について記す。この骨の状態は、民主カンプチア時代に死んだ者たちがいまだ死体のままであることを露呈させる。

(1) 死体から死者へ

カンボジア語の語彙では、死体も死者も「クマオッチュ」という同じ言葉で指し示される。だが、死体に加えられる儀礼的処置を辿っていくと、そこには死体が死者へと変化する過程が見いだされうる。

ある人物が死ぬと、その身体は水やココナッツの果汁で洗い清められた後、家の一画に安置され四隅にろうそくや香が立てられる。それとともに、近隣の男女が遺族の家に集まり、アチャーと呼ばれる俗人の儀礼執行者が呼ばれる。男たちは庭で僧侶が座るための高座および天幕を組み立てる一方で、木製の棺を作り出す。女たちは、大型の鍋で参加者に振舞うための食事を料理する。高座が組み立てられ天幕に大型の仏画が貼り付けられた後、遺体は棺の中へと入れられ高座の傍へと運ばれる。遺族の家には白い旗が立てられ、スピーカーで読経が流されることで集落全体にその死が知らされる。

夕方前に寺院から僧侶が呼ばれ、僧侶およびアチャーを中心とした俗人の読経が死者のためになされる。集落内外から弔問する者たちが訪ね、現金か精米を香典として遺族に渡す。僧侶が寺院へと戻った後も、読経は夜まで続く。昼間に訪れることのできなかった人々は夜間にやって来る。一部の者は酒を飲み、別の者は世間話に興じる。

翌日の午前に再び僧侶が訪れて読経をする。僧侶を先頭に、その後に白い布をまとった遺族が続き、さらに近隣の人々が列をなして遺体の入った棺が寺院構内あるいは家の庭へと運ばれる。棺は木材やバナナの茎を組み立てたものの上に置かれ、棺の蓋がとられると、遺族や隣人たちが遺体の上に花や香を投げ入れる。その後、再び蓋が閉じられて火葬される。数時間火葬して火が消えてから、遺族たちは死んだ者の骨を灰の中から拾い集める。集められた骨はココナッツの果汁で洗われ灰が落とされると、今度は白い布の上に置かれそれを太陽に晒して乾燥させる。そして、骨は骨壺の中へと納められる。

数週間後におこなわれる供養儀礼において、骨壺は寺院構内の共同の仏塔型の墓石の中に、ときに遺影とともに安置される（写真1）。スヴァーイ地域では近年、タイやマレーシアへ出稼ぎに行っている二〇代や三〇代の若い世代からの仕送りを元にした、コンクリート製の家屋の建設の増加と並行して、自らの所有する土地（例えば家の庭）に比較的小さな仏塔型の墓石を造る者たちが増えていた（写真2）。寺院構内の共同の墓石よりも自宅の庭の墓石が好まれる理由は、遺骨を身近なところに置いて自分の手で管理したいというものであったり、自らの死後火葬によって骨になった後も配偶者や親と同じ墓石の中に入れられたいというものであったりする。

以上のように、葬儀によって死体は骨へと変えられ、骨は仏塔型の墓石の中へと安置される。そしてこの過程を通じて、ある人物の死は親族や隣人たちの間の合意を伴って社会的に達成され、死んだ者は死者の領域へと移行し安定した存在となる。

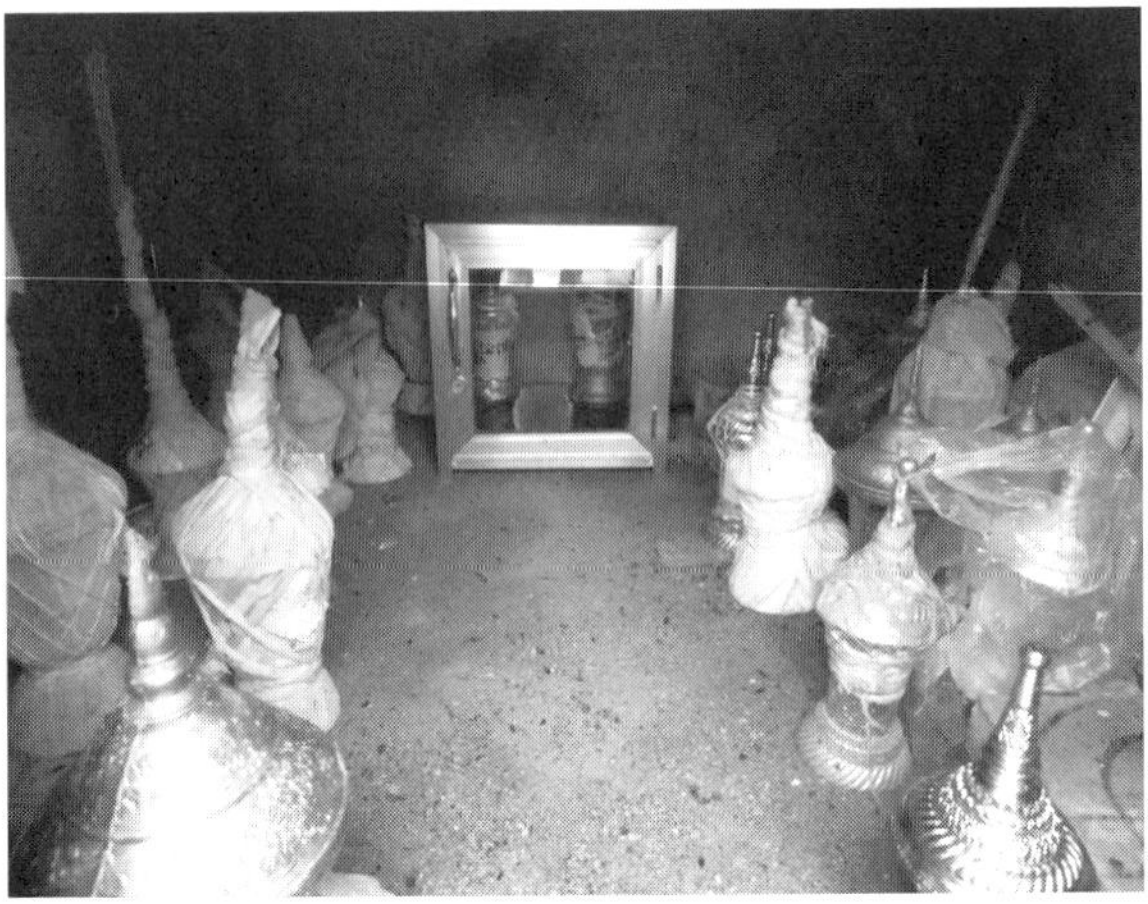

写真1　寺の墓石の中の骨壺（筆者撮影、2013年）

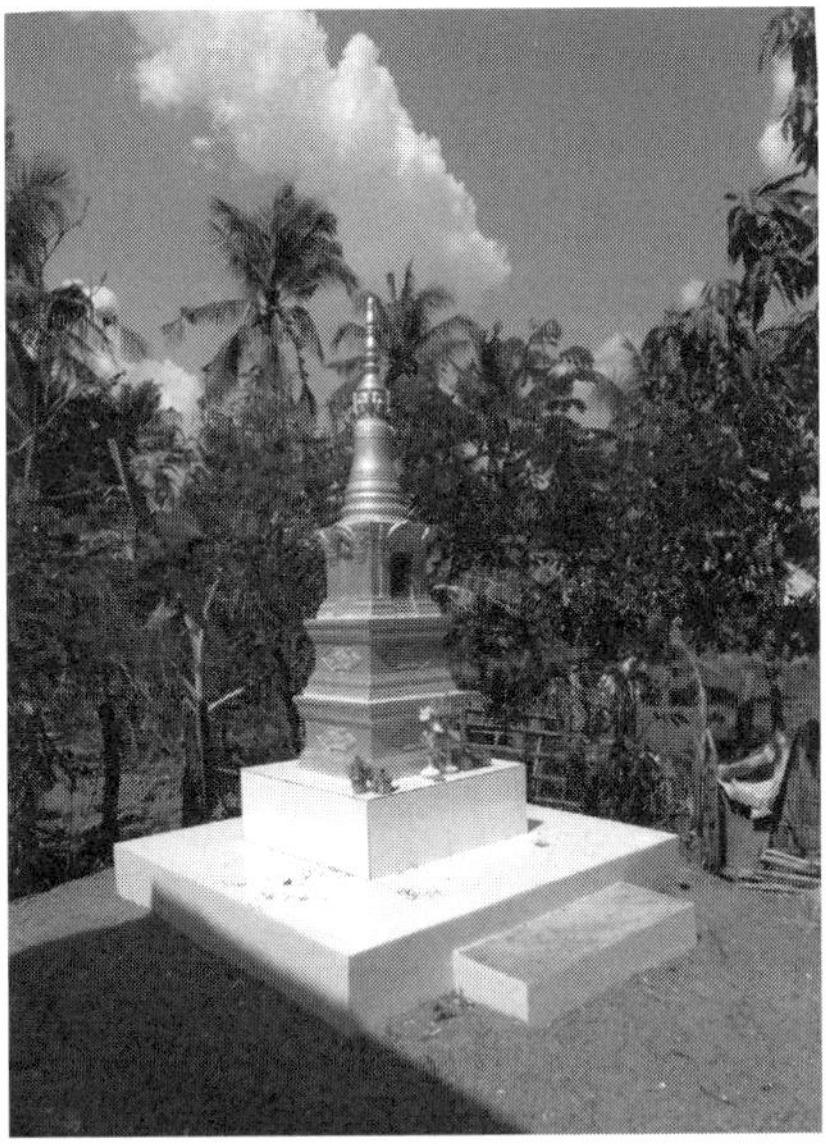

写真2　家の敷地内の墓石（筆者撮影、2014年）

スヴァーイ地域において、上で記したような寺院や家の庭の墓石の中に納められたものとは異なった状態にある骨に、住民たちは遭遇することがある。それは、開墾や耕作によって土を掘り返すときに現れる人間の骨である。これは、民主カンプチア時代の死体の痕跡であり、クメール・ルージュの苛烈な統治およびそれによって死んでいった者たちについての想起や想像を強く刺激する。

(2) 散乱した骨

とりわけモンコルボレイ川西岸部では民主カンプチアにおいて膨大な数の死者が発生した。だが、そこは一九七九年以降もクメール・ルージュと人民革命党政権の間の戦闘がしばしば繰り返される「無人の地」となり、入植や開墾は不可能であった。内戦が停止した後、二〇〇〇年代に入ってから土地を農地に変えて稲作をおこなうことが可能となった。死体の一部である骨はおよそ三〇年の時を経て、開墾や耕作によって土に手が加えられるときに地表へと姿を現す。

骨が見つかる場所はモンコルボレイ川西岸部の広大な地域にわたっているが、そうした場所のうちのひとつが「死者の沼」である。沼の周囲で多数の人骨が発見されたことから、スヴァーイ地域の住民たちは「死者の沼」と呼ぶようになった。民主カンプチア統治下の集落の所在を把握するために、私は調査助手の中年の男を伴って「死者の沼」と呼ばれる場所の周辺を訪れた。

私たちは、この水田地帯の一画で農作業をしていた六〇代の男と出会った。元々の沼はここからもう少し南に向かったところにあったが、開墾が進む過程で土地は平らに均されて消失したのだ、とその男は話した。だが、この付近でも多くの人骨が見つかるという。彼に連れられて、私たちは彼の所有する水田を歩いて回った。その年は雨期に入っても

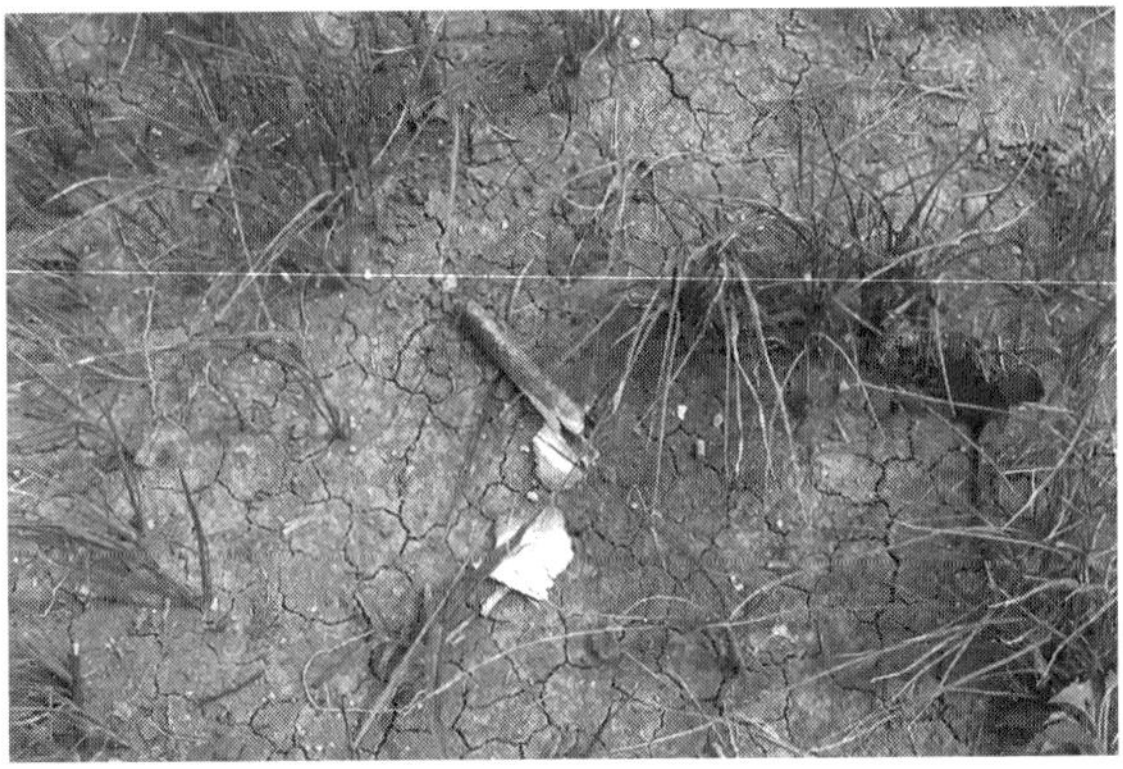

写真3　水田の地表にさらされた遺骨（筆者撮影、2014年）

降雨が少なく水田に水は張られておらず土は乾燥した灰色となっていたが、稲は黄緑色の茎を地表から一〇センチほど伸ばしていた。そうした稲の間に、大小様々な骨が散らばっていた（写真3）。それは、歯がついた下顎の骨であったり、腕や腿の骨だったりした。また、骨盤や肋骨の一部とおぼしき骨もあった（写真4）。調査助手の男は「これが誰であったのかは分からない」と言いながらも、散乱する人骨をときおり拾い上げて観察し、大きさや太さからその人物が子どもか大人であるのか、あるいは男であるのか女であるのかということを推測していた。「食べる物が何もなかったせいだ」と調査助手の男は言った。水田の所有主の男は「そうだ。人々は体力がなくなり、死体を地中深く埋めることはできなくなっていた。あるいは埋めることもせずこの周囲に捨てただけなのかもしれない」と答えた。そして、死体が地中浅くに埋葬されたために、毎年土地を耕起するたびに骨が出現するのだ、と続けた。

水田の土の上にある骨は、飢餓によって多くの者たちがその場所で死んでいったということだけを喚起させるのではない。土の耕起によって地表へとばらばらに散乱した状態で現れる骨は、命を落とした後に適切な死体の処置がなされなかったということ、すなわちそれまでおこなわれていた仏教儀礼を伴わない極めて短時間の埋葬しかおこなわれなかったということをも思い起こさせる。水田の所有主の男が言及したように、死体は地中浅くに埋められるか単に遺棄されたのであり、火葬の後に骨壺に納められ寺院や家の墓石の中に安置される遺骨の状態とは大きく異なっている。

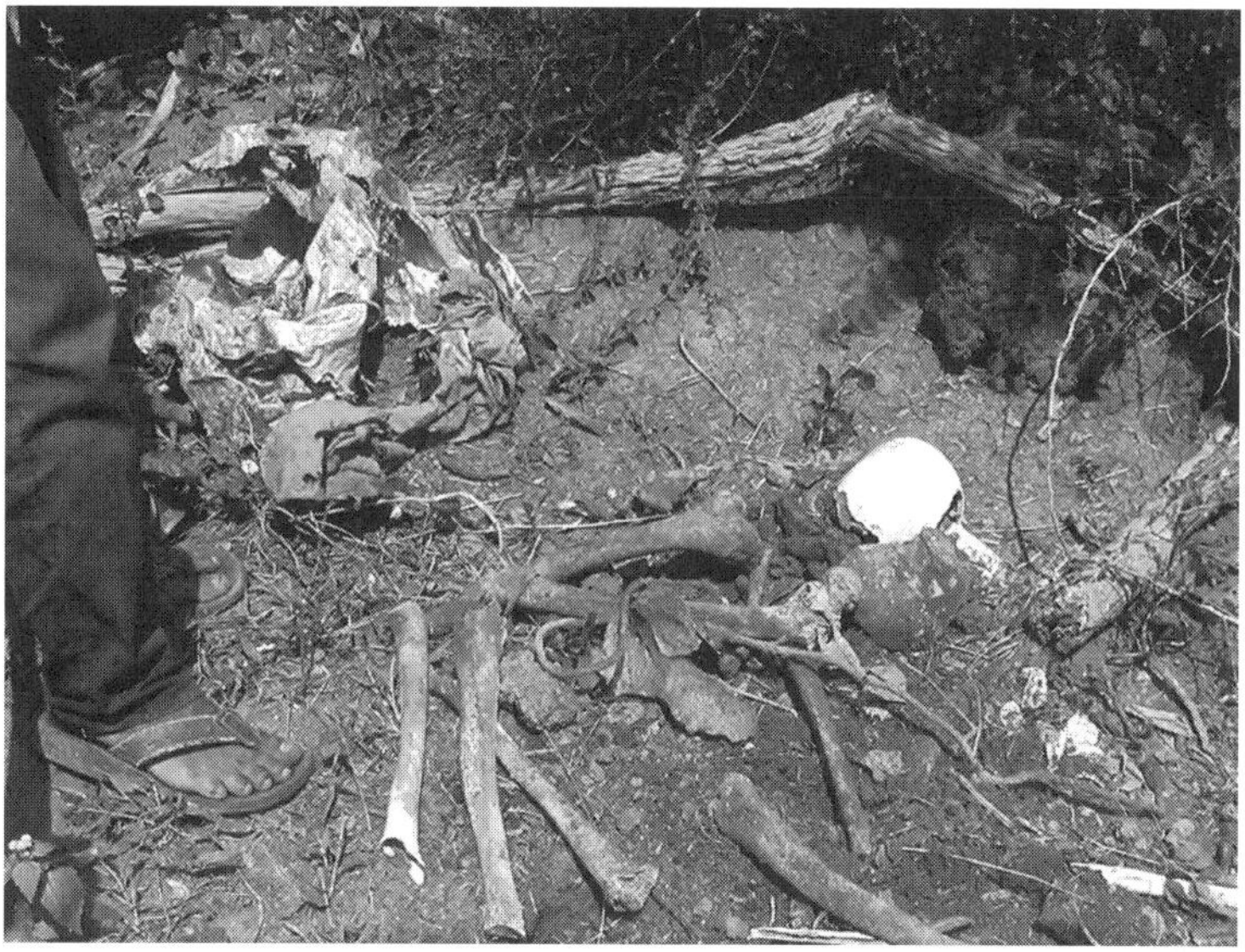

写真４　水田に残された遺骨（筆者撮影、2014年）

この水田の所有主をはじめとして付近で農作業をおこなう者たちは、水田の地表に散らばる骨を無関心に放置しているわけでは決してなかった。カンボジアの仏教伝統では、家族の成員に当たる者の死体だけを火葬することができるとされている［Cougill 2007: 39］。彼らは、散乱した骨が自身の家族や親族に当たるとは考えておらず、葬儀をおこなうというわけではない。だが、墓石の中に置かれているものとは大きく異なった状態にある無数の骨は、彼らに何らかの行為をおこなうように促しているように見える。何人かの者たちは、地表に出現する骨を無下にあるいは不注意に扱ったりはせず、骨を拾い集めては麻袋に包むなどして、さらにそれを木の根元に埋めていた。別の者は、僧侶を呼び骨のために読経をしてもらったという。水田を歩き回った後、私たちは水田の所有主の男と話し合っていたが、ちょうどそのときにそれまで曇っていた空から太陽が顔を出し光が差し始めた。その男は「熱い状態で置いておくのは良いことではない」と言い、慌てた様子で骨が集められた袋を木陰に埋めていた。

バッタンバン州で調査をおこなったリサ・アレンセンは、

水田や原野や森の中に散らばった骨を「場違いな死体」と呼んでいる［Arensen 2017: 72–81］。それは、火葬された後に墓石の中へと安置されるはずであるにも関わらず墓石や骨壺の中ではない、「場違いな」ところで見出される骨である。こうした骨に出くわした住民たちは驚きや動揺とともに、骨の持ち主たちが死へと投げ込まれた状況を喚起し、儀礼が遂行されなかったということを思い起こす。散乱した骨は、その持ち主たちが死者の領域へと移っておらずなおも死体のままである、ということを強力に告げる。

5　婚礼の儀なき婚姻

民主カンプチア統治下での妻の死についてヤムがときおり口にするのは、過労と飢餓による死や適切な儀礼がおこなわれなかったということのみに由来するのではない。ヤムにとって彼女の死は、その後のマイとの集団結婚に結び合わされている。現在も続けられているマイとの婚姻関係は、ヤムに民主カンプチアについての記憶を忘れることのできないものにしている。

ヤムは妻と子どもを失った後、地方行政の主導の下でマイと結婚した。ヤムは、その婚姻が結婚式を伴わない「宣誓」によるものだったことを強調している。彼によれば、婚姻にあたって数十人の男女が一堂に集まり、皆の前で一組一組が起立して見つめ合い結婚を宣言したという。クメール・ルージュ統治の下でおこなわれた集団での結婚が強制によるものなのか、見合いであるのかについては議論の争点となっている［LeVine 2010］。だが少なくとも、地方行政による結婚の提案に関して、「旧人民」の未婚の男女がそれを拒絶し自らの好む結婚相手を選ぶことを許容されていたのに対して、「新人民」の男女にはそのような選択の余地はほとんどなかったようだ［Tyner 2017: 144-145］。

この集団での結婚は、それまでおこなわれていた婚姻とは大きく異なっている。ひとつには、内戦以前にも、また現在においても、男女本人たちの自発的な意志による結婚だけでなく、見合い結婚は存在する。しかし、それが民主カンプチアでおこなわれた見合い結婚と異なるのは、結婚を提案しその準備をする中心が、前者では新郎新婦の親たちにあり、後者ではクメール・ルージュの地方行政にある点だ。民主カンプチアにおいて、とりわけ「新人民」の側では子どもたちの婚姻に親の意志が反映する余地はほとんどない。もうひとつの違いは、結婚式という儀礼の有無である。現在のスヴァーイ地域では結婚式は二日間にわたって盛大に開かれる。マハー・カーと呼ばれる儀礼執行者が司会役を務め、僧侶が読経をあげて新郎新婦に祝福を与える。新郎新婦の親たちは手紙を配って近隣の者たちや親族、知人を呼び集めて食事を振舞い、お返しに彼らは祝儀を渡す。結婚式の費用一切は、新郎の家族が婚資として負担する。民主カンプチアの見合い結婚には、隣人や親族が出席するこうした儀礼や祝宴は見られない。呼び集められた数十人の男女が「宣誓」を数時間おこなった後、婚姻は完了される。

スヴァーイ地域には、ヤムとマイのほかにも民主カンプチアの見合い結婚を経験した者たちは何人もいた。夫がロン・ノル軍兵士であったひとりの女は、夫が処刑された後、地方行政による結婚相手の提案を拒むことができず結婚した。だが彼女は、殺された夫をなおも愛し新たな夫を好まなかったので、クメール・ルージュによる支配が終わった一九七九年に離婚した。内戦以前に結婚していた妻が民主カンプチアにおいて病死したと語る男も、妻の死後に見合い結婚をした。互いを嫌っていたわけではなかったが、首都プノンペン近郊の出身であった妻が一九七九年に母村へと帰るのに合わせて離婚した。このように離婚する者もいれば、ヤムとマイのように離婚することなく結婚生活を続けた者たちもいる。例えば、現在五〇代の一組の夫婦は、当時二十歳前後の年齢で未婚であり「遊撃隊」へと編入されていたが、そこで集団結婚をして婚姻関係を結んだ。だが、民主カンプチアの見合い結婚によって生じた婚姻関係を続けた者たちの中でヤムとマイが特異なのは、その見合い結婚が、二人が配偶者を失った後になされたという点である。

ヤムへの聞き取りから一ヶ月後、彼の現在の妻であるマイに私は聞き取りをおこなった。私たちのすぐそばでヤムは椅子を製作していた。マイは一九五〇年前後にカンボジア南東部で生まれ育ち、一九六〇年代に両親たちとともにスヴァーイ地域へとやって来た。一九七〇年ごろに同じ集落の男と結婚した後、両親の世帯から離れて夫とともにバッタンバン市近郊の村に移り住んだ。そしてクメール・ルージュの統治下では、彼女と夫は「第六〇郡」へと送られる。夫が水路の建設のための労働班に入れられたのに対して、マイは水田での農作業を担当することになった。あるとき、水路を固めるための盛り土が崩落して夫が怪我をしたという知らせが彼女に届けられた。夫はすぐさまバッタンバン市の病院へと送られたという。だが、その数日後に夫の死が彼女に伝えられた。私はマイに、夫の死体がある病院へと向かったのかどうかを訊いた。彼女が答えるよりも先に、「いいや、彼女はなおも働かされていた」とヤムは述べた。ヤムに引き続いてマイは、夫に会いに行くことは許されなかったこと、夫の死の知らせを聞かされただけであり彼の衣服しか戻ってこなかったことを語る。ひょっとしたら夫は建設事故の怪我が元で死んだのではなく、何らかの理由で殺されたのかもしれない、とも彼女は口にした。そして、夫が死んでからしばらくして、「私が夫を失ったように妻と死別していた」ヤムと「宣誓」によって結婚したのだ、という。

自分たちの婚姻関係に意識的になるとき、ヤムとマイの前には、互いが民主カンプチアにおいて妻あるいは夫を失ったという事実が立ち現れざるを得ない。民主カンプチアの集団結婚を通じた二人の結合には、それまでの二人の配偶者の死が刻み込まれている。したがって、二人にとって、暴力的に離別させられたそれぞれの配偶者は、能動的に想起されうるというよりもむしろ、現在も続行する二人の婚姻関係を通じて忘却不可能なものになっている。

ヤムとマイはクメール・ルージュの諸々の命令に逆らうことはできず、その命令通りに行為し生きるほかなかった。二人は配偶者を失い、その死体に対して儀礼を遂行することができず、集団での見合い結婚をさせられたといった事実は撤回不可能なものであり、民主カンプチアにおける主権的決定はとりかえしのつかないあり方でヤムとマイの生と一致している。

6　問いを発すること

(1)　暗黙のルール

隣人である仲の良い男とともに寺院委員会の成員を務めており頻繁に寺院を訪れるヤムとは対照的に、マイは正月などの年中儀礼を除いて寺院に赴くことは少なかった。ある男のことをマイは嫌悪しているのだとヤムは話した。その男は葬儀や供養儀礼などを取りしきるアチャーと呼ばれる儀礼執行者のひとりであり、寺院をしばしば訪れていた。彼は民主カンプチアにおいては「報告係」の役割を担っていた。現在の区長や副区長に相当するような地方行政の要職に就いていた者たちの多くは「良い心を持った者」たちであり「あまり問題はなかった」、とヤムは述べる。また、近隣に住んでいたひとりの中年の男はかつてクメール・ルージュ統治下で治安維持の任務を与えられ人々への処刑にも加わった経験を持っていたが、この男にもヤムは嫌悪あるいは憎悪を向けてはいない。だが、「報告係」をしていた男に対しては、ヤムの口調は厳しく硬いものになる。ヤムが言うには、「報告係」が誰それはこのような失敗や違反をしたとして行政機構へ報告すると、それによってその者には刑罰（配給される食糧の減少や重労働の押しつけ、さらには処刑）が加えられることになったからだ。

「報告係」をしていた男に会ってもマイは目を合わせることはない、とヤムは言う。ヤムたち年長の世代はみな、民主カンプチアにおいて何らかの役職（区長や村長、労働の監督係から報告係や食料配給係といった末端まで）に就き権力を持っていた人物たちを知っている。幾人かの人々は、マイのように、「旧人民」の中で役職を持っていた者たちに出会っても目をそらしたり言葉を交わさなかったりする。

他方で、民主カンプチアにおいて役職に就いていた人々も、クメール・ルージュによる統治を話題として持ち出されることをひどく怖れている。彼らの恐怖には、かつて吹き荒れた報復が強く影響している。民主カンプチアが崩壊した直後から一九八〇年代にかけて、バッタンバン州内では統治に加担した者たちに対する報復が起こった。とりわけ一九七九年の報復は人々の記憶に強く刻み込まれている。敗走するクメール・ルージュと追撃するヴェトナム軍との間でなされる銃撃戦から逃れるために多くの人々は都市部を目指した。その道中において、復讐に駆られた人々によって幾人もの「旧人民」たちが捉えられ、私刑によって殺害された。

フィールドワークを始めて半年ほどの間、この地域の歴史について尋ねる私に、年長の者たちは「クメール・ルージュに加わっていた者たちはヴェトナム軍が侵攻したときに死んだかタイ国境へと逃げていったので、もはやこの地域にはいない。あの時代は終わったのだ」と繰り返した。だが、何人かの者たちは私と親しくなるうちに、それが本当のことではないと述べた。かつて、復讐に燃える別の地域の人々やクメール・ルージュとの内通者を捜索する官憲がこの地域に何度も現れたときに、そのような言葉で自分たちは嘘を吐いた、と。「あの時代は終わった」という言葉は、別の地域の人々や官憲、私のような見知らぬ者に対してだけ発せられるのではない。村落内部の者に向けても放たれる。例えば、民主カンプチアで食料配給を受け持っていた者に路上で出会った中年の女は、帰宅後に「あれは、食事の管理体制を変えるという悪辣な言葉を私に放った者だ」と怒りに満ちた口調で述べた（食事の管理体制を変えるとは、配給される米の量を減らすということを意味する）。彼女の義兄は、確かにそれは悪しき行いだと言いながらも「あの時代は終わったのだ」と述べて、彼女のそれ以上の発話を遮った。

本章の冒頭で述べたように、「あの時代は終わったのだ」という語りは、民主カンプチアの統治を過ぎ去ったものにして、それに起因するような対立や争いを惹き起こさないようにして村落内部の現在の安定を確立しようとする。この言葉は村落内外の者に向けて発せられるが、内部の者には、この類の言葉を通じて過去と現在の間の明確な区分やその秩序が課されることになる。多くの人々はクメール・ルージュの側で役職を担っていた人物を忌避することなく接するが、彼らとの会話において民主カンプチアについて触れることはない。私的領域をこえた場では対立や争いを回避するために、民主カンプチアの話題を持ち出さないようにすることが暗黙のルールとなっている。この暗黙のルールは、「あの時代は終わったのだ」という宣言のような発話を通じて作り出される時間的秩序を支えている。また、マイのように特定の人物との対面や会話をしないことは、民主カンプチアの統治に由来する対立を表面化させることはなく、結果的にその時間的秩序を脅かさないことにつながっている。

(2) ヤムの問いかけ

内戦以前の木造でできたスヴァーイ寺の諸々の建造物は、クメール・ルージュ統治下では灌漑事業で用いる資材の調達のために打ち壊された。その後、僧房や講堂は建て直され、布薩堂も仮設された。二〇〇六年には布薩堂の完全な再建に至った。さらに二〇一〇年から、老朽化した講堂の再建が始まっていたが、資金難からその工事は中断されていた。二〇一二年初め、寺院委員会に属するひとりの男が、講堂建設のための募金活動を呼びかけた。ヤムはこの呼びかけに応じて、仲の良い隣人の男と一緒に募金活動に参加した。ヤムは毎朝、寺院へと赴き、その門前で募金箱をじっと抱えていた。彼ら二人のほかに三人の男がこの活動に加わった。そのうちのひとりが、チャンターという名の男だった。彼はスヴァーイ地域で出生し、一九七〇年代初頭に自発的にクメール・ルージュの運動へと参加した。民主カンプチア時代には、「第七〇郡」の中のひとつの区の副区長を務めたが、クメール・ルージュ内部での粛清によって一九七七年末から多くの北西部の幹部が連行される中、彼も首都近郊の収容所へと送られた。そこでの処刑は免れ、一九八〇年にスヴァーイ地域へと戻った。

募金活動は毎朝午前一〇時過ぎに終わり、参加者は寺院で僧侶から茶を振舞われ、僧房の前の椅子に座りながらしばらく休憩をとって談笑した後、それぞれの家路につく。ある日、こうした休憩のさなかに、ヤムはチャンターに次のように問いかけた。「私がいた川の向こうでは、食料がほとんどない時期があった。そのときに私の妻は死んだ。多くの人々が死んだ。なぜ米が与えられなかったのか。そこで区長をしていた者はすでに死んでいる。だが、彼と知り合いであったチャンターならば、何か知っているのではないだろうか」。この問いは穏やかなもので、非難や詰問という調子を含んではいなかった。だが、チャンターはひどく狼狽し、「川のこちら側〔第七〇郡〕のことだけを知っている。あちら側〔第六〇郡〕のことは分からない」と強い口調で答え、逃げるようにしてその場から離れた。ヤムも動揺するが、チャンターを追って再度訊いた。しかし、「あちら側のことは知らない」とチャンターは繰り返すだけであった。ヤムは困惑し、彼から離れた。気まずい空気が流れ、みなが落ち着きを失い何も言わなくなり、しばらくしてそれぞれ家に帰った。このやり取りにも関わらず、翌日以降も、ヤムとチャンターは寺に出かけ募金活動を協働で続けていた。

(3) 尋問との違い

ヤムは問いを発するが、チャンターは狼狽しその場から逃れようとする。スラヴォイ・ジジェクは、問いの形式は猥褻なものだと論じる。彼によれば、それは、「問いは受け手を開き、晒し、裸にし、その親密な領域に侵入する」からであり、受け手は「身体レベルでの恥ずかしさ」を感じるからである［ジジェク二〇〇一：二七一］。問いのこうした性質をより強力にしたものが拷問であるだろう。そこでは、受け手が感じるものは恐怖や苦痛にまで発展する。それでは、ヤムの問いかけは、「猥褻」なものであり拷問に類似したものなのだろうか。

エレイン・スキャリーは、拷問する側とそれを受ける側において言語と身体がどのように経験されるのかについて詳細に論じている［Scarry 1985: 27–59］。拷問は物理的行為である痛みの押しつけと言語的行為である尋問から構成される。拷問が進行していくにつれて、拷問を受ける側では痛みに満ちた身体が現前し明瞭な言葉の発話が不在となっていくのに対して、拷問をする側では身体が不在であってそれに比例するように発話が現前する、とスキャリーは論じる。そして、拷問を受ける側の苦悶や叫び声は拷問をおこなう側の権力として読み替えられていく、と彼女は指摘する。また、拷問にとって、言語的行為である尋問が不可欠である、とスキャリーは述べている。尋問は、逮捕や拷問の動機がさも正当なものであるかのように装う。それだけでなく尋問において、返答の内容はさほど重要ではなく、拷問する側が明瞭な言葉でもって質問し囚人は苦悶とともに答えるという形式、および囚人は答えざるをえないという事実こそが大きな役割を果たす［Scarry 1985: 28–29, 35–36］。スリランカ内戦における拷問を調査したヴァレンタイン・ダニエルは、拷問をおこなった者たちが、囚人が「真実」の情報を自白した例を持ち出すのに窮していたのに対して、自らがおこなった拷問の正当性を主張し続けた、と記している［Daniel 1996: 137–138］。拷問をおこなう者たちは次のように言うだろう。「お前が逮捕されたのには正当な理由がある。したがって、お前は「真実」を知っているはずだ」。囚人の自白において何が「真実」であるのかを決定するのは、拷問をおこなう側にある。拷問する者の望む「真実」に合致しない囚人の返答は、虚偽であると見なされる。「お前は嘘をついている」。自らが決定する「真実」を吐かせるために囚人を拷問していくことに目を向ければ、「真実」を保持しているのは拷問者の側にあると言える。

拷問のように極端な事例でなくとも、質問する側とされる側の上記のような構造は、親と子ども、教師と生徒、上司と部下の間でも見出されうる。遊び回っているのではないかという疑いを抱いて、子供に次のように親が問いただす。「何をしていたんだ」。たとえ「友達と勉強していた」などと答えられたとしても、子どもは咎められているように感じ、動悸は早くなる。さらに親は言う。「もっとはっきりと答えたらどうだ」。子どもはますます委縮する(2)。ここでは、質問の内容や返答の内容よりも、子どもが遊び回っていることを親が咎めているということが前景化する。そして、このやりとりにおける子どもの動揺や困惑を通じて、親の権力は増幅するだろう。

それでは、ヤムとチャンターの間のやりとりを尋問に似たものと見なすことはできるのか。上で記したように、拷問では、質問を受ける側が動揺し苦悶すればするほど、質問する側の権力はますます増幅する。だがヤムの場合、彼自身もひどく困惑しており、問いを発することによって彼の権力は増してはいない。また、拷問の場合には、「真実」を決定し保持するのは質問する側にあるので、質問や返答の内容は重要ではない。しかし、ヤムにとっては内容こそが重大である。返答されることなく「真実」を知ることができないからこそ、彼は困惑する。ヤムは「真実」を保持する側にはいない。ヤムの問いかけは、尋問や拷問の類ではない。

（4）無力さを内部へと持ち込むこと

ヤムが発した問いがチャンターのみならず別の参加者たちをも動揺させ落ち着きを失わせるくらいに問題的であるのはなぜなのか。この発話を「あの時代は終わったのだ」という宣言のような語りと比較して考えるときにはじめて、それは明白な答えを得る。

「あの時代は終わった」と他者に向けて発話することは、単に対立や争いを惹起させないようにしているだけではない。過去と現在の間に区分を設けることは、「過去はこのようであったが現在はそうではない」あるいは「現在はこのようであるが過去はそうではなかった」といったように、過去と現在の状態の違いを作り出す。では、そうした発話によって作り出そうとしている違いとは何なのか。

民主カンプチアの統治についてヤムが語っていることの中心にあるものとは、クメール・ルージュによる諸政策の実行に対して自分自身が無力な存在であったということだ。それは、パイリン市からの移住が命じられたこと、食料や日常品が没収されたこと、配給されるはずの食料が途絶え飢餓状態にあったこと、集落から遠く離れた場所で過酷な労働が課されたこと、それによって妻の死に間に合わなかったこと、さらに葬儀を開くこともできずわずかな時間で死体が埋められたこと、そしてそれに続いて地方行政の命ずるままにマイと結婚させられたこと、である。民主カンプチアの統治下での人々、とくに「新人民」と呼ばれる政治的範疇に入れられた者たちを特徴づけるのは、政策の実行に抵抗することもできず、何らかの生存戦略を駆使することもできず、自らが決定したのではない命令に従いながら、過労と飢餓によって次第に衰弱していったという無力さであり、その先にあるのが死体である。

人々は諸政策の実行によって、比喩的にではなく文字通りに無力なものになり衰弱していった。民主カンプチアの憲法において財産の私的所有を禁止したことは、瞬く間に人々を、カール・マルクスが定義する厳密な意味での労働者、すなわち生活手段や生産手段を持たず自らの労働力だけを所有する者へと変えた［マルクス二〇〇二］。そして、民主カンプチア国家の最大の目的は資本を蓄積することにあったので、労働力の使用価値と交換価値との差額である剰余価値の抽出（搾取）が活発におこなわれた。このことは、クメール・ルージュ最高幹部たちが立案した「四ヵ年計画」の分析から例証される［Tyner 2014］。その計画では、人々が生産する米の量（使用価値）は年次的に増大していくにも関わらず、人々に配給される米の量（交換価値）は一定不変のままである。この政策は、労働力の使用価値と交換価値の差額を増大させることを何よりも狙っていた。「新人民」は、水路建設や農作業などの労働現場において周囲の者たちが次々と倒れていく中で、労働を監督する者たちから「とっておいても利益にならず、取り除いても損失には当たらない」という言葉が向けられるのを何よりも恐れた［Locard 2005: 129］。この言葉は、使用価値がないものと見なされ、したがって交換価値も零に等しい労働力を持った人間であるということを意味しているので、交換価値である米の配給が絶たれるかその量が減らされる可能性を示唆している。つまりこの言葉は、「お前は、食料が与えられるに値しない人間である」と言っているに等しい。政策を実行する側にとっては、交換価値がないと見なすことのできる労働力はいかようにも使用することのできる労働力であり、極限的な剰余価値の産出をおこなうことが可能となる。これら政策の実行によって、人々は自らの労働力以外何も所有していない無力な者へと変えられ、極限的な剰余労働が課され、また米の配給が絶たれるかその量が減らされることによって、衰弱し死んでいった。

「あの時代は終わった」と言うときの「あの時代」とは、衰弱した人々の無力な状態、およびその極致としての死体の状態である。ジョルジョ・アガンベンであれば、これを「剥き出しの生」と呼ぶだろう［アガンベン二〇〇三］。過去と現在を境界づけその違いを作り出す宣言のごとき発話や語りは、かつて自分たちは無力であり死体であったが現在はそうではなく自らで決定することができるという秩序を打ち建てる。しかし、この秩序の設立にあたって、「剥き出しの生」である無力さや死体を自分たちの外へと締め出してしまう。「あの時代は終わったのだ」という共同体の語りは、内戦の開始の可能性をほのめかす政府に抗して、村落内部の対立や争いを回避してその安定と平穏を確立しようとするものだ。だが、アガンベンに従って、国家の主権の基礎が剥き出しの生を排除する形式においてそれとの関係を維持することにあると捉えるのなら、無力さや死体の状態を締め出しの内に置く共同体の語りは逆説的にも、国家の語りと類似したものになる。

国家や共同体のこうした語りと、ヤムの発話はどのように異なるのか。死体のままである妻のことをヤムは忘れることができない。この忘却不可能性から、なぜ食料を与えられず衰弱するほかない状態に自分たちは置かれたのかという問いが発せられる。この問いにおいて賭けられているものとは、自らでは決定することも抵抗することもできない無力さにほかならない。さらに、この状態は知ることができないという不可能性をも含んでいる。当時も現在においても、ヤムは知ることができないからこそ問いを発する。ヤムは知ることの不可能性の内にあることを露呈させながら、この無力な状態、剥き出しの生を自らの外へと放逐することなく共同体の内部へと持ち込む。この瞬間に、剥き出しの生の締め出しを基礎とする共同体は停止する。

以上から、なぜヤムの発話がチャンターだけでなく募金活動の他の参加者をも動揺させるものであるのかが分かる。ヤムが発する問いや困惑に満ちたその身振りによって、自分たちがかつてそうであった無力な状態、「あの時代は終わったのだ」と発話される瞬間ごとに締め出されているはずの剥き出しの生が、自分たちの内部に再び持ち込まれるからである。

7　おわりに

本章では、民主カンプチアの統治に関してひとりの男が語ったことや発話したことを分析した。この語りや発話の中心には、民主カンプチアの統治下で自分たちは決定することも抵抗することもできず衰弱するほかなかったという無力さに関わる問いがある。村落内部の安定を図る共同体の語りは、過去と現在の間に区分を作りだし、無力さ、すなわち命令通りに生きるほかないくらいに主権的決定と生が一致するということ、および当時も現在もその決定がなぜどのようにおこなわれたのかを知ることはできないということを外へと締め出そうとする。だが、無力さについての問いを発することは、自分たちの中へとそれを再び持ち込むことである。このときに、無力さすなわち剥き出しの生を排除することによって成立するような共同体のあり方は停止する。

注

（1）　スヴァーイという地域名は仮称である。また、本章に登場するスヴァーイに居住する人物たちの名前はいずれも仮称である。

（2）　この親と子どものやりとりは、スラヴォイ・ジジェクが「猥褻な問い」について論じる中で持ち出した事例を参考にした［ジジェク二〇〇一：二七一—二七二］。

参照文献

アガンベン、ジョルジョ　二〇〇三『ホモ・サケル――主権権力と剥き出しの生』高桑和巳訳、以文社。

ジジェク、スラヴォイ　二〇〇一『イデオロギーの崇高な対象』鈴木晶訳、河出書房新社。

デルヴェール、ジャン　二〇〇二『カンボジアの農民：自然・社会・文化』石澤良昭監修、及川浩吉訳、風響社。

マルクス、カール　二〇〇二『資本論 第一巻（上）』今村仁司・鈴木直・三島憲一訳、筑摩書房。

リクール、ポール　二〇〇四（一九八七）『時間と物語〈1〉物語と時間性の循環／歴史と物語』久米博訳、新曜社。

Arensen, Lisa. 2017. The Dead in the Land: Encounter with Bodies, Bones, and Ghosts in Northwestern Cambodia. *The Journal of Asian Studies* 76 (1): 69–86.
Caruth, Cathy. 1996 (2005). *Unclaimed Experience: Trauma, Narrative, and History*. Baltimore: The Johns Hopkins University Press.（『トラウマ・歴史・物語：持ち主なき出来事』下河辺美知子訳、みすず書房）
Cougill, Wynne. 2007. Remains of the Dead: Buddhist Tradition, Evidence, and Memory. In Jorge Daniel Veneciano and Alexander Hinton. eds. *Night of the Khmer Rouge: Genocide and Justice in Cambodia*. Newark: Rutgers, State University of New Jersey, pp. 32–47.
Daniel, Valentine. 1996. *Charred Lullabies: Chapters in an Anthropography of Violence*. Princeton: Princeton University Press.
Das, Veena. 1997. Language and Body: Transactions in the Construction of Pain. In Arthur Kleinman, Veena Das and Margaret Lock. eds., *Social Suffering*. Oakland: University of California Press, pp. 67–91.
―― 2007 *Life and Words: Violence and the Descent into the Ordinary*. Oakland: University of California Press.
LeVine, Peg. 2010. *Love and Dread in Cambodia: Weddings, Birth and Ritual Harm under the Khmer Rouge*. Singapore: NUS Press.
Locard, Henri. 2005. *Pol Pot's Little Red Book: The Sayings Angkar*. Chiang Mai: Silkworm Books.
Scarry, Elaine. 1985. *The Body in Pain: The Making and Unmaking of the World*. London: Oxford University Press.
Tyner, James. 2014. Violence, Surplus Production, and the Transformation of Nature during the Cambodian Genocide. *Rethinking Marx*. 26(4): 490–506.
―― 2017. *From Rice Fields to Killing Fields: Nature, Life, and Labor under the Khmer Rouge*. Syracuse University Press.

第11章　トラウマ・臨床・和解のプロセス
――ジェノサイドを経験したカンボジア人を事例に

吉田尚史

1　はじめに

本章は、政治的暴力の後のトラウマ経験から、いかに人びとは回復していくのか、その臨床・治療的なプロセスをテーマとする。鳥瞰図視点からのトラウマ理解がグローバルに展開する一方で、グローバルな影響下での虫瞰図視点からそれぞれの土地固有のトラウマを理解することは、個別の事例研究を積み重ねることでのみ可能であると筆者は考える。ここでは、カンボジア人を事例として、政治的暴力後の社会に生きる人びとのトラウマ経験と和解のプロセスを浮き彫りにする。カンボジア本国とそこでの出来事と人びとの経験を基礎として現地の実情を描く。

本章での新しい試みのひとつは、国外に居住したカンボジア難民・移民がその対象として含まれる点にある。これまで「カンボジア人」として同じエスニック枠組みで一律に論じられてきた「彼ら」のトラウマ経験は、実際は、母国に住み続けるマジョリティと海外に居住した少数派の幾つかのグループとでは重なりつつ「ずれ」を生じている。だがこのような指摘は管見の限りなされていない。ジェノサイドを経験したカンボジア人たちは、「トラウマ」と呼ばれる精神的な傷を、高い頻度で共有している。その一方で彼らは、その後の人生の過程において、各々が別個の時間を生きている。とりわけ現在自国で生活する大多数の者と、アメリカ、カナダ、オーストラリア、フランス諸国に難民・移民として暮らす者との間には、大きな生活環境の違いがある。

そもそもトラウマという用語自体がカンボジア本国では一般用語として用いられていない。他方で、とりわけ欧米諸国（および日本も含まれる）ではトラウマ概念は一般的であって、難民・移民として生きる「カンボジア人」はその対象として影響を受けている。生活者として難民・移民として生を営むと同時に、「ジェノサイドを経験したカンボジア人」として対象化されるのである。ここでいうトラウマ概念とは、その社会で共有されていて、その前提として専門家（医療・心理職や人道支援関係者、研究者ら）が確固として定義している意味内容を指す。

そもそもトラウマ経験とはどのような現象であろうか。臨床心理学、精神分析学、精神医学などの専門家によるトラウマの用法とは別に、広く人びとが苦悩する心の傷を指して人道的なケア対象と考える「トラウマ経験」というような用語の用いられ方があるように、筆者には思われる。同時に、それらはグローバルに展開する国際社会から観察される、外部からみた「トラウマ（エティックなトラウマ）」の捉え方であるが、またそれとは別に、その土地固有の心の傷の認識のされ方（イーミックなトラウマ）もあるようだ。人口に膾炙しているように、トラウマはギリシア語の「傷」という意味から来ており、「身体的な傷」から「精神的な傷」に用語として転用されたものである。[1]

カンボジア人精神科医であるチム・ソティアラ［Chimm 2013］によれば、カンボジア人が経験した苦悩の表現として「バクスバ」（baksbat）があり、文化的なトラウマを理解するのに十分な特徴をもつ。バクスバは、カンボジアにおけるトラウマを基礎とした文化的な症候群なのである。幾つかの特徴的な症状が挙げられているのだが、たとえば、そのひとつとして「カポックの木を植える」という慣用句があり、それは「沈黙を守る」という状態を意味する。このような文化的トラウマ理解が、臨床家が適切な治療を提供する際に大切である、とチムは述べている。他方でカンボジアではトラウマという用語[2]は普及しておらず一般的には使用されない[3]。ポスト紛争社会における土地固有のトラウマ経験と和解のプロセスを解明するにあたっては、トラウマ概念の多層性に目を向ける必要があるだろう[4]。

和解（reconciliation）のなかでも、とりわけ臨床・治療的な関わりに本章では焦点をあてる。その際に、外傷性記憶（traumatic memory）の始祖であるフランスの精神科医・哲学者ピエール・ジャネの理論［Janet 1907, 1925］を用いる[5]。なぜならジャネのトラウマの治療論は、清算（liquidation）という経済学で用いる概念が精神面に応用されており、外傷性記憶と関わる治療を検討するにあたって極めて有益であるからだ。

本章の第2節では、ポル・ポト時代を中心としたカンボジア人のトラウマ経験を取り扱う。第3節では、和解の方策を取上げ、トラウマと治療の過程を考察する。更にはカンボジア人のローカルなトラウマ観との接合を試みる。第4節では、ジャネのトラウマ理論を補助線とし、トラウマ治療と和解が連関していることを明らかにする。第5節では、外傷性記憶が無意識に働きかけて物語を創造する事例として、画家ヴァン・ナート（Vann Nath）をみていく。

2　カンボジア人のトラウマ経験

(1) ポル・ポト時代をふりかえる

ポル・ポト時代（一九七五―一九七九）のジェノサイドでは、全人口約八〇〇万人のうち四分の一にあたる約二〇〇万人が、飢餓や粛清、そして病気などで死亡した。精神科臨床の場面で、家系図を聞き取ると、ポル・ポト時代に家族の何人かが死亡したという事実に溢れている。筆者は、首都プノンペンにある国立クメールソビエト友好病院の精神医学部門（Khmer-Soviet Friendship Hospital, Department of Psychiatry、通称ロシア病院）において、二〇一〇―二〇一一年にかけて現地滞在して、精神科臨床の参与観察をした。まず驚いたことに、医師は患者に対して家族歴を訊ねるのだが、患者やその家族は、近親者の死を「スラップ・サマイ・ポル・ポト」（ポル・ポト時代に死んだ）とごく当たり前に答えていた。ポル・ポト時代の死者の数を鑑みれば当然であるが、カンボジア人にとってジェノサイド時代の死者は、とても身近に在ることを筆者は直に感じた。そしてその生々しさに強いショックを受けたのだった。

一九七五年四月から一九七九年一月、クメール・ルージュが政権を握った。ポル・ポト（本名サロト・サル）が最高指導者であったが、過激な共産主義革命を掲げるなかでジェノサイドが起こった。極端な政治思想のもと、資本主義に関わる貨幣制度などは廃止、知識階級は殺された。カンボジア人の生活の基盤であるはずの上座部仏教は禁止された。首都プノンペン市内にあるトゥール・スレン政治犯収容所（通称S-21）では、女性・子どもを含めた一万人を超える者が処刑された（第4節ででてくるチュム・メイと第5節で登場する画家ヴァン・ナートは、数少ないS-21の生き残りである）。大量の死者をだしたポル・ポト時代は、特異的な時代であったことは確かである。また外部からみてその特異さから断絶した時代として捉えられる傾向があるかもしれない。しかしながら、人びとの生活がポル・ポト時代によって断絶されているという視点ではなく、むしろその連続性に注目してなされた研究がある。代表的な労作のひとつとして、地域研究者の小林知［二〇一一］は、フィールドワークによる実証的なデータに基づいて、カンボジア農村部における「村落世界の再生」について研究を行った。カンボジア中部にあるコンポントム州の農業を生業とするある村落において、ポル・ポト時代以降の村落の再生がポル・ポト時代以前からいかに連続しているかについて記される(6)。

次の項では、カンボジア本国に居住するカンボジア人と、難民・移民として他国に移住したカンボジア人にわけて、それぞれのトラウマの経験を論じる。前者は小林が述べているように比較的連続した時間のなかで、ポル・ポト時代以降を生きており、むしろ後者は新しい環境となって非連続した時間経過のなかでその生を営んでいるのではないだろうか。その差異に着目したい。

（2）トラウマ経験と時空間——それぞれの生

本項では、トラウマ経験を精神科医療機関との連関でみたい。特に強調したいのが、アメリカではＰＴＳＤなどのトラウマ関連の精神障害と見なされる者が多いのに対して、カンボジア本国ではそのような者は少ない点である。それぞれ時間の非連続性、連続性がトラウマ経験のその後の経過に影響をしているのではないか。加えて空間の非連続性、連続性によっても影響を受けているのだろう。

オレゴン健康科学大学の精神科医デヴィッド・キンジーら［Kinzie et al. 1984］は、精神障害の診断基準であるＤＳＭ-Ⅲを用いて、一三名のカンボジア人をＰＴＳＤと診断した。彼らは難民としてアメリカ・オレゴン州に難民キャンプを経由してやってきた。回避傾向があり、過去の議論を避け、カンボジアの歴史への恥じらいをもつために、診断と治療を困難にしているという。(7) 一九八〇年にアメリカ精神医学会はＤＳＭ-Ⅲを新しく発表し、トラウマ関連の障害として、ＰＴＳＤが診断名として採用された。キンジーらは、先の論文のなかで、ＤＳＭ-Ⅲが発刊される前、うつ病などで診断したカンボジア人患者らが、新しい診断基準ではＰＴＳＤに診断が変わったことにも言及した。このように、一般的な臨床場面で、トラウマが注目されて、その対象者がトラウマ治療の対象とされるようになったのである。

ＰＴＳＤという診断名は、ベトナム戦争からの帰還兵を保護する目的で、ＤＳＭ-Ⅲで採用されたという政治的な側面を多分にもつ。こうして皮肉にも、ベトナム戦争のあおりを受けて一部被害を被ったカンボジア人が難民・移民としてアメリカにやってきて、ＰＴＳＤと診断されているわけである。

アメリカ・マサチューセッツ州にあるハーバード医学校の精神科医デボン・ヒントンら［Hinton et al. 2008］は、継続して通院するカンボジア人難民の患者のうちトラウマをもつ一二〇人を対象に身体症状の研究をおこなった。対象者のほぼ全員がポル・ポト時代の生き残りであり、対象者の半分以上はＰＴＳＤと診断されていた。難民・移民として別の国に移住したカンボジア人の場合、ポル・ポト時代のトラウマ経験を生きた後、生活の非連続性のなかで生を営む必要がある。他方、カンボジア本国では、連続した空間を過ごし、トラウマ経験をもちながらも事例化せずに時間経過のなかで適応して生活できているケースが、先の移住した場合よりも多いのではないか。

カンボジア本国において、トラウマ経験があって、外傷性記憶で体調不良を来すケースは、ロシア病院における精神科臨床場面においてほとんどなかった。これまで試みた、五名の僧侶と元僧侶へのインタビュー（二〇一四―二〇一五年、三回の短期調査）からもポル・ポト時代の問題を抱えた相談は稀であるという回答だった。

ここまで国外に移住したカンボジア難民・移民、そして母国に住み続けるマジョリティのカンボジア人について、精神科医療機関との連関でみてきた。再び両者の差異を比較したい。まず難民・移民として他国へ移住したカンボジア人の場合、過去をカンボジア本国に置いてきており時間の非連続があるだろう。移住先の国（多くが先進国）において専門知に裏付けされたトラウマ経験をもつ難民・移民として社会的に位置づけられ、社会保障も受給できるかもしれない。また言語・文化などといった面では新しい国への不適応があるかもしれない。このような場合にトラウマ経験は、病理的な症状として表出されて、しかも持続しやすいように思われる。他方、時間の連続性をもつカンボジア人の場合、過去を引き受けて同じ場所で生き、現在まで皆が同様な苦難や試練を共有し、新しい時代への適応が常に求められてきた。ある種のローカルな治療的プロセスを経てきた者もいるかもしれず、それは次節で述べる「和解としての治療的方策」とも連結するのだろう。

3 和解のプロセス

(1) ポスト紛争社会での和解の方法

和解とはなにか。和解研究者の小菅信子［二〇〇五］によれば、和解とは、「争いや対立を止めるために当事者間で行われる歩み寄りや譲歩、あるいはこれらをもたらす行為」である。カンボジアにおいては、ジェノサイド以降にも内戦が一九九〇年代後半まで続いていた。紛争終結を経て、二〇一五年現在では、政情は比較的安定しているといってよいだろう。和解のための方策は幾つか考えられるが、本章における主題は、紛争後社会における治療的手段である。つまり被害者側が臨床・治療に関わることによって、トラウマから回復し、争いや対立が弱まり、当事者同士が歩み寄ることで和解が可能になると考える。これこそが「和解としての治療的方策」である。

ただし、この狭義の「和解としての治療的方策」とは別に、幾つかの和解のための方策は、結果として外傷性記憶に対して治療的に働くといえるので、広義に治療的である。第4節のトラウマ治療と和解にも関わる重要な点である。また国外に居住するカンボジア難民・移民は、これら和解がもたらす治療的な作用という観点からの恩恵を、空間・心理の双方で本国から距離を隔てているため、本国にいるカンボジア人と比して受け難いといえるだろう。

ドイツ人心理学者エステル・ボッカーら［Bockers et al. 2011: 74］によれば、ポスト紛争社会における和解を促進する方法として、「報復的正義（retributive justice）」、「教育的方策（educational measures）」、「修復的正義（restorative justice）」、「賠償（reparations）」、「記憶の場と実践（sites and practices of remembrance）」、そして「治療的方策（therapeutic measures）」の六つの方法がある。それぞれを簡潔に説明するならば、次のようになる。「報復的正義」では、加害者個人を罰することで、加害者に正義感をもたせる。「修復的正義」では、被害者側と加害者側の双方が、何が真実かを確立し、責任を当然だと思うよう加害者を促すことができる。「賠償」では、被害者の被った喪失を経済的に保証することで、被害者が公平性の感覚をもち、加害者が遺憾の意を示せる。「記憶の場と実践」では、博物館・記念碑・記念日などを通じて、被害者・加害者・未来の世代が、人権違反を記憶し、悲しみの場を共有し、被害者の苦悩を理解と尊重をし、また次の若い世代を教育できる。「教育的方策」では、歴史教科書・過去についての学生教育などを通じて、未来の世代と紛争に関わっていない人びとが、犠牲者の苦悩を理解し、過去の評価を政府が変えるインパクトを与え得る（「治療的方策」は後述する）。

より具体的にカンボジアにひきつけて説明するならば、例えば、クメール・ルージュ裁判は、人道に対する罪として政権幹部が裁かれるという「報復的正義」、「修復的正義」を通して、マクロなレベルでの和解を実現する。この例は、国際社会や国家主導の和解を掲げる取り組みとして、政治的次元における和解のプロセスである。それと同時に、個人レベルで、加害者に正義感と責任感をもたせ、個人・コミュニティに真実が何かという確認を促すのである。第5節で、被害者側の画家ヴァン・ナートを取り上げるが、図2ではS-21の所長であった加害者側のドゥイ(8)（Duch）が描かれている。ドゥイはクメール・ルージュ裁判の第一事案で、終身刑を受けている。

このなかでも、本章では、「治療的方策」を主に取り扱う。ボッカーら［Bockers et al. 2011: 74］によれば、「治療的方策」の対象者は被害者であり、介入レベルは個人だけでなく、コミュニティのこともある。そして考えうるインパクトとしては、被害者が、癒しと心の健康を得ることとなる。実例として、カウンセリング、自助グループ、心理療法が挙げられている。ただし第4節で取り上げるジャネによる外傷性記憶の清算によれば、時間の経過のなかでの心的同化も治療的に働くので、先にボッカーらによって挙げられた残りの五つ、「報復的正義」、「修復的正義」、「賠償」、「記憶の場と実践」、「教育的方策」も治療という点では有効だと考えられる。

(2) 和解としての治療的方策

次に具体的に、カンボジア本国における和解としての治療的方策をみていこう。ボッカーらによれば［Bockers et al.

2011: 79–80]、治療的方策は現代的な精神医学や心理学的ケアであるが、カンボジアでは精神保健システムは未発達であるという。一方で、前述したカンボジア人精神科医のチム［Chimm 2013: 166–167］はとりわけバクスバ[9]について治療の観点から言及している。具体的には、①バクスバについての心理教育、②伝統的方法（僧侶、伝統的治療師）、③宗教的な儀式（魂を呼びもどす）、④精神保健の専門家、⑤コミュニティの連帯、の五つが挙げられている。②③は伝統的な方法であり、カンボジア本国で有効な手段である。ボッカーらによる方策はより狭く、チムの述べた④の範囲に留まりそうであるが、より広くとれば①⑤も含まれるだろう。

ボッカーらが挙げた、現代的な精神医学や心理学的ケア、そして精神保健システムがカンボジア本国でどのように整備されてきたか、ここでは歴史的な視点を踏まえた後、現況について述べる。ローカルなトラウマ概念のこれまでの受容の過程、また和解の臨床・治療的な関わりを検討するに当たっては、過去から現在までの精神医療のあり方を鑑みる必要があると考えるからである。

カンボジアは、一八六三年にフランス保護領になって一九五三年に王国として独立するまで、フランス植民地下にあった。近代医学は、植民地時代に植民側フランス人の健康を守るためにまず導入された。精神医学はそのひとつであった。精神医学の特殊性として、社会からの逸脱を管理するテクノロジーという側面があった。警察は犯罪者を、精神医学は「狂人」を管理するという社会的な役割をもった。狂人を隔離するため、首都プノンペンの南に位置するタクマウ（カンダール州）に、精神科病院が開業された。ポル・ポト時代にその精神科病院は破壊され、患者と医療者は殺された。現代の精神医学は一九九〇年代に導入された精神科医養成プログラムが嚆矢で、四〇人を超える精神科医がカンボジア全土で活躍する。とりわけ首都にあるロシア病院を中心とし、各州病院にネットワークが拡がる。ただし特に農村部では、いまだ医療資源は乏しいといえる。

次に僧侶による治療的方策をみていきたい。その実践者の一人であるケマカロ・ヨッフー僧侶（Bhikku KHEMACARO Yos Hut）は、一九四八年生まれ、プレイヴェーン州出身である。一六才で出家、ウナロム寺院などを経て仏教大学卒業後、一九七三年フランスに移住した。ポル・ポト時代も海外に居た。現在はフランスにあるダマランセイ仏教協会（Buddhist Association Dhammaraingsei）とカンボジアにあるダマドゥータ（Dhammaduta）という団体に所属している。自分は治療者とは考えていないと本人はいうが、一九九五年よりランカー寺にて瞑想（meditation）の実践を行い、仏教的な助言をする。ＮＧＯからの依頼でポル・ポト時代の問題を抱えた者が紹介されてくることがある。ブッダの教えを元として、精神（mental）と身体（physical）を現在のものとして捉え、過去にとらわれず、マインドフルネス（mindfulness）を教示する。

瞑想はチム［Chimm 2013: 166–167］が述べた、バクスバの治療のうち、②伝統的方法（僧侶、伝統的治療師）に当てはまる。専門セクター（精神医学や心理学的ケア）だけでなく、民俗セクター（僧侶、伝統的治療師）でのトラウマ治療も有効であると思われる。筆者はこれまで五名の僧侶と元僧侶にインタビューを試みているが、先にあげた一名の僧侶であるケマカロ・ヨッフー氏のみから、ポル・ポト時代の問題を抱えた相談があるという回答を得た。

4　トラウマ治療と和解

（1）ピエール・ジャネを手掛かりに

ポスト紛争社会における和解には様々なレベルがあることを前節でみた。臨床・治療に関わる「和解」に焦点をあてる本章では、外傷性記憶という概念を創出したフランスの精神科医・哲学者であるピエール・ジャネの、トラウマおよびヒステリー理論に注目をする。ジャネの治療論は、本章の大きな問いへの回答を導き出してくれるように筆者には思えるからである。なぜポル・ポト時代のジェノサイド経験者のうち、「同じ」カンボジア人なのにも関わらず、大多数の国内在住者と、難民・移民で諸外国に移住した者たちとのあいだで、経過の違いを生じるのか。そしてなぜトラウマの治癒が、和解に至るのかと。また広義の和解が、トラウマの治癒に向かうのかと。

ジャネは、記憶と外傷性記憶を区別しており、前者の「記憶は、信念やすべての心理現象と同様に行動であって、本質的に、記憶は物語るという行為なのである（原文イタリック部分を傍点とした）」［Janet 1925: 661］と述べている。江口［二〇〇三：八四二］によれば、このジャネの言説からは、今日のトラウマ論ではトラウマ経験を言語化して治癒に結び付けるという「物語的記憶」（narrative memory）が想定されるが、ジャネはそれに異議を申し立てるだろうという。後者の外傷性記憶は、図1を例として説明できる。イレーヌ（Iréne）という二〇代の若い女性が重病の母を看取ったあとにヒステリーを呈した症例である［Janet 1907: 22-43］。全パーソナリティーであり過去の人生におこった全記憶（P）のなかに同化できず、死んだ母の顔・声・動作といった複数の要素（S・V・M）が切り離されて成り立っている図である。母の死という困難な出来事によって、イレーヌはヒステリー症状を呈した。治癒するためには、「P」に「S・V・M」が完全に同化されることが必要になる。トラウマの治療論について、ジャネは『心理療法』の第3部「心理経済学（Psychological Economics）」第11章「心的清算による治療（Treatment by Mental Liquidation）」で集中的に論じている［Janet 1925: 589–698］。当初、ジャネは催眠に導入し暗示をかけることで、外傷性記憶に苦しむ患者の治療（イレーヌを含む）を試みた。しかしその効果は一時的であって、患者は症状を再びぶり返してしまった。また外傷性記憶で苦しむ者は、困難な状況にあって「疲弊」している者と類似していて、心的同化、清算を得ることで回復する障害である。そのためには時間をかけた適応を念頭とした日常的な関わりが重要なのだという。ジャネが長年診てきた患者からの経験から述べるに、「患者は時間の作用で治癒する。というのも、時間は心理療法においても熟練の匠なのである。長らく外傷的であったが今は外傷的でないという記憶が数多くある」［Janet 1925: 675］。

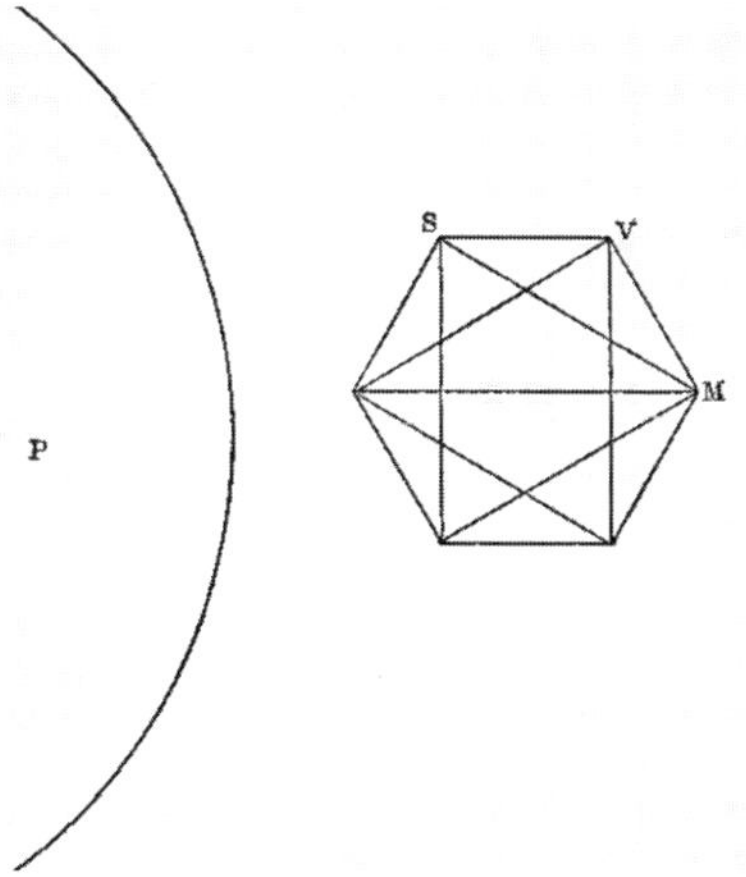

図1　ピエール・ジャネによる解離の説明［Janet 1907: 41］

（2）治癒と和解

『アイ・ウィットネス（IWITTNESS）』という写真集がある［Pollon and Thornton 2011］。先にも出てきたカンボジア人精神科医のチム・ソティアラが代表を務めるTPO(10)というNGOが関わって、ポル・

ポト時代の全二一名の生き残りからの集めた証言（写真集左頁・英語とクメール語併記）と、美しいポートレート写真（右頁）からなる。名前、年齢、所在地、クメール・ルージュ時代の状況とともに、現在から当時を振り返った語りが集められている。この写真集に登場するほとんどの人物は、クメール・ルージュ裁判の第一事案、第二事案で、証言者として裁判で証言をしている（第一事案は、図2のモチーフになっているドゥイの裁判である）。先のジャネのトラウマの治療論からすると、時間をかけた適応、清算を経て、たとえ以前に外傷性記憶があったとしても、ある程度の治癒をした者たちの集まりといって良いだろう。ある程度は、「治療的方策」によって和解した者たちであろう。

例えば、その一人であるチュム・メイを事例としてみてみよう。彼は、プノンペン出身で、政治犯が収容されたS-21の数少ない生き残りである（写真1）。一九七九年一月七日にベトナム軍が到着する前までの四ヶ月間、「お前はKGBかCIAだろう？」とスパイ容疑をかけられ、答えられないと、指を潰して、爪をはがされたり、耳のなかに電極をいれられたりといった拷問を受けた。「タイプライターを修理する技術」をもっていたのでそれを買われて生き延びることが出来たが、ポル・ポト時代が終わる前に、妻と子どもを殺された。S-21の所長であったドゥイの裁判について、チュム・メイは、ドゥイは死によって罰せられるべきだという多数派の意見とは異なり、「ドゥイが死刑判決だと殺戮の繰り返しになるので、彼は殺されるべきではなく、終身刑がよいのだ」と発言した。またTPOからの心理的サポートがあって、ようやく裁判で恐怖なく証言することができ、和解したという気持ちになれたと述べている。

チュム・メイの場合、クメール・ルージュ裁判で証言するための心理社会的なサポートをTPOからうけて、和解できたという気持ちになれた。ここでは、「治療的方策」と同時に、「報復的正義」、「修復的正義」という和解へのアプローチが併存している。

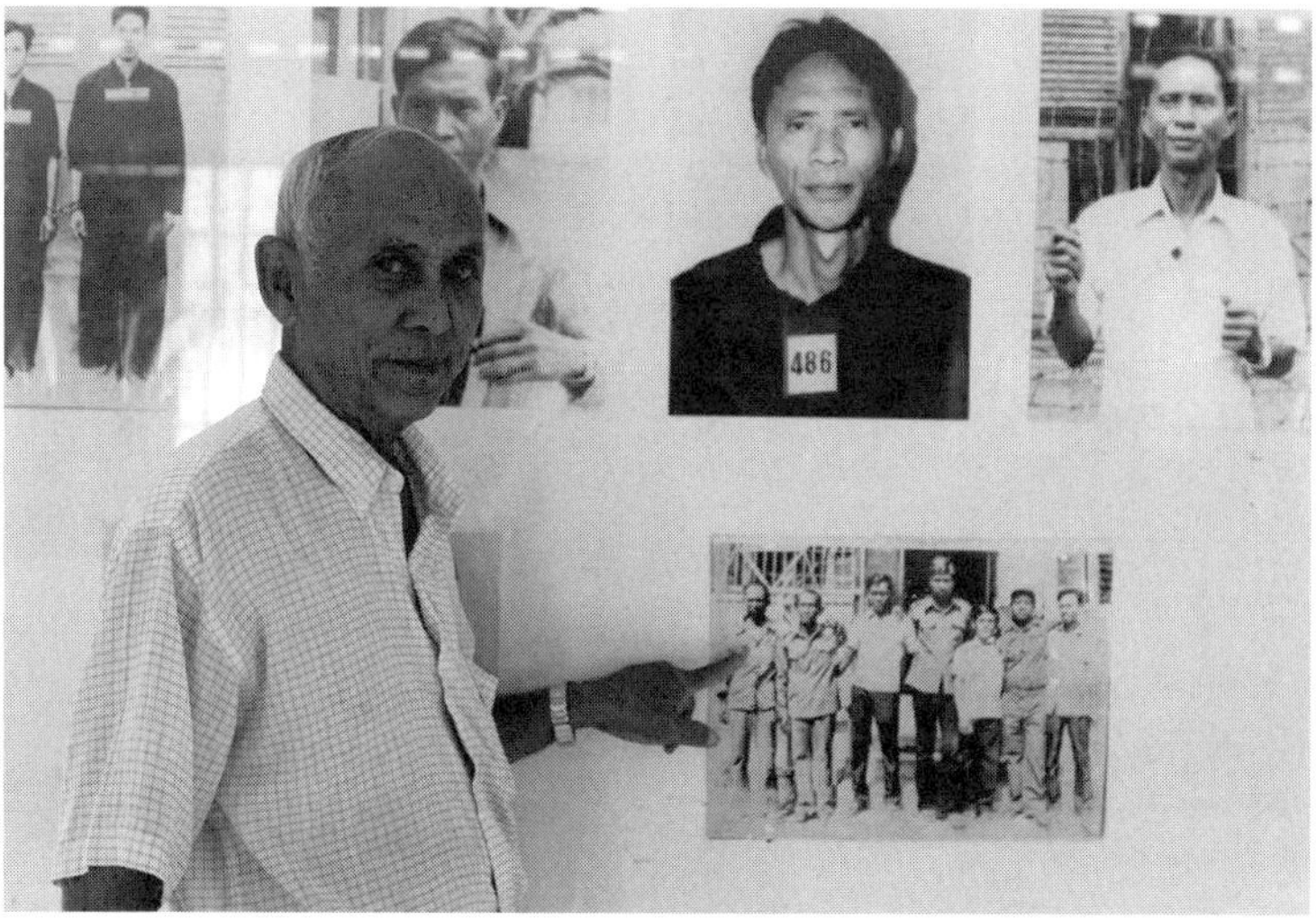

写真1　チュム・メイ
〈https://en.wikipedia.org/wiki/Chum_Mey#/media/File:Mr_chum_mey.JPG〉

5　トラウマ経験と創造性

(1) 無意識の神話産生機能とは

本項では、トラウマ経験と創造性という観点から、カンボジア人画家ヴァン・ナート（一九四六―二〇一一）を取り上げたい。ジャネによれば、外傷性記憶からの時間をかけた適応が大切であり、「時間は心理療法においても熟練の匠」と述べられる。ヴァン・ナートは、ポル・ポト時代にS‐21に収容されて、トラウマ経験をしている。またヴァン・ナートには、図1でみたような外傷性記憶があった（後述する、フラッシュバックや悪夢より明らか）。

無意識と創造性については、物語を創造するさいに恒常的に働いている心的機能について、エレンベルガー［一九八〇 上巻：三六六］は次のように述べている。神話産生機能（fonctions mythopoétiques）は、「意識の閾下にある自己の〝中心領域〟であり、内面のロマンスの何とも不思議な制作がここで恒常的に行われ」、さらに続けて、「この概念においては、無意識は物語と神話の創造に恒常的に作用している」とされる。

ヴァン・ナートはS-21でトラウマ経験をして、外傷性記憶による影響がその後にも残っていた(後述)。ヴァン・ナートが被ったトラウマ経験と外傷性記憶は、彼の作品制作や、その後の物語の展開に少なからず寄与しているのではないか。

(2) 画家ヴァン・ナート

カンボジア北西部にあるバッタンバン州出身のヴァン・ナートは、クメール・ルージュによる政治犯収容所であるS-21から生還した、たった七名のうちのひとりである。女性と子どもを含む、一万七〇〇〇名が尋問・虐殺されたのは、一九七五—一九七九年のポル・ポト時代の出来事であった。「絵を描く技術」をもっていたヴァン・ナートはそれを買われて生きながらえることができた。一九七九年一月七日にベトナムの支援を受けたカンプチア救国民族統一戦線がクメール・ルージュ政権から人びとを解放し、新たにカンプチア人民共和国が設立された。

図2は、死の前年(二〇一〇)に描いた、S-21所長ドゥイの人物画である。ドゥイは、クメール・ルージュ裁判の第一被疑者として、二〇一〇年に有罪となっている。ポル・ポト時代の犠牲者たちの頭蓋骨を挟んで、ドゥイが左片膝をたてて座り、右足下にはクメール・ルージュ裁判の冊子が置いてある。そして空にはハゲタカが舞っている。自分の死が近づくなか、どのような思いでヴァン・ナートはこの絵を描いたのであろうか。

またヴァン・ナートがS-21について語った書籍『カンボジア刑務所——クメール・ルージュS-21の一年のポートレイト(Cambodian Prison Portrait: 1Year in the Khmer Rouge's S-21)』が、彼の死後の二〇一三年に出版された。以下、それに

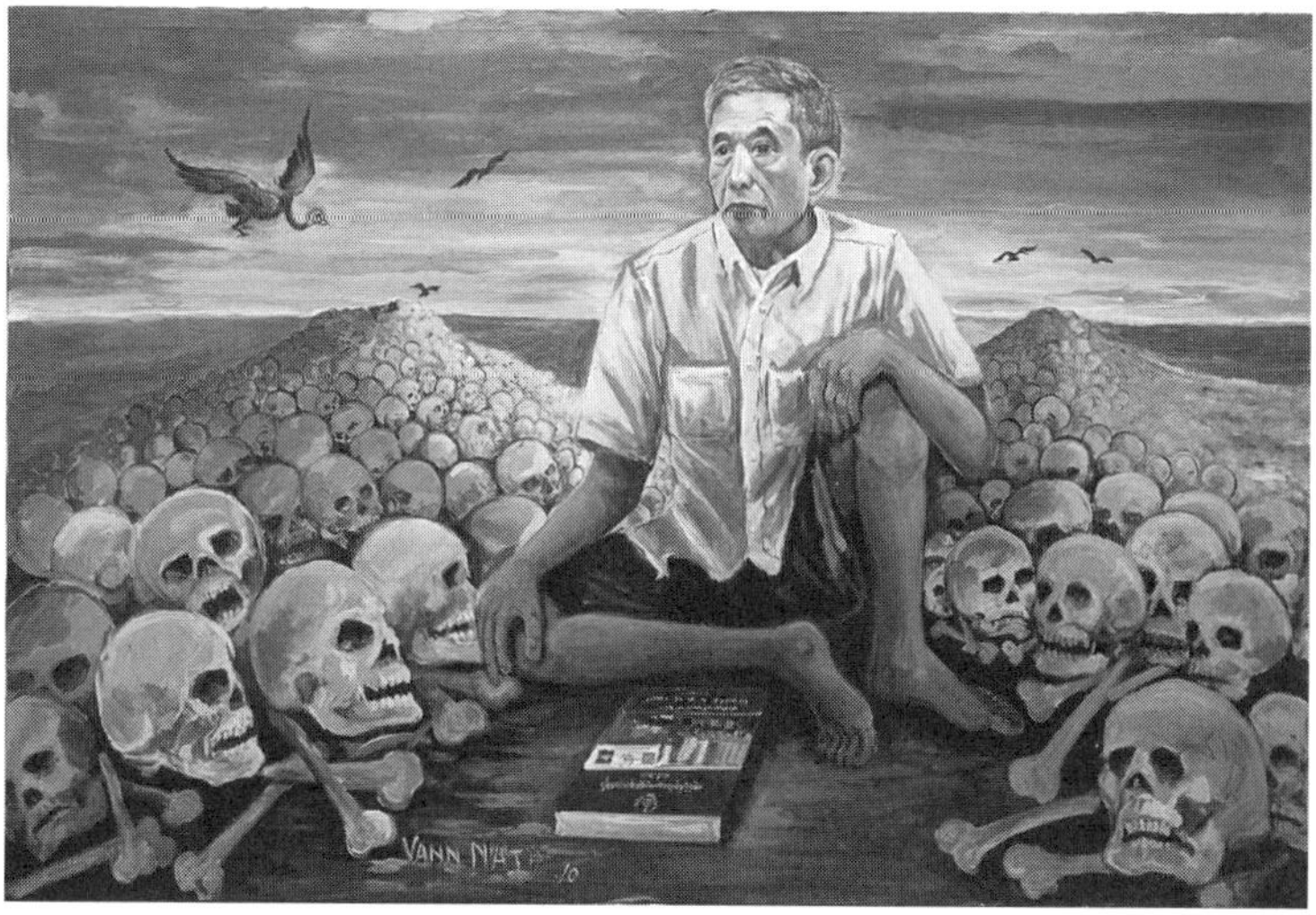

図2 「ドゥイ」(ヴァン・ナート作) Vann Nath (C) Jim Mizerski (LE CERCLE DES AMIS DE VANN NATH)〈http://lecercledesamisdevannnath.blogspot.jp〉(最終閲覧 2015年10月24日)

従って彼の解放後を記述する。

ヴァン・ナートは、解放された同じ一九七九年の一一月に情報省大臣からの要請で、S-21を博物館として整備するために協力を求められた。その要請を受けた時、彼は、恐怖の経験をしたその場所で仕事をするのは嫌だと感じた。しかし再度考えなおして、協力をすることにした。友人と一緒にS-21へ行き、展示のための資料を探して整理を始めた。だがその作業をしていると、嫌な記憶が蘇ってきてしまい、何度もその仕事を止めようとした。友人からは、もう一年も前のことだから、仕事を続けるように引き止められた。やがて絵を描こうと考え始めた。絵を描く準備をするなかで、皆は、ここで死んでしまって、クメール・ルージュ体制が崩壊する一九七九年一月七日を迎えられなかったと考えて悲しくなった。だが、絵を描く決意は徐々に固まっていった。博物館には家族の行方を探す人が連日のように沢山きていた。彼は、毎日出勤して仕事をしていた。

仕事をはじめて一年くらい経ったある日、ヴァン・ナートは、自分自身の自白書類を発見した。その書類には「生かして使う」と記載されていた。それを読んで、自分は何も知らなかったとショックを受けた。手がふるえ、顔が熱くなって、手足が冷たくなった。それと同じ週には、書類を読んで、自分の友人達が殺害されたことを知った。自分だけが生き残ることが出来たのだ。時間を経るに従って、次第に気持ちは落ちついていった。そしてS-21を博物館として再生させることが、自分にとっての最大の使命だと固く誓った。自身の絵が、政治的に利用されていると批判を受けることもあった。そのような批判に対しては、悲しい気持ちになった。自分の望みは、椅子に座って、ただキャンパスに向かっていたいだけだった。

八〇年代半ば頃、S-21の元看守が二〇〇〇人以上を殺した事実を認めて投降したというニュースがあった。その元看守ホイについてはヴァン・ナートもよく知っていた。ホイは、比較的高い地位にあった人物であり、S-21の状況をよく知っているはずだ。カンボジア政府の政策に沿って自白したことで、ホイは、罪に問われることなく普通の生活を送れるようになっていた。何千人も殺した殺人鬼が、家族にも囲まれて自由に生活できることに、ヴァン・ナートは愕然とした。そしてそのニュースを知ってから、彼は、気持ちが落ち着かず、フラッシュバックや悪夢をみるようになった。

九〇年代に入って、フランス在住のカンボジア人映画監督が、S-21で映画を撮ろうとやって来た。その映画には、ニュースで出てきた元看守ホイが登場しており、奇遇にもヴァン・ナートは撮影現場でホイとばったりと出会った。ヴァン・ナートは、ホイと会うと身体が熱くなった。ホイは、自分は看守のなかで下のほうでしかなく、本当は少ない数しか殺していないと言った。ヴァン・ナートは、それは嘘だ、わたしは知らないことをただ知りたいだけと言った。またヴァン・ナートは、ホイに、わたしの絵をみたかと質問した。ホイは、見たと答えて、絵は事実を越えてはおらず、事実は絵よりも恐ろしいと述べた。ヴァン・ナートが描いた絵の一部は、直接の経験だが、他は別の人が苦労を語ったものであったため、後者が真実かどうか分からなかったのだ。ヴァン・ナートは、実際にホイと話をするとは思っておらず動揺した。また実際に会ったことが信じられない気持ちだった［Vann 2013: 175–197］。

画家ヴァン・ナートにとって、トゥール・スレン虐殺犯罪博物館（以下、S‐21博物館）での仕事、絵を描くことは、彼の使命となっていった。当初は、S‐21での具体的な経験をもとにした「拷問」や「虐殺」の場面が多く描かれてきた。それらはS‐21博物館に展示されている。他方、晩年の図2で示した二〇一〇年の作品は、物語性を帯びているとは言えまいか。ドゥイは、S‐21の所長であったわけで、二〇一二年にはクメール・ルージュ裁判で終身刑の最終判決を受けた。複雑な思いが往来する相手といえよう。ドゥイは、ポル・ポト時代に死の恐怖を与えられた際の責任者なのだ。だが、元看守ホイとの会話から、またこの絵から、筆者が感じるのは、敵対した恨みを超えた次元で過去と真摯に対峙するヴァン・ナートの意志である。ヴァン・ナートは、ホイに対して恐怖を感じてはいたものの、一貫して対話から真実を導き出そうと努めている様子が伺える。ドゥイの絵からも、真実の追求を試みる態度がみてとれる。大量の人間の頭蓋骨は、ポル・ポト時代に起きたジェノサイドの換喩であり、またドゥイの足元には当時はまだ進行中のクメール・ルージュ裁判の冊子が置かれている。画家ヴァン・ナートの活動は、博物館としてS‐21を再生することにも関わり、ポル・ポト時

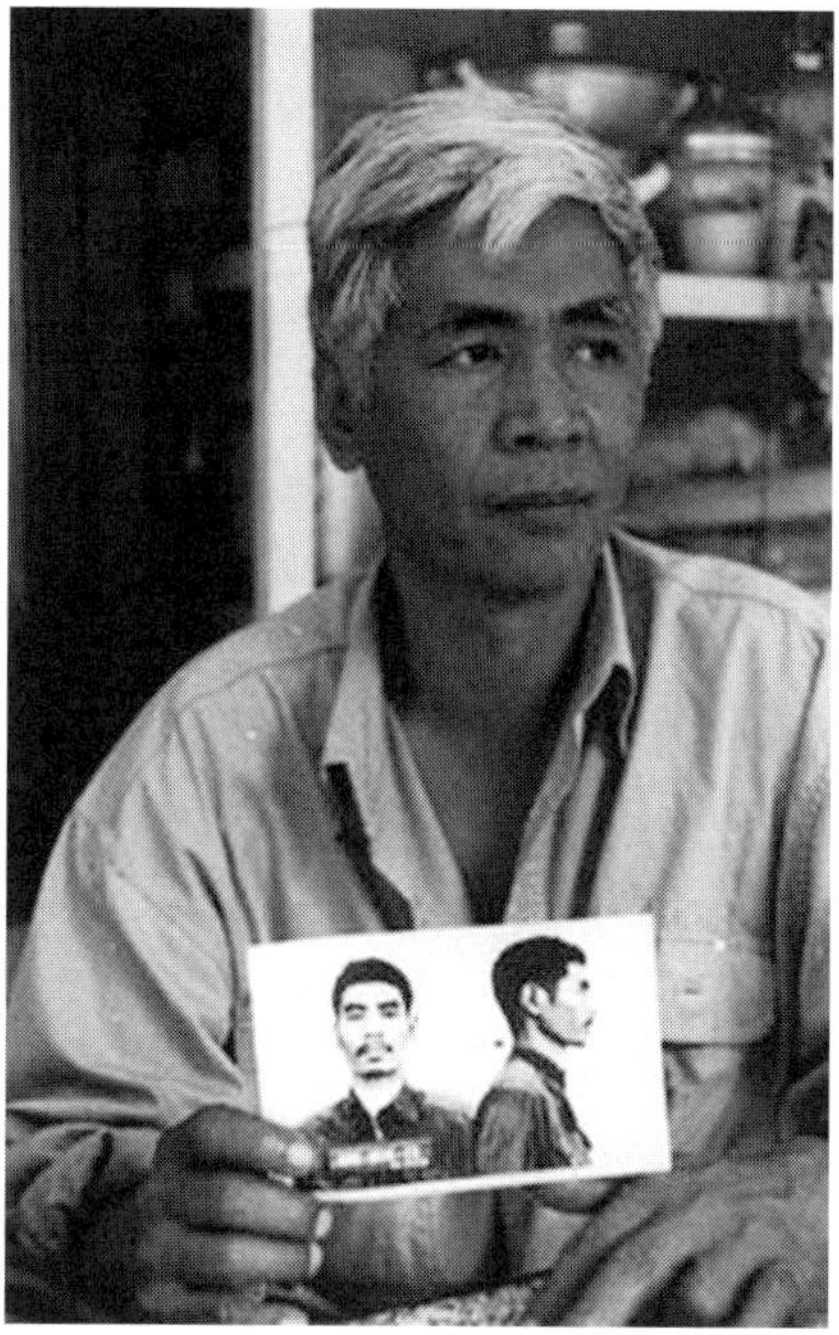

写真2　ヴァン・ナート〈http://www.vann-nath.com/bio/〉

代のトラウマ経験から和解に至った好事例といえるだろう。

（3）S-21とアーカイブ写真

現在、S-21博物館は世界遺産に登録されている。博物館には、ヴァン・ナートが描いた拷問や虐殺の場面の絵が飾ってある。それらの絵は、画家自身のS-21での直接の経験と聞いた話に基づいており、当時の貴重な記録であり資料となっている。共に展示されているのが、犠牲者となった個人ポートレートのモノクロ写真である。アーカイブとして複数枚が並べて大量に展示してある。

オランダの文学研究者であるアーンスト・ヴァン・アルフェンは、文学研究と視覚芸術とを関連させた分析が専門である。ホロコーストから出発してカンボジアのジェノサイドが起こったS-21での展示についても考察している。アルフェン［Alphen 2014: 211-223］によれば、S-21博物館では、行方不明の家族を探すための参考資料として、また虐殺された彼らを弔うことを意図して、犠牲者となった個人のポートレート写真が展示された。そうではあるが、アーカイブ原理に基づいた写真分析の視点によると、全く逆の解釈ができるのだという。つまりアーカイブの力によって、それぞれの個人のイメージは弱められるという。この経過において、個人の主観性は減少させられてしまう。ポル・ポト時代の犠牲者たちは、異なるナンバーをもつ描写される主体なのだが、このポートレート群は究極的にはそれに似ているもしくは全く同じなのだ。それは、ジェノサイド自体の匿名性の見本として、まさに展示の性質をよく表している。

ヴァン・ナートは、固有名をもった作家であった。他方で、S-21博物館における個人のポートレート写真のアーカイブは、ジェノサイド自体がもつ性質、つまり固有性のある個人を匿名的にしかも大量に殺す、という両義性を典型的に表している。表現のされ方において両者の性質は全く異なるが、トラウマ経験が別の形式で表現された創造物であるという点では共通している。このような博物館のあり方は、和解を促進する方法のひとつ、「記憶の場と実践」と繋がっていくものと思われる。

6 おわりに

本章では、「トラウマ・臨床・和解のプロセス」と題して、ポル・ポト時代にジェノサイドを経験したカンボジア人を事例に取り上げた。カンボジア人といっても、本国に続けて住むマジョリティと、国外に移り住んだ難民・移民に分けられる。カンボジア人のトラウマが最初に問題となったのは、移住先の外国（とりわけ文献に出てくるのはアメリカ）における精神科臨床においてであった。一九八〇年、アメリカ精神医学会が編纂した診断基準であるDSM-Ⅲにおいて、PTSDという新しい疾患概念が登場して以降、トラウマとPTSDは注目を集めた。PTSDは、皮肉にもベトナム戦争のアメリカ人帰還兵のトラウマケアという政治的な意図が反映された精神障害である（カンボジア人はベトナム戦争での被害も受けている）。やがて逆輸入される形で、タイ国境の難民キャンプやカンボジア本国での、トラウマ経験と精神障害（PTSD、うつ病など）の疫学調査が施行された[11]。

二〇〇一年から、筆者はカンボジアの精神医療と関わりをもってきた。精神医療がグローバルに展開するなかで、普遍性をもつかのように捉えられている精神疾患の概念をローカルなレベルでいかに考えることができるかが当初から抱いていた関心である。カンボジアとの縁があって、これまで研究を続けている。カンボジアでは九〇年代に入って、紛争後の人道的な配慮から、心のケアの充実を念頭に置いた海外からの支援活動が展開していた。とくにトラウマやPTSDという観点からの支援が多かったように思われる。筆者が欧米人ではなく日本人だからか、理由は定かではないが、グローバルに展開し普遍的とされるトラウマ理解と、現地でのトラウマ理解には差があるように感じた。

急進的な共産主義政権下で行われた残虐行為は許されるものでは決してない。トラウマ経験や外傷性記憶は否定されるものでは決してない。そうではあるが、本国カンボジアで暮らす人びとは、連続した日常を生きるなかで、苦悩のなかにありながらも「時間という熟練の匠」による和解と臨床的な過程で治癒に至った個々の事例が多くありそうである。またローカルなトラウマ概念に関わる方策が治療的に働いていた可能性もある。今後とも、国内だけでなく、国外のカンボジア人においても、トラウマを解消するなかで、和解が進展することを切に願う。本章でみたように、国内に住み続けたカンボジア人と国外に出たカンボジア人のトラウマの差異について研究することは、トラウマの解消と和解の理解に大きく寄与している。今後もその展開が期待される。

謝辞
本稿は、「トラウマ経験と記憶の組織化をめぐる領域横断的研究――物語からモニュメントまで」（京都大学人文科学研究所、二〇一三年二月一八日）およびシンポジウム「戦争／トラウマ／和解の可能性」（第二一回多文化間精神医学会総会、二〇一四年五月二五日）での発表を下敷きにしている。各発表で、田中雅一先生、三脇康生先生、松嶋健先生にお世話になった。ジャネのトラウマ文献については、江口重幸先生から懇切丁寧に紹介いただいた。二〇〇九年度松下幸之助国際スカラシップ助成によって研究滞在（二〇一〇―二〇一一年）が可能になった。ここに記して感謝の気持ちとしたい。

注

（1）トラウマ概念の歴史的背景については、本書第1巻所収の立木論文、上尾論文、直野論文に詳しい。

（2）他方類似する外来語である「ストレス」という用語は、カンボジア本国において、日常的によく用いられる。

（3）わが国において、トラウマやPTSDといった用語が広くメディアで流布し、日常的な言葉として用いられるようになったのは、一九九五年の神戸・淡路大震災や地下鉄サリン事件以降である［宮地二〇一三：i］。

（4）本書所収の4章青木論文も参照のこと。インドネシアのジェノサイド（共産党員嫌疑者殺戮）をめぐる個人的経験の語りを「トラウマ概念」へ適応する是非について論じられている。

（5）精神医学史家であるエレンベルガー［一九八〇 上巻：四六六］は、科学者たちへの名声と忘却の割当ては不公平なものであるが、ジャネは後者の好例であると述べる。ジャネは、時間的順序からみて力動精神医学の最初の人であり、開拓者たちのなかで誰よりも多くのことを学び活用した人物であったが、これまで忘却されてきたという。

（6）この点については、本書所収の第10章武田論文も参照すること。武田論文では、カンボジア北西部にあるバッタンバン州の村落におけるフィールド調査に基づき、死者の語られ方を分析している。

（7）キンジーらは、一九八〇年にもインドシナ難民クリニックにおいて患者の文化を配慮した治療アプローチについての論文を発表している。

（8）本名はカンケイウで、別名でドゥイと呼ばれる。

（9）カンボジア文化に基づくトラウマ関連障害のことであり、和解としての治療的方策においても重要である。

（10）TPO（The Transcultural Psychosocial Organization）は、一九九四年に設立された精神保健と心理社会的な介入をフィールドとするNGOである。クメール・ルージュのジェノサイドと内戦のもとで苦しむ人びとの心理的な治療を促進するという目標をもっている。

（11）他の地域における和解をめぐる事例として、イスラエル-パレスチナ問題（第5章カハノフ論文）、カナダとオーストラリアにおける先住民（第6章窪田論文）についての論文が本書に所収される。

参照文献

江口重幸　二〇〇三「心的外傷と記憶をめぐって――Janet の議論を手がかりに」『臨床心理学』三（六）：八四〇―八五七。
エレンベルガー、アンリ　一九八〇『無意識の発見――力動的精神医学発達史』（全二冊）木村敏、中井久夫監訳、弘文堂。
小菅信子　二〇〇五『戦後和解』中央公論新社。
小林知　二〇一一『カンボジア村落世界の再生』京都大学学術出版会。

宮地尚子 二〇一三『トラウマ』岩波新書。

Alphen, Ernst van. 2014. *Staging the Archive: Art and Photography in the Age of New Media.* London: Reaktion Books.

Bockers, Estelle, Stammel, Nadine and Knaevelsrud, Christine. 2011. Reconciliation in Cambodia: thirty years after the terror of the Khmer Rouge *regime. Tourture*. 21(2): 71–83.

Chimm, Sotheara. 2013. Baksbat (broken courage): a trauma-based cultural syndrome in Cambodia. *Medical Anthropology*. 32(2): 160–173.

Hinton, Devon, Hinton, Susan, Loeum, Reattidara, Pich, Vuth and Pollack, Mark. 2008. The 'Multiplex Model' of Somatic Symptoms: Application to Tinnitus among Traumatized Cambodian Refugees. *Transcultural Psychiatry*. 45(2): 287–317.

Janet, Pierre. 1907. *The Major Symptoms of Hysteria*. New York and London: Macmillan.

—— 1925. *Psychological Healing: A Historical and Clinical Study*. New York: Macmillan.

Kinzie, J. David, Fredrickson, R. H., Fleck, Rath, Ben, Jenelle and Karls, William. 1984. Posttraumatic Stress Disorder Among Survivors of Cambodian Concentration Camps. *American Journal of Psychiatry*. 141(5): 645–650.

Pollon, Zélie and Thornton, Alan M. 2011. *IWITNESS: Testimonies by Survivors of the Khmer Rouge*. Phnom Penh: Melon Rouge Agency.

Vann, Nath. 2013. *Cambodian Prison Portrait:* 1 *Year in the Khmer Rouge's S-21*. Phnom Penh: TSPH Printing. (Original in Khmer)

第12章　化学兵器をめぐる戦争文化
——一九一五年以降の展開

アナ・カーデン=コイン
野村亜矢香　訳

1　はじめに

敵対する兵士に対して、有毒化学兵器が大量に使用されたのは、第一次世界大戦が世界で初めてかつ唯一の戦争である。驚いたことに、野蛮的行為への政治的応酬にもかかわらず、第一次世界大戦中に使用された化学兵器の量はベトナム戦争やイラン・イラク戦争よりも多い。当時、毒ガス（多種多様な塩素系化学物質、ホスゲン、イペリット・びらん性毒ガス）の使用は、近代戦争において衝撃的で非難の対象とみなされた。特にドイツの野蛮さが非難された。ドイツ、イギリス、フランスの毒ガスを使用した戦争は、一二四万人の被害者をだし、九万の死者、そしてさらに多くの人々が心理的障害や一生消し去ることのできない恐怖を植えつけられた。イープル近郊のランゲマルケでは、一九一五年四月二二日に、六〇〇〇個もの鉄の筒から毒ガスが放出され、フランス兵とアルジェリア兵に四〇〇〇人の負傷者と一〇〇〇人以上の死者をだした。この鉄筒は約三週間前に設置されたもので、一六〇トンの塩素ガス圧縮液が収められていたのである。この「雲攻撃（Cloud attack）」と呼ばれる攻撃は、風向きを研究するドイツ人気象学者の手助けにより、一〇分もの間、フランス側に流れる風によって実施、一九一五年の一二月、そして一九一六年の四～八月にかけて致死量のホスゲンガスが使用され、さらに一九一七年七月にはマスタードガス（イペリット）が使用された。しかし、何人かの科学者は化学がもたらした新しい兵器に対して責任を感じていた。オットー・ハーン（後のノーベル賞受賞者）は東側の前線で、毒ガスによるロシア兵負傷者を見てこう語った。「私は非常に恥ずかしく、そして激しく動揺している。この戦争の異常性は明らかである」［Fitzgerald 2008: 622］化学兵器は、政治的に強力な手段（道具）であり、かつ近代のテクノロジー戦争の文化的象徴である。一九二五年にジュネーブ議定書で毒ガスの戦争使用が禁止されたが、二〇世紀の戦争で使用された毒ガスの環境的、心理的影響は、今でも想像され、人々の心に残っている。

本章は、化学兵器戦争に対する文化的な反応について考察するものである。その中で、化学兵器戦争の威力、兵士に対する影響に関する当時の重要な芸術作品や文学作品、新聞のイラストやメディアによるプロパガンダ作品に注目する。化学兵器による人体への影響を可視化する――視力喪失、呼吸困難、時間のかかる死――そして風景としてもよく知られる兵士の大量の屍体は、一般大衆が近代化学兵器戦争を理解するうえで多大な影響を与えた。また、毒ガスで負傷した兵士の個人的な体験談も重要である。本章では、いくつかの重要な毒ガス戦争に関する図像を用いて、これらがどのように、化学製品や近代性についてのパニックや不安の文化を吸出しかつ生産しつつ一九二〇年代から三〇年代にかけて生み存続した毒性についての想像力を生み出す要因となったのかを考える。さらには、医療への女性スタッフ起用による男女混合の職場環境や、兵士自身の長引く毒ガスの影響・症状への疑いは、社会と薬の大量動員に対する不安を反映している。例えば、男性的かつ英雄的な抵抗を美徳とする階級社会において、青年たち（徴兵・志願兵かかわらず）が近代化学兵器戦争で体験するのは絶望的な無力感であるという事実、軍に採用された医師たちがほどこす治療や処方は兵士の負傷に対応することができなかったという矛盾、そして、医師たちの人間性をもってしても兵士たちというより同じ市民としての人間の苦しみを取り除くことができないという状況である。

2 身体的、心理的、社会的負傷

化学兵器による戦争の話題は、当初からプロパガンダに浸透していた。ドイツと英国（イギリス）は刺激性毒物の実験を実施、フランスは催涙ガスの投与に手榴弾の使用を考案したが、多くの国々がその毒物や催涙ガスの使用を禁止するあらゆる宣言に調印した［Spiers 2010: 30］。一九一四年から一九一五年の間、同盟国側により毒薬を投与した飛び道具が三度試されたが（ヌーヴシャペル、ボリムフ（当時ロシア帝国の一部）、ニーウポールト）どれも効果のないまま終わった。一方の連合国側もその攻撃に対して十分な準備・装備はなされていなかった。しかし、一九一五年四月二二日にドイツ軍がフランス植民地国とカナダ軍に対して放った化学兵器は、そのスケールの大きさにより国際社会を震撼させた。連合国側はその攻撃に対するガスマスクの所持も政策による反撃手段も持っていなかった。混乱のさなか、「不確定な被害報告」により、何千人という多くの死者がでたという情報が飛び交ったが、実際は約七〇〇〇人のうち三五〇人程の被害であった。しかしそれでも多くの兵士に毒ガス戦争の恐怖を植えつけた［Spiers 2010: 31］。

しかしながら、確実になったことは「しっぺ返し」の法則である。マリオン・ジラルド（Marion Girard）いわく、この法則によって毒ガスや化学兵器の研究や製作、そして兵器の使用が第一次世界大戦中拡大していった。イギリスは道義的に優位な立場を主張しながらも、同年のロス（Loos）での戦闘でドイツ軍に向け塩素ガス攻撃を報復として実行した（だが失敗に終わっている）。堕落したドイツの継続的な残忍行為に対する政治的な反感は、その時代の共通認識であった。毒ガスを使用した戦争は、文明的社会対野蛮な文化の最もたる象徴であった［Girard 2008: 29］。愛国主義の言説とプロパガンダにより大衆の間に毒ガス戦争に関する言語が形づくられ、戦時下の不安がさらに炎上した。

イギリス軍による毒ガス使用は、純粋に理性的で正当防衛であるとみなされた。毒ガスを防ぐための研究は、本格的にはポートン・ダウン（Porton Down）で一九一六年から始まった。実際のところ、防毒に関する研究の継続は、毒ガスが今後も国際社会で問題視され、軍事的脅威になり得るということを裏付けた。一九一九年、化学兵器禁止機関（オランダ委員会（the Holland Committee）の前身）はイギリスの化学研究を民間機関にのみ許可するよう定めた。一九三〇年にイギリスは毒ガスの使用を禁ずるジュネーブ議定書の批准をしたが、防衛目的の毒ガス使用の権利は留保している。第二次世界大戦中、ポートン・ダウンの科学者たちは化学兵器やバクテリアによる兵器の開発実験を行っている。例えば、どのように手足口病、炭疽病、赤痢、コレラ、腸チフス菌等の病原菌を拡散するかなどである。それと同時期、ドイツ・ナチス軍が化学兵器を使用するかもしれないということに対する恐怖や不安が広く認められた。それについては後に論ずる。第一次世界大戦時につくられた、毒ガスや化学兵器戦争についての噂話やイメージ・描写が、公的かつ政治的に後世に語り継がれるような遺産となった。

化学兵器は身体的にも心理的にも兵士に危害を与え、その効果は長期にわたる。しかし、そこには様々な薬剤種類と効果の多様性による重要な違いがある。臭化キシリルは催涙物質である。鼻や喉に炎症を起こし、咳や窒息衝動、一時的な視力喪失症状を起こす。ガスマスクはこれに対抗するとても有効な手段であった。さらに毒性の強いガスの種類として　塩素、ボスゲン（臭化キシリルより二倍の毒性と死亡率を持つ）、ジホスゲン（死亡率が高く、防ぐことも難しい、一九一五年六月二二日ヴェルダンの戦いで使用された）がある。窒息剤（Asphyxiants）とはゆるやかな死という意味である。窒息剤で呼吸器官が肺水腫によりゆるやかに壊されるというところからこの名前がつけられている。これらにおいて、医者が患者を救う手段は極めて少なかった。ボスゲンは通常の空気より質量が三・五倍高く、カビた干し草のような独特のにおいがあった。だがその毒性はたいてい、相手に気づかれる前にすでに効果を発揮した。それは目や呼吸器官から侵入し、重症の肺水腫を引き起こした［Evison, Hinsley and Rice 2002: 331］。マスタードガス（Dichlorethylsulphide, Yperite）が最も致死率が高い。効果は、相手の視力を喪失させ、汗ばんだ肌（ワキや性器など）にダメージを与え、肺や目に火傷の炎症を起こさせ、結果流血にいたらしめる。その効力は二四時間潜伏可能で、一定の箇所に見つかることなく数日留まらせることができる。その薬剤は無臭な液体であり、爆弾や大砲で敵方に打ち込まれるが、同時に他の薬剤と混ぜ合わされ、茶色い霧と辛子やにんにくのにおいを発生させる。スルファマスタードでの死者は全体の三％（うち一％イギリス兵）だが、一九一九年のとある報告によれば一八万一〇〇〇人の入院患者をだしたとされる。原因は呼吸器・気管支のトラブル、胃腸の異常、心不全、動脈異常、胸の痛みなどである。死にいたらなかったものの、その攻撃を受けた者にとって、その色と臭いは永遠に記憶に焼きつけられた。古参兵やその家族は、そのことが原因で、戦争中、別のガスを見ただけで呼吸器官異常や心理的ストレスを発症した。さらに、戦時中には様々な薬物を複合して利用し、症状を複雑化させ、医師による診断や治療を難しくさせた。一九一八年に設立された化学戦争医学委員会（the Chemical Warfare Medical Committee）によれば、次のように指摘されている。

現在敵側の化学兵器使用の戦略とは、種類の違う薬品入り砲弾を同時に打ち込むことである。その中のいくつかは、まず肌のかぶれや炎症を起こさせ兵士にガスマスクを脱がせるよう促し、ガス攻撃対策にもろくなったところで致死率の高いボスゲンなどの猛毒ガスにやられるという仕組みである。

ガス攻撃の負傷者を治療する医師たちはその心理的作用についても教えられた。それは、ガス攻撃を受けた負傷兵は、外的負傷や身体的異常が治ってきたらすぐに軍事訓練に戻すべきであるとの教訓である。なぜなら、病院に長く居るほど患者のノイローゼ状態が誇張される傾向があり、心理的後遺症が治りにくくなるということらしい（*British Medical Journal* 1918.8.10, p.138）。こうした警告は仮病を使う兵士たちを戒めるために繰り返し使われた［Carden-Coyne 2014］。このように、兵役を（一時的に）免除され入院中の兵士は、負傷を理由に居座りつづけやすいと考えられたため「意識を患者自身の目の負傷ではなく自分の兵役と責任に向けさせるよう努力すべきだ」と考えられた。実際に何人かの患者は嘔吐症状を起こしたり、毒ガスには長期的副作用があるとまちがって信じ込んだ患者たちが神経ノイローゼをおこしたりした（*British Medical Journal* 1918.8.10, p.139）。たしかに、ガス攻撃を受けた者の戦後の証言は、その家族に身体的、あるいは心理的不調をひきおこした。文学作品や芸術作品も同様に、その家族に、人体や神経に対する過激なガス攻撃をイメージさせたという(1)。

3　ガス攻撃と防衛の文化

化学兵器を使用した戦争に対する批判が戦争に関する政治的言説に侵入したが、一般市民は自分の大切な人の安否を心配し、自分たちの村や町が襲撃されるのではないかと恐れ、それらの恐怖は近代化学戦争の凶悪さとして鮮烈に記憶された。マリオン・ジラルドいわく、化学兵器戦争は銃後と実際の前線の境界線を破壊した——ガスマスクを着用することは愛国精神とも、野蛮なドイツ人から身を守る英雄的防衛表現とも捉えられた。たしかに、イギリスにおいて化学兵器戦争は敵国への攻撃というよりは自国の防衛のためであるというのが政治的立場だった。科学者にとっては、それはまたとない機会であった〔Girard 2008: 14〕。化学者は、イギリスが持つ「野蛮ではない文明国である」という自負のイメージと、科学の発展により「戦争活動で功績を上げる機会」とを調和させた。化学製品製作者は軍需品省福祉健康局（the Welfare and Health Department of the Ministry of Munitions）が定める化学製品についての規約を導入せねばならず、これもまた毒性についての想像力（toxic imagination）を強めることに貢献した。科学者の毒ガスへの関心と医者の懸念の間に認められる緊張状態が、化学を「恐怖と残虐の兵器」とみなす過程で高まっていった〔Girard 2008: 15–16, 90ff.〕。

軍用装備は速やかに開発された。ガスマスクの開発とその使用に対する訓練と法案（人間用、動物用）などが整備された。しかし、戦争には様々な軍関係者が関わっていたが、多くの医療士官たちはほとんど化学薬品の知識など持っていなかったし、その長期的な効果や症状も理解していなかった。それらの情報は後から少しずつ解明された。戦争中の看病記録には医療班が目撃した苦悩と兵士を治療できない無力感が膨大な量でつづられている。マーガレット・ヒゴネット〔Higgonet 2002〕が論じているように、負傷兵や兵士が毒ガスに攻撃されている場面を含む傷害のトラウマ的物語は、多くの看護婦たちの心や記録に深いトラウマ記憶として残った。たとえば、ロシア生まれのイギリス人、マリー・ブリトニーバ（Mary Britnieva）は以下のように証言している。

> 彼らの動転した顔は腫れ上がり蒼白であった。そのうち何人かは本当に真っ青だった。息詰まり、咳こみ、彼らの充血した目は飛び出し、言葉を発することは不可能だった。しかし意識はしっかりしていて、彼らの目とたまにある痙攣したような

弱々しい動きだけが、彼らの継続的で絶大な苦しみを表していた。何人かは毒ガスで壊された肺の一部さえ咳とともに吐き出していた。[Britnieva 1934: 97]

彼女の壮絶で絶望的な苦しみと悲しみの情景は、科学と医療技術が敵の残虐な兵器の前に成すすべなく打ち負かされたように感じられる。ガス治療センターが最前線近くにできることで、兵士や医師たちも不安を募らせた。また、何人かの学者たちは「病院側は兵士たちを匿っているのではないか」と懸念した[Jones, Everitt, Ironside, Palmer and Wessely 2008: 1423]。

化学戦争部隊は、ただちにガスマスクを調整する方法について助言するためにポスターを作成し配布した。その絵は白い化学薬品の霧の中で一人の兵士が首をつかんでもがいているもので、「このようなことは君には起こらない!」というメッセージ付きだった(2)。オーバーな表現の画像で兵士に対してガスマスクの使い方の説明があり、そして民間に対して今後可能性のある毒ガスの効果の説明もあった。首をつかみ、痛みに悶え苦しむイメージは、アメリカとヨーロッパにおいて共通の「化学による痛み」のイメージとなった。一九一八年のフランス前線における塹壕内部の写真は、ボスゲンガスの威力を物語っている(3)。一九一五年の戦い直後、政府と軍は、市民にガス攻撃の衝撃と警告をするため、ガス攻撃をうけた死体の写真を使い、教育しようとした。

そうではあるものの、ガス攻撃をうけた兵士役の人物のポーズは、大げさなポーズをしているサイレント映画を彷彿とさせた。結果、政府と軍需用薬が毒に侵された体のイメージ作りに貢献した。スーザン・グレイゼル(Susan Grayzel)が言うように、ガスマスク技術の急激な発達と銃後の「国民のための毒ガスに対する防衛」訓練と教育のおかげで、イギリスではガスマスクが「民間と兵士の必需品」となった。こうして国家は、非戦闘員の生活と身体と家庭的空間が戦争ゾーン（war zone）へと統合されたことを認めたのである。戦争ゾーンは敵の攻撃から免れることができなくなったのである［Grayzel 2014: 418］。結果、一般市民はガス攻撃の対象になり得ることとなり、兵士と同じようにガスマスクの存在が不安を助長し、それはすぐに政治からポピュラー・カルチャーまで全ての社会領域に浸透した。

ガスマスクの開発は、ある程度は毒ガスの効果を防げたかもしれないが、化学兵器戦争の中では不安定な技術で、脆弱な防御壁だった。オールダーショットに設立された化学ガス技術士官学校（the Command Gas School）にて、チャールズ・ロバ・エヴァンズ卿は、アンチガス基準というものを教え、その基準には負傷兵、および犬や馬等にガスマスクをうまく着用させる方法も入っていた(4)。一九一五年にイギリスはハイポ・ヘルメットを開発した（フード状になっていて頭からすっぽりかぶり、目のところだけ見られるような仕組みになっているが、視界は制限された）(5)。次に、もっと強力なボスゲンを遮るためにフェネイト・ヘルメット（P helmet）が開発された。それらのヘルメットには、ボスゲンや塩素系ガスに対応する薬品が染み込まされていた。しかし、毒ガスに関する展望と恐怖、ガスマスク、そして毒ガス用の訓練は、タチの悪いユーモアのネタとなっていった。イギリスの風刺画家はその皮肉なユーモアを的確に伝えている。一九一六年にホレイス・バリー（Horace Bury）が描いたプロパガンダ用風刺漫画には、軍の指揮官が兵士たちのいる教室で兵士にガスマスクの着用法を教えている場面で、一人がガスマスク着用の手本を見せる中、もう一人がタバコを吸っており、ガスマスクの薄弱さを表している(6)。

トリアージシステム（識別救急）と搬送システムと協力して、毒ガス治療対応のセンターが戦場にできた。それが一般に知らされたのは一種の医療プロパガンダであった。政府は毒ガス攻撃にもしっかり対応しているという事実を国民に知らせる必要があった。なぜなら当時の医療部隊は政治的に厳重な監視下におかれていたからである。ところが、ジラルドいわく、規格化した対応と治療プロトコルは設立したものの、医師たちは実際には毒ガスの生理的効果やダメージに完全には対応しきれていなかった。医師たちは毒ガス戦争を、戦地の経験や救護班の徴兵で知った。医療イラストレーターのA・K・マクスウェル（A. K. Maxwell）は、マスタードガスにやられた肺の組織細胞の顕微鏡画像をカラーで描いた。そこには、患者の搬送から病院に入ったあと、四〇時間のうちに患者がどのように死を迎えるかという医療報告も付けられていた。顕微鏡での組織反応の画像解明によって、ボスゲンガスによる危害は一九時間以内で死に至ると判明した。マクスウェルは、患者たちが病院のベッドでボスゲンガスによる影響でひどく打ちのめされた状態で横になっているイラスト（一九一五）を描き、それは医師たちや医療研究委員会に証拠画像として使われた(7)。

化学戦争の衝撃的かつ心理的効果は、しかしながら具体的効果よりも長く続くとみなされ、恐怖の兵器と恐れられた。その恐れと不安は兵士たちの士気に強く影響した。実際に大量破壊兵器より毒ガス兵器のほうが恐れられていたようだ。古参兵の間ではガスを見るたびに心理的ストレス症状（たまに呼吸困難など）がでる者もいたし、その症状は一九二〇～一九三〇年の間に多く見られた。多くの人々は、それは毒ガスによる後遺症だと信じた。一方で精神神経疾患の患者の間では、ガス攻撃にさらされてから一二年たっても症状の改善があまりみられなかった。研究者や医師は、「化学兵器攻撃は実際の破壊力よりも多くの恐怖心を煽る」と結論付けた。それだからこそ、軍が使用したがるわけなのだが。戦後に残る後遺症は、身体的なダメージではなく化学兵器に対する心理的不安である。歴史学者ジョーンズと軍事心理学者のウェスリィらはこの論争を湾岸戦争症候群との関係で使用した［Jones, Everitt, Ironside and Wessely 2008: 1419-1426］。

長年にわたって蓄積されてきた医療的、軍事的影響や、文化表象、そしてそれらの融合の影響は様々な有毒イメージを形作ってきたが、それらは完全には研究されてこなかった。しかし、ヨーロッパやアングロサクソン系アメリカ人の世界では、近代の化学技術が人間の心身に及ぼす多大な影響についての経験や恐怖への文化的反響が大きい。ジラルドは、視覚文化や民衆的メディアによる様々な反響や観点、さらに英国社会に毒ガス戦争を巡る議論が及んでいる程度について論じている。毒ガスの文化的に否定的なイメージが広く普及したので、野蛮で不道徳な敵に対抗するためには毒ガス兵器の使用はやむを得なかったとする毒ガスに対して肯定的な考えを抱く人々は記憶から払拭された［Girard 2008: 199］。ガスマスクの開発は不可欠で、医療的対応としては効果的であったが、戦後には返りみられなくなり、代わりにガスマスクも近代の化学兵器戦争の象徴となり、そしてモダンアートのイコンとなった。これは、近代的な流行がガスマスクの美学に応用されたことへの反応でもある。芸術や文学も、野蛮な近代戦争を記念碑（メモリアル）として残す重要な役割を担った。そこでは「邪悪な科学が引き起こした罪のない一般市民への戦争」として描かれた。

4　毒性の記憶

毒ガス戦争について生産された文化的作品の中には、毒ガス戦争の意味を象徴するものも存在した。文学的作品の他に、英国戦争記念委員会から依頼されジョン・シンガー・サージェント（John Singer Sargent）が記念ホールのために描いた絵画もそのひとつである（図1）。サージェントがフランスのル・バック・ド・スッド（Le Bac-de-Sud）にあった負傷兵治療所を訪れた時に、この絵古典的なフリーズに施された絵のインスピレーションを得た。何人かの批評家は一九一八年に完成された当初、彼の絵は想像性に欠け、写真のように正確で現実的でもないとしたが、一方で人々は絵の中の「淡々とした作業」や「包帯をしてうずくまったり倒れている負傷兵」という「恐怖の静止図」と、後ろで「周りに興味を示さずサッカーに興じる若者たち」と「砲弾が炸裂する中蝶々のようにひらひらと舞う戦闘複葉機」との対比に心うたれた。

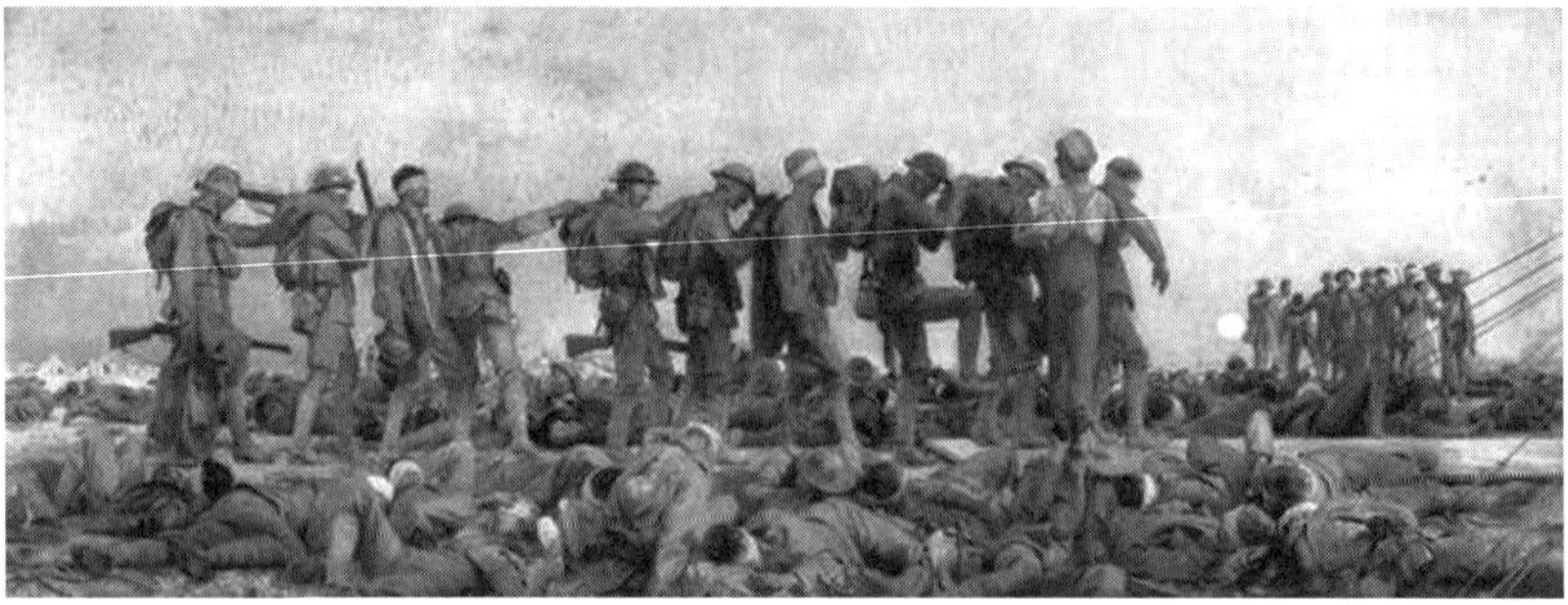

図1　John Singer Sargent, "*Gassed.*"

これは「戦争に囚われた若者たちの飾らない主張である。そして目巻かれた包帯は象徴的な意味合いがある」と評価する者もいた[8]。その他の者は、この時代のアーティストたちを「彼らは当時見たものだけではなく、彼らの感じた感情も描いた」として高く評価している（*The Manchester Guardian* 1919.12.8, p.8）。このような直接的に語りかけてくる感覚的な恐ろしさは、きっとこの時代が必要とした感覚であろう。

一九二〇年代にかけて、だんだんと「ガス殺（*Gassed*）」は科学技術の人間に対する裏切りとして象徴付けられていった。医者も、この戦争における身体と精神におけるダメージを発表し、この認識を強めることに一役かった。一九一八年、有名なカナダの軍医ウィリアム・オスラー卿（Sir William Osler）は「サージェントの絵を見たことを本当に残念に思う。まるで悪夢のように私の心につきまとう」とコメントした［Carden-Coyne 2009: 44］。しかし、美術館のパトロンや戦争文学の愛好家は根本的に新しい戦争の形態をこぞって理解しようとした。文化的表現や作品は暴力に立ち向かうなんらかの方法を提供しているが、それと同時に我々にこの暴力の記憶をとどめさせるように仕向けていると考えた。

化学戦争についての文学的反響は、大戦間期中の視覚的、文化的記憶を形成した。戦争詩家ウィルフレッド・オーウェン（Wilfred Owen）は身体的、心理的影響を詩「美しく名誉なり（*Dulce Et Decorum Est*）」によって後世に残る永続性を確立した（一九一七年、クレイグロックハート病院で書かれ、一九二〇年に出版された）。内容は混乱した兵士がガスマスクを必死で探し回り、なんとか間に合って装着したものの、他の者は未だ叫びながらよたよたと歩き回っている、というものである。彼は「醜い老婆のような咳」と書いているし、「被害者の朦朧としている様子、息詰まる様子、溺れている様子」などとも書いている。そして、目撃者の立場からこう書いている。

私たちが彼を放り込んだ荷車の後ろで
彼の白目が顔中ぐるぐると回っているのを見やる
彼の皮膚は病魔に侵された悪魔のようにただれ落ちる
あなたには聞こえるだろうか、〔荷車が〕揺れるたび
あぶくのようにただれた肺から血がごぽごぽと湧き上がってくるのを
吐き戻しのようにまずいそれは
無垢な舌に永遠に治ることのない汚れた傷をつける

オーウェンは毒ガスの身体的危害を「彼の白目が顔中ぐるぐると回っている」、荷車が「揺れるたび」、「あぶくのようにただれた肺から血がごぽごぽと湧き上がってくる」、「無垢な舌に永遠に治ることのない汚れた傷」など生々しく描写した［Martin 2007: 35–54］。

このような文学作品は、イギリスの文化的記憶において象徴的となったが、ヨーロッパにおけるダダイズムとシュルレアリズムの周縁では、毒ガスは身体的苦痛を超え、社会秩序の常態、法令遵守虚偽の民主主義に価値を置く文化の腐敗した国家にまで及んだ。ダダイズム劇作家のトリスタン・ツァラ（Tristan Tzara）は、一九二五年の自身の作品「ガス心臓（*Le coeur à gaz*）」で、切断され、正常に機能しなくなった様々な身体の一部を用いて「美観をそこなうということ

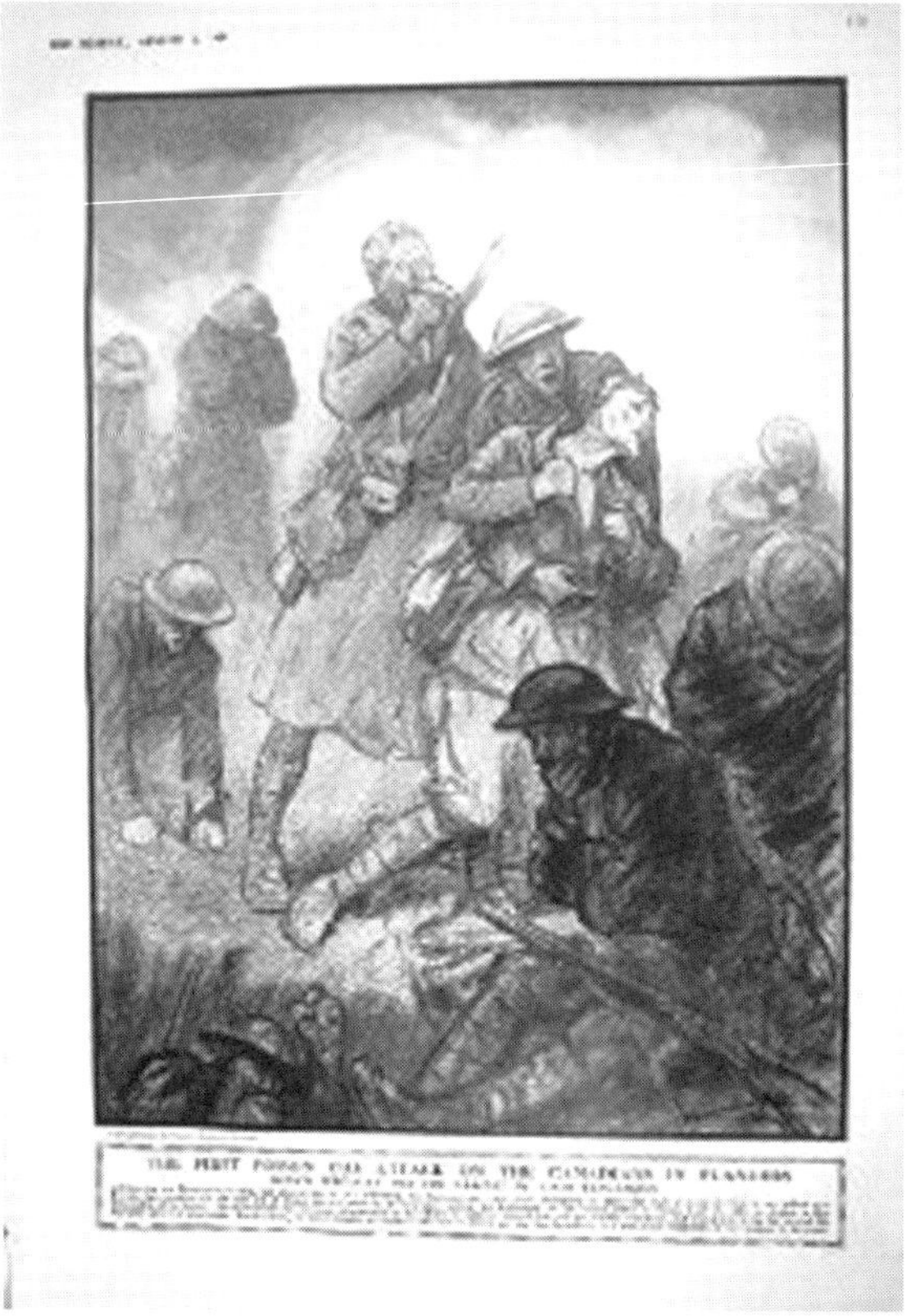

図 2　Louis Raemakers, "*World War 1: A Poisonous Gas Attack on the Canadians in Flanders, 24 April 1915*", 1918.

についての言説と図像への探求」を試みた。それは再建的治療薬と、異常をきたした身体の再統合という考え方に異論を唱えるものであった［Garner Jr. 2007: 508, 511］。

毒ガスによる身体的被害、見物人の視覚的記憶をざわつかせるかのような鮮明な赤、緑、辛子色の茶、そして黄色。その全てを可視化することに一役かったのは、アーティストたちでおそらく間違いないだろう。数え切れないほどのアーティストたちが、極悪の極みである一九一五年四月の出来事を記憶、追悼するように注文を委任された。ルイ・ラマカス（Louis Raemakers）の宣伝用イラストには、一九一五年四月二四日にフランダースで起こったカナダ兵を対象としたガス攻撃も描きこまれていた（図2）。苦しみ、痛み、処理しきれない感情、そして苦しみにおけるお互いの英雄的かつ互助的な行動が主題であった。このようなイラストたちは頻繁に出版・公開され、この時代において戦争がなんたるかを視覚的に伝える主な情報源であった(9)。

しかし戦後は、戦争アーティスト顧問委員会およびカナダ戦争記録会は、戦争中の重要なできごとや経験を主に描く

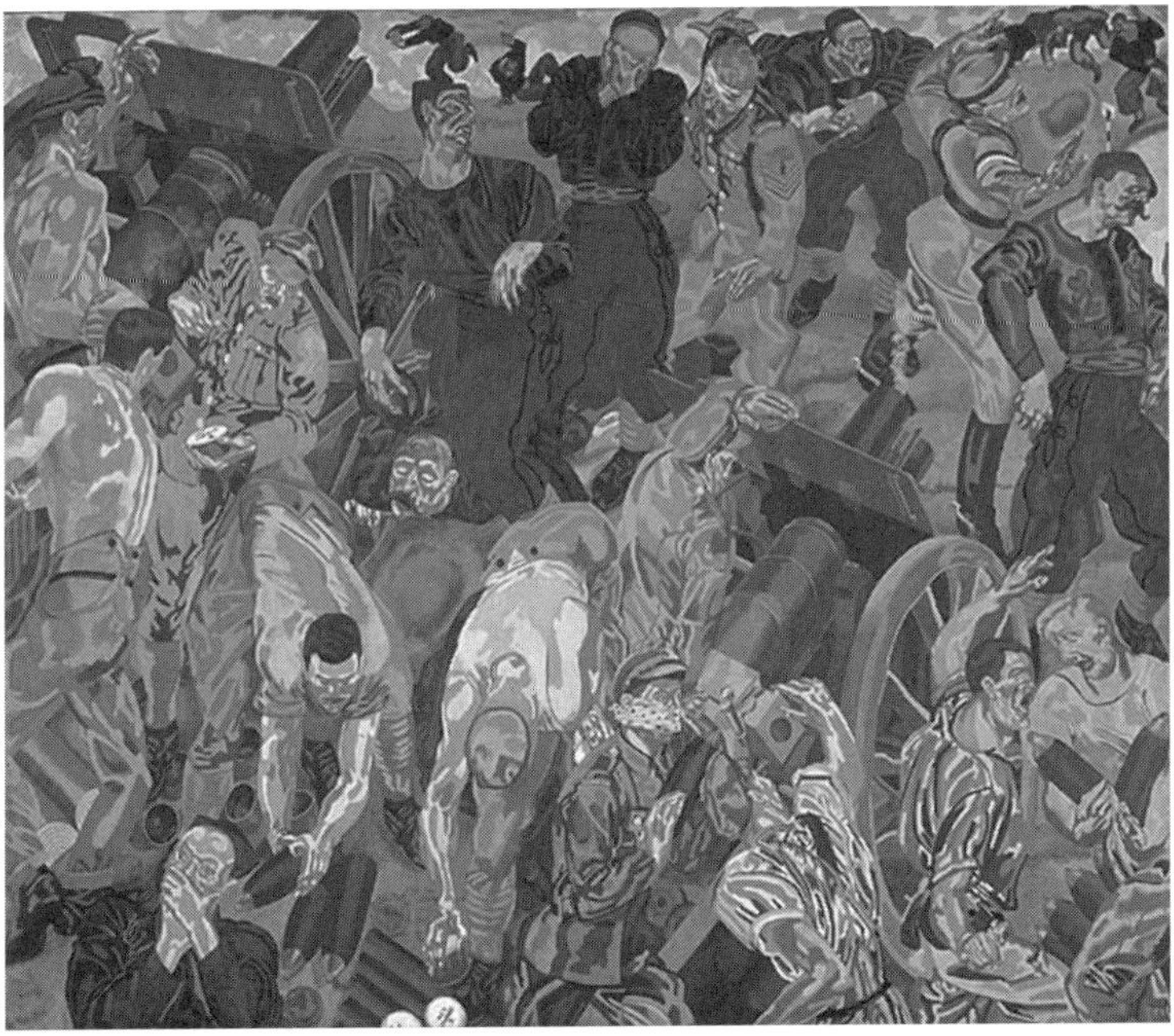

図 3　William Roberts,“*The First German Gas Attack at Ypres.*” 1918.

ように委任した。ウィリアム・ロバーツの描いた「イープルにおけるドイツ軍の最初のガス攻撃（*The First German Gas Attack at Ypres, 1918*）」は、化学兵器戦争を代表する絵となった（図3）。

フランス兵とカナダ兵を、彼らの戦闘服の色に基づき（赤とカーキ）、カオス的な色使いで、痛みに悶え苦しみ、行き詰まりパニックに陥って走り回り、毒性の臭気に倒れこむ兵士らを描いている。ロバーツは王位野戦砲連隊に従軍していたがこれは作者自身の経験ではない。しかし彼は、数え切れないほどの日記、手記、経験者の話から、化学兵器の強烈な色とドラマを描きだした。この熱狂的なシーンは、時折無音の静けさを描いたサージェントの作品と好んで比較された。ロバーツは「行き詰まり、嘔吐している北アフリカのズワーブ兵のグロテスクな悪夢的恐怖、呼吸をしようともがく苦しみを記録した」として評価された［Konody 1919: 10］。

イープル（Ypres）での初めてのガス攻撃を目撃し

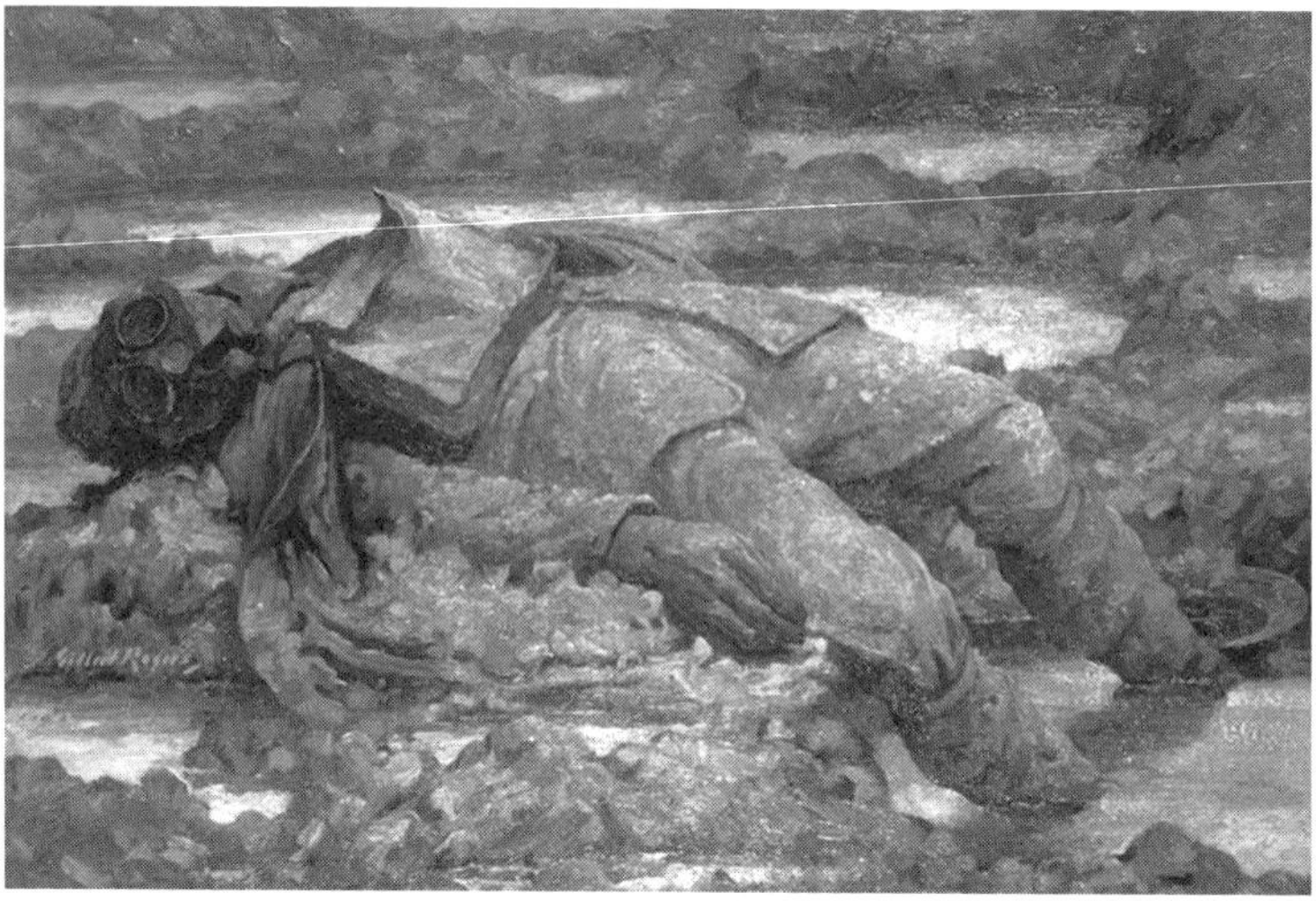

図3　Gilbert Rogers, "*Gassed: In Arduis Fidelis.*" 1920.

た一人のイギリス兵は、他の兵士達をこのように記憶している。

……そこらじゅうを野生動物のように走り回っている。緑っぽい灰色の雲が彼らに降り注ぎ、それは田園地方に進行すればするほど黄色に変色し、畑の野菜をことごとくしぼみ枯れさせた。そしてそこにはよろめくフランス兵がいた。視力を失い、咳き込み、胸は苦しそうにうなり、彼らの顔は醜い紫色に変色し、唇からは無言の苦悩を発している。[Fitzgerald 2008: 611]

辛子色の死はギルバート・ロジャーズ（Gilbert Rogers）の「ガス殺――逆境でも忠実に（*Gassed: In Arduis Fidelis*）」（このサブタイトルは英軍医療部隊のモットーである。一九二〇年作）にも描写されており、その身体は戦場で仰向けに倒れている（図3）。身体は動きがとれないほど泥にはまり、足は水たまりにつかっている。その死んだ兵士は未だガスマスクをつけており、その描写はガスマスクの無能さを物語っているかもしれないし、もしくは彼がガスマスクをつけるのが遅かったのかもしれない。こうしたことが情報省のキャンペーンの警告を喚起させることになった。

モダニストの（色彩的にも思想的な意味でも）カラフルな演出や、戦争省が委託した公認アートや追悼記念作品の外側で、大衆紙や新聞に記載された白黒のイラストの役割は毒性イメージを形成するにあたって比較的過小評価されてきた。一九一五年一二月、『イラストレイテッド・ロンドン・ニュース（*The Illustrated London News*）』は、ひとりのガスマスクを着用した兵士を表紙とし、「ドイツ軍によるガス攻撃航空写真：重要なスナップショット（*German Gas-Attack Seen From the Air. A Remakable snapshot. Dec 18, 1915.*）」という表題で、ガス攻撃の航空写真を公開した（写真1）。

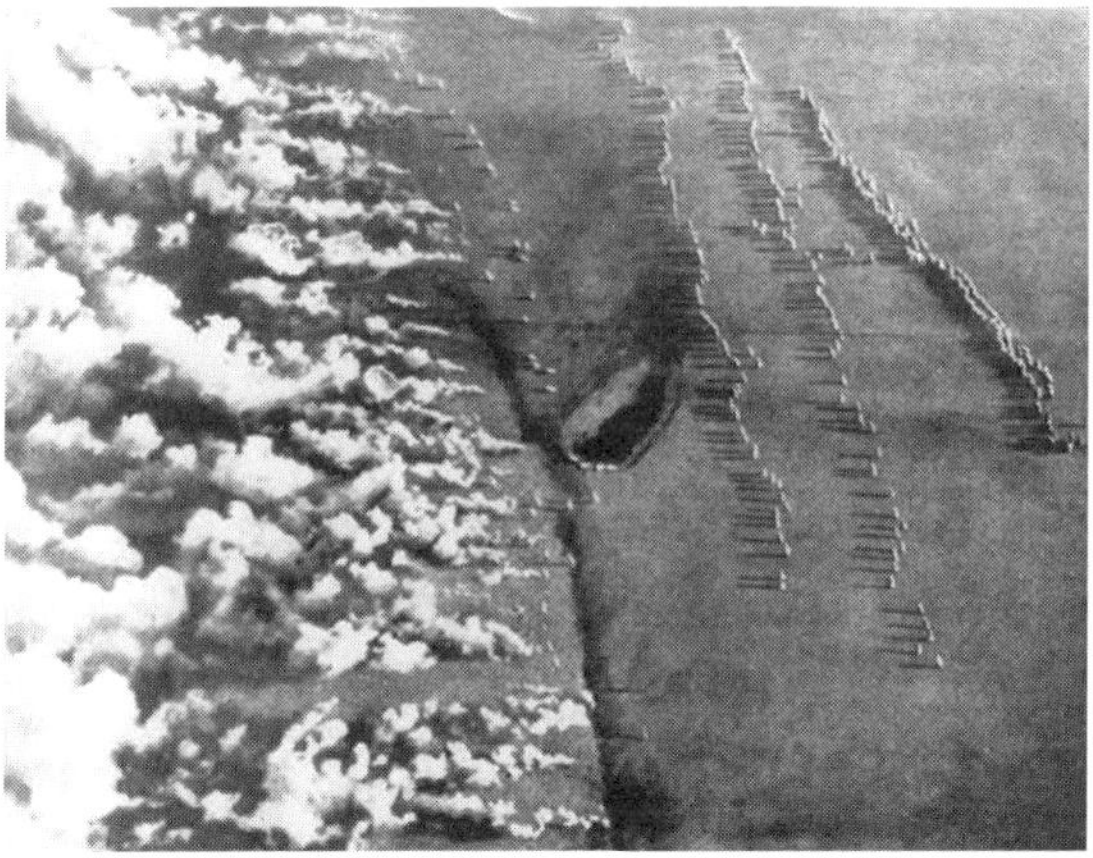

写真1　*German Gas-Attack Seen From the Air. A Remakable snapshot. Dec 18, 1915.*

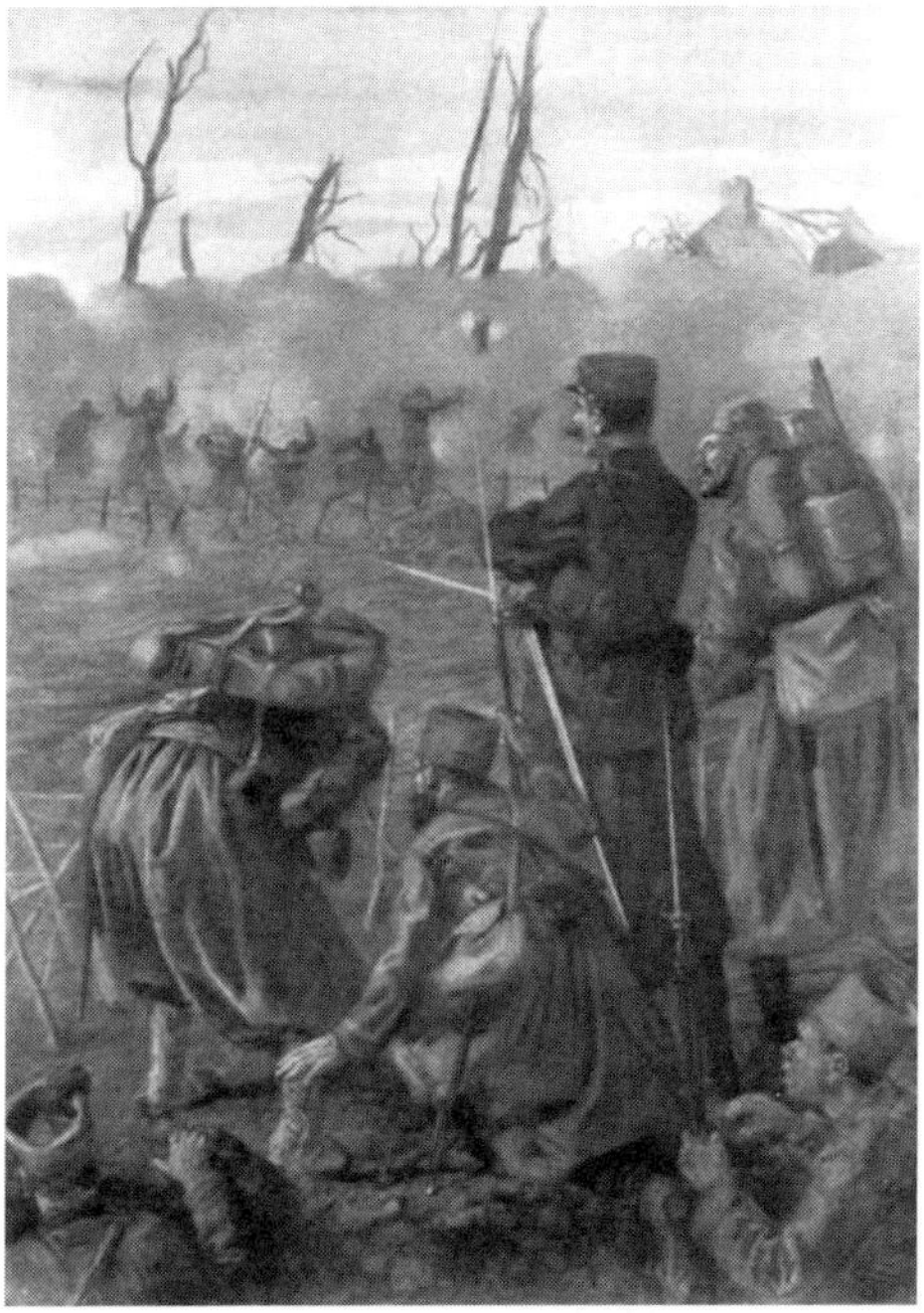

図4　Lucien Jonas, "*A Chlorine Gas Attack, Second Battle of Ypres, Belgium, 1915.*"

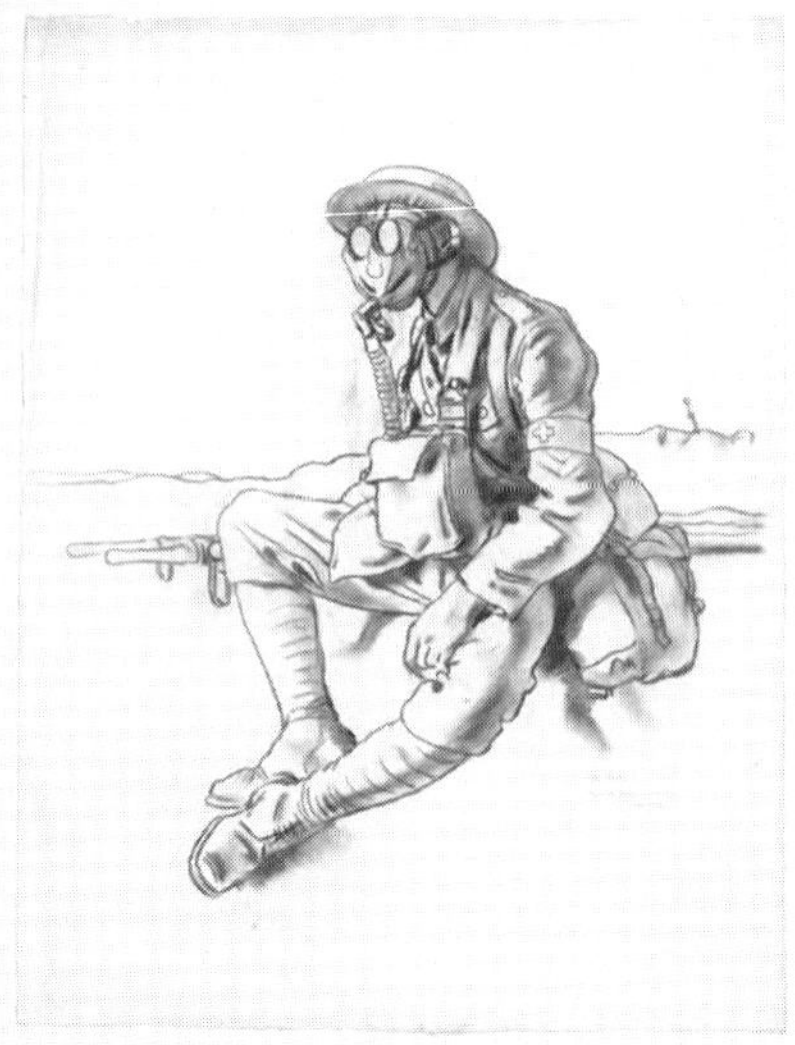

図5　William Orpen, "*The Gas Mask Stretcher-bearer, RAMC, near Arras.*" 1917.

例えばフランスの新聞では、「塩素ガス攻撃！　一九一五年ベルギー・イープル第二回戦」（作成一九二六年）という記事で、ルシアン・ジョナス（Lucien Jonas）が凶悪なガス兵器戦争の元凶である事件を描き記録した（図4）。一九一五年四月二二日、ドイツ軍は一六八トンもの塩素ガスを四マイルに渡る前線に放出した。第一次世界大戦中最初の毒ガス攻撃である。

ジョナスは、フランス軍の四五師団とアルジェリア軍（ズワーブ兵）の七八師団が多大な被害と混乱を被り、何人かは強制的に撤退させられている場面を描いた。連合軍は当初、ドイツ軍による毒ガスの使用を野蛮であると非難したものの、結局戦争終盤には両軍ともに毒ガス兵器を多用した。

毒ガス戦争の視覚的効果や色彩と並行して、ガスマスクの技術も文化的図像の中心的地位を占めた。写真家や美術家たちはガスマスクを機械的なロボット風の怪物のように表現して、人間を奇怪なサイボーグに変容させる近代技術の象徴として人々のこころにそのイメージを浸透させた。例えば、ウィリアム・オーペン（William Orpen）作の、一見、現代的な、王立陸軍医療部隊（Royal Army Medical Corps: RAMC）の担架係が休んでいる木炭画もそうである（図5）。ドイツではオットー・ディックス（Otto Dix）がガスマスクを着用した兵士たちが変形し、ゆがんだ形で描かれている。

他の人たちは、ガスマスクを悪夢のような恐怖の象徴とした。非人間的で誰のものともわからない、得体の知れない

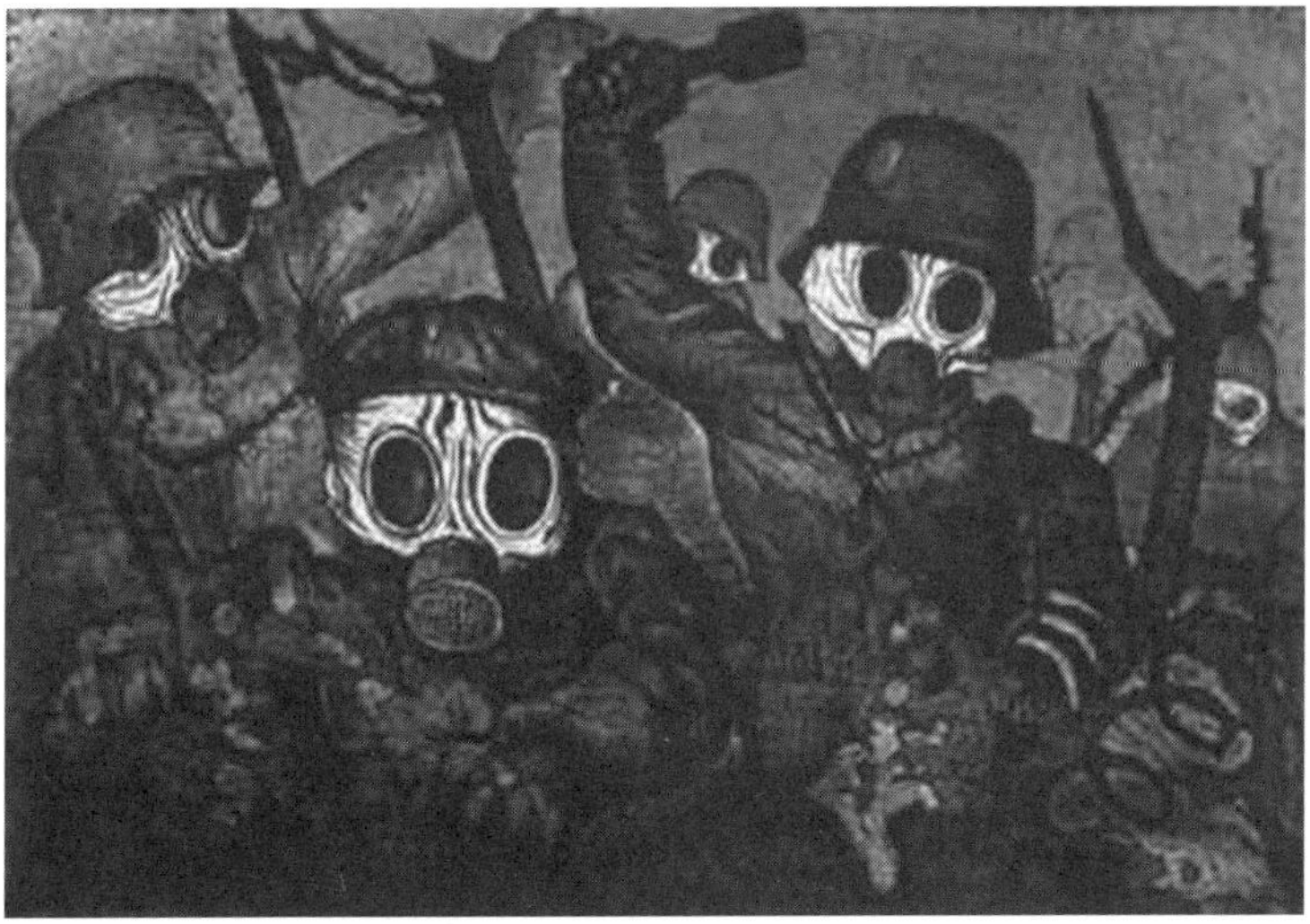

図6　Otto Dix, “*Stormtroopers during a Gas Attack.*” 1924.

化学雲による暴力を彷彿とさせるだけではなく、致命的なボスゲンガスのように、臭いもなく色もなく被害者に忍び寄る暴力として捉えた。ディックスの戦争シリーズ（*Der Kreig*）の中の一枚、「ガス攻撃時の突撃隊員（*Stormtroopers during a Gas Attack*）」（*1924*）は、近代戦争における「個人」の消滅を表している（図6）。表情のない人間、人間性と人間味を奪われた者たちである。戦時中に公開されたたくさんの公的な写真は、兵士たちがガスマスクをつけてモンスターに変えられてしまったかのような、シュルレアルな特質を示していた。フランス人アーティスト、ジャック・エミール ブランシュ（Jacques-Emile Blanchard）は、一九一六年に映画館でガスマスクを見てこう語った。「おそろしいゴーグルとでかい鼻、怪物的でグロテスクなマスクだ」。ジークフリード・サスーン（Siegfried Sassoon）は、彼の「アフターマス（*Aftermath*）」（1919）の詩の中でガスマスクを、辛辣な修辞的な問いかけによって印象付けた。「君はその傾いている担架を覚えているか？　彼の死にかけた目とだらりとたれた頭　その青白い灰色のマスクをした青年は、かつては熱心で優しく幸せそうだったのに？」。ジラルドが言うように、ガスマスクは最も有力な化学兵器戦争の描写法で

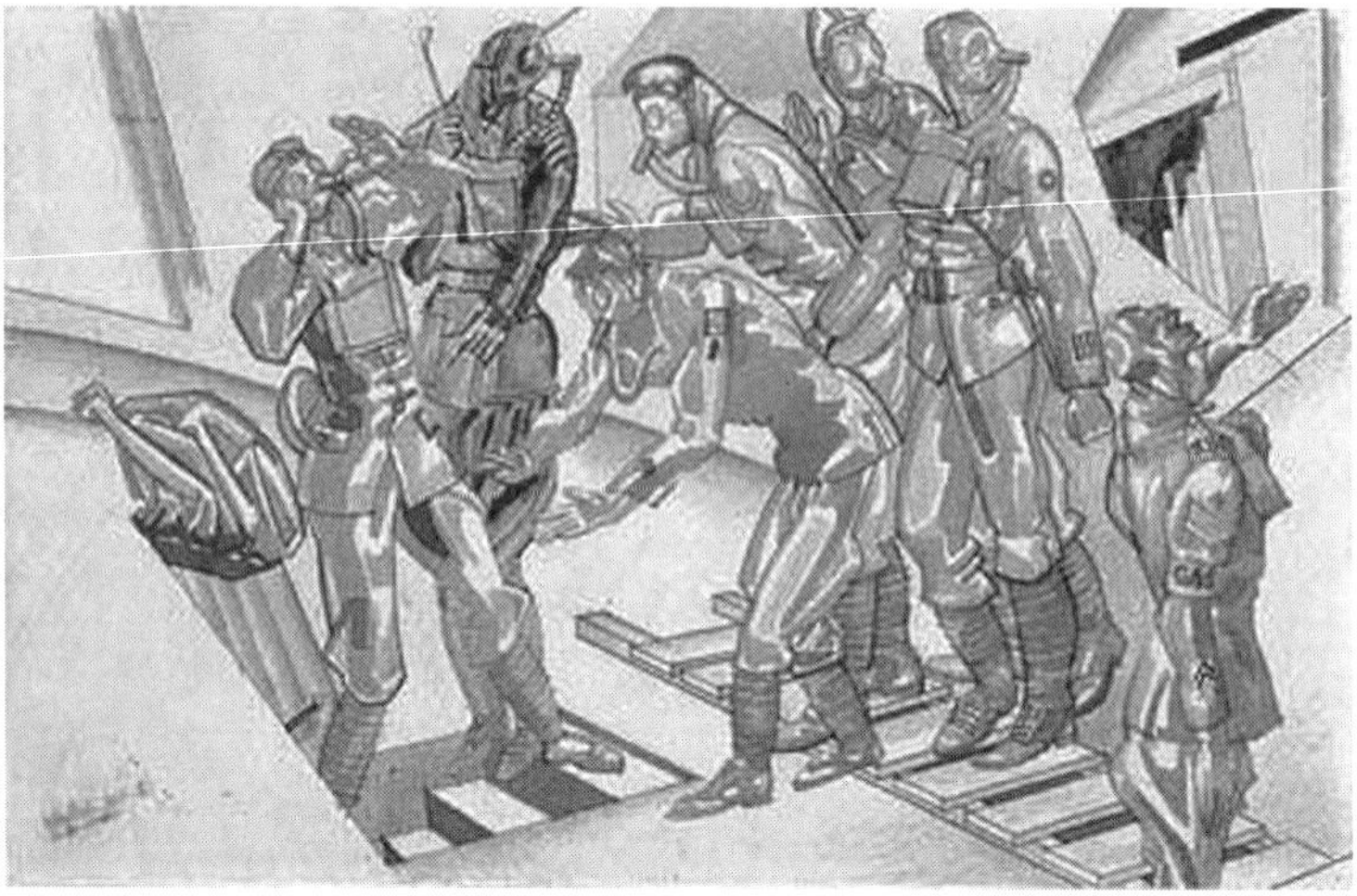

図7　William Roberts, "*The Gas Chamber.*" 1918.

あり、「直接表現の少ない」方法であったが、すぐに、広がりつつあるシュレアリズムやモダニズム表現方法の影響により、不吉なシンボルという性質を増幅していった［Girard 2008: 146］。

イギリス情報省からの依頼で、ロバーツがインクと水彩絵の具で描いた「ガス室（*The Gas Chamber*）」（テイト現代美術館で一九一九、一九五六、一九七四に公開された）は、何人かの兵士たちがガス攻撃に備えて訓練している様子を描いている、しかしそれは得体のしれない地球外生物にもみえる（図7）。

ロバーツは、イギリスへの帰路の途中、一〇日間ル・アーブルに寄り、そこで毒ガス攻撃対策訓練をうけた。彼はその体験を手記にこう記している。「ガスマスクを着用して、両側ともに毒ガスの充満した狭い塹壕を通ったり、防空壕を通らされたよ(10)」

意義深いことに、人々が毒ガス攻撃と化学兵器戦争で苦しみ死んでいくイメージは、アーティスト、軍隊、政府だけの領域ではなかった。活動家も、一九二〇年代にうまれた平和運動の中で、劇的で生々しいイメージを描いた。オランダで始まった女性国際平和と自由同盟は、家族をあしらったポスターを公開したそこではドクロの大きな人形とともに、家族（二人の大人と二人の子供）が上空を飛ぶ飛行機が撒き散らす毒ガスのせいで、部屋内で死んでいたり、軍艦が毒ガスを撒き散らしている。[11]

一九二四年までには、ホワイトハウスが毒ガスで戦争の報告を発表した。国際的な新聞紙によると、「この報告書は、破壊技術における科学的な進歩を通じて、無防備な都市に対して無差別にガス、病原菌、強力な爆薬の使用が予測されると報告している」。国際連盟が特別、科学者との間で協議会を設けた。その結果、「化学兵器が戦争下で使用される威力、効率、そして多様性において制限はない」と主張している（*The Manchester Guardian* 1914.12.9, p. 9）。

5 第二次世界対戦時の毒性文化

第二次世界対戦時には、ドイツとイギリスは「完全に無制限の戦争」の攻撃と防衛について駆け引きを行っていた。イギリスの首相は、ドイツに対して「イギリスはドイツの全人口を全滅するに価する毒ガスを有している。そのような戦争を開始するような動きを見せれば、ただちに我々は報復する」と伝えるよう求められた（*The Manchester Guardian* 1943.2.25, p. 6）。毒ガス対策は、今回は一般市民の防衛策にまで及んだ。人々はガスマスクを支給され、空襲防衛隊（Air Raid Precautions: ARP）は各駅に設置された。これらは、当時のメディアに継続的に議論された話題である。政府の国土安全のための情報省でもマンチェスター・アートギャラリーにおいて「ガスは人々を殺すための武器ではない、その目的とは市民に混乱を巻き起こすことである」と公表した。どんなショックや驚きにも「備えること」が対策であった。その展示パネルには毒ガス情報の他にもガスマスクや、一般市民、地域責任者、子ども、乳幼児達への毒ガス防止布のサンプルも展示してあった。この展示会の目的は、一般市民を「落ち着かせ、安全性を訴える」ことであり、報告書には、四〇%もの訪問者がその日ガスマスクを持ち帰ったとある（*The Manchester Guardian* 1941.8.16, p. 5）。

ガスマスクは、ロンドン大空襲の神話的表象をおび、国家戦争下の協力精神の表れとなった。男女関係なく、どの社会層のだれもが英雄的抵抗の一端を担った。空襲時に着用されたガスマスクで、空襲防衛隊が使用するものは一般のものと色が区別されており、女性補助空軍（Women's Auxiliary Air Force: WAAF）もガスマスクを断固たる決意のもと、男性兵士と変わらず英雄的意識とともに着用していた[12]。またもや、情報省は展示会で不吉で恐ろしいイメージのポスターを使い、市民に毒ガス兵器攻撃やその対応について知らせた。彼らは一九三七年から巧妙な写真も配布し、空襲防衛隊やその他の市民防衛団体に対する認知度と信頼を得ようとした。母親や赤ん坊までも戦争下の英雄的努力の担い手とみなされた[13]。戦争省は兵士たちの英雄的訓練模様の写真も公開した。例えば一九四一年六月にハンプシャー大隊、一二部隊がドーセット州へギンスブリーヘッドで行った写真には、一人の兵士がガスマスクを着用し、化学の霧に臆さず進んで行く写真が公開された（これらは戦争省おかかえの写真家エドワード・マリンディン（Edward. G. Malindine）によって構成されたものである）[14]。情報とプロパガンダが毒ガスに対する恐怖を打ち壊し、愛国精神へと変貌させた。かくしてアンガス・カルダー（Angus Calder）が、イギリス政府の第二次世界大戦に関する市民への情報伝達が、国のアイデンティティの形成に貢献しているという「空襲神話」を支持することになる［Calder 1991］。グレイゼルは「市民向けガスマスクの開発は、第一次世界大戦が本当には終わっていないことを知らしめた」と結論づけた。確かに、市民にとってこれは「戦後を生きていることを意味するのではなく、戦前を生きること、それも複雑で人類の滅亡を予感させる戦前時代を生きることである」［Grayzel 2014: 434］。

第一次世界大戦時の実際の毒ガスの脅威や恐怖、そしてその継続的文化背景があったとしても、そこには他の表現的側面があった。一九三〇～四〇年代にかけて、超自然的毒ガスの姿や技術は現代アート、デザイン、ファッション、雑

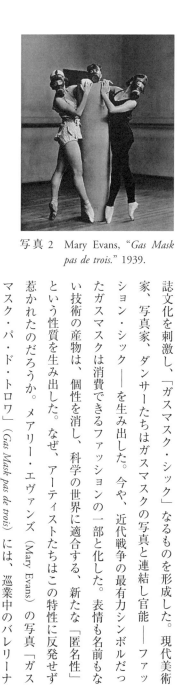

写真2　Mary Evans, “*Gas Mask pas de trois.*” 1939.

誌文化を刺激し、「ガスマスク・シック」なるものを形成した。現代美術家、写真家、ダンサーたちはガスマスクの写真と連結し官能――ファッション・シック――を生み出した。今や、近代戦争の最有力シンボルだったガスマスクは消費できるファッションの一部と化した。表情も名前もない技術の産物は、個性を消し、科学の世界に適合する、新たな「匿名性」という性質を生み出した。なぜ、アーティストたちはこの特性に反発せず惹かれたのだろうか。メアリー・エヴァンズ（Mary Evans）の写真「ガスマスク・パ・ド・トロワ」（*Gas Mask pas de trois*）には、巡業中のバレリーナのアレクサンドラ・ダニロワ（Alexandra Danilova）、イリーナ・バロノヴァ（Irina Baronova）とポール・ペトロフ（Paul Petroff）が写っている（写真2）。それは『イラストレイテッド・ロンドン・ニュース』に掲載され、その後国際的な新聞にも掲載された。その写真はバロノヴァの思い描く「戦争写真一九三九」という設定で載せられた。

国家が第二次世界大戦へと向かいつつある最中、毒ガス使用の大量殺戮はまだ起こっていないものの、第一次大戦の時の恐怖の歴史にも関わらず、ガスマスク・シックは可能だったのである。

6　化学物質の管理・規制と暴力的正当性

化学戦争の世紀に対する文化的反応は西部戦線で始まったが、それにしても歴史家は一九一七年のパレスチナ戦闘で毒ガス兵器が使われたことを無視する傾向がある。イーガル・シェフィ（Yigal Sheffy）が証言するように、イギリス・エジプト遠征軍が化学物質を搭載した砲弾をトルコ兵に向かって打ち込んだ。第二回戦（ガザ戦四月）にはこの化学兵器は失敗したものの、第三開戦目（一〇—一一月）には広範囲におよんで化学兵器を使用した。オスマン兵士たちをベールシェバ（Beersheba）から撤退、退却させるためである。しかし、多くの学者たちはこの事実を無視し、従来の爆発系兵器を使用したと主張する。中東側のシェフィの主張は、広く一般に「この戦闘での化学兵器の使用量はさほど影響のない程度に抑えた」と捉えられるのだが、他の重要な点では、オスマン軍が毒ガス兵器を使って報復をしなかったため、イギリス軍と自治領軍は毒ガスによる負傷者・犠牲者がでなかったとみられる。化学兵器はサロニカ（Salonika）でブルガリア人に対しても使用された［Sheffy 2009: 803-844］。

将来のために残すべき遺産は、なぜ世界中の国家は化学兵器を敵国に向かって使用するのではなく自国の一般市民に向けて使用するよう開発しているのかという問いである。それは有罪判決をうけた罪人向けに制裁として使用されたり、攻撃的な政治批判をする活動家やデモに対する使用目的であったりする。アメリカには、化学兵器戦争部隊があり、そこで研究と開発が行われている。初めて一般人に向けた毒ガス使用は一九二四年、ネバダ州で有罪とみなされた人間に対して使用された。政治的な毒ガス使用に対する批判としては、かつては野蛮なドイツ軍の残虐性を示すものであり違法であったものが、今は合法で有益な燻蒸（消毒）方法、土地の肥沃化、採鉱・採掘工業などで使用され、特に「平和時における建設的」な使用とされている点にある。一九二一年には処刑法が合法的に精神疾患者や貧者、少数民族を、優生学にのっとって毒ガス処刑することを正当化した［Christianson 2011］。後に、催涙ガスが市民に向かって使用された。例えば一九三四年のオハイオ州警備員は、トレドのエレクトリック・オート・ライフ（Electoric-Auto Life）社に対するストライキのせいで、毎日「何百と投げ入れられる投石やレンガ」に対応をしていたが、そこで市民にむけて催涙ガスが使用された。あるところでは、国家や企業の権威に楯つく破壊的な市民に対して、催涙ガスではたりないという見方も出てきた。究極的には、市民の管理、統制、規制、処罰、処刑は、第一次世界大戦で生まれた化学兵器産業の需要先となった。それらの化学物質による市民規制に関する言葉遣いは、「現在起こっている行動を妨げるため」であり、「その場から市民を消し去る」という意味あいではないが、その他での化学物質使用は、文字通り市民を消し去る使用目的で使われる（罪人の死刑処刑など）［Wiard 1935］。(15)

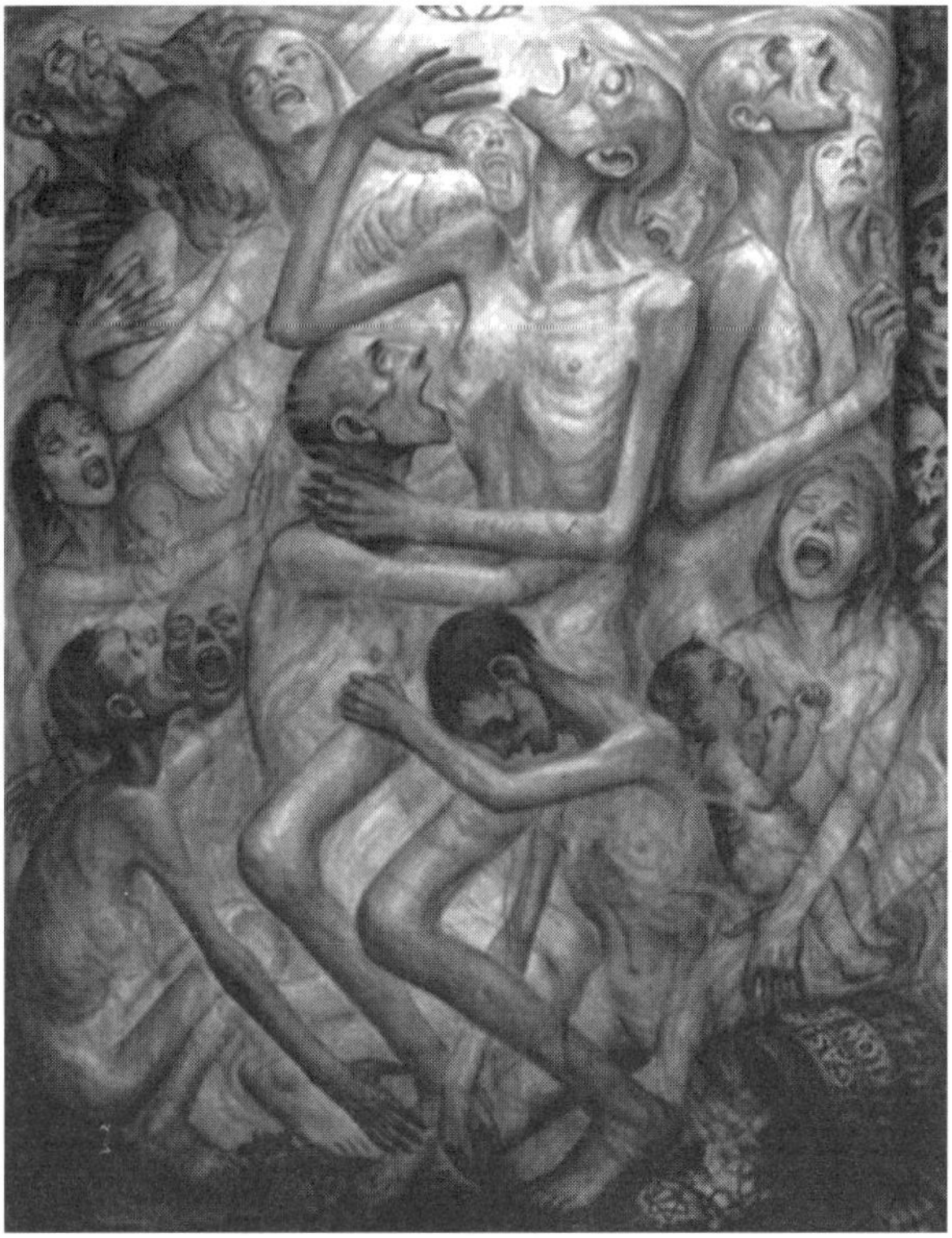

図 8　David Olère, “Gassing.”

その他にも国際的に毒ガスに関する戦

争・侵略の重要事例はいくつかある。イタリアのアビシニア（Abyssinia、エチオピアの旧称）とリビアへの侵略においては飛行機によるマスタードガスのスプレー散布が行われた。『イラストレイテッド・ロンドン・ニュース』（一九三二年一一月一九日）は、死んだ一般市民、女性、子どもの姿の写真を掲載した。日本の中国侵略では、マスタードガス、ボスゲンガス、シアン化水素を使用され、ドイツの化学リサーチラボでは新しい化学兵器物質タブンが発明された。ナチスドイツがツィクロンBを開発し、自国民や他の侵略した国の民に向けて使用、安楽死させたのは明らかである。おそらく、数あるホロコーストアートの中で最も恐ろしい作品は、ホロコースト生存者であるポーランド生まれ、フランス人のアーティスト、ダヴィッド・オレール（David Olère）の作品であろう（図8）。

毒ガス室で、右下に描き込まれた缶からあふれ出るツィクロンB、もがきパニックに陥っている裸の男女、子ども、そして苦しみの中窒息していく人々。オレールは、SSのために絵を描く仕事をし、BBCのラジオニュースを翻訳する仕事もしていたが、他にも強制収容所の囚人で組織された第三火葬場担当のゾンダーコマンド部隊の一員として、毒ガス室に残った屍体を片付ける役割もしていた。

最後に、イランの勇敢なアーティストたちは、一九八〇年代のイラン・イラク戦争時に毒ガス兵器が使用された問題、そしてサダム・フセイン軍がハラブジャ（Halabja）にいるクルド人コミュニティに対して毒を使用したことに挑戦しようとしている。つい最近まで、病人のように弱った男たちを描くことは、革命を起こした殉教者の屈強な男性的イメージに反するとしてタブーとされていた。最近のシリア内戦やイラクの内戦の出来事によって、化学兵器が再び脚光を浴び始めた。アサド大統領やイスラム国（Islamic State in Iraq and the Levant: ISIL）は、サリンを兵器として使用し、多量の塩素ガスが工場から盗まれたとされている。国連とメディアは、これらの攻撃による負傷者と死亡者の数を議論している。一〇〇年にもわたる化学兵器戦争の毒性イメージは、今日でも現実であり致命的であり、想像を呼び起こして文化的に反響を起こしている。

7　結論

結論として、多様なタイプの毒性イメージの創造は、化学産業と兵士の実体験、医療的処方、軍部、政府の対応が融合した産物であろう。毒性イメージは、特に一九一五年以降のアーティストや写真家によって可視化され、ポピュラー・カルチャーや文学を通して表現され、文化的記憶を呼び起こす。この文化的イメージは広く浸透し、恐らく広範囲すぎて、この戦争がどのように争われ、化学産業によって支えられ、新たな市場が開拓され、革新的な化学的発展がなされたという政治的な側面が覆い隠され、さらに政府から一切の賠償もない中で一般市民や兵士がどのように大切な人に関わる出来事を身体的にも心理的にも対処していたかという事実も見えづらくしてしまった。

注

(1)　ティアーガスやメースのような催涙ガス系毒は、被害者に一時的な失明症状と鼻・のどに炎症を起こさせる。臭化キシリルは簡単に醸造することができるため催涙ガスによく使われる化学物質である。窒息剤は塩素、ホスゲン、ジホスゲンを含む毒物である。塩素は肺や目など、湿り気のあるものに触れることで塩酸をつくりだし負傷させる。塩素は最大一：五〇〇〇（ガス／空気）の混合で致死量となるが、それに比べてホスゲンは一：一〇〇〇〇（ガス／空気）の割合で死に至るので二倍近い毒素である。ジホスゲンは一九一六年六月二二日にベルダンにて初めてドイツ軍によって使用された。それはさらに強力であったことも事実だが、通常のガスマスクのフィルターでは効果的に防ぐことができなかった。焼けつくような痛みと水ぶくれをもたらす化学物質、ジクロロチエル、またはマスタードガスと呼ばれる毒ガスは、他のガス攻撃が呼吸器官に効果を及ぼすのに対し、肌など直接触れたもの全てに効果を及ぼす。目、肺、脇、鼠蹊部にも同様の効果が生じる。ガスマスクはほんの僅かな防御効果しかなかった。油のような化学物質は肌に触れるとどこでも大きな火傷のような水泡をつくった。低い場所に何時間も設置しておける、また効力が何日も続くものもある。失明や肌の炎症、肺の出血などの負傷を引き起こす。

第一次世界大戦で使用された毒ガス一覧

臭化ベンジル　ドイツ軍　催涙効果　一九一五年初使用　砲弾

ブロモアセトン　両サイド　催涙系　濃度高いと致死量　一九一五年初使用

塩化カルボニル（ホスゲン）両サイド　窒息効果　死に至るまで時間がかかる　一九一五年初使用

塩素　両サイド　窒息効果　濃度高いと致死量　一九一五年初使用　気筒放出のみ

クロロメチル　クロロ炭酸塩　両サイド　催涙効果　一九一五年初使用　砲弾

クロロピクリン　両サイド　催涙効果　一九一六年初使用　砲弾（通称：green cross I）

ジシアン（シアン化物）化合物　同盟軍/オーストリア　窒息効果　濃度高いと致死量　一九一六年初使用　砲弾

ビスクロロメチルエーテル　ドイツ軍　催涙効果　一九一八年初使用　砲弾

ブロモメチルエチルケトン　ドイツ軍　催涙効果　濃度高いと致死量　一九一六年初使用

ジクロロエチレン（マスタードガス）両サイド　水泡化　砲弾（通称：yellow cross）

クロロジフェニルアルシン　ドイツ軍　窒息効果　濃度が高いと致死量（塵　フィルターできない）一九一七年初使用　砲弾（通称：blue cross）

シアノジフェニルアルシン ドイツ軍　blue cross の更に強力な代替物　一九一八年初使用　砲弾（通称：yellow cross I, green cross III）

ヨード酢酸エチル　英軍　催涙効果　一九一六年初使用

メチルエチルケトンペルオキシド　ドイツ軍　ブロモアセトンの更に強力な代替物　一九一六年初使用

トリクロロメチル（ジホスゲン）両サイド　窒息効果　死に至るまで時間がかかる　一九一六年初使用

臭化キシリル　ドイツ軍　催涙効果　一九一五年初使用

〈http://www.worldwar1.com/arm006.htm 最終閲覧二〇一七年一〇月一〇日〉

（2）The Chemical Warfare Service poster by W.G. Thayer, 1915.

（3）Photographs of stricken soldiers by Major Tracy Evarts,〈http://www.corbisimages.com/photographer/major-tracy-evarts 最終閲覧二〇一七年一〇月一〇日〉

（4）Wellcome Library London の写真参照：L0031952-“Protected” and “Alert”. 男と馬の防衛。この写真は男たちと馬がガスマスクを着用している。

（5）科学博物館 London, Wellcome Library, London, L0058790.

(6) Wellcome Library, London, V0015689.
(7) Wellcome Library, London, V0047849.
(8) 「ロイヤル・アカデミー」(*Manchester Guardian* 1919. 5. 3, p. 8)。一九一九年のロイヤル・アカデミーのレポートは「平和の年」のカタログについての説明「灰による美に通じるために」について筆者は「きっと内的な意味と外的な意味があるだろう。これは戦争によって世界の美が全て灰になってしまったが、またそこから新たに美が生まれたという意味もあれば、またはアカデミーは長く芸術とは一線を画し離れていたが、アカデミー自体に改革が必要でそれが今後アートという媒体を通して新たに美を育成し、示していく必要がある」と述べている。彼はサージェントの絵により展覧会に興味を示したと記している。
(9) Wellcome Library, London, V0018241.
(10) William Roberts, *The Gas Chamber* (1918). Imperial War Museum London.
(11) 女性国際平和自由連盟（オランダ）Wellcome Library, London: L0038322, L0038320「我らの艦隊――汝、彼の死の能力は大地によって再び砕ける」
(12) C・ナイト、ローラ・デイムRA、JMロビン伍長、MM、WAAF、一九四一、ジョセフィーヌ・マウデ・グウェン・ロビンスが女性補助空軍の青い制服を着てブリキのヘルメットを被り、ガスマスクを膝に置いて座っている。
(13) フレデリック・ヘンリー・キー・ヘンリオン、毒ガス展覧会――空襲防衛隊がガスマスクを着用し、見る者を凝視している。彼は緑色の毒ガスの煙に巻かれている。
　毒ガス展覧会は情報省が国防省を代表して行い、入場無料、フォッシュ&クロス社（Fosh and Cross）によって印刷され公共機関情報局に配布された（51/887）。国防省によって発行され、「ヒトラーは何の警告もしない、いつでもガスマスクを携帯するように！」と書かれていた。空襲防衛隊は一九三七年四月に結成され、一九三八年には二〇万人ものメンバーで構成された。空襲防衛隊はどんな敵の攻撃にも対応できるよう訓練され、爆発物検出や爆弾投下された建物からの人々の救助、片付けまで様々に町を通常に戻すための作業を担当した。ガスマスクは一九三八年に初めて配布され、二種類あった。市民用と任務用である。市営防衛隊などは呼吸補助器を使った。一般市民は常にガスマスクを携帯しなければならなかった。政府は人々がガスマスクに慣れるために、一日一五分は毎日ガスマスクを着用するよう推奨した。そして市民が望めばガストラックを走らせ人々がガスマスクを携帯しているかテストをしたりした。
(14) 帝国戦争博物館写真コレクション　H 10633, 戦争省公式写真家　Malindine EG（Lt.）*The British Army in Britain*, 1941.
(15) この記事は、政治に異議を唱える社会主義者や労働者の権利を主張する者を取り締まる警察を対象としたキャンペーンの一環であった。

参照文献

Britnieva, Mary. 1934. One Woman's Story (New York: Alfred King.). Quoted in Margaret R., Higonnet 2002. 'Authenticity and Art in Trauma Narratives of World War I', *Modernism/modernity*, 9 (1): 71–107.

Calder, Angus. 1991. *the Myth of the Blitz*. Cape: London.

Carden-Coyne, Ana. 2009. *Reconstructing the Body: Classicism, Modernism and the First World War*, Oxford: Oxford University Press.

Carden-Coyne, Ana. 2014. *The Politics of Wounds: Military Patients and Medical Power in the First World War*, Oxford: Oxford University Press.

Christianson, Scott. 2011. *The Last Gasp: The Rise and Fall of the American Gas Chamber*. Berkeley: T the University of California Press.

Evison, Demetrius, David, Hinsley, Rice, Paul. 2002. Chemical Weapons. *British Medical Journal* 324 (7333): 332–335.

Fitzgerald, J. Gerard. 2008. Chemical Warfare and Medical Response During World War 1. *American Journal of Public Health* 98 (4): 611–625.

Garner JR. Stanton B. 2007. The Gas Heart: Disfigurement and the Dada Body. *Modern Drama* 50 (4): 500–516.

Girard, Marion. 2008. *A Strange and Formidable Weapon: British Responses to World War I Poison Gas*. Lincoln, Nebraska: University of Nebraska Press.

Grayzel, Susan. 2014. Defence against the Indefensible: The Gas Mask, the State and British Culture during and after the First World War. *Twentieth Century British History* 25 (3).:418–434.

Jones, E., B. Everitt, S, Ironside, I. Palmer and S. Wessely, 2008. Psychological Effects of Chemical Weapons: A Follow-up Study of First World War Veterans. *Psychological Medicine* 38: 1419–1426.

Konody, P.C. 1919. Art and Artists: War Paintings at the Royal Academy, *The Observer*, 1919.12.14, p. 14.

Martin, Meredith. 2007. Therapeutic Measures: The Hydra and Wilfred Owen at Craiglockhart War Hospital. *Modernism/modernity* 14 (1): 35–54.

Roberts, William. 1974. *Memories of the War to end War 1914-1918*. London: Lund Humphries.

Sheffy, Yigal. 2009. Chemical Warfare and the Palestine Campaign, 1916–1918. *Journal of Military History* 73 (3): 803–844.

Spiers, Edward. 2010. *A History of Chemical and Biological Weapons*. London: Reaktion Books.

Wiard, Seth. 1935. Chemical Warfare Munitions for Law Enforcement Agencies. *Journal of Criminal Law and Criminology* 26 (3):438–443.

インターネット資料

The Guardian 2010

〈http://www.guardian.co.uk/uk/2010/may/16/britain-secret-biological-warfare-testing〉（最終閲覧二〇一七年一〇月一〇日）

新聞・雑誌

British Medical Journal. 1918. War Gas Poisoning'（10 Aug. 1918, p138）.

Manchester Guardian, 1914. 'Civilian's Fate in Next War: Gas, Germ and Explosive Bombs Report to U.S. Congress'（a Dec 1914, p. 9）.

Manchester Guardian, 1919. 'The Royal Academy'（Dec 8, 1919, p. 8）.

Manchester Guardian, 1941. 'Poison Gas. Exhibition to Help the Public',（16 August 1941, p. 5）.

Manchester Guardian, 1943, 'Poison Gas. Goebbel's Speech',（25 Feb 1943, p. 6）.

コラム

「ランペドゥーサの悲劇」後の苦難

藤原久仁子

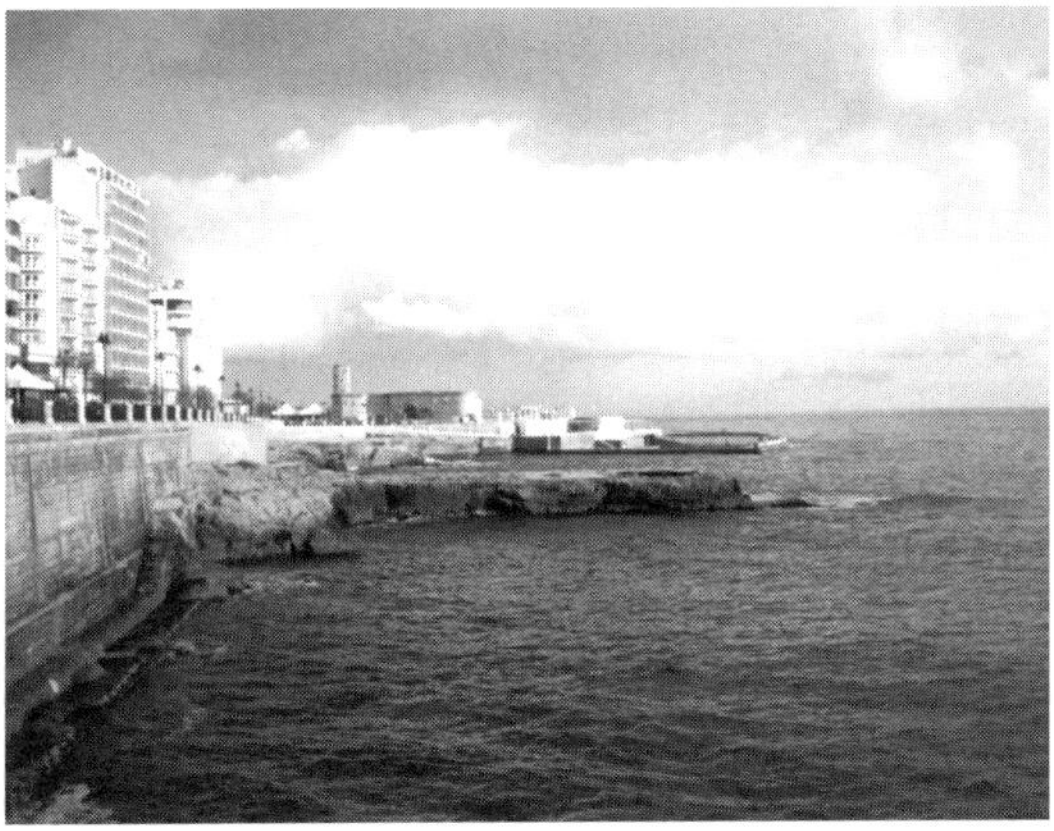

写真1　マルタのスリエマ地区から眺めた地中海

国連難民高等弁務官事務所（UNHCR）の統計によれば、二〇〇八年に世界に三一六七万人いたUNHCRの「支援対象者」は、二〇〇九年には四三三〇万人、二〇一三年には五一二〇万人と増え続け、二〇一七年には七一四四万人に達した。「支援対象者」とはシリア内戦等戦争や暴力を伴う紛争、人権侵害や迫害、差別、自然災害や飢餓等により国内外への移動を余儀なくされた人たちであり、その半数以上はシリア、アフガニスタン、ソマリアの出身者で占められている。このうち、シリアとソマリアの出身者は海路で地中海、陸路でヨーロッパを目指し移動する。(1) 彼らを送り出すブローカーの存在や地中海における難破事故が広く報道されるにつれ、国際的な関心と人道的な支援が高まりを見せている。

地中海の中央に位置するマルタは狭小な島嶼国家であるが、これらの庇護を求める人びとの通り道にあたり、地中海に点在する他の島（イタリアのランペドゥーサ島等）同様、シリアやソマリア難民が足を踏み入れる最初のヨーロッパの国になっている。小さな船にあふれんばかりに詰め込まれた難民たちは、ドイツやノルウェーに渡ることを夢見ながら中途でマルタやランペドゥーサ等の小島にたどり着き、「一時的に」滞在する。一九九五年に施行されたシェンゲン協定により、協定国間の移動が容易になったため、彼らは今いる小さな島をヨーロッパ大陸に移動する前のトランジットとして認識し、生活し始める。しかしながら、いずれはヨーロッパ本国に渡り新たな生活を築くのだという彼らの希望は、トランジット先であったはずの収容施設における長期滞在という、例外状態の常態化［アガンベン二〇〇七］という日常といつしか入れ替わっていく。地中海上の暗闇を彷徨った過去のトラウマ的な空間移動の経験とその記憶は、現在の（マルタ島における）収容所生活という例外的な日常と入り混じり、上書きされていく。未だ訪れない希望に満ちた未来は、悲観的に予測変換され、現在の想いを支配していくのである。

過去と現在が混在するトラウマ的な想い、すなわち、庇護を求める人たちが紛争や海上移動中に経験したトラウマと収容所生活を送る現在の苦難の二重性に関しては、集団的トラウマの個人化の視点やメンタルヘルス等の心理学的アプローチに基づくもの、生存者としての今の苦しみに焦点を当てた研究等がこれまでにある［Albahari 2015; Goodman 2004］。本コラムでは、トラウマ的苦難の二重性（過去、現在）、もしくは三重性（大過去、過去、現在）を生きるという、トラウマのいわば地続き的な時間軸のなかで生きる人びとについて、カトリック修道院内の難民収容施設や難民滞在センターにおける調査をもとに、支援団体の活動から照射する。そして、非日常が常態化する人びとの「ランペドゥーサの悲劇」以後の状況及び現在進行形で更新されるトラウマ経験と「哀しみの共同体」（本書序章）における苦しみの非-共有について、支援の経済《エコノミー》の観点から報告する。

「ランペドゥーサの悲劇」と呼ばれる海難事故が起きたのは二〇一三年一〇月三日[3]のことである。リビア発[4]の船に乗った約五〇〇人のうち、少なくとも三六〇人が死亡したと見積もられている。二〇一〇年にも同じ場所で二隻の船が同時に難破し、約四〇〇人が亡くなっている。一九九〇年代半ばから地中海で少なくとも二万人が海難事故でなくなったといわれており、これを受けてイタリアは捜索と救助を担う「マレ・ノストラム作戦（Operation Mare Nostrum）」を開始した。

一方、ＥＵは国境を監視するフロンテクス（Frontex）を強化し、さらにユーロスール（Eurosur）と呼ばれる監視プログラムを開始した。ユーロスールは無人機ドローンを駆使し、難民の移動を把握し情報を共有するという目的で二〇一三年一二月に開始されたものである。難民問題の予防的措置を担うプログラムであり、これにより人の移動をリアルタイムで共有することが可能になった。ただ、難民を救済するというよりは難民以前の存在に彼らを閉じ込めること、すなわち、難民そのものを発生させないことがユーロスールの目的ともいえ、難民受け入れをめぐる立場の違いにより、賞賛と批判双方の対象となっている。

ランペドゥーサの悲劇という文字通りの悲劇が起き、イタリアを中心とする「マレ・ノストラム作戦」がスタートしたため、「地中海という墓場」（ジョゼフ・ムスカット首相の発言。マルタ）は、移動のための交通路というかつての役割を少なからず取り戻し、地中海で救済される人びとが加速度的に増えるようになった。また、そのことが地中海経路でヨーロッパ大陸に渡れるかもしれないという期待を高め、より多くの人びとを呼び寄せることになった。避難ルートとして地中海が人気を集め、多くの人が「マレ・ノストラム作戦」、及びそれに続く「オペレーション・トリトン」[5]により救済された結果、イタリア（ランペドゥーサ）の収容所は定員を上回る人びとを「一時的」に預かる場所となった。定員オーバーした施設の衛生状況は問題視され、「難民に対して非人権的な扱いをしている」との非難を受ける事態となっている。

イタリアの収容所は、こうして難民申請中の人びとであふれかえることになった。しかし、ランペドゥーサの悲劇後のマルタを待ち構えていたのは、実はイタリアとは逆の方向、すなわち難民申請者数の低下という事態であった。救済される人びとの数は加速度的に増えているのに、なぜマルタに来る人数が減ったのか。それは、最初に難民が到着した国がその難民に対する扱いの責任を持つことを定めたダブリン協定に関連する。「マレ・ノストラム作戦」で救済された人びとは、マルタではなく救済主体たるイタリアの収容所に行くため、責任はイタリアに属することになる。すなわち、「マレ・ノストラム作戦」で救済される人びとが増えれば増えるほど、地中海を彷徨ってたまたまマルタにたどり着く者の数は減り、イタリアの負担が増えていったのである。

その意味で、難民問題が国際メディアで大々的に報じられ、ＥＵが資金を注入する必要に迫られ、ＥＵからの資金提供を受けたイタリアを中心とした作戦が難民を救済すればするほど、そして、ユーロスールが難民発生を未然に防ぐよう尽力すればするほど、マルタにおける難民申請者数は減っていく仕組みとなっている。こうした状況において現在、マルタのカトリック系ＮＰＯや修道院が取り組んでいるのは、マルタに収容された人びとが共有する過去のトラウマ的苦難を軽減させ、マルタ社会で安定した生活を送らせるための支援活動である。

マルタの難民申請者たちは現在、カトリックNPOや修道院の慈善活動により、いずれマルタで自立した生活ができるようになることを視野に生活を送ることのできる環境にある。しかも、収容センターはもはやかつてのようには混んでおらず、NPOや修道院の滞在施設も収容人数に余裕があるため、彼らは望むならこれらの場所に無料で滞在し続けることができる。

しかしながら、皮肉なことに、彼らの苦難は今やむしろこの「安定さ」に根差している。彼らは言う。「先が見えないのではない。この先はすべて見えている」と。実際には急に変化が訪れるかもしれない。仕事に就いたり仕事先が変わったりすることもあるだろう。若者たちのなかには結婚して家族を持つ者もいるかもしれない。しかし、それらはすべてマルタ内で完結する安定した生活である。彼らは小さな島での「変わらない

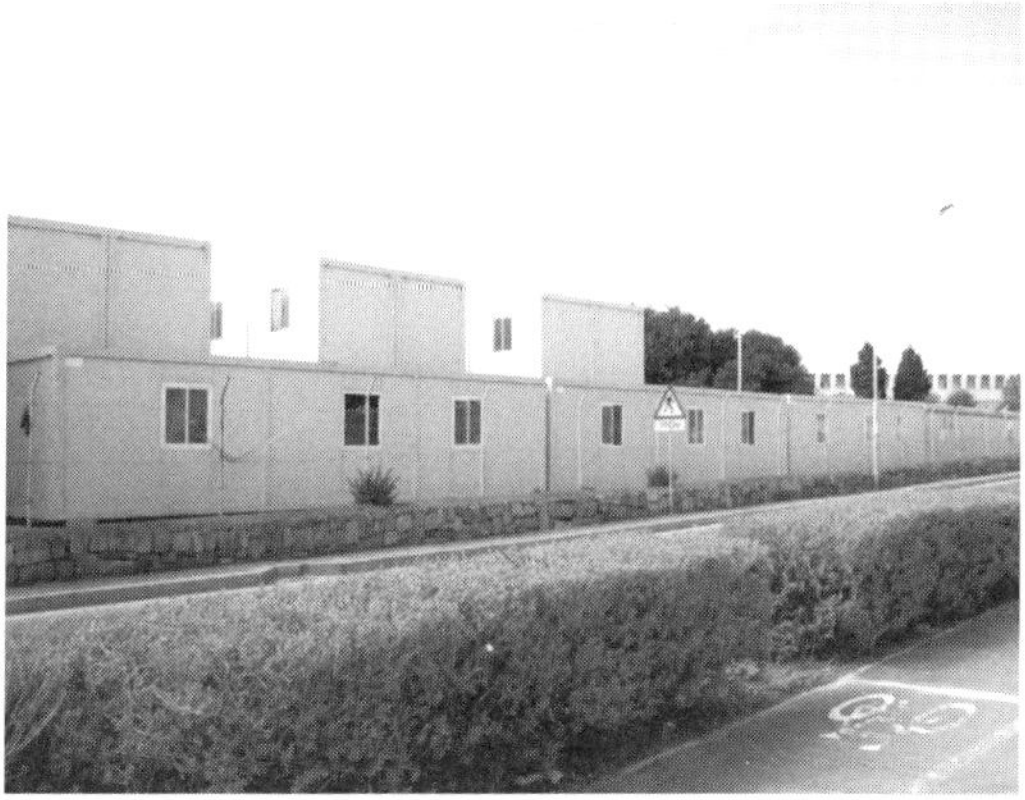

写真2　マルタの難民オープンセンター

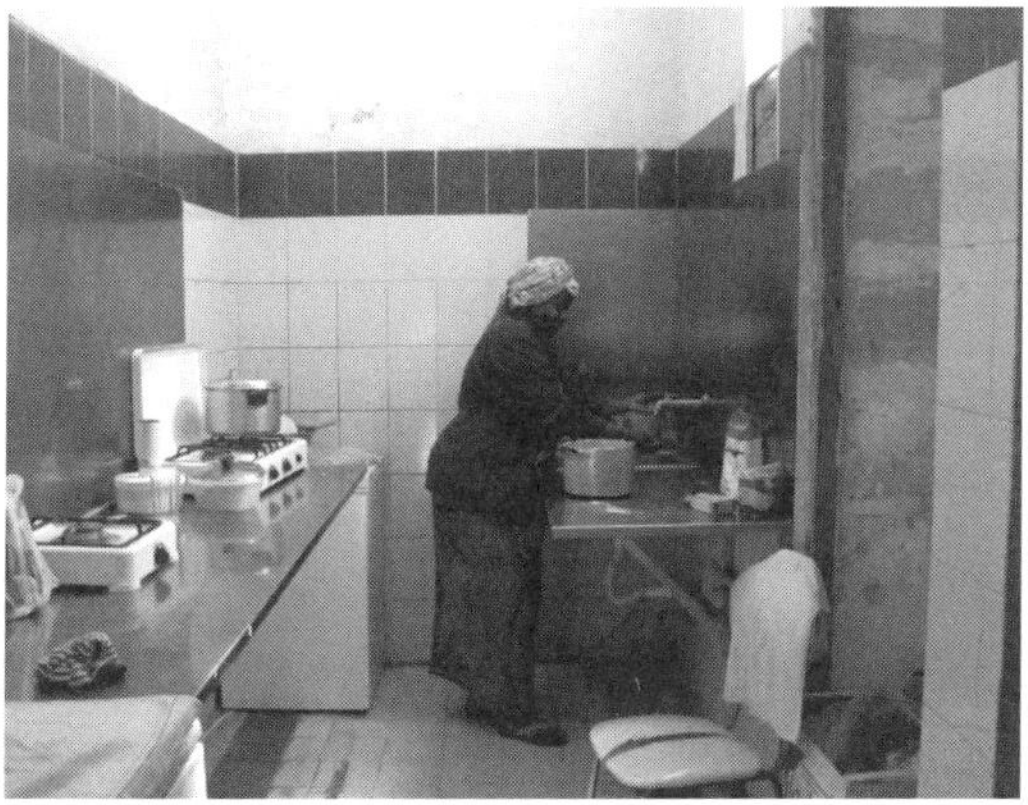

写真3　修道院内のキッチンで料理をする難民女性

日常」という観念に圧倒され、平和で安定した生活を夢見て危険を冒したはずの過去の苦しみと、現在の平和だからこそ沸き起こる絶望的な苦しみを重ね合わせていくのである。この絶望は、よりよい「ヨーロッパ」と比較するなかで生じる、マルタの混雑した収容所という「一時的な滞在場所」に対する絶望感とは異質なものである。なぜなら、もしそうであるなら、支援者たちが考えるように生活環境の改善が苦難の軽減や解消につながるはずだからである。しかし実際にはそうでなく、安定した生活を築くという、苦しみの中で過去に抱いていた希望が実はマルタですでに実現しつつあるのだという認識こそが今の精神的な絶望につながっている。収容所を出ても、難民滞在施設を出ても、結局はマルタ島という自らを収容する施設から出ることができないのだという思いが彼らを襲う。マルタからドイツを目指して旅立ち、ダブリン協定によりドイツに入国することなく空港からマルタに送り返された難民申請者のアフメド(6)は言う。「マルタからどうしても出たい。でも出られない」。

マルタのカトリック教会の支援者たちは、彼ら自身に難民に対する慈善活動の一旦を担ってもらったり、ラジオ番組を編成し活動させたりする等、「行為主体性をもたらす契機」[ダニエル二〇一一：二二五]を増やすことにより彼らの苦難の逓減に取り組んでいる。マルタに対する彼らの関わりを高めることで社会的に包摂できればとの意図がそこにあるようだが、彼らの苦しみは上に述べたように、主体的な活動をすることで軽減される性質のものではない。むしろ、マルタに完全な居場所が出来てしまうことが逆説的に現在の苦しみを高める構図となっている。だが、マルタにおける「哀れみの共同体」の支援の枠組みにこの視点はなく、このことは共有されないままに支援活動が展開されている。

マルタの支援者たちは、難民たちの現在の絶望感の所在を捉えきれないまま、信徒からの寄付金でできることに限界があること、すなわち資金不足が問題であると考え、より大口の資金の獲得を目指し、EUファンドに申請したり、企業との連携を強めようとしている。一方、マルタの企業の側は、国内の難民数が低下した今や、社会的貢献（Corporate Social Responsibility, CSR）の対象として難民支援に力を入れることは以前より少なくなっている。というのも、社会問題としての深刻度が低下し、難民問題よりもアピーリングな対象を選んだ方が企業のブランドイメージの向上に役立つと考えるからである。このため、マルタの難民支援団体は、支援に使用できる資金が足りないこと、また、企業が難民支援に対して非協力的な態度を示していることが難民の現在の苦難を高めていると分析する。マルタから出たいという彼らの「絶望的な」希望は、マルタは安全で平和な国家であり、たとえヨーロッパに渡ったとしても今よりよい生活が送れるわけではないと考えるマルタの支援者側の心には届かず共有もされない。結局のところ、マルタで難民に対する支援の輪が広がろうともそうでなかろうとも、マルタに帰属意識が芽生えること自体が苦しみにつながる彼らの苦難の解消にはつながらないのである。

以上のジレンマを内に抱えながら、マルタのカトリック系支援者たちは庇護を求める人びとが抱える問題について、マルタ国内外やセクターを超えた協働による解決を目指す。彼らの思いが難民申請者側に響き、再び別の（支援者側は希望と信じてやまない）絶望を導くことがあるのか。支援者たちは支援をめぐる慣れないポリティカル・エコノミーの一アクターとして、ボート上で庇護を求める人びとが今日も彷徨っているはずの地中海を見渡しながら活動している。突破口はどこからもたらされるのか。マルタにたどり着いた難民自身がソーシャル・ビジネスを通じて最終的に自ら切り開いていくのか、カトリック教徒の祈りと支援活動が大きなうねりとなって難民を取り巻く国際状況を変化させることになるのか、それともEUのポリティカル・バランスの崩れがダブリン

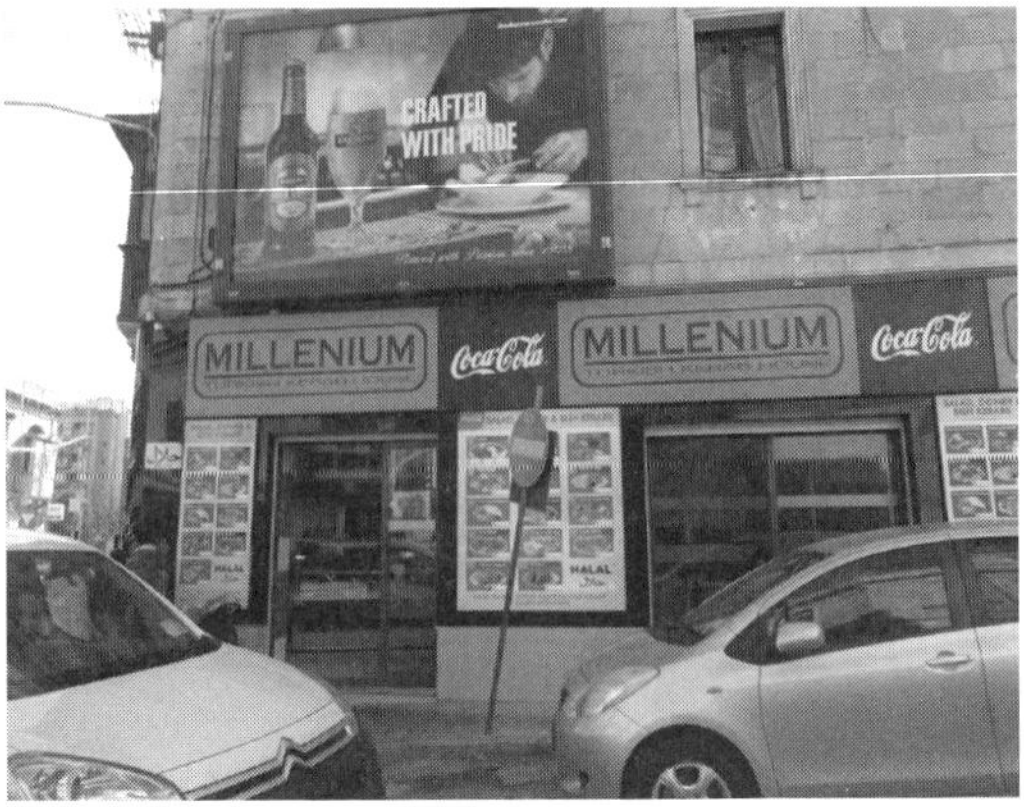

写真４　ムスリムに配慮したハラール対応のケバブ店

協定の破棄と新たな協定の締結という事態を生み出し、マルタの難民収容施設の環境が再び悪化し、絶望的な環境を生み出し、そのことが現在の苦難の共有を生み出し、難民たちの「ヨーロッパ大陸への（本国からの）脱出」という、当初の希望を取り戻すことにつながるのか。ますます増え続ける、あるいはある国にとっては減り続ける難民をめぐる支援の経済に着目しながら、国際情勢及び今後の難民をめぐる動向を注視し、絶望と希望の循環構造を支援する側とされる側の関係から見ていく必要があるだろう。それはまた、二次トラウマというよりは、二重、三重に過去の経験が上書き更新されるという、フラッシュバックのような過去の現在への反復的侵入［トラウマ研究第1巻：四四七］とも、過去の出来事を語ることで現在創り出される物語記憶とも異なる、現在の経験に基づく過去のトラウマ記憶の創出についての考察を導くことになるだろう。

注

（1）　欧州対外国境管理協力機関によれば、ヨーロッパを目指すルートとしては、トルコ―ギリシアルート、地中海中央（マルタ、イタリア）

ルート、アルバニア—ギリシアルート、ギリシア—クロアチアルート、モロッコ—スペインルート等がある。

（2）本国における紛争等の苦難（大過去）、海上漂流時における苦難（過去）、マルタにおける日常生活＝収容所生活における苦難（現在）を指す。

（3）同年一〇月一一日にはランペドゥーサ島から一二〇キロ離れたマルタ海域内で海難事故が起きた。この事故で三四人が死亡している。

（4）リビア発であるが、難民の多くはエリトリアやソマリア出身者である。

（5）欧州対外国境管理協力機関が主導する救助作戦。その後「オペレーション・ソフィア（Operation Sophia, 別名 EUNavfor Med）」に引き継がれた。

（6）仮名。ソマリアからの難民。

参照文献

アガンベン、ジョルジョ　二〇〇七『例外状態』上村忠男・中村勝己訳、未来社。

エリクソン、カイ　二〇〇〇（一九九五）「トラウマと共同体に関する覚書」（権田健二訳）、キャシー・カルース編『トラウマへの探求——証言の不可能性と可能性』下河辺美知子監訳、二七一—二九七ページ、作品社。

ダニエル、E・ヴァレンタイン　二〇一一（一九九七）「悩める国家、疎外される人々」A・クライマン他『他者の苦しみへの責任——ソーシャル・サファリングを知る』坂川雅子訳、一五一—二二〇ページ、みすず書房。

ヴァン・デア・コーク、ベッセル・A＆オノ、ヴァン・デア・ハート　二〇〇〇（一九九五）「侵入する過去——記憶の柔軟性とトラウマの刻印」安克昌・細澤仁訳、キャシー・カルース編『トラウマへの探求——証言の不可能性と可能性』、二三七—二七〇ページ、作品社。

Albahari, Maurizio. 2015 *Crimes of Peace: Mediterranean Migrations at the world's Deadliest Border*. Philadelphia: University of Pennsylvania Press.

Goodman, Janice. H. 2004. Coping with Trauma and Hardship Among Unaccompanied Refugee Youth From Sudan. *Qualitative Health Research* 14 (9): 1177–1196.

第Ⅲ部

感《う》染《つ》る・継承する

第13章　家族-国家日本の殖民暴力とトラウマ
——脱殖民化と「他人事でなくなること」

中村　平

本章では、日本人—私—台湾先住民というつながりにおける殖民暴力の記憶の分有（partage）、そして殖民暴力の経験が他人事ではなくなる事態とは何かを、加害の責任を念頭におきつつ考えたい[1]。暴力の記憶が分有されるということと、暴力の記憶が他人事ではなくなるということを、心身の痛みについての考察と重ねて考える。「当事者性」の拡張の問題をここに設定し直すことができ、コンパッション（共感共苦）概念が節合されるはずである。

私は日本の植民地統治についてより深く知りたいと考え台湾に移住し、大学院に留学し、北部山地において帝国日本と中華民国に関連するいくつかの殖民暴力の記憶に遭遇し、それを記述する際、なぜそれらを書きどのように書くのかという問いに直面してきた。同時に、台湾高地先住民の近代史を描く歴史書をひも解けば、日本殖民主義によって抑圧された幾多の声に出会わざるを得ない。二〇一二年に「魂の脱植民地化」の主題の一環として執筆した拙稿［中村平二〇一二］は、私性の遡行と台湾先住民のトラウマ的事態の関係を掘り下げたものであるが、その執筆以降、これから記すように、日中戦争での従軍経験を持つ祖父と、それに影響を受けた家族と私の根源的な癒しは、日本殖民主義の暴力との向き合い抜きにはなされないのではないかと考えている。この問題は私と日本人の関係とは何かを問うものでもあるが、帝国日本の家族国家イデオロギーが個人と社会・民族をつなぐ紐帯であり結節のラインであったと、先行研究からさしあたり考えられる。集団的なトラウマや長期のストレスに晒された結果である「複雑性ＰＴＳＤ」という問題提起を受けて、それを「民族」に適用することの危険性について触れながらも、殖民暴力の記憶や経験の分有と、日本人としての殖民地責任論に重ねることにより、探究を一歩進めたい。

様々な出自と経路《ルーツ》を持つ、一人一人の私性や個性を遡行していくことにより、固有の痛みを時に見つめながら、それを抱きかかえながら、他者とその痛みや傷を分有し、脱殖民化の流れとうずに巻き込まれていくこと。この分有のプロセスにおいて、暴力の経験やトラウマや傷は他人事ではなくなり、周囲の人々が当事者性を分かち持つ。本章はそこに、殖民暴力のトラウマから逃れ、ナショナリズムに拠るのではない「私たち」と、脱殖民的な「共世界」（Ｊ・ハーマン）とを作っていく潜在力を見出していきたい。

1 家族 - 国家日本の殖民暴力

（1）家族史のトラウマ

私の父方の祖父の中国での日本兵としての従軍経験は、私の家族史において傷でありトラウマである。祖父（一九一四年生まれ）は、一九三七年九月一九日、二三歳で神戸から出港し、一二月の南京事件をはさみ、翌三八年九月二日に宇品港に戻るまで中国に輜重《しちょう》兵として徴兵され、負傷したのち千葉県の国府台陸軍病院に送られた。[2] この国府台病院が残したカルテにより、「戦争神経症」の問題について議論が開かれてきたことは示唆的である。[3] 祖父の戦場での傷は長く残ったのみならず、戦場での暴力と心的ストレスによるためか過度の飲酒の影響もあり、食道がんを起こし食道を切除した。祖父は時として戦後日本社会に対し怒りのような感情を抱き、「俺は人を殺してきたんだ」という憎悪にも似た言葉を放ち、自家用車には刃渡り四〇センチにもなる小刀を忍ばせていたと父は語る。小刀は、何かに対して畏れていた祖父の魂が外在化した形象であるとも言えよう。何を畏れたのか――本章はそれを、家族‐国家日本と祖父自らが引き起こした家父長制的殖民暴力とさしあたり把握する。

こうした家族史のトラウマに、私は、台湾先住民タイヤルをめぐる脱殖民化の問題を描く博士論文（二〇〇六年提出）を執筆しながら気づかされ観念していった。祖父の長男であり、思春期に戦争責任を問うて祖父を逆上させた私の父（一九四四年生まれ）にとって、マルクスとの出会いそして日本資本主義・殖民主義史の探究は、肉親という近すぎるその主題にもかかわらず、祖父の従軍という能動かつ受動的経験を理解するための一つの方法であったはずである。祖父は中国人を戦場で「ぶった切った」と言っていたと父は言う。祖父の殺人は受動的実践ではなく、能動的に見えて実践的受動であったのではないか。戦場での殺人は「主体的自然」と父・中村勝［二〇〇九］が言うようなものではなく、天皇制家族‐国家という社会的権力によって成型された主体のなした行為であったと考えられる。[4]

祖父は戦後、自らの戦争体験をしまい込むことなく積極的に言語化し、その傷を一見奇矯にも見える行為によって可視化していた。子どもたちに自分の犯した殺人の罪を公言し、日本軍の残虐な写真を貼ったアルバムを作成し、軍人としての務めを果たしたという在郷軍人会による賞状を嫌がる子どもたちに読ませ、[5] 同時に「戦争はいけない」と平和を訴えてもいた。一九八三年九月には戦友会の組織で、戦地に「慰霊」の旅に向かっている。[6] こうした行為と言語化によって、祖父はなんとか自らのトラウマ経験を消化しようあるいはやり過ごそうとし、また自分なりに平和への希求を行っていたと思われる。

祖父が振るい振るわれた殖民暴力は、父親の私に対する家父長的体罰や、私がそう呼んできたところの「スパルタ教育」を介して私に影響を及ぼし、このことが私を、台湾先住民が蒙ってきた殖民暴力についての探究へと向かわせた(7)。二〇一二年の拙稿「台湾先住民族タイヤルと私の遡行の旅――植民暴力の記憶の呪縛」は、安冨歩と深尾葉子による「魂の脱植民地化」研究プロジェクトの一環として執筆したもので(8)、殖民暴力概念を国家による殖民地統治のみならず、個々人の間にはたらく「ハラスメント」［安冨・本條二〇〇七］にも適用して、その両者のつながりとその超克を探求したものである(9)。なぜ私が東京の家を出て北海道に渡り、のちに台湾、そして韓国へと移動しながら、殖民統治と暴力、脱殖民化(10)の問題系に取り組むことになったのかを、日本軍人であった祖父の「中支」への従軍経験に遡《さかのぼ》りながら振り返った(11)。この遡りの行為を、E・サイード［一九九八、二〇〇一］や冨山一郎［二〇一三（一九九六）］が使用する「遡行」（サイードは voyage in とした）と節合し、日本そして「中村家」の家父長制のドメスティック（つまり国内かつ家庭内）でもあり「外」に対するものでもあるバイオレンスの克服に、私自身の課題があったことを発見する。

台湾領有後、「国内」となった台湾山地を征服する日本植民地政府（台湾総督府）がそこで展開したことは、言うことを聞かない先住民に対する鎮圧であり、殖民化でありハラスメントであった(12)。私がそうした台湾先住民の暴力の記憶の聞き書きに憑りつかれ、そうした経験を分有しコミットし、論文として発表してきたことの背後には、暴力を知覚する神経系（ナーバス・システム）［Taussig 1991］の発動があった。六歳時に両親の離婚を経験し父に引き取られた私は、その一連の出来事をずっと言語化することができず、他人とそれを語り合うことができなかった。父親はその出来事の言語化を行わず（説明責任の放棄）、私にそれを封じ（当事者による物語化の挫折）、私がその出来事を言語化し始めたのは三〇歳ころになってからのことである。

一方、私が抱いてきた幼いころの（家庭内）暴力をめぐる記憶の一シーンは実在しないこと――S・フロイト［二〇一〇］の言う遮蔽想起《スクリーン・メモリー》の問題――が対話と遡行のうちに判明し、自己存在を宙吊りにされるような経験を味わうが、それが殖民暴力の記憶の呪縛であり、それを解くには、加害者を含めた周囲の当事者たちの説明責任が必要であることを理解する。民族や国民の殖民統治責任は、家族史の中の個性や私性を見据え、遡行する中で取られていくものであり、高橋哲哉―加藤典洋による歴史主体に関する論争（戦争責任・戦後責任を負う主体とは誰か、いかに可能か）が体現する課題を殖民地責任と節合し、それに対してひとつの解答を提出しようとした［中村平二〇一二を参照］。

（2）家族‐国家日本

祖父の苦しみと、父の日本資本主義・殖民主義史とのたたかいは、個人の行為を超える国家史（国家論）的課題を負うものであり、ここに本章の言う「家族‐国家」の問題が前景化されねばならない。家族と国家のつながりを見ることの問題は、本章冒頭に掲げた「日本人―私」のあいだを問うひとつの重要な論点である。敗戦前、家族国家イデオロギーが日本人の「私たち」の想像のロジックとなってきたのであり［伊藤一九八二］、家族国家イデオロギーあるいは家族国家観は、家父長としての天皇を中心とした家族の擬制《フィクション》であった。個々の家族が帝国日本の家族国家の構成体であるとする、入れ子構造のメカニズムが構築されていたと総括することができよう［上野一九九四：西川二〇〇〇］。この家族‐国家の軍隊である日本軍は、昭和初頭には「国体擁護」の観点からの精神主義が強化され、「兵営は一大家庭を成し」（一九三四年版『軍隊内務書』綱領第一二項）とされたことから分かるように、家族国家論によって包まれ、親子・兄弟の血縁関係と情愛を口実に、暴力的な指導を正当化していた［荒川二〇〇六］。敗戦後、天皇は殖民地・戦争責任を負わない形で象徴天皇制として復活し、三・一一東日本大震災後においては、その癒す者としての宗教的役割を積極的に担うことをより鮮明にし、日本社会での位置を保っている。近年では自民党の改憲草案（二四条）に見られるように、家族を国家共同体に組み込もうとする動きがあり、家族－国家のイデオロギーは衰退したとは言えない現状にある［本田・伊藤編二〇一七］。

敗戦後、殖民地だった地域の人びとを切り離す形で日本ナショナリズムは再構築された。ナショナリズムはB・アンダーソンの『想像の共同体』や日本における国民国家論などにより、その仮構的（fictive）性格が明らかにされたが、ではそのロジックに拠らない社会の構築は、いかになされていくのか。霧社事件を含む日台関係の記憶を描く津島佑子の小説『あまりに野蛮な』（二〇〇八年）はすでに、日本的「家」の桎梏や家父長的かつ殖民主義的暴力の記憶、民族の分断を乗り越えようとする力を物語り始めている［中村平二〇一〇］[13]。殖民地支配や殖民暴力を経た歴史の中で、人と人はどうつながりうるのかという根本的な問いかけがここにはあるが、本章がそれに応答すべく焦点を当てるものは、換喩（metonymy）的な暴力の記憶の分有[14]がつなぐ「私たち」である［中村平二〇一一も参照］。

2　台湾高地での殖民暴力とトラウマの所在

本章では殖民暴力を、物理的（軍事的）暴力と、認識論的暴力（植民地人類学の行なってきた分類の知を含め）を含むものと考えておく。台湾先住民の「正名運動」とは、人類学を含む他者からの名付けと分類に抗する脱殖民・反殖民の運動であり［中村平二〇一二］[15]、物理／認識論的双方の暴力に抗するものである。認識論的暴力は根源的に記号論的なものだ。「国家または捕獲装置によって開始されるのは、原始的記号系を超コード化する全体的な記号学」であり「記号論的なもの」である［ドゥルーズとガタリ二〇一〇：一九三］。ドゥルーズらの言う「捕獲」とは、物理的と認識論的双方の暴力を含むものだろう。またこう述べたとは言え、ヘイトスピーチの暴力からも推察されるように、その双方は明確に切り分けることができないはずだ。

本章はこの「正名運動」の歴史にも関わり、中国語の呼称「原住民」「原住民族」を、「先住民」「先住民族」と訳している。台湾では先住民の「正名運動」を通して、それまでの「山地同胞」や、ひいては差別語である「蕃仔《ファナ》」、日本統治期の「蕃人」「蕃族」「高砂族」という他者からの命名（「捕獲」）を拒否していく歴史が、一定程度共有されてきている［小林一九九七］。「先住民」の語を用いるのは、日本社会においては、差別的命名や差別を克服しようとする台湾社会のそうしたプロセスが共有されておらず、また国際先住民運動の高まり以前から使われてきた日本語の「原住民」が持つ差別的意味合いを考慮すべきと考えるからである。

宮地尚子『トラウマ』［二〇一三］は、長期に支配関係におかれ、トラウマ体験を受け続けた人たちの症状（捕囚や監禁、収容所生活、虐待やDVやいじめなど）を「複雑性PTSD」と称し、研究が進んでいない領域であると言う。トラウマをめぐる研究の最前線は、心と身体を分けて考える心身二元論を突き崩し、理性と感情、個人と社会がいかに密接に関連しているかなどを認識し直し、新しい人間と新しい社会の捉え方をもたらすはずだとする［宮地二〇一三：三一―三二］。ドゥルーズらの言う「捕獲」に伴う殖民暴力、それがもたらすトラウマ的事態あるいは「複雑性PTSD」をどう考えていけるか。

台湾高地先住民の近代史を描く歴史書をひも解けば、日本殖民主義によって抑圧された幾多の声と殖民暴力に出会わざるを得ない[16]。私は、台湾高地で出会ったタイヤルの高齢女性を想起する。彼女は日本時代に、日本によって額のイレズミを除去する手術を受けていた[17]。あるいは、先住民「正名運動」に強く関わっていた二〇代の方は、先住民と「外省人」の両親を持ち、過去に先住民の血を抜き去りたいと強く思っていたと私に語った[18]。田貴實氏は花蓮県秀林郷富世村でプタサン（イレズミ）文化学会・セデック文史工作室を立ち上げているが、そこには日本によりイレズミを除去させられたトゥルク、セデック、タイヤルの高齢者の写真が置かれている[19]。こうしたいくつもの「出会い」にあって私は、宮地の言う「複雑性ＰＴＳＤ」や集団的なトラウマを台湾先住民に見ていた時期もあった。

つまり二〇一二年の拙稿について、「台湾先住民をトラウマにまみれた存在」として表象してしまっているのではないかという疑念がつきまとっていた。「民族のトラウマ」という言葉を使うことには慎重でなければならず、文脈抜きに「台湾先住民にトラウマがある」と言ってしまうことの暴力性がある。つまりトラウマに苦しむのは個人であり、遺族やその目撃者がそれに当てはまるかどうかという問題だと考えられる。また、暴力を経験することが即トラウマになるとは言い切れない[20]。しかし、台湾先住民の近現代史においてトラウマの存在がないとも言い切ることもできない[21]。日本殖民主義の暴力の経験の行く末については、やはり敏感な感知が求められよう。

米国アフリカン・アメリカンの奴隷制の記憶と歴史経験を描いた、トニ・モリスンの『ビラヴド』（邦訳一九九〇年）は、愛と暴力のトラウマ状況を描いた大作だが、やはり「民族（や人種）のトラウマ」という語は直接には用いられない。描かれるのは具体的な個人と家族的関係を取り巻く暴力の圧倒的詳細と、トラウマの「実在化」であり、トラウマからの回復と再生である［山下二〇一五］。

3 脱殖民化（decolonization）と癒し概念の射程

ここで、「植民地化／脱植民地化」という語に付きまとう土地の領域というニュアンスについて、読者に再考を促しておきたい。冨山［二〇〇二］が「植民地主義」について説くように、「コロニアリズム」を定義された「植民地」に適用し地理的空間へ置き換えてしまうことは、それを外から眼差し対象として扱う分析者を登場させてしまうことになる。私性から出発し家族‐国家日本の問題を内部観測的に扱う本章は、この冨山の指摘を受け、また中国語での表記（「殖民主義」）も重ねて、「地」の語を除いて「殖民主義／脱殖民化」の語を使用する。

若林［二〇〇八］は、台湾において日本殖民主義が残した「傷痕」に言及し、「植民地体制下に特有な形で傷つけられた人間の魂を癒す過程」をこれからの課題としている。この指摘を敷衍すると、脱殖民化には、暴力の経験を蒙ってきたこと（被害）と、暴力をふるってきた経験（加害）の癒しの問題が重なる。個人と個人の関係性にあって暴力をふるってきた者、あるいは加害者の癒しについては、中村正［二〇一四］、また後述する坂上［二〇一二］などが研究を進めているように最前線の問題のひとつであるが、これを「民族」（あるいは集団）間の殖民主義の問題として再設定する必要がある。[22]

ところで、殖民地化が近代化を押し進めたことを前景化する向きも多いが、本章でむしろ問うものは、殖民化と暴力の関連の問題である。まず殖民主義について確認しよう。石原［二〇一二b］は「日本の植民地主義」について簡潔にこう整理している。

日本帝国の解体が一九四五年の敗戦に伴って他律的に進行したことは、「日本人」の間でアジア各地に対する植民地支配や侵略の記憶を急速に風化させた。そして日本は米国の庇護のもと、旧併合地である朝鮮や台湾、そして沖縄などに冷戦の軍事的前線を押しつけながら再独立と復興を果たす。さらに日本は冷戦体制に便乗して、旧勢力圏に成立した強権的政体を支持しながら経済「進出」先を確保するという、〈植民地なき帝国〉としての地位を確立していった。いま私たちには、東アジアの近代を〈植民地経験〉として生きざるをえなかった人々の経験を正面からとらえうる思考が求められている。

石原が「植民地なき帝国」という概念を用いているように、現在問題になっていることは、「植民地」支配を経た後にも継続する殖民主義なのである。石原はさらに「脱植民地化」について、「植民地主義がもたらした政治的・経済的・文化的ヘゲモニーから人々が脱却していく過程」としている［石原二〇一一a：八五五］[23]。こうした意味をふまえ、本章は石原の言う「脱植民地化」を「脱殖民化」としている。

「過去の植民地化への批判、現在の脱植民地化未了の分析、植民地主義なき未来の展望、それは一続きである」［本橋二〇一二：一一七三］。こうした中で「植民地責任論」が再論されているが［永原編二〇〇九］、本章ではそれを戦後世代そして民衆の側の責任論［田口一九八六；高橋一九八九も参照］に特に焦点を当て、個々人の傷を見すえ傷を通して論ずる必要があると考え展開している。殖民化による個々人の傷やトラウマを考えるとき、適切な言葉は「脱殖民化」（de-colonization）なのである。殖民者の decolonization をも主題化しようとする時、「殖民者の脱殖民化（あるいは脱殖民主義）」が最も簡潔で適切な語であろう。殖民化による個々人の傷やトラウマは、加害者も被っている。加害側の脱殖民化とは何かが、改めて問われている。

加害者の脱殖民化

加害者の脱殖民化は、既存の主体の変容、アンラーニング（unlearning）[24]、応答責任を果たすことと重なっている。坂上香『ライファーズ――罪に向きあう』［二〇一二］は、犯罪者や加害者の反省と変容について、自助グループと言ってもよいセラピューティック・コミュニティ（Therapeutic Community）の形成にひとつの力を見ている。セラピューティック・コミュニティ文化を作り、加害者が罪を認め変わっていくピア（peer、仲間・友達・同士）力がそこにはある。加害者は往々にして自分が被害者であると思ってもいるが、そうした被害者性を含めて自分とは何者かについて向き合い、自省する。過去の自分を正当化するのではなく、責任を負おうとする契機がここにはある。終身刑宣告者が加害主体であることを認識し、その主体が変容していく契機、変容していく力は、セラピューティックなコミュニティにおける徹底した（しかし安らかでもある）語り合いによる自己との向き合いにある。後述するがこの自己との向き合いのあり方を、本章はE・サイードに倣い「遡行」と呼んでいる［中村平二〇一八も参照］。

精神医学のJ・ハーマン『心的外傷と回復』［一九九九］は、外傷的事件は個人と社会をつなぐきずなを破壊するが、それに対しグループの連帯は、恐怖と絶望とに対する最大最強の守りであり、外傷体験の最強力な解毒素であると言う（同書三四〇ページ）。グループに参加することによって自分以外の人々とのつながりの感覚がとりもどされるのであり、こうしたつながりをハーマンは「共世界（commonality）」という言葉を使って表現する（同書三四二ページ）。

癒しと重なる脱殖民化について、それを遂行していく主体や人間のあり方をどう考えればよいだろうか。冨山一郎は一九九六年に、戦争と殖民地責任に関わるナショナルな責任を取る主体について、課題の困難さと重要性を指摘していた［冨山他一九九八］。日本の戦後思想史において戦争責任を取る主体についての議論はさまざまに行われてきたが、本章は、台湾先住民に対する日本の殖民地責任をそこに節合する[25]。

4 他人事でなくなること——当事者性・コンパッション・心身の痛みの分有

本節では、殖民地台湾領有後の戦争[26]（根幹は殖民主義）に関する日本の歴史認識や運動、そこでの主体概念の問題に関して、中野敏男による責任主体概念の問題と、佐々木俊尚が言う「マイノリティ憑依」の問題を考えたい。脱殖民化に関する責任主体の考え方について、中野［二〇〇一］は、責任を認めることは既存の主体を分裂させる営みだとしている。責任は、「他者と出会いながら主体としての自己同一性と主権性を内側から破ることによって、この意味で、『主体の分裂』によってこそ果たされる」ものである［中野二〇〇八：九七］。こうした責任主体はナショナリズムの強化に結びつかない。中野の言う主体の分裂は、酒井直樹の言う「日本人を割ること」［中野二〇〇七：三〇一］と重なる。ただし本章では「分裂」よりも「動揺」の語を用いたい。既存の主体が動‐揺する点に責任が設定されるのだ。

（1）マイノリティへの視線と当事者性

ここで、本章の筆者が持つマイノリティへの視線と当事者性の問題について、近年の議論を振り返りながら整理したい。「日本人―私―台湾先住民」の関係性にあって、特に戦後世代の日本人の殖民地責任を分節化する際に肝要な問題である。

九〇年代の大学では、マジョリティの人が特に内的動機があるようにも見えない形でマイノリティスタディーズに参入するようになったとも言われるが、白井聡はこれに対置して、「自分たちの行動は自分たちのためにやっているのであって、マイノリティ集団のためではない」「運動は自分たちの身を代表しなければならない」と言う、近年の反レイシズム運動の野間易通に言及する〔白井・笠井二〇一四：一九一―一九三〕。このマジョリティの「自分たちのために」行う運動という点が、ポジショナリティを意識した日本人の脱殖民化の問題である。先に見たように石原〔二〇一二a〕の「脱植民地化」には、「〈自己の脱植民地化〉の必要性」が問われていた。この自己とは帝国日本と日本人自身を指し、脱殖民化の当事者としての自覚が日本人に問われている。

ところで、佐々木俊尚『「当事者」の時代』〔二〇一二〕が言う「マイノリティ憑依」の問題（本多勝一批判）とは、対象に同化しようとするあまり、自己のポジショナリティを忘れてマジョリティを糾弾する側にまわることを指す。この観点は、「自分たちのため」の運動と言った野間易通の指摘に重なる。マイノリティ憑依現象においては、マイノリティの暴力の経験をマジョリティが領有し操作可能な対象にする。しかし、暴力の経験とは人が領有することのできないものである。厳密には、岡〔二〇〇〇〕が述べるように、暴力の経験は共有（同一物を共同で持つこと）ではなく分有されるのみである〔中村平二〇一一、二〇一八も参照〕(27)。マイノリティに憑依しその経験を領有する（我がものとするあるいは分かった気になる）ことなく、分有する（部分を分かち合う）ことで隣接的・換喩的につながっていく「私たち」があるだろう。

ここには暴力の経験を持つ「自分」が「自分たち」になり、さらにその周囲の人々を巻き込む「私たち」の登場という、当事者性の拡張についての問題がある。マイノリティに対する暴力的な事態や経験を目や耳にしてしまった以上（これが分有である）、マジョリティは全くの他人事としてそれらを切り捨てる訳にもいかないだろう。ここに明らかに倫理や責任の問題系が登場するのだが、他人事でなくなるのは、心身的問題でもある。暴力の分有においては、それが痛む心と身体という形で顕在化する。暴力的な出来事に接した時、つまりそれを見聞きし、読んでしまった時、「自分のことではないが他人事とも言いがたい身体的な葛藤」［鄭二〇〇七］が生じる。本章はこの指摘を「心身的な葛藤」と読み替えているが、それはそうした出来事を記述し発話する次元でも登場する。これを本章で論じている殖民主義の歴史経験に即せば、そのような出来事を探究あるいは記述する者は、法的に差異化された「植民地」における被殖民の「本人」ではないが、その「関係者」になるのである。こうして「他人事とも言いがたい身体的葛藤」から何らかの発話または記述が生じるのは、J＝L・ナンシーの言うミメーシス的解釈つまり分有（partage）の裡でのことだと言えよう［中村平二〇一一も参照］。

本章執筆の母体ともなったトラウマに関する研究会の場では、この痛みの感知とでも言うべき問題に対して、暴力的な記憶の語りに接した聴者が、それを「過度に引き受け」たり「共鳴し分かった気になる」ことの正当性が問われた。以下に述べる「コンパッション」や共鳴といった現象をどう考えるかという問題にもつながるが、ここでは、そうした体験や痛みを「分からない」と開き直り、ガードの構えを立ててしまうのではなく、自らの心身の被傷性（vulnerability、「傷つきやすさ」）の裡《うち》にあってその体験を聞くことの可能性を考えている。それは自分が動か、さ、れ、ることでもあり、そうした自分を見つめることであり、既存の主体の動‐揺の中での責任（の取られ方）という話につながっている。

（2） 自己との同化の拒否

「フィールドにおける自己と他者」の関係性のなかで登場する人類学者の主体を説いたレヴィ＝ストロース（「人類学の創始者ルソー」）は、「自己との同化の拒否」ということに注目を促し、それが共生と共感の前提であるとする［上野二〇〇五］[28]。簡潔に言えば、「他者を語る自分」を見ることの重要性であり、その力の射程は、「他者を語る自分を見る自分」を見るというように、無限に遡及されていく。ここには、自己との同化を拒否する者とは誰なのかという無限遡及的問題があるが、人類学者の主体形成をこの遡及―遡行のプロセスにおいた指摘は、再度確認されてよいだろう。この人類学者とは、本章に言う脱殖民化に向けて文化を認識し言語化せんとする、遡行する者すべての謂いであることに留意されたい。遡行とは、他者や社会との関わりの中で成型してきた自己とは何かを発話し分節化（articulation）していく無限遡及的な遂行―運動であると、ここで設定しておく。そこでは、語る私と語られる私の分裂という原理的事態と、それを描く際に採られる表現の工夫があろう［下岡二〇〇七］[29]。

この、自己との同化の拒否という事態から私性を遡行し反省すると、「日本」から地理的に逃走しようとした私がいた。私は東京の「家」を離れ北海道に渡り、「日本人を脱ぎ去りたい」と思い台湾に渡り人類学を専攻し、関西での博士課程在籍を経て韓国に職を求めて渡った（本章の執筆開始時は再び関西におり、さらに中国地方に移動した）。しかし出会い、魅了され憑りつかれたものは殖民暴力の記憶であった。地理的逃走（あるいは遁走《フーガ》 fugue）は自己との同化の拒否のあり方に近似したが、そうではなかったという認識に現在至っている。むしろ自己との同化の拒否は、現在、多くの論者が注目する解離（dissociation）的状態[30]に近似していく。

遡行することは自己との同化の拒否なのであって、それは地理的移動と同一ではない(「旅が嫌いだ」と言ったレヴィ=ストロースを想起したい)。また自己との同化の拒否が他者への同化になれば、上述の佐々木が言うマイノリティ憑依に陥ってしまう。先に見た上野俊哉は、自己や観察主体におけるこうした二重性に、他者との共感や、他者のなかの自己との共感の契機を見出す。マイノリティへの共感や同化という理念の追求だけでは、「コミュニケーションを機能させる責任=応答可能性」を最低限担うことができない。上野は、自己との同化の拒否という「人間科学の基本的な身ぶり」に、自民族中心主義やいわゆる原理主義を超えて共生する地平の重要性を指摘する[上野二〇〇五:一四一]。

上野の指摘は人類学や人文科学のグランドセオリーに連なりうるもので(しかし同時に職場とする大学での知の共同性とも言うべき関係性にあっての発話であることも垣間見られる)、本章が言う殖民暴力の分有の主体と直接に節合するにはズレがある。しかし、中野敏男が見た責任主体の分裂ということや、暴力を経験した者が解離的状態と親和性を持つこと[宮地二〇一三などを参照]などから、「自己との同化の拒否」を意識化することは脱殖民化を考えるうえで重要な指摘と考える。「自虐史観」と批判する日本の一部右派に、そうした姿勢は果たして見られるであろうか。逆に、上に見た佐々木俊尚の言うマイノリティ憑依とは、「自己との同化の拒否」なく他者に同化する現象だと考えられる。このような、他者理解と共生における自己との同化の拒否という契機は、分有概念に重ねて用いることができるだろう。

(3) コンパッションと分有

高橋武智はジャン=F・フォルジュの『21世紀の子どもたちに、アウシュヴィッツをいかに教えるか?』[二〇〇〇]を訳出した際、フランス語の「コンパッション」に日本語の「共感共苦」を当てた。コンパッションは「同情」や「哀れ」と訳されてきたが、パッションに「情念」と「受難」の意味があることに着目し、採用した訳語が「共感共苦」である（同書二二ページ）。共に苦しむことを前景化する訳語と言える。

フォルジュは芸術のもつ感動そして啓示を引き起こす力に、共感共苦の道を見出している。啓示とは、人間についての真実や史実が突如眼前に立ち現れ、何ものかを悟る境地だろう。フォルジュの思考と本書は、自らの行う高校の歴史教育のなかで練り上げられたものである。感動や啓示というものは意図して教育することは出来ないが、それらを歴史教育から取り除くことも出来ないのである。そして、感動や啓示と共感共苦の道に至ることができるのは、厳密な史実の学習、あるいは史実との向き合いに拠ってなのだとフォルジュは言うが、このコンパッション概念が本章に言う分有に重なる。

分有とは、前の中村勝の概念を用いれば受動的実践なのであり、中村は受動的実践に「受苦」や「受忍」的側面を認めている［中村平二〇一一も参照］。フォルジュのコンパッションは、こうして暴力的な経験が他人事でなくなることを意味している。[31] ここで一点だけ注意を換起しておけば、新左翼運動などにおいて「自覚が足りない」ことを理由に、結局は私刑《リンチ》や暴力の行使が正当化されていったように、他者により暴力が再行使されてしまう事態に陥いることの危険性には、十分に留意しなければならないだろう。

（4）心身の痛みの分有がつむぐ「私たち」

暴力の被害者の心身の痛みを分有してしまう時、そこにはすでに当事者性の拡張が起きている。心身の痛みの分有は、「同情」とは重なりつつも異なる。漢語による概念で思考することは、日本語や漢字を使って思考する私たちの利点かつ制限である問題だが、心身の痛みを分有することは「情」とは異なる域を持つと考えられる。分有は共有ではない。暴力の痛みは、当事者すらもその全貌の把捉や定義がなし得ないものである。厳密には、痛みや経験は共有されず分有されるだけである。「自分のことではないが他人事とも言いがたい身体的な葛藤」[鄭二〇〇七]と言われた事態は、ここで、心身の痛みの分有の問題として再解釈される。[32]殖民暴力の経験は、それが分有される際に他人事ではなくなっていく。それは、被傷性を強く持った者だけがなし得る特異な経験なのではなく（被傷性のない者があり得ようか）、人間に普遍的なものではないかと考えられる。[33]

5　殖民地責任論の再設定

以上の、当事者性の拡張や自己との同化の拒否、コンパッション、心身の痛みの分有から「他人事でなくなること」を振り返った地点から、改めて私にとって、台湾高地先住民への殖民地責任論を言葉にするとどうなるか。まずもって、日本国籍を持った国民として日本政府に謝罪や殖民地責任を問うていく責任がある。しかし政府は、殖民地の歴史（例えばトゥルクとの戦争や霧社事件での真相）を解明しそれを国民内外に公開することに責を負うにしても、殖民暴力の分有の主体ではあり得ない。分有の主体があくまでも個人であるところに、本章が展開してきた殖民暴力の分有の問題はある。つまり、戦後世代の私にとって祖父の「罪」は私のものではないが、祖父が生きた社会のメカニズムと文化は、連累して今の私に密接な関係を持っている。殖民暴力の心身への痛みが、私自らの私性のなかの痛みに共鳴しその痛みは他人事ではなくなる。こうした意味で、殖民地責任論は殖民暴力が分有される場に再設定されるのである。第一節に見た中村勝の言葉を借りれば、責任を負うということは実践的受動ではなく、受動的実践としての分有に契機があると言うべきだろう。

6 おわりに

家族－国家日本の殖民暴力を乗り越える主体は、痛みを感じ取り暴力の記憶を分有してしまう「私たち」である。それは他人から強制されるものであってはならず、つまり強制による実践的受動ではなく、しかし理性による能動性だけの行為でもないのだ。他人事でなくなる体験の記憶がかすかに感知され、コンパッションが生じる時に、癒しと重なる脱殖民化を遂行する「私たち」が生成するのではないだろうか。

帝国日本が侵略していったアジア諸地域を横断する癒しの共同体にとって、J・ハーマン的な意味での「グループ」とは、脱殖民的な共世界に他ならない。政治家の語りやテレビ討論を見やると、国益や民族を先験的《ア・プリオリ》（前提的）に背負う形での言説が横行している。様々な出自と経路《ルーツ》を持つ一人一人の私性を遡行していくことにより、固有の痛みを時に見つめながら、脱殖民化の流れとうずに巻き込まれていくなかにこれからの世界を構想することが可能である。

ここでの共世界とは、J・バトラーやE・ラクラウが言うように、基盤主義（foundationalism）的なものではない[34]。その関係性とは、その都度分有される半ば受動的なものであり、感情や友情といった「情」を核とするのでもない、機械的なつながり[35]である。先にまず日本人や台湾先住民族という主体があってそうした主体同士が交流するのではない、相互作用運動である。自己との同化を拒否しつつ、マイノリティに同一化し憑依することでもない、心身の傷の分有による当事者性の換喩的拡張である。台湾先住民が民族自治と脱殖民に向けて強く運動している現在、まず個人としての日本人が「戦争体験」を含めた殖民暴力に関わる自らの傷について家族史を含めて見やり、それを癒しに向けて自己とは何者かを思考しながら遡行していくところに、家族‐国家日本が自らのトラウマを他者に物語り、そして乗り越える道が見つかるはずである。

追記

本章作成にあたり山本達也、木下直子の各氏より有益なコメントをいただいた。また本研究遂行にあたり、日本学術振興会科学研究費補助金「台湾先住民の『民族』自治——中国と周辺地域における脱植民化」（基盤研究C）、「帝国日本の移動と動員」（基盤研究A）の助成を得た。記して感謝したい。本稿脱稿後、冨山一郎・鄭柚鎮編『軍事的暴力を問う——旅する痛み』（青弓社、二〇一七年）が出版された。ぜひ参照されたい。

注

（1）「先住民」の語については後述する。本章では、敗戦前にしばしば使われていた「殖民」の字を、現在その記憶と歴史を想起するためにあえて使用している（同時に「植民」も用いられていたが、この辺りの経緯については、渡部［二〇〇六］も参照）。一九三九年に厚生省予防局民族衛生研究会が発表した「結婚十訓」には、「十、産めよ殖やせよ国のため」という内容があったように、「殖」にはふやすという意味合いがあることに注意されたい。

（2）これらの履歴については、傷病恩給の記録を管理する総務省政策統括官（恩給担当）に問い合わせ、「昭和一四年一二月一七日」付けの履歴書の写しを送付していただいた。

（3）朝日新聞の記事「（戦後70年）封印された『戦争神経症』」（二〇一五年八月一八日）、中村江里［二〇一六、二〇一七］、菊池［二〇一三］、清水編［二〇〇六］などを参照。現在、国府台病院の祖父のカルテがないか探求のプロセスにある。

（4）自然と社会的権力の間の人間存在の行為を思考する、「受動的実践」「実践的受動」「主体的自然」の概念については、中村勝［二〇〇九］、中村平［二〇一一］を参照。補足すれば、受動的実践は実践であり、デカルトの『情念論』に拠れば、ある運動に依存する受身《パッション》（実践的受動）——情念《パッション》とは異なるものである。受動的実践は、自然から身を切り離さず、対自然「融即」意識を持ち、「われわれの自由意志にのみ依存する事柄」

である。『捕囚』はここに、「生の在りようからする抵抗の態度」を看取している［中村勝二〇〇九：二〇二―二〇四］。実践的受動（受容）とは、一見、主体的に見えて「体制順応」「長い物には巻かれ」「寄らば大樹」の受動態を指すだろう。「主体的自然」は、マルクスが「ザスーリッチへの手紙の草稿」で使用した「自然的生命力」を基に、台湾高地先住民が国家権力に包摂される以前、周辺環境の物質的諸力との相互作用を通して「自然的生（活）」を営んでいた状況における主体性のありかを指す。また、筆者は『捕囚』における「家族を基体とした主体」論には与しないが、これについては別稿を期したい。

(5) 「帝国在郷軍人会王子区連合分会長」発行の「歓迎ノ辞」（昭和一四年五月一八日）。「弾丸雨飛ノ間モ屈セス糧道絶ユルモ敢テ意トセス巍峨タル天嶮ヲ越エ……」と、軍国主義言説で従軍の労をねぎらう内容である。

(6) 「昭和五九年元旦」の年賀状ならびに『中国旅行』と題された写真アルバムより確認。

(7) 父の家庭内（家父長制的）暴力に、自らの傷を怖れ言葉にせず覆い隠そうとする日本左翼の文化が持つ正義感と、社会の外という高みに立ったうえで断罪し批判しようとする姿勢を見ている。乱暴だという誹りを恐れずに言えば、つまり日本左翼とは天皇制国家と日本資本主義と対決してきた存在であり、その自らの「正義」を通そうとする際に、殖民国家暴力をもまた模倣してしまったのではないだろうか。対抗運動がその対象を反復してしまうこうした側面を含めて左翼文化と言っているが、この点については稿を改めたい。この点、日本のフェミニズムが自らの傷を見すえながら、記述―運動を展開していることは示唆的である［かねこ一九九八：飯島二〇〇六：秋山二〇一六を参照］。

(8) その特集の主題は、「『呪縛』からの脱却、『箱』の外に出る勇気」である。

(9) 二〇一二年の拙稿では「植民」の字を用いている。

(10) 脱殖民化、decolonization、脱植民地主義とも言われるこの概念については後述する。

(11) 二〇一二年の拙稿では、中村勝［二〇〇三：五九］に依拠して祖父が南京虐殺（一九三七年一二月）に参加したと書いたが、事実はやや違った可能性がありこの表現にした。祖父の所属した輜重兵第一〇一聯隊（鳥海中佐）は第一〇一師団に属しており、『第百一師団長日誌』［古川ほか編二〇〇七］によると、一二月の南京戦の時に第一〇一師団は「杭州攻略戦」に参加していた。杭州―南京間は直線で二四〇キロほどの距離である。

(12) 後掲注16を参照。先行研究については枚挙に遑《いとま》がないが、ここでは中村勝『捕囚』［二〇〇九］を挙げておきたい。

(13) またひとつの可能性としてポリアモリーに着目しているが［ROS編二〇〇八：深海二〇一五などを参照］、その展開については別稿に譲りたい。

(14) 換喩は「ホワイトハウス」で米国政府を表すように、隣接する部分や密接な関係のあるもので置き換えを図る比喩である。ある話を聞いて、その部分に反応して「そういえばこういう話もある」と連鎖が生み出されるイメージとして捉えてほしい。

(15) 台湾史における「反殖民」の語については周［二〇一三］を参照されたい。

(16) 戴編［一九八一］、中村勝［二〇〇三、二〇〇九］、北村［二〇〇八］、中村平［二〇〇八、二〇一八］、花蓮県秀林郷太魯閣文化推動協会［二〇〇九］、松田［二〇一四］、田［二〇一四］、廖編［二〇一四、特に『討伐軍隊記念』の復刻写真］などを参照されたい。

(17) 私が聞き得た範囲では、集落に配属された日本人「理蕃」警官によって手術するよう説得されたようである。こうした手術の強制については、

「日本側からの有形無形の圧力」とも言われるが［山本二〇〇五：二五六］、この殖民的権力関係についてはなお詳細な分析を必要としよう。イレズミ禁止政策をめぐる問題についてはさしあたり、山本［一九九九、二〇〇五第四章］、中村勝［二〇〇九：五一四］を参照。

(18) これらの点については、二〇一二年の拙稿において詳しく触れた。

(19) トゥルク、セデック、タイヤルは、いずれも中華民国政府公認の先住民族名である（漢名表記は「太魯閣」「賽徳克」「泰雅」）。

(20) 宮地［二〇一三］参照。なお本書4章青木論文は、インドネシア一九六五年の「九月三〇日決起」に対して、国家の抑圧的体制の言説などが「トラウマ」の語を使用することで見えなくさせられる問題を提起している。

(21) 特に霧社事件については、トラウマの存在が指摘されてきた。柳本通彦のドキュメンタリー「二つの慰霊碑――台湾霧社事件を追う」（一九九四年放映）、尾崎祈美子『悪夢の遺産』［一九九七］、中村平［二〇〇八］などを参照。

(22) 中村正［二〇一四：八三、八九］は、男性の脱暴力支援としての加害者臨床が「ミクロ―マクロ・リンク問題」の具体的なフィールドであり、男性の心理―社会問題の実質をなすとして、社会に偏在する「暴力の文化」の研究を説いている。

(23) 石原［二〇一二a］「脱植民地化」。「第二次大戦後、欧米日の宗主国から国民国家として独立した諸国では、旧宗主国がもたらしたモノカルチャー経済からの離床困難、冷戦体制下での米ソ両陣営の政治利用に起因する民主化の挫折、旧宗主国が分断統治のために助長した文化的・宗教的差異に起因する紛争やマイノリティへの迫害といった諸問題が顕在化し、〈継続する植民地主義〉という意味のポストコロニアル状況からの脱却が中心的課題として浮上した。日本を含む旧宗主国（の国民）にも、ポストコロニアル状況への向き合い方という意味において〈自己の脱植民地化〉の必要性が突きつけられている」。なお、脱殖民の問題を台湾・中国・日本・米国の関係性において捉えている、陳光興『脱帝国』（二〇〇六、原題は「去帝国」）も参照されたい。

(24) スピヴァク［一九九八、特に四章］、酒井編［二〇〇六］などを参照されたい。殖民者など特権的地位にいる者が、それを正当化してきた知識や認識を学び直し、学び捨て、そうした構造の解体に着手することとして、さしあたり設定しておきたい。「民族責任」との関係でこれを態度の問題としてしまうことへの批判については、鈴木道彦『越境の時――一九六〇年代と在日』の評価と関わり、山本［二〇一六］を参照。

(25) この点に関して、「戦争」と「殖民地」状況の双方の重なりを説く北村［二〇一七］も参照されたい。

(26) 近藤正己「台湾における植民地軍隊と植民地戦争」［二〇一五］は、割譲された植民地台湾での、漢民族と先住民双方の大規模な武装抵抗に対する約二〇年の鎮圧を、「植民地戦争」という概念で捉えなおしている。また二〇一五年八月に行った訪問において、Teyra Yudaw（トゥルク民族自治推動委員会主任委員）は、近藤とは別に自らの研究からやはり「太魯閣戦争」の語を使っている。「戦役」の語との間で議論を重ねていると言うが、近藤の議論に呼応するものだ。近代国家の主権概念に完全に符合するものではないが、先住民の「伝統領域」を荒らし侵略し、その主権を否定していった点に、侵略戦争の語を用いることはできると考えられる［中村平二〇一八も参照］。

(27) 暴力の経験の分有とは、起こった暴力の出来事の全体を認識し共有できないというレベルと、他者の暴力の経験を共有できないという、ふたつのレベルが想定しうる。

(28) 自己と同化するとは、他者のまなざしを受け止めることのない、自省なき状態であり、また逆に、他者のまなざしに身をこわばらせ、あるアイデンティティに固執して離れない状態と考えられる。

(29) 下岡は、主観が必然的に付帯する恣意性を払拭し、作品世界の中で必然までに高められるための手だてとしての「主観の客観化」という表現をしている。この点についての検討は別稿にて行いたい。

(30) 解離は目下精錬されつつある概念と言える。岡野［二〇一二］、村上［二〇〇五］、千葉［二〇一三：九二、三〇一］、千葉他［二〇一〇］、野間［二〇一二］、パトナム［二〇〇一］などを参照。紙幅の都合により本章ではこの点を展開しきれなかった。

(31) ダス［二〇一一］は、インド社会の女性に対する暴力の意味やそれを表現する言語について考え、「私の痛みがある場所」が「あなたの身体」になること、あるいは自分の「痛みが他人の身体に宿る」可能性について指摘している。つまり本章に言う、痛みが社会に開かれていく分有の可能性について、同様の指摘を行っていることは示唆的である。

(32) 本シリーズ第1巻の19章石井論文は、家族を失った痛みが、何らかの共同性と既存の秩序の揺さぶりに開かれていく回路に言及しており、本章における当事者性の広がりに呼応する。

(33) トラウマ的な経験の分有には非言語的／言語的なあり方が含まれる。このうち、インドネシアのエンデの人びとの詩的言語による語りは興味深い文化的方法論を提起している（本書4章青木論文を参照）。

(34) バトラー『ジェンダー・トラブル』［一九九九］、山本圭「訳者あとがき」［二〇一四］、中村平［二〇一八］などを参照。

(35) 機械については、ドゥルーズとガタリ［二〇〇六］、またそれに触発されてもいる、筋委縮性側索硬化症患者と介護者のケアのつながりを描く、村上靖彦の民族誌的記述［二〇一一］を参照されたい。

参照文献

秋山洋子　二〇一六『フェミ私史ノート――歴史をみなおす視線』インパクト出版会。

荒川章二　二〇〇六「兵士たちの男性史――軍隊社会の男性性」阿部恒久ほか編『男性史二　モダニズムから総力戦へ』一一四―一四一ページ、日本経済評論社。

飯島愛子　二〇〇六『〈侵略＝差別〉の彼方へ――あるフェミニストの半生』インパクト出版会。

石原俊　二〇一二a「脱植民地化」大澤真幸・吉見俊哉・鷲田清一編『現代社会学事典』八五五―八五六ページ、弘文堂。

――　二〇一二b「日本の植民地主義」『現代社会学事典』九八七―九八八ページ、弘文堂。

伊藤幹治　一九八二『家族国家観の人類学』ミネルヴァ書房。

上野千鶴子　一九九四『近代家族の成立と終焉』岩波書店。
上野俊哉　二〇〇五「民族誌家マキャヴェッリ」和光大学総合文化研究所『東西南北二〇〇五』：一三八―一五五。
岡野憲一郎　二〇一二「トラウマと解離」『こころの科学』一六五：三七―四三。
岡真理　二〇〇〇『記憶／物語』岩波書店。
尾崎祈美子　一九九七『悪夢の遺産――毒ガス戦の果てに　ヒロシマ～台湾～中国』学陽書房。
かねこさち　一九九八「新左翼組織と女性差別」近藤和子編『近代を読みかえる二――性幻想を語る』二〇五―二二〇ページ、三一書房。
菊池浩光　二〇一三「わが国における心的外傷概念の受けとめ方の歴史」『北海道大学大学院教育学研究院紀要』一一九：一〇五―一三八。
花蓮県秀林郷太魯閣文化推動協会　二〇〇九『太魯閣族抗日戦役――歴史與口傳 2009』花蓮：花蓮県秀林郷公所。
北村嘉恵　二〇〇八『日本植民地下の台湾先住民教育史』北海道大学出版会。
――　二〇一七「台湾先住民族の歴史経験と植民地戦争――ロシン・ワタンにおける『待機』」『思想』一一一九：二四―四五。
小林岳二　一九九七「『台湾原住民族』、模索していく民族像」明治学院大学国際平和研究所『PRIME』六：五三―七七。
近藤正己　二〇一五「台湾における植民地軍隊と植民地戦争」坂本悠一編『地域のなかの軍隊7　植民地――帝国支配の最前線』四四―七四ページ、吉川弘文館。
サイード、E・W　一九九八、二〇〇一（一九九三）『文化と帝国主義1、2』大橋洋一訳、みすず書房。
酒井直樹　二〇〇七『日本／映像／米国――共感の共同体と帝国的国民主義』青土社。
酒井直樹編　二〇〇六『歴史の描き方①　ナショナル・ヒストリーを学び捨てる』東京大学出版会。
坂上香　二〇一二『ライファーズ――罪に向きあう』みすず書房。
佐々木俊尚　二〇一二『「当事者」の時代』光文社。
清水寛編　二〇〇六『日本帝国陸軍と精神障害兵士』不二出版。
下岡友加　二〇〇七『志賀直哉の方法』笠間書院。
周婉窈　二〇一三『図説 台湾の歴史 増補版』濱島敦俊監訳、平凡社。
白井聡・笠井潔　二〇一四『日本劣化論』筑摩書房。
スピヴァク、G・C　一九九八『サバルタンは語ることができるか』上村忠男訳、みすず書房。
戴国煇編　一九八一『台湾霧社蜂起事件――研究と資料』社会思想社。
高橋彦博　一九八九『民衆の側の戦争責任』青木書店。
田口裕史　一九八六『戦後世代の戦争責任』樹花舎。
ダス、ヴィーナ　二〇一一（一九九七）「言語と身体――痛みの表現におけるそれぞれの働き」A・クラインマンほか編『他者の苦しみへの責任――

ソーシャル・サファリングを知る』坂川雅子訳、三三—六七ページ、みすず書房。

千葉雅也　二〇一三『動きすぎてはいけない——ジル・ドゥルーズと生成変化の哲学』河出書房新社。

千葉雅也・国分功一郎・佐藤嘉幸　二〇一〇「共同討議——ドゥルーズの逆説的保守主義」『表象』四：一五八—一八六。

鄭柚鎮　二〇〇七「痛みを語るということ、聞くということ、あるいは関係性としての痛み——直野章子『「原爆の絵」と出会う』を手がかりにして」『女性学』一五：八四—九四。

陳光興　二〇〇六『去帝国——亜洲作為方法』台北：行人。

——　二〇一一『脱帝国——方法としてのアジア』、丸川哲史訳、以文社（中国語原書と邦訳では、訳出された章に違いがある）。

田貴芳　二〇一四『太魯閣人——耆老百年回憶 男性篇』台北：翰蘆図書出版。

ドゥルーズ、ジルとガタリ、フェリックス　二〇〇六『アンチ・オイディプス——資本主義と分裂症（上・下）』宇野邦一訳、河出書房新社。

——　二〇一〇『千のプラトー——資本主義と分裂症（下）』宇野邦一他訳、河出書房新社。

冨山一郎　二〇〇二『暴力の予感——伊波普猷における危機の問題』岩波書店。

——　二〇一三（一九九六）「対抗と遡行——フランツ・ファノンの叙述をめぐって」『流着の思想——「沖縄問題」の系譜学』三三五—三六六ページ、インパクト出版会（初出は『思想』八六六：九一—一一三）。

冨山一郎・鵜飼哲・酒井直樹・鄭暎惠・村井紀・柄谷行人　一九九八「ポストコロニアルの思想とは何か」柄谷行人編『シンポジウムⅢ』二〇一—二四七ページ、太田出版（初出は『批評空間二期』一一、一九九六年）。

永原陽子編　二〇〇九『「植民地責任」論——脱植民地化の比較史』青木書店。

中野敏男　二〇〇一「〈戦後〉を問うということ——『責任』への問い、『主体』への問い」『現代思想』二九（九）：二九一—三〇九。

——　二〇〇八「戦後責任と日本人の『主体』」金富子・中野敏男編『歴史と責任——「慰安婦」問題と一九九〇年代』八二—九九ページ、青弓社。

中村江里　二〇一六「戦場の長い影——不可視化された日本軍兵士の心の傷」『世界』八八二：一九〇—一九九。

——　二〇一七『戦争とトラウマ——不可視化された日本兵の戦争神経症』吉川弘文館。

中村平　二〇〇八「分有される植民暴力の記憶——日本人ジャーナリストによる台湾先住民族の民族誌記述」韓国日本文化学会『日本文化学報』三九：二四九—二七三。

——　二〇一〇「植民され続けた経験を想像する力——台湾先住民族を囲む植民国家資本の機制との関連で読む『余生』と『あまりに野蛮な』」漢陽大学校日本学国際比較研究所『比較日本学』二三：一二一—一四九。

——　二〇一一「受動的実践と分有——中村勝の台湾先住民族の歴史経験の記述をめぐって」韓国日本学会『日本学報』八六：二九七—三一一。

——　二〇一二「台湾先住民族タイヤルと私の遡行の旅——植民暴力の記憶の呪縛」『東洋文化』九二：一二九—一五四。

——　二〇一八『植民暴力の記憶と日本人——台湾高地先住民と脱植民の運動』大阪大学出版会。

中村正　二〇一四「男性性・男性問題をめぐる臨床社会学――親密な関係性研究に焦点づけて」『立命館産業社会論集』五〇（一）：七三―九五。
中村勝　二〇〇三『台湾高地先住民の歴史人類学』緑蔭書房。
――　二〇〇六『「愛国」と「他者」――台湾高地先住民の歴史人類学Ⅱ』ヨベル。
―― 二〇〇九 「捕囚――植民国家台湾における主体的自然と社会的権力に関する歴史人類学」ハーベスト社。
ナンシー、ジャン＝リュック　二〇〇一『無為の共同体――哲学を問い直す分有の思考』西谷修・安原伸一朗訳、以文社。
西川祐子　二〇〇〇『近代国家と家族モデル』吉川弘文館。
野間俊一　二〇一二『解離する生命』みすず書房。
ハーマン、ジュディス　一九九九『心的外傷と回復 増補』中井久夫訳、みすず書房。
バトラー、ジュディス　一九九九『ジェンダー・トラブル――フェミニズムとアイデンティティの攪乱』竹村和子訳、青土社。
パトナム、フランク　二〇〇一『解離――若年期における病理と治療』中井久夫訳、みすず書房。
深海菊絵　二〇一五『ポリアモリー――複数の愛を生きる』平凡社。
フォルジュ、ジャン＝F　二〇〇〇『21世紀の子どもたちに、アウシュヴィッツをいかに教えるか？』作品社。
古川隆久・鈴木淳・劉傑編　二〇〇七『第百一師団長日誌――伊東政喜中将の日中戦争』中央公論新社。
フロイト　二〇一〇「遮蔽想起について」『フロイト全集3　1895-99年』新宮一成監修、三二七―三五一ページ、岩波書店。
本田由紀・伊藤公雄編　二〇一七『国家がなぜ家族に干渉するのか――法案・政策の背後にあるもの』青弓社。
松田京子　二〇一四『帝国の思考――日本「帝国」と台湾原住民』有志舎。
宮地尚子　二〇一三『トラウマ』岩波書店。
村上靖彦　二〇一一『傷と再生の現象学――ケアと精神医学の現場へ』青土社。
本橋哲也　二〇一二「ポストコロニアリズム」大澤真幸・吉見俊哉・鷲田清一編『現代社会学事典』一一七三―一一七四ページ、弘文堂。
安冨歩・本條晴一郎　二〇〇七『ハラスメントは連鎖する――「しつけ」「教育」という呪縛』光文社。
山下昇　二〇一五「モリスンの『ビラヴィド』再考――ストウの『アンクル・トムの小屋』を書き直す」『英文学研究』七：一九三―二〇〇。
山本興正　二〇一六「金嬉老公判対策委員会における民族的責任の思想の生成と葛藤――梶村秀樹の思想的関与を中心に」『在日朝鮮人史研究』四六：一三九―一七一。
山本圭　二〇一四「訳者あとがき」エルネスト・ラクラウ『現代革命の新たな考察』山本圭訳、三八七―三九四ページ、法政大学出版会。
山本芳美　一九九九「タイヤル族に対するイレズミ禁止政策――その経緯と検討（一）」『台湾原住民研究』四：三―四〇。
――　二〇〇五『イレズミの世界』河出書房新社。
廖英杰編　二〇一四『Ska yulung　宜蘭泰雅族百年影像』台北：原住民族委員会、宜蘭：宜蘭県史館。

レヴィ＝ストロース、C　一九六九（一九六二）「人類学の創始者ルソー」山口昌男編『現代人の思想15 未開と文明』塙嘉彦訳、五六―六八ページ、平凡社。（Claude Lévi-Strauss. *Fondateur des Science de l'Homme: Jean-Jacques Rousseau*. Neuchâtel: Editions de la Baconniére）
若林正丈　二〇〇八「試論：日本植民帝国『脱植民地化』の諸相――戦後日本・東アジア関係史への一視角」黄自進編『東亜世界中的日本政治社会特徴』（東アジア世界における日本政治社会の特徴）二七七―三〇五ページ、台北：中央研究院亜太区域研究中心。
渡部宗助　二〇〇六「気になるコトバ「植民」と「殖民」」『植民地教育史研究年報』九：二一六―二二〇。
ＲＯＳ編　二〇〇八『恋愛のフツーがわかりません!!　ゆらぎのセクシュアリティ考2』アットワークス。

Taussig, Michael. 1991 *The Nervous System*, N.Y. & London: Routledge.

インターネット資料
村上靖彦（二〇〇五）「外傷体験時の解離について」『フッサール研究』三：一八九―一九八。〈http://www2.ipcku.kansai-u.ac.jp/~t980020/Husserl/vol.3_2005/murakami.pdf〉（最終閲覧二〇一三年三月一一日）

第14章　原爆・植民地支配・戦後放置
——幾重もの「トラウマ」を生きる在韓被爆者

松田素二

1　はじめに　在韓被爆者医療費裁判最高裁判決

二〇一五年九月八日、日本の最高裁判所は韓国在住の被爆者とその遺族の医療費支給を求める訴えを認める判決を出した。このニュースは翌日、日本だけでなく韓国の各紙の一面を飾った。日本の植民地支配と侵略戦争の被害者の「勝利」は、歴史認識問題で「反日」と「嫌韓」が激しく衝突している状況のなかで、とくに注目されたようだ。しかしことはそう簡単な話ではなかった。もともと二〇一一年六月、韓国在住の被爆者三名が、大阪府に対して、被爆者援護法に基づく医療費の支給を要求したところ、大阪府知事がこれを拒否したことが、裁判の直接的な原因だった。原告三名のうち二名は提訴準備中および提訴後死亡し、その遺族が原告となって裁判闘争を闘った（写真1）。

この裁判の本質は、彼らの人生に癒しがたい深い傷を与えた「原爆」被害に対して、日本という国家が責任を（遅ま

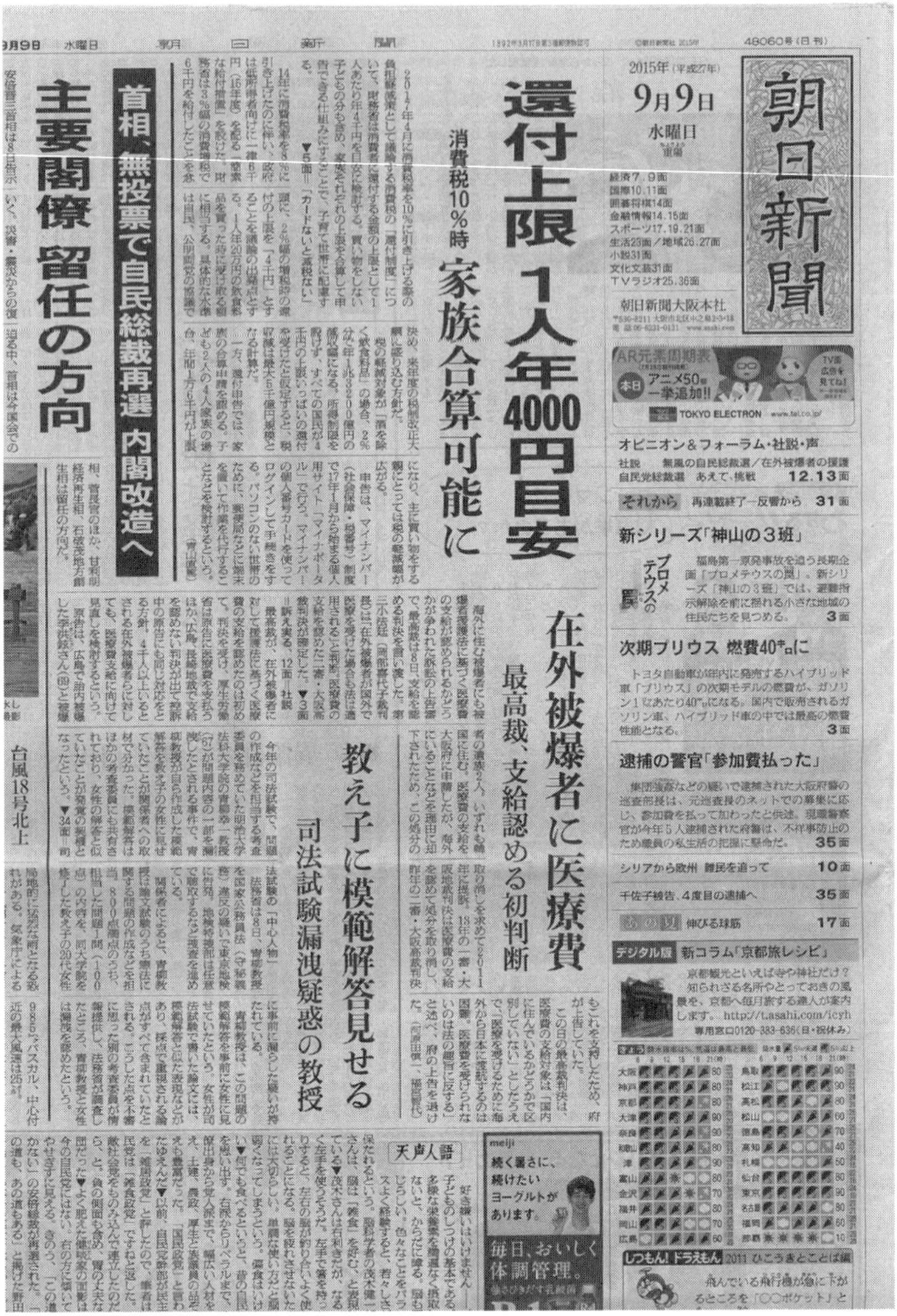

9月9日　水曜日　朝日新聞

朝日新聞

2015年（平成27年）
9月9日
水曜日

消費税10％時
還付上限 1人年4000円目安
家族合算可能に

首相、無投票で自民総裁再選　内閣改造へ
主要閣僚 留任の方向

在外被爆者に医療費
最高裁、支給認める初判断

教え子に模範解答見せる
司法試験漏洩疑惑の教授

台風18号北上

オピニオン＆フォーラム・社説・声
社説　無風の自民総裁選／在外被爆者の援護
自民党総裁選　あえて、挑戦　12.13面

それから　再連載終了―反響から　31面

新シリーズ「神山の3班」

次期プリウス 燃費40キロに

逮捕の警官「参加費払った」

シリアから欧州 難民を追って　10面

千佐子被告、4度目の逮捕へ　35面

伸びる球筋　17面

デジタル版　新コラム「京都旅レシピ」

天声人語

写真1　在外被爆者に医療費支給を認めた最高裁判決（朝日新聞 2015 年 9 月 9 日）

きながら）とったというシンプルな物語とはまったく異なるところにあった。それは、幾重にも上書きされた被害と加害の構図のなかに位置づけて捉え返す必要がある話だったのである。

本章は、戦争と植民地支配を経験した日本国家と国民が、幾重にも被害を受けた犠牲者に刻まれた傷と奪われた正義をどのように受け止め対応していくことができるのかを問うことを目的としている。それは同時に、原爆被害の当事者である韓国在住の被爆者たちが、その傷を癒し正義を回復するためにどのような方策が必要なのかを見通すものでもある。

原爆被爆者のような「破局的状況」を生き延びたサバイバーの生を考察する領域として、一九九〇年代以降、「トラウマ研究」が脚光をあびてきた。ホロコーストやヒロシマ・ナガサキといった世界大戦下の大量殺戮のサバイバーだけでなく、ボスニア・ヘルツェゴビナやルワンダの内戦下のジェノサイドといった現代史の悲劇的経験、さらには地震や洪水といった大規模自然災害から個人的受難の経験にいたるまで、ひとが受けた衝撃的な傷に起因するさまざまな症状や状態を対象化し、そこから回復する方向を展望しようとする研究は、たしかに現代世界に特有な性向と向き合うものであった。もちろん、こうした「トラウマ研究」の隆盛、あるいは「問題化」の過程自身が、精神分析学的世界認識という西欧近代的思考の拡張と応用という側面が否定できない（そうした傾向は、たとえば［Alexander. et al. 2004］などに明らか）。しかしながら、たとえそのような知的ヘゲモニー状況であっても、破局的事態の経験者の生を、「破滅」「侵害」「受難」という「過去の犠牲者」としての生から、「再生」「回復」「創造」という「現在と未来のための実践者」の生に転換させるプロセスの実践的でアクチュアルな重要性はかわらない（トラウマ研究のよりアクティブな生への注目については［Tedeschi & Calhoun 2004］参照）。本章には、こうしたサバイバーのアクティブな生の営為に注目する視点としてその過程を記述分析することを通して、「トラウマ研究」の理論的実践的な深化に貢献することも意図している。

2 広島・長崎と朝鮮人被爆者

一九四五年の広島と長崎の悲劇については国際的にもよく知られている。当時の広島の人口三四万人あまりのうち、爆心地から一・二キロメートルの範囲では、投下当日中に半数の住民が殺戮され、同年一二月末までにさらに一四万人が死亡した。長崎においても当時の人口二四万人のうち年内（一九四五年一二月末まで）の死者は七万四千人にものぼった。原爆による大量殺戮は、熱戦、爆風に加え放射線という三つのエネルギーによって、瞬時に、無差別に、そして大量に引き起こされたのであった。

この人類史における未曾有の殺戮の経験は、たしかに日本を「唯一の被爆国」として、世界史と国際社会に位置づける不動の根拠でありつづけている。しかし同時に、この経験に対する受け止め方が日本と国外で著しくズレていることについて、日本社会で報道されたり意識されたりすることは稀であった。そのことは二〇一五年四月にニューヨークの国連本部で開催された「核拡散防止条約の再検討会議」において、日本が要請した「世界の指導者や若者に広島・長崎への訪問を呼びかける」文言が、最終文書から削除されたことに象徴されている。日本社会では常識として扱われている、核のない平和な世界を求めるための「ヒロシマ・ナガサキ」の悲劇的経験が、国際社会の共通認識ではないことが再確認されたのである。

もちろん原爆を投下したアメリカが、その責任をみとめ謝罪することはこれまでなかったしこれからもありそうもない。「原爆のおかげで一〇〇万人のアメリカ人青年の命が救われた」という原爆攻撃正当化の言説は、今日もアメリカ社会では「常識」とされている。戦勝（原爆投下）五〇周年を期に、スミソニアン博物館で企画された原爆展が、退役軍人協会からの猛反対をうけ、最終的にはホワイトハウスの提案を受けいれる形で葬り去られた状況は、今日もほとんど変わっていない（二〇一五年にワシントンのアメリカン大学で原爆展は開催されたがスミソニアン博物館のような公的施設では依然として開催できていない）。

しかし「ヒロシマ・ナガサキ」の悲劇を強調する「国家的言説」に対して、もっとも鋭く批判されてきたのは、広島と長崎において被爆した朝鮮人の存在を組織的に無視してきたことである。当時、広島と長崎には多くの朝鮮人が居住していた。両市ともに近代日本の軍国主義化にともなって、軍都として繁栄し、三菱をはじめ多くの軍需工場が集中していた。こうした軍需工場で働く労働力として朝鮮半島から「強制連行」されてきた若者だけでその数は数千人にものぼる。広島だけでも朝鮮人の被爆者は全体の被爆者の一〇数％を占める五万人といわれ、そのうち三万人が死亡し、二万人が生き残ったとされる。生き残った二万人のうち、一万五千人は祖国に帰国し、二〇一五時点で生存している被爆者は二三〇〇名ほどとされる。

彼らは被爆後、心身を蝕む後障害に苦しみながら韓国社会の最底辺での生活を余儀なくされた。被爆者たちが半世紀以上にわたって刻みつけられた傷を癒し正義を回復するなかで、日本社会と新たな関係性を築くことは容易なことではない。こうした被害者の存在を無視したり消去したりすることでつくられる「ヒロシマ・ナガサキの主張」が、国際的に多くの反発と批判を生み出すことは容易に想像できる。日本社会において、国民の常識とされてきた「原爆被害の経験に基づく世界平和へのアピール」は、この朝鮮人被爆者に対する加害の歴史を直視することから出発すべきだったのである。

しかしこの出発は、現実には、日本国家が築き上げてきた幾重にもおよぶ排除の構造によって妨げられてきた。朝鮮人被爆者は、今日にいたるまで繰り返し国家からの理不尽な加害を受け続けてきた。それはいまも継続している。

3　戦争と植民地支配による被害

では朝鮮人被爆者、とりわけ韓国に帰国して生活してきた在韓被爆者に対して、これまで幾重にも上書きされつづけてきた加害の概略をふりかえってみよう。

在韓被爆者に被爆について聞き取りをすると、最初に気づく点が二つある。それは日本の被爆者の手記や口述史とは対照的な点であった。一つは、語りの冒頭が、「あの日」ではないという点であり、もう一つは、語りの締めくくりが「アメリカへの非難」や「人類平和への希望」ではないという点であった。それは、彼らが自分たちの存在を一義的には、大日本帝国による植民地支配と侵略戦争の被害者であったと捉えていることを物語っている。私自身の母も含めて日本人の被爆者の多くは、被爆についての経験を「あの日」の朝からはじめる。戦時中で窮乏してはいても平穏だった日常が、一発の原子爆弾によって、一瞬のうちに地獄に変わっていく、いわば生から死への劇的転換から、ライフストーリーは語られるのである。また語りの終わり方においても、日本の被爆者の初期の手記のなかには、無辜の市民、とくに女性や子どもを無差別に殺傷し、何の反省もしていないアメリカへの非難やそのことをアメリカに直言できない日本政府への不満が多くみられた。被爆から三〇年を過ぎるあたりからは、こうした個々の国への非難や不満を、人類全体のための平和のメッセージへと昇華させる思いが登場してくる。人類最初の原子爆弾の惨禍を経験した当事者として、当時の国民として、世界に核の廃絶と核のない平和な社会の樹立を訴える語り口が支配的になったのである[1]。

こうした日本人の被爆者の語りに対して、在韓被爆者の語りはまったく異質な構成をしていた。まず語りの冒頭には、日本による植民地支配によって窮乏した日常生活や、村に割当てられた年齢徴用（強制連行の対象者選別）の枠からいかに逃れようと苦労したかとか、逃げてはみたものの残された母親のことを思って村に戻った悔しさなどが語られる。「あの日」の語りから話をはじめた被爆者は皆無だった。なかには、苦渋の選択で徴兵に応じ広島へ派遣された被爆者もいた。

私は師範学校二年生か三年生のころから民族意識が強くなっていきました。韓国人だからと押さえつけられれば押さえつけられるほど、なにくそという思いを強くしました。私が師範学校四年生になったとき、朝鮮人への徴兵制の適用が決定し、満二〇歳に達した朝鮮人青年に徴兵礼状が送られることになりました。その結果、私は徴兵第一期生として日本軍に徴兵されることになったのです。しかし心の中はいつも不平満々で朝鮮の独立のためになにかしなければならないという心持でした。（KKさん、広島で被爆、当時二二才、男）(2)

彼らの語りの終わり方も日本人被爆者とは対照的だった。被爆者に対して、「誰に被爆の責任があるか」という質問をすると、日本の被爆者の八割は「アメリカ」と答えるが、在韓被爆者の圧倒的多数は「日本」と回答する。語りの終わりは、日本に対する「恨み」でしめくくられるのが常だった。

一生涯、このようなつらい目をし続けなければならない原爆被害者です。いったい誰に訴えたらよいのですか。この責任はどこまでも戦争を起こした国、日本にあるのです。原爆のために戦争のために悲しい涙のなかで、人々の軽蔑の中で、苦しい日々を歩んできた私たちです。日本政府には私たちが死ぬ日まで、治療と生活保障をしてくださる義務があります。人間を返せ、父母を返せ、私の青春を返せと叫びたいです。（ISさん、広島で被爆、当時一四才、女）(3)

それにしても極悪非道の日本人。身体さえ回復すればただではおかない。あらゆる力を費やして報復手段をとりたい。すべての不幸は、その根源は日本人側にあるのだと思えば、どうして日本を引き上げる前におとなしく玄界灘を渡ったのだろう。
（ＩＭさん、広島で被爆、当時五三才。男、死後遺体をソウルの日本大使館前に放置するよう遺言して一九七五年逝去）(4)

在韓被爆者のなかでも、もっとも直接的に植民地支配と戦争の被害を受けたのが、広島、長崎に強制連行され強制労働に従事させられた被爆者たちだった。彼らに幾重にも加えられた日本国家からの理不尽な仕打ちは、強制連行、奴隷労働、そして被爆、被爆後放置、送還義務拒否、それに帰国後の差別であった。たとえば広島に当時あった三菱の機械製作所と造船所には、ソウルの南にある平澤郡を中心に三〇〇〇名近い一九二三年生まれの朝鮮人の若者が強制的に年齢徴用されていた。彼らは徴用時に、給料の半額を故郷の家族に送金すると言われ、狭い寮に押し込まれて低賃金・重労働を強制された。被爆後も、親戚や知人をたよって郊外に脱出する同僚の日本人とは異なり、言葉も不自由で避難先ももたない彼らは大量の残留放射能をあびることになった。(5)また遺体を埋葬する親族がいないため、多くの遺体が放置された。丸木俊、位里夫妻の『原爆の図』のなかの「からす」はこの悲惨さを描いたものだ。強制連行されたため広島に身よりがおらず引き取り手のいなかった朝鮮人の遺体は、からすが眼球をついばむため、容易に朝鮮人のものだと判別できたと説明されている。こうした放置のなかで日本の敗戦を知った彼らは、祖国への帰還を試みる。戦時中の「徴用令」に定められた徴用（強制連行）者に対する「安全送還義務」は放棄されていたため、彼らの多くは自腹で「闇船」をしたてて帰国をはかった。そのなかに二五〇名近くの広島・三菱の徴用工被爆者を乗せた船があったが、その船は釜山港にはたどりつけなかった。おそらく一九四五年九月中旬に玄海灘を直撃した台風のために沈没したとみなされている。行方不明後、三〇年たった一九七五年には、壱岐の海岸から多数の白骨が発掘され、漁民からは台風で犠牲になった多くの朝鮮人の遺体が流れ着いたという証言もあることから、三菱の徴用工被爆者である可能性があると指摘されている。[6]

こうした犠牲のなかで命からがら祖国にたどり着くことができた者を待ち受けていたのは、給料の送金を一銭もされず、やむをえず田畑を手放し困窮していた家族であり、被爆の傷跡のため周囲から差別され孤立せざるをえない日常であった。そうした彼らをさらに苦しめたのは、一九五〇年六月に勃発した朝鮮戦争であった。

4 被爆者援護制度からの排除と無視

韓国在住の被爆者が経験してきた日本国家からの加害は、上記のような、植民地支配と戦争に関わる歴史的な加害だけではなかった。戦後、日本の被爆者に対する被爆者援護の政策から、法律の明文にもとづくことなく組織的に排除されてきたのである。[7] 日本では一九五七年（被爆一二年後）、「被爆者医療法」の制定によってようやく被爆者に対する公的援護の制度が確立された。一九六八年には「被爆者特措法」が施行され、「健康管理手当」などの各種手当て制度も充実していった。さらに被爆五〇年の一九九五年には両法を一本化して、被爆者救済についての「国の責任」を前文に明記し、「葬祭料」など各種サービスのいっそうの充実を図った、「被爆者援護法」を定めるなど、一定の施策を実施してきた。しかしながら、こうした施策は、在韓被爆者にとって無縁なものでありつづけてきた。彼らは、同じ被爆者でありながら、長期にわたって法の条文にない差別的取り扱いを受けてきたのである。

最初の被爆者支援の法律となった「医療法」の核心は、広島、長崎で被爆した被爆者に「被爆者健康手帳」を交付し、この手帳所持者（すなわち法律で認めた被爆者）に対する医療費を支給（本人負担が無料になるように）することにある。これによって、被爆者は経済的な不安なく医療を受けることができるようになった。また「医療法」は日本の法律には珍しく、国籍条項（日本国民に限って適用できるという制限）がない法律として制定された。にもかかわらず、在韓被爆者はこの対象から、当然のように除外された。明文の規定によらないこうした差別は、一九七二年、一人の在韓被爆者が日本政府（その機関委任事務を代行していた福岡県知事）を相手に裁判を起こし、勝訴するまでつづいた。それまでは在韓被爆者には、「手帳」の交付すら拒否してきたのである。

在韓被爆者たちが原爆後障害の治療のために来日できるようになったのは、被爆から二〇年の一九六五年、日韓国交正常化が実現してから後のことであった。それまでは、韓国から日本への一般渡航自体が不可能だったからである。一九六九年には韓国から二人の被爆者が観光ビザで訪日し、日本政府に被爆者健康手帳の交付を求めたことがあった。「手帳」が取得できれば、日本の被爆者と同様、医療が無料で受けられ、審査が認められれば「手当」も受け取ることが出来る。「手帳」取得には、被爆の事実を証明できる証人二人が必要だが、彼らはその書類を揃えて広島市に提出した。しかし彼らの手帳申請を、厚生省（その指示を受けた広島市）は拒否し、以降、訪日する在韓被爆者への手帳発給はされなかった。その理屈は二つあり、一つは法理論の核心で、「税金を納めていない外国人に日本国民の税金で運営される社会保障の恩恵は受ける資格はない」というものであり、もう一つは、法技術論で、「手帳」は居住地の都道府県知事（広島市、長崎市の場合は市長）に申請することになっているが、在韓被爆者にはそうした申請が出来る「都道府県知事」「市長」はいないので、そもそも技術的に申請できない、というものだった。この二つの理屈は、じつはそれから今日に至るまで、日本政府の「不動の姿勢」として、その後の裁判で何度も法解釈的に否定されているにもかかわらず形を変えてゾンビのように復活しては在韓被爆者の権利要求を妨げ続けてきた。

この理屈に対して正面からはじめて挑戦したのが、一九七二年に提訴された孫振斗さんの「手帳裁判」だった。孫さんは一九二七年に大阪で生まれ広島で被爆。その後、日本の一方的な出入国管理体制の変更によって、日本国籍を喪失させられ「外国人登録」が必要な「外国人」となった。それに気づかなかった孫さんは、「外国人登録令」違反で、韓国に強制送還された。しかし言葉もできず、原爆後障害で苦しんだ孫さんは、一九七〇年一二月、日本に「密入国」を試みて拘束され、長崎の大村収容所に送られた。収容所のなかで孫さんは、「私のからだを治療して欲しい」と訴え「被爆者手帳」を申請したのである。当初、国は、日本に居住していない（日本社会の構成員ではない）韓国人に日本国民の税金によって支えられる社会保障法としての被爆者法の適用は不可能と主張したが、一九七四年三月、福岡地裁は孫さんの言い分を全面的に認めて「手帳」交付は適切と判断した。国と県はただちに控訴して、今度は、韓国人への手帳交付が認められるのは、合法入国者の場合のみであり、「不法入国者・不法滞在者」である孫さんには認められるべきではないという主張に転換して争った。だが一九七五年七月、福岡高裁は、合法入国であれ非合法入国であれ、被爆者である限りは手帳交付が認められると、国と県の主張を明快に退ける判決を下した。しかし国と県はさらに上告して判断は最高裁に委ねられた。一九七八年三月、最高裁は、被爆者法は純然たる社会保障法とはいえず、国家補償法的な性格を有するものだと指摘した上で、孫さんの主張を全面的に認め、ようやく孫さんは「手帳」を手に入れることができたのである。

こうして孫振斗さんの裁判によって、被爆の事実が確認されれば、法律の条文通りに国籍を問わず「手帳」が交付されるようになった。ところが、日本政府はさらに姑息な加害政策を強行した。それが、以後二〇〇二年に大阪高裁で完全敗訴するまで継続した、在韓被爆者切り捨ての「四〇二号通達」制度であった。一九七四年三月、孫さんが一審判決に勝利し、在韓被爆者への手帳交付に道が開かれるやいなや、同年七月、厚生省（当時）は公衆衛生局長通達四〇二号を発して、日本国の領域を出た被爆者の「手帳」を失権させる処置をとったのである。すなわち、在韓被爆者に「手帳」はやむなく交付するが、韓国では使えないようにする（「手帳」の紙切れ化といってよい）仕組みを確立したのだ。「手帳」があれば、被爆者は、「原爆特別措置法」にしたがって健康管理手当を申請受給することができる（たとえば二〇一五年時点では一ヶ月三万四千円あまり）。この手当は医師の診断書によって、一年から五年のあいだ自動的に支給され、その後、ふたたび申請することもできる。ところが四〇二号通達によって、こうした権利は国外に出た者にはすべて否定されることになる。この仕組みによって、誰がみても理不尽な「法律によらない権利の剥奪」が、以後三〇年近く、まかり通ることになったのである。

このように在韓被爆者は、日本の被爆者がかちとった被爆者への各種手当ての制度（一九六八年の原爆被爆者「特別措置法」による）からも完全に排除されてしまった。「手帳の失権」は「被爆者の地位の喪失」であり、「手当受給の権利の消滅」だとされたからである。日本の被爆者であればその九九％が受給している月々の健康管理手当についても彼らはその申請すら認められなかった。

こうした法によらない援護からの排除の理不尽さを覆すために、在韓被爆者は、一九九〇年代後半から二〇〇〇年代にかけて三〇件を超える裁判を提訴し、被爆者の権利を認めさせてきた。[8] まず「日本国の領域を出たら「手帳」は無効」という「四〇二号通達」の違法性をめぐって、ソウルの被爆者・郭貴勲さんが大阪地裁に裁判を提訴、つづいて韓国の「広島」と呼ばれるほど広島の被爆者が集中している、慶尚南道・陜川の被爆者、李在錫さんも裁判を起こした。四〇二号通達の理不尽さを争点とした、いわゆる「援護法裁判」は、一九九八年の郭貴勲さんの提訴以降、各地で同様に七件たてつづけにおこされた。これらの裁判はいずれも、四〇二号通達の不当性を問うものだった。二〇〇一年からわずか二年の間に一審二審あわせて六件の判決が出たが、すべて、日本国家の主張を斥け、「手当」の韓国での継続受給を認める判決であった。また判決は、孫さんの最高裁判決と同じく被爆者援護法の国家補償法的性格を指摘、さらに、都道府県知事への申請は、たんなる「実務上」の手続きにすぎず、「被爆者を救済する」という被爆者援護法の主旨に即すべきと主張している。なかでも郭裁判大阪高裁の判決文にある「被爆者はどこにいても被爆者」という表現は、国籍、居住地を問わず、人類史上初の原爆被害にあった人々を救済する精神を高らかに表現したフレーズとして、それ以降の多くの裁判で引用された。結局、日本政府は二〇〇三年に「四〇二号通達」を廃止して、在韓被爆者の手当受給がようやく可能になった。だがそれは、けっして日本政府が積極的かつ自発的に在韓被爆者に対する政策や見方を変更したのではなく、裁判で完膚無きまでに敗訴したために、やむをえず、イヤイヤながら変更したにすぎなかった。その証拠に、それからあとも、在韓被爆者への被爆者援護法に基づく「葬祭料」支給を拒否。手当申請を韓国にある日本の在外公館を通じて行うこと(国外からの申請)を拒否。被爆者手帳の国外からの申請を拒否、と法律によらない排除を繰り返してきた。そのため、高齢化し寝たきり状態にある被爆者が、ただ書類を事務的に提出するという一分間の儀式のために、家族に付き添われて広島や長崎までやってきて、その後病状が悪化して亡くなるという悲劇も相次いだ。

このような日本国家の執拗な援護からの排除に対して、在韓被爆者たちは、老齢化と病苦のなかで、「被爆者援護法」で定められた「葬祭料」支払いを拒否したことをただす「葬祭料裁判」、寝たきりの高齢被爆者が訪日することなく韓国から「手帳」申請を要求する「新手帳裁判」など、次々に裁判を提起することを通して、一歩ずつ日本国を敗訴に追いやることで権利をようやく認めさせてきたのである。

そうして残された援護法からの最大の排除(差別)項目が、医療費の支給であった。日本の被爆者であれば、自己負担分をカバーすることで無料の治療を受けることが出来るのに対して、在韓被爆者にはこの法適用を拒否してきたのであった。これに対して、三名の在韓被爆者が原告となって大阪地裁に提訴したのが二〇一一年だった。その後二名の原告は亡くなり遺族が承継することで一審、二審と勝ち進み、国と府が上告した最高裁の判断が出たのが、冒頭の勝訴であった。

このように在韓被爆者は、被爆後の援護措置の長い歴史のなかで、一貫して日本国家から法律にない措置によって排除され切り捨てられてきた。彼らはそれを正すために自らが原告になって夥しい裁判を提訴しそれらすべてに一つずつ勝ち進むことで、ようやく、日本の被爆者と同等の権利を勝ち取ってきた。その間にも多くの被爆者が無念の思いのなかで亡くなっていったのである。こうした被害は、原爆による被害、植民地支配と戦争による被害とともに、彼らの生と尊厳を深く傷つけるものであった。

5 過去の加害の消去と居直り

在韓被爆者に対する日本国家からの加害は、それだけにはとどまらない。ある意味では、これまで指摘した植民地支配と戦争（被爆）、援護制度からの排除以上に、彼らを傷つけているのが、過去の加害の歴史の消去・忘却であり、加害性への居直りの態度であった。

そのことを端的に表現しているのが、日本政府のみならず日本の有識者や裁判所なども共有している「受忍論」である。「受忍論」とは、「かつて大日本帝国が起こした戦争によって多くの日本国民が生命財産を失うなど筆舌に尽くしがたい被害を受けた。したがって、今日、一部の国民に対してのみその被害を認め補償することはできない。被害はすべての国民が等しく受け止め耐えるべきものだからである」というものだ。驚くべき事に、この論理を、日本によって植民地支配された朝鮮人の被害に対しても同様に適用しようというのである。この「受忍論」は、一九七八年に孫振斗裁判の最高裁判決で、孫さんが全面勝訴を勝ち取った直後に、日本政府がその波及効果を最小限にするために元東大総長を座長にすえて設置した「被爆者問題の基本懇談会」で公式に登場し、以後も国家の在韓被爆者切り捨ての根拠として活用されてきた(9)。たとえば広島の三菱に強制連行された在韓被爆者四六名が原告となり、未払い賃金の支払いと賠償を求めた裁判の第一審判決（広島地裁）においても「受忍論」がその歴史認識の支柱となり、原告の言い分をすべて否定した。

さらに在韓被爆者を驚愕させ苦しめたのは、戦後数十年たってなお堂々と開陳される「国家無答責」の論理であった。この論理の構造はあまりにもシンプルな三段論法である。すなわち、大日本帝国下における国家の不当行為は、今日の補償・賠償の対象とはならないという国家無責任の論理であった。まず、戦前の大日本帝国においては、国家とは天皇の国家であり、その天皇は神聖にして犯すべからざる存在であるがゆえに、過失をすることはありえない。したがって天皇の国家が不法行為を犯すこと自体ありえない。したがって、当時の国家の不法行為をあげつらう元徴用工被爆者たちの主張は、法理論上成立しないというのである。この国家無責任の論理は、戦後の新憲法下の最高裁判所の判決で確定していたため、戦前の強制連行や奴隷労働などの国家の不当行為はすべて免責されるという法秩序が、今日の日本社会において確立してきた。在韓被爆者たちが、過去の不正義を法律的に問う道は長い間一方的に閉ざされてきたといってよい。

こうした法秩序があるために、在韓被爆者が日本国家の過去の仕打ちを法廷でただすことはできなかった。前述したように、これまで三〇件を超える裁判を在韓被爆者は提訴し、そのほとんどで勝利してきたが、その勝利は「被爆者援護法」という国籍排除条項を持たない法律の平等適用の範囲に限定されてきた。同じ裁判で提起している、過去の不正義に対する国家賠償請求はすべて却下されてきたのである。これは在韓被爆者たちにとって、大きな苦痛をもたらしている。日本の被爆者と同様の援護を求めることはできても、彼らの歴史的被害の総体（それは植民地支配、戦争、被爆、戦後放置、援護制度からの差別的排除）を踏まえた補償はまったく考慮されていないからである。もちろん四〇二号通達を廃止させた当事者であるソウルの被爆者・郭貴勲さんの言うように「被爆者はどこにいても被爆者」は、彼らの共有する大スローガンであった。だが朝鮮人被爆者の歴史的位相を考えるなら、「同じ被爆者」と見なされることがまた、彼らの生がこれまで受けてきた傷をさらに深く拡げることになってしまう。

二〇〇七年の最高裁判決によって、たしかに四〇二号通達発出後に在韓被爆者が受けた不利益と心の傷に対して、日本国家は一律に一〇〇万円の慰謝料を支払うことが求められた。これは小さくない勝利ではある。事実、その後在韓被爆者の生存被爆者のほぼ全員がこの慰謝料を求める裁判を提訴し日本政府との和解によってその支払いを受け取ることが出来るようになった。しかし、彼らのなかに、なぜ一九七四年以前の差別と切り捨ての責任は問われないのか、なぜ半世紀以上におよぶ仕打ちが一〇〇万円の慰謝料なのか、という批判と不満の声は充満している。こうした声の背景にあるのは、日本国家は一度として彼らにこの理不尽な仕打ちを謝罪したり、その歴史を反省する気持ちを伝えたことがないという事実であった。

このことを象徴しているのが、戦時中、広島と長崎の三菱の工場に強制連行され働かされた徴用工の経験だろう。彼らが、最初に日本国と三菱に公式な補償を求めたのは、一九六八年四月にまで遡る。当時結成してまもない韓国原爆被害者援護協会には、多くの元三菱徴用工が参加していた。それもそのはずである。広島にあった三菱の二工場（機械製作所と造船所）は、戦争末期の一九四三年一二月に操業を開始するが、当初から朝鮮からの強制連行者をあてにして建設され多くの朝鮮人が働かされていたからである。事実、翌年三月から朝鮮人徴用工が続々連行され、その数は三千人にも及んだ。帰国後「協会」結成に参加した彼ら元徴用工は、三菱重工に対して未払い賃金の支払いを要求した。そのとき三菱は「補償の問題は一応全部解決ずみ」と要求を拒絶し、未払い賃金の存在も認めなかった。しかも一九四八年に、GHQからの追求（奴隷労働の強制）を恐れてあわてて未払い分賃金全額を法務局に供託した事実さえも、彼らに対して一切明かさなかった。一九七四年、同志会が結成されると同時に、元徴用工たちは国と三菱本社、広島工場に対して精力的な交渉を開始した。強制連行と被爆に対する国家補償、未払い賃金等の損害補償、それに犠牲者の遺骨返還、この三点が彼らの要求の骨子だった。しかし、国も三菱も彼らの声を誠実に聞くことなく門前払い同然の態度をとってきた。彼らが最後の力をふりしぼって、ふたたび訪日を開始するのは一九九〇年代に入ってからだ。三菱重工社長への公開質問状、日弁連への人権救済申し立てにつづいて、一九九一年には同志会のメンバー一六人が大挙して訪日し、広島と東京で三菱、外務省と直接交渉の場をもった。ほとんどマスコミにもとりあげられなかったこうした困難で粘り強い闘いのすえ、彼らが得たものは、「日本政府も三菱も何もしてくれない」という恨みの思いであり、「相手にもされなかった」という憤りであった[10]（写真2）。

彼らの主張の根拠となる「強制連行・強制労働」の事実さえ、日本国と三菱は認めようとはしなかった。「どこにその証拠があるのか」と居直ったのである。徴用関係の公文書は国家が管理していたのだが、原爆や敗戦後の混乱ですべて紛失・焼失したので裏付ける文書がないというのが彼らの言い分であった。元徴用工たちが口々に個人的な記憶で工場内の建物の配置や一緒に労働していた日本人の名前をあげるが、国からも三菱からも信頼するに値しない「個人的で恣意的な記憶」と拒否された。彼らはやがて法務局の供託名簿にいきついたが、当初は「焼失」したと言い逃れ、次ぎにその存在が公になると、「本人にしか閲覧できない」と主張した。元徴用工被爆者が韓国のパスポートを示すと、供託は日本名で行われており、日本名が書いてある公文書を要求した。日本の朝鮮植民地支配の政策のなかでも悪名高い

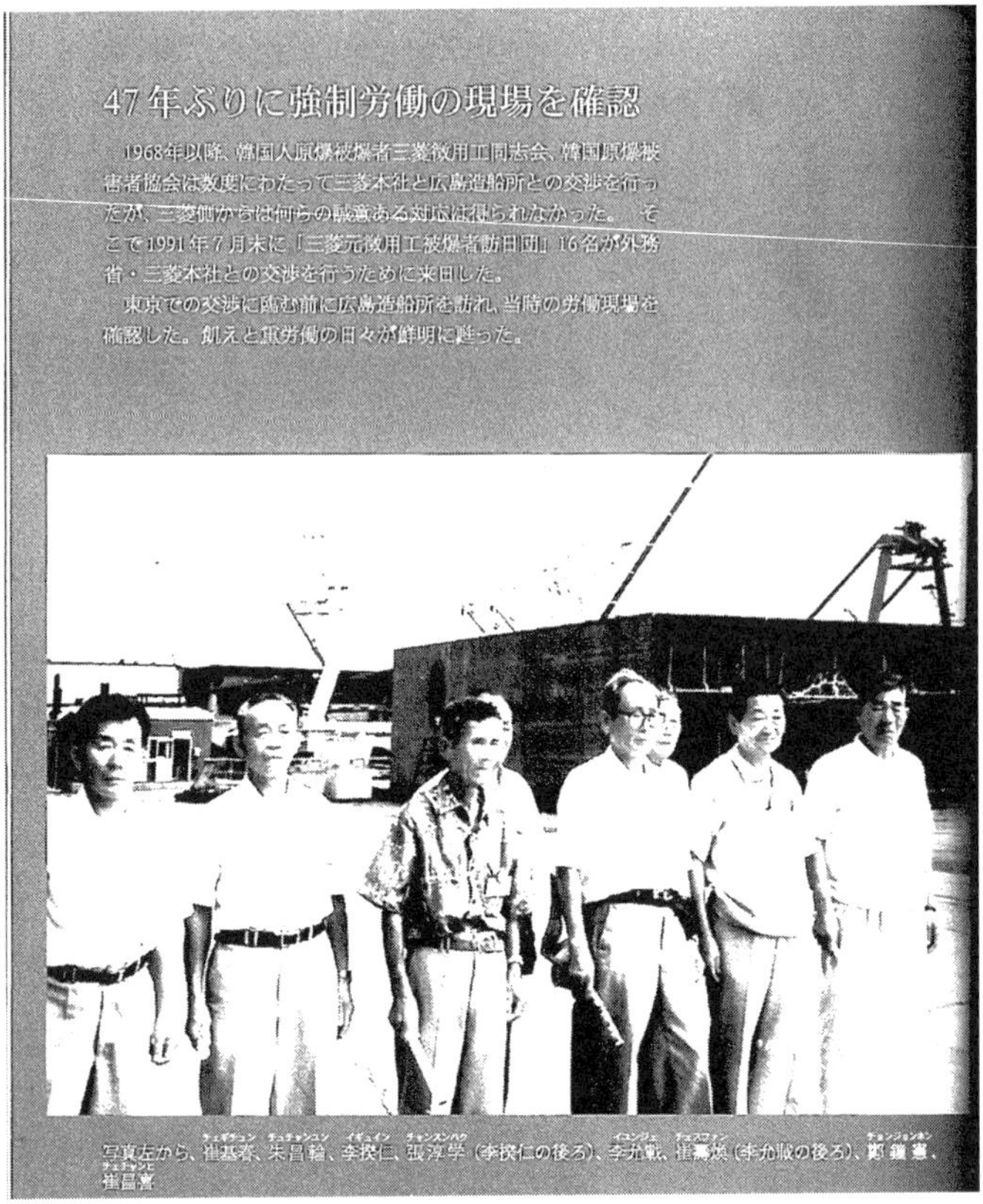

写真2　かつて強制連行され働かされた広島の「三菱工場」を訪れた元徴用工被爆者たち（三菱広島・元徴用工被爆者裁判を支援する会編 2010「「恨」한　三菱・廣島・日本——46人の韓国人徴用工被爆者」創史社：52頁）

「創氏改名」の書類を、強制された被害者に出させようとしたのである。朝鮮戦争で多くが焼失した日帝時代の戸籍謄本を探し出し、本名とともに強制された日本名の書いてある書類を提出して、ようやく彼らが未払い賃金供託の閲覧を申請してみると、驚くべきことに今度は、同じ道内にこの日本名に改名した韓国人が一人だけであると証明する公文書を要求された。このようにして「強制連行の事実」「未払い賃金の事実」を確認するだけでも、日本国家は二重三重の防御戦をはって、真実の追求を妨げてきた。それは、日本国家が過去の不正義についてまったく何の反省もしていないことを明快に物語っているのである。

6　清算されない被害と加害の行方

これまでみてきたように、在韓被爆者に対して日本という国家が、幾重にもおよぶ加害をなし、彼らがそれを被るなかで自らの生を形作ってきた歴史は、たんに朝鮮人が原爆の被害を受けたという一回生起的なものでも、過ぎ去った理不尽な出来事というのでもなく、繰り返し形を変えて今もつづいている執拗で重層的な加害と被害の構造のなかに位置づけられる。そこにおける加害と被害の清算（解決）はどうなるのだろうか。

一つ明確にいえることは、在韓被爆者に残された時間はほとんどないということだ。かつて（一九七〇年代）在韓被爆者二万人と言われた彼らは、二〇一五年現在、二千数百人にまで減少している。被爆時にまだ幼児や生徒だった被爆者や胎内被爆者もいるものの、在韓被爆者の圧倒的多数は当時二〇代以上の労働者であった。とくに強制連行された人びとは年齢徴用のため全員二一才から二二才の若者だった。その若者も今生き残っているものは九〇才を超え老いと病いのなかで暮らしている。貧困の淵に沈んでいた韓国の被爆者をまとめあげ韓国原爆被害者協会を創設した辛泳洙さんや一九七一年最初に日本政府相手に裁判を起こした孫振斗さんも今はいない。一九九五年に四六名で広島三菱裁判を提訴した元徴用工被爆者も全員がこの世を去った。最高裁勝訴のもともとの原告三名のうち二名も死去している。

当事者の死亡は、最終的に、彼らの受けた不正義の回復を閉ざしてしまうのだろうか。この問題の清算を阻むいくつかのバリアが日本の法秩序のなかに築かれていることは先述した通りである。戦前の国家による不法行為の存在自体を

「ありえない」ことにしてしまう国家無答責の論理以外にも、時効制度や除籍制度によって、責任の追及を不可能にする仕掛けは何重にも設定され、日本国家の安全装置として機能している。

こうしたなかで在韓被爆者が経験した被害の一部は、その子どもである被爆二世によって継承されている。たとえば今回の最高裁判決の原告の一人、李根睦さんは提訴のさい「早い解決を望む。私たちに残された時間は少ない」と述べていたが、その一ヶ月半後に「後を頼む」と子供たちに言い残して亡くなった。またもう一人の原告、姜成埈さんは、もともと広島で被爆した父の姜点瓊さんが原告として提訴を準備している間に亡くなったため遺族として原告に加わった。姜成埈さんの母、金分順さんも広島で被爆し、二〇〇六年に死去している。金分順さんは被爆者協会の立ち上げの時代から、慶尚北道・大邱を中心に困窮している被爆者を訪ねては相談にのってきた被爆者運動のリーダーで、何度も来日して日本の被爆者や政治家などに韓国の被爆者支援を働きかけてきた。彼女は原爆で当時生まれたばかりだった長女を失っている。そのときのことを、金さんは、「背負っていた和子が目をパッチリ開けて自分を見ながら死んでいくのに、自分自身も重傷だったため、抱いてやることもできなかったことを生涯の悔い」としてきた。帰国後、被爆時に負った傷と後障害のため孤立して自殺寸前まで追いこまれた苦難を乗り越えて、困窮被爆者のために奔走してきた。姜成埈さんはこうした母親を身近にみながら、両親共に被爆したなかで貧しい少年時代を送ったという。そのため学費のかからない師範大学に進学し、学校の教員となったが、両親をこのような目にあわせ、自分自身の人生にも大きな重荷を負わせた日本に対しては、ずっと「恨み」の感情を抱いてきた。その姜さんが、父親に代わって、被爆の被害と経験を受け継ぎ、日本国家に対して援護法の平等適用（医療費の支給）を求める裁判の原告になったのである。

このように当事者である一世からその子ども世代（二世）へと、被害の経験と正義回復の申し立てが継承される動きは、在韓被爆者運動のなかで明確に確認できる。たとえば韓国における被爆者援護法制定運動においても、草案のなかに被爆二世への援護が取り入れられるなど、日本の被爆者援護法の制度にはみられない「被害の継承」の視点が謳われている。在韓被爆者のように幾重にもおよぶ加害をうけつづけきた被害者は、その被害から回復するためには、被害の経験を継承し、異議申し立ての権利を二世など未来世代に受け継がせるという選択肢以外に方策を持たない。この重篤で複雑な生の侵害は、たしかに、一人の個人、生ある個体が受けたものではあるが、それをその個体に与えられた生の期間内に対処し、不正義を正すことは不可能なのだ。こうした場合、被害者はその死とともに被害へのクレームをやめ、泣き寝入りすることはしない。代わりに、それを継承する執行人を生みだし、奪われた正義の回復まで申し立てをつづけるのである。

7　おわりに　トラウマの継承とトラウマからの解放

今日の東アジア社会において「歴史認識」の問題はもっともホットなイッシューといってよいだろう。その対立のなかで「過去の直視」と「未来志向」は、相互に衝突する言説として使用されることが多い。しかし、これまでの議論を考えるなら、この両者は密接不可分なものである。過去の被害と加害の行為によって引き起こされた不正義とそれによるトラウマは、多くの場合（たとえば在韓被爆者に対して繰り返されてきた執拗な加害のように）被害者個人の生の範囲で清算することは難しい。その場合、選択は二つしかない。一つは、被害者の死とともに不正義を清算することであり、もう一つは被害者の代理人が不正義清算の執行をすることである。不正義の清算を放置するという選択肢は、とりわけ戦争と人道に対する罪に対しては社会的に承認されることが困難であるため、後者の選択肢を採らざるを得なくなる。

その場合、問題になるのは誰が被害者の正しい代理人になるのかということになる。

法的に言えば、被害者本人が死亡した場合、被害に対するクレームを継承できる範囲は、法的な相続人に限定される。たとえばこれまでの在韓被爆者の裁判においても、裁判中に原告の高齢被爆者が死亡することは珍しいことではなかった。その場合、原告の長男がその裁判を継承することが多かった。また原告死亡後に得られた賠償金については、法律にしたがって相続人間で分配することになる。しかし、こうした個人と家族に基づく方法以外に、被害の相続を可能にする方策はないのだろうか。その候補として論理的に挙げられるのは、さまざまな種類の共同体だろう。共同体が個々人の生の範域を超えた被害と加害の継承主体となるのである。不正義の放置が許されないとするのであれば、個体を超えて存続する共同体以外に、それを引き受けることのできる存在はありえない。

共同体のなかで、近代においてもっとも強力に自己形成作用をしてきたものが、民族（あるいは人種）共同体であり国家共同体である。もちろんこうした共同体が個々人に対して強迫的に作用し、本質主義を装いながら人民を統治してきた歴史は厳然として存在してきた。ナショナリズムやエスニシズム（部族・民族優先主義）は、現代社会における排除や不寛容の枠組として機能してきたのはたしかなのだ。しかし、幾重にも上書きされ構造化された、組織的で継続的な生の侵害と不正義を正すためには、個体の生の範域や個人的異議申し立てのレベルではまったく不十分なのである。そのことは、人類史上最大の生の侵害である一六世紀から数百年つづき西欧に莫大な富と繁栄をもたらした「アフリカからの奴隷貿易」の清算を考えてみればよくわかる。二〇〇一年にこの歴史的清算を目論んでダーバンで開催された「反人種主義国際会議」でも、「誰が正しい被害者」で「誰が本当の加害者」であるかが不明であるとして、アフリカ諸国が要求した謝罪と補償は、一顧だにされなかった。たとえば一六世紀に奴隷として売られた西アフリカ・黄金海岸の黒人の生の被害を、現在のガーナ国家が継承していることは認められない理屈だった。そしてこのもっともらしい理屈

（当時の被害者の直系の子孫から富を得た白人の直系の子孫への要求ではない）が承認されている限り、アフリカの奴隷貿易が引き起こしたアフリカ人の生に対する組織的継続的侵害が清算される可能性は絶無なのである[11]。

在韓被爆者のような歴史的に幾重にも上書きされた被害を受けてきた人びとが、その被害の清算と奪われた正義の回復を実現するためには、個体を超えた共同体にその責務を付託するしかない。それは、それを受ける側の加害者についても同様である。被害と加害の継承をこうした共同体に委ねる行為は、たしかに「ファウスト的取引」[12]には違いない。しかし現代世界の存立に深く根ざした不正義を正すためには「ファウスト的取引」の可能性にかけるしかないのである。

注

（1）日本の被爆者運動を理論的に牽引した伊東壮は、被爆者が受けた被害への対応として「三つのほしょう論」を提唱している。それは、被爆者がこれまでにうけた「からだ」「こころ」「くらし」の傷を償う過去の補償、いま直面している病気や貧困から被爆者をまもる現在の保障、将来、ふたたび、ヒロシマ、ナガサキの惨禍を繰り返させぬ未来の保証、という三つだが、この「ほしょう論」の枠組は在韓被爆者をはじめとする朝鮮人被爆者のもつ歴史的位相を捉えることに失敗している［伊東一九七五］。

（2）彼は一九六七年、韓国原爆被害者協会（当時は原爆被害者援護協会）を結成した創立メンバーで、のちに協会会長として日本政府交渉、三菱交渉、裁判闘争、原水禁世界大会におけるアピールなどで中心的役割を果たした。

（3）彼女の両親は広島で被爆死。三才下の妹と苦労して帰国したが生活苦のために自殺をはかったものの、妹の献身的看護と労働によって助けられた。しかしその妹は、結婚したものの、被爆者を理由に離婚、その後ガス自殺をして亡くなった。

（4）彼は広島三菱の元徴用工被爆者だった。彼の遺言から二〇年後、別の女性被爆者もソウルの日本大使館前で在韓被爆者に対する仕打ちに抗議して服毒自殺をはかった。

（5）広島の三菱に強制連行した平澤出身の徴用工については、［松田二〇〇七］を参照。

（6）消えた三菱徴用工については、当時勤労動員で同じ職場で働いていた歌人・深川宗俊の優れた調査記録がある［深川一九七四］。深川は壱岐の発掘調査や広島法務局との交渉なども行ってきた。

（7）在韓被爆者に対する被爆者援護からの排除の歴史とそれに対する異議申し立ての歴史については、［市場二〇〇〇］が詳しい。市場は韓国の原爆被害者を支援する日本の市民団体の会長として、韓国の被爆者協会と連携して、多くの裁判の支援、政府交渉、国会への働きかけを行ってきた。

（8）在韓被爆者や在外被爆者を原告とする裁判については、［田村二〇〇五］を参照。

（9）この懇談会の正式名称は「原爆被害者対策基本問題懇談会」で座長は元東大総長の茅誠司、メンバーは元最高裁判事の田中二郎や外務官僚、原子力安全委員会委員など七名で構成された。一九八〇年一二月に出した答申の冒頭、基本理念の第一として、「戦争という非常事態のもとで、国民が何らかの犠牲を余儀なくされたとしても、それは国をあげての戦争による「一般の犠牲」として、すべての国民が等しく受忍しなければならないものである」と宣言している。

（10）二〇一八年一一月二九日、韓国の大法院（最高裁）は広島の三菱に強制連行され被爆させられた原告五人（全員亡くなり遺族二三人が承継）に、三菱重工が四億ウォンの賠償を支払うよう命じた。日本では過去の真実を問うことなく「反韓国」意識が政治家やメディアによって増幅されている。しかし原告たちは四〇年以上前から三菱に交渉を求め拒否され、日本の裁判所に提訴して却下されてきた長い歴史がある。

（11）ダーバンの「反人種主義国際会議」の実態と批判については、［松田二〇一五］を参照。

（12）「ファウスト的取引」については、フィールドにおける人類学者のジレンマと重ねて論じたことがある［松田二〇一三］。

参照文献

市場淳子　二〇〇〇『ヒロシマを持ちかえった人々――「韓国の広島」はなぜ生まれたのか』凱風社。

伊東壮　一九七五『被爆の思想と運動――被爆者援護法のために』新評論。

韓国の原爆被害者を救援する市民の会編　一九九六『在韓被爆者が語る被爆50年〈改訂版〉――求められる戦後補償』。

韓国の原爆被害者を救援する市民の会編　二〇〇〇『被爆者が被爆者でなくされるとき――在韓被爆者　郭貴勲さんの「被爆者援護法裁判」陳述書を読む』。

中島竜美編　一九九八『朝鮮人被爆者「孫振斗裁判の記録」』在韓被爆者問題市民会議。

朴秀馥・郭貴勲・辛泳洙編　一九七五『被爆韓国人』朝日新聞社。

深川宗俊　一九七四『鎮魂の海峡――消えた被爆朝鮮人徴用工246名』現代史出版会。

松田素二・市場淳子　一九九七「内外人不平等の系譜――日本の被爆者行政と韓国人被爆者」世界人権問題研究センター『研究紀要』（2）：一四五―一六五。

松田素二　二〇〇七「過去の傷はいかにして癒されるか――被害を物語る力の可能性」棚瀬孝雄編『市民社会と責任』一一一―一三八ページ、有斐閣。

―― 二〇一五「アフリカ史の可能性」佐藤卓己編『岩波講座現代5巻　歴史の揺らぎと再編』一七五―二〇二ページ、岩波書店。

―― 二〇一三「現代世界における人類学的実践の困難と可能性」『文化人類学』七八巻（一）：一―二五。

田村和之　二〇〇五「在外被爆者援護の現状と課題――40年の歴史的考察をとおして（特集 法と裁判にみる在外被爆者援護）」『賃金と社会保障』四―二一ページ、旬報社。

Alexander, Jeffrey.C., Ron. Eyerman, Bernhard. Giesen, Neil. J. Smelser, Piotr. Sztompka, 2004. *Cultural Trauma and Collective Identity*, Berkeley, Los Angeles, London: University of California Press.

Tedeschi, R.G., & Lawrence G. Calhoun. 2004. Posttraumatic Growth: Conceptual Foundations and Empirical Evidence. *Psychological Inquiry* 15: 1-18.

第15章　コンバット・ストレスの様相
――シェル・ショックから二次トラウマへ

福浦厚子

1　はじめに

人が戦闘やそれに類する状況に置かれて、急激なストレスを経験した場合、たとえそれを経験した人が強靭な身体能力や技術、精神力を培ってきた将兵であったとしても、身体に変調を来すことがある。それは戦闘ストレス（combat stress）や戦争神経症（war neuroses）［McFarlane 2015］と名付けられた。そして、この名称は兵士の多様な精神的身体的な反応を包括的に指したものであり、戦闘疲労（battle fatigue）、シェル・ショック（shell shock）［Magnuson 2008］などと呼ばれる症状も含み、これまでの戦争のなかで、多様な対処方法が検討された。とくにシェル・ショックという呼び名は当時、戦闘に晒された兵士の諸症状に対して、それが個人の弱さに起因すると見なされた風潮とは逆に、原因が外にあることを示しており、兵士の名誉を回復する契機ともなったため、広く使われることになった。そこで本章では、一連の議論はシェル・ショックからはじまったと理解して検討する。

兵士が戦闘状況に晒された後に現れる諸症状に対して、医学的な治療法や予防方法だけが議論されてきたわけではない。究明のための研究や補償といった側面を梃子にして、関連する団体が国家に予算化を要求するといった、政治的な事態も同時に展開した〔Sperling 2015〕。本章では、コンバット・ストレスという概念を、軍事組織の隊員が抱える一つの症状として見ていくだけでなく、その概念をめぐって、誰が何のためにどう捉えたのかといった点にも目を向けつつ、議論の推移を検討する。そのことにより、コンバット・ストレスという言葉の指し示す意味と及ぶ範囲を様相と捉え、なにが起こりつつあるのかについて考える手立てを提示したい。

戦場やそれに類する事態が発生する場所へ将兵が派遣された結果、コンバット・ストレスを発症させることがあり、それは短時間のうちに消える場合もあるが、人によっては帰還したあとしばらく期間をおいて、あるいは何年も経ってからPTSD〔post traumatic stress disorder: 心的外傷後ストレス障害。以下、PTSDと表記〕やうつ病等の症状となって現れることがある〔McFarlane 2010; 蟻塚二〇一四: 中村二〇一八〕。

近年の英国軍に関する研究において、イラクやアフガニスタンでの作戦に従軍して、帰還した退役軍人のなかで、従軍中にコンバット・ストレスと診断された人を対象とした調査では、その後四分の三がPTSDと診断された。またPTSDの発症は最初にコンバット・ストレスに晒されてから、平均して二年が経過していた〔van Hoorn et al. 2013: 239〕。そのようなPTSDを発症させている帰還兵が家族のもとで過ごすことで、影響は身近な存在である配偶者にも及ぶ〔Sayers et al. 2009; Vasterling et al. 2015; Van Winkle & Lipari 2015; Allen et al. 2011; Burton et al. 2009〕。さらにまた、世代を超えて、子どもへ影響が及ぶことにも注意が必要である〔Crum-Cianflone et al. 2014; Military.com 2015〕。

配偶者とくに軍人の妻で、軍隊の経歴を持たない場合は、夫が戦闘区域へ派遣されたとしても、当然のことながら直接的な戦闘に晒される経験を持つわけではない。妻にとって派兵は、数千キロ彼方の話でしかないものの、帰還後に夫が抱えるＰＴＳＤの症状に対して、家族として身近に接することで、同様の症状を妻が発症させることが明らかになった。それを近年では、二次トラウマ反応とよぶ［Dekel & Solomon 2006; Klarić et al. 2013］。また、コンバット・ストレスが影響を及ぼす範囲は兵士、配偶者、子どもだけではない。基地を包摂する社会全体にも彼ら軍隊関係者と地域の人達との日常的な相互行為があり、軍隊と社会は影響を互いに及ぼし合うことになる［Bourg & Segal 1999; Huebner et al. 2009; Davis et al. 2011; Chambers 2013］。

このように、コンバット・ストレスは重層的な影響を及ぼすことがわかっている。そのためここではコンバット・ストレスとその二次トラウマを分析することで、トラウマの共有の様態とそれをいかに乗り越えられるのかあるいはそれが難しいのかを提示したい。そこでまず研究史を明らかにし、どのような事態が起こってきたのか整理する。さらに、軍事組織の一例として、自衛隊を取り上げ、戦闘経験に類する状況下におかれた経験が組織や隊員、その家族にどう理解されたのか、また今後の方向性について、近年の調査をもとに紹介する。

2　コンバット・ストレスとはなにか

ここではコンバット・ストレスという概念がどのように生まれ、その後どういった研究が行われてきたのか、最近の研究に至るまでを紹介する。一部は筆者が他で言及したものを援用する［福浦二〇一二］。

コンバット・ストレスについて、国防総省の軍事用語事典の項目を紹介すると「コンバットあるいは作戦によるストレス〔反応〕とは、戦争だけでなく、軍事作戦や演習でストレスに晒された軍人にみられる感情的、知的、身体的そして／また行動上の反応である。コンバット・ストレスの反応は、作戦状況における機能上の質や重要性によって変わってくる。例えば、強度、期間、契約状況、リーダーシップ、効果的なコミュニケーション、部隊の士気や結束力、派遣されている部隊の重要度などにより変わる」[Department of Defense 2011: 60]。これを見ると、戦闘や作戦によるストレスに対する反応であることはもちろんのこと、演習など戦闘以外の状況下でのストレスに晒された場合への反応もこれに含まれており、戦闘という言葉の指し示す意味は広い。

その具体的な症状や注意事項について、一九九九年にアメリカで設立された、軍人や退役軍人とその家族を支援する国内最大の団体であるミリタリー・ドットコムの説明が詳しいので、ここに紹介する。

コンバット・ストレス反応とは、これまでシェル・ショックや戦闘疲労という呼び名でよく知られている症状のことである。戦闘によるストレスの結果として、それまでにみられなかった症状が出る。よくあるものとしては、極度の疲労、反応の低下、警戒感、情緒不安定、孤立感、集中力の欠如などがある。コンバット・ストレス反応は、一般に短い期間のものであり、急性ストレス障害やＰＴＳＤと混同すべきではない。しかし、症状によっては、それらは類似していることがある。

コンバットを経験したことの反応として、感情、身体、精神または行動上の反応となって現れることがある。いずれの反応も、人によって様々である。さらに重要なことは、もしコンバット・ストレスを経験したのであれば、その経験が原因で反応が起こるのは当然のことと理解すべきである。

感情の上で、次の症状が出る場合がある。

・欲求不満／気分変動／これまでと比べて臆病や不安になる／悲しみや失望の感覚／悪夢やフラッシュバックも起

こりうる、またそれに身体的な反応も含まれることがある／身体的な痛み／睡眠障害、例えば過度の睡眠や不眠／パニック症状、例えば動悸、発汗、息切れ／食欲の変化、例えば食欲増進や食欲不振／女性の場合には月経サイクルの変化

メンタルな反応として、次の症状が出る場合がある。

・集中力欠如／ストレスの多い出来事に対する脅迫的な思考／希死念慮／衝動的な決断や判断欠如を示すこと／自己批判

行動上の反応として、次の症状が出る場合がある。

・アルコールやその他の物質の摂取増加／ドアや鍵を確かめるなど、強迫神経症的な行動／怒りの感情の増加、例えば、他人と対立したり、ものを投げたり、モノを壊す／孤立／性的活動の減少［Military. com 2015］

このように、戦闘というストレス状況に晒された経験をもつ人にとっては、コンバット・ストレスとして一定の反応が起こるのは短期間のものであり、かつそれは通常起こりうることとして受け止めるように注意を促している。このストレスが原因で、その後ＰＴＳＤやうつ病等の症状を発症させることがある。

3　コンバット・ストレスの研究史

(1) 兵士をめぐって

コンバット・ストレスに関わる症状が関心を呼んだのは、古いものでは南北戦争の頃（一八六一―一八六五）になる。戦闘状況における強いプレッシャーによって気が触れた状態（crazy）といった精神医学上の症状を発現させた兵士を前線から下げた［Howe 1946］。このような前線へ送り込むことのできない人員が出ることを、少しでも減少させる目的で研究が始まった。また当時、アメリカ陸軍医として従軍していたダ・コスタは、戦闘状況のなかで兵士が示した、脈拍上昇、呼吸困難や心臓発作に似た症状を指して、兵士の心臓（Soldier's Heart）あるいは、ダ・コスタ症候群と名付けた［Da Costa 1871］。

第二次ボーア戦争（一八九九―一九〇二）の際には、多くの英国軍兵士が強い動悸や不安、意欲喪失、筋肉の震え、めまい、血圧や脈拍変化といった症状を現すようになり、心臓障害（disordered action for the heart）と診断されて、除隊する者が相次いだ。はじめはきつい帯ひもと装備が原因と考えられていたが、のちにこの症状は戦闘経験に起因する戦闘後障害（post-combat disorder）と考えられるようになった［Murray 1918］。

第一次世界大戦では、オーストラリア軍がガリポリの戦いで、兵士に休養を与えず戦闘に参加させて大敗を喫した。その結果、参戦した兵士のうちの一四％が死亡し、その倍近い数の兵士が精神的不調を訴えて本国へ送還された。しかしその際は生き残っただけでも幸いと見なされ、症状にたいして関心が向けられることはなかった。当時の軍医は、戦闘に際して兵士が機能不全に陥るのは、道義的な問題かメンタルな問題か判断がつかなかった。また、軍医の兵士にたいする役割は、国家存亡を前にして戦力維持を第一とし、個々人の福祉は二次的なものと位置づけられていた［McFarlane 2015: 1］。

西部戦線では、塹壕に砲撃を受けたことによる神経の疲労や震盪性の症状をもつ兵士が現れ、それらの症状はシェル・ショックと名付けられた。これが兵士にとっては名誉ある解決の一つとなり、軍隊だけでなく社会に広く知られることになった［Butler 1943; ヴァン・デア・コルク他二〇〇一］。英国軍は、当初この症状は塹壕の爆発による衝撃や毒物が脳に与えた影響に起因すると考えられていたが、軍医による研究の結果、ストレス反応の一種であることがわかった［Myers 1915］。その後、戦闘経験による身体の麻痺、震え、悪夢、性欲減退などの症状が見出され、戦争神経症と呼ばれるようになった［Ferenczi 1921］。

第二次世界大戦においては、音や振動、光に過敏に反応したり、暴力行為に対して過剰に反応したり、睡眠障害をもつ兵士にたいして、内科医が伝染性胃腸障害を疑ったが、のちに戦闘疲労と総称するようになった［Anderson 2008］。しかしこの頃は第一次世界大戦での知識が活かされることがなく、コンバット・ストレスに対する反応も、モラルの欠如とみなされ、スティグマ化されていた(1)［Shephard 2002］。

ベトナム戦争の頃、米軍帰還兵のなかに長期にわたる精神的症状が原因で、社会復帰できない事例が多発し、従来の診断で把握できない症状に対して包括的にＰＴＳＤという名が付いた。一九八八年に行われた米軍退役軍人の再適応に関する研究によると、調査した一二〇〇人のうち、三〇・九％が生涯において戦争に起因するＰＴＳＤを発症させると予測し、実際一五・二％が調査時点で発症していた［Dohrenwend et al. 2006: 980］。

その後、一九九〇年からはじまった湾岸戦争時には、油井や化学兵器等による有害物質に晒されたことに起因すると考えられる免疫系統や中枢神経の障害や、認知機能障害、うつ病、強い不安、アルコール濫用、呼吸器障害、慢性疲労等の症状が出て、湾岸戦争症候群（Gulf War Syndrome）と名付けられた。これはそれまでの戦争で出ていたＰＴＳＤなどの精神的諸症状と類似していたが、明確な因果関係はわかっていない［David et al. 1997: 239］。

二〇〇四年に米軍がイラク、アフガニスタンから帰還後、三、四カ月経過した陸軍と海兵隊の兵士に対してメンタル・ヘルスの調査を行ったところ、アフガニスタンからの帰還兵のうちの一二％がＰＴＳＤに、一四％がうつ状態や機能不全、イラクから帰還した陸軍兵のうち一八％がＰＴＳＤに、一五％が抑うつ状態に、イラクから帰還した海兵隊員のうち二〇％がＰＴＳＤに、一五％が抑うつ状態であることが明らかになった［Hoge et al. 2004: 16］。このように帰還した兵士が、非常に高い確率で精神的な不調を発症させ、その結果として再び戦地へ赴くことが困難になっただけでなく、そのことが除隊後の社会復帰をも阻む要因となった(2)。

二〇一一年に実施された、英国軍からイラク、アフガニスタンに派遣された退役軍人に対する研究では、コンバット・ストレスに晒されたのち平均して約二年経ってから、それに起因する諸症状を発現させていることがわかった。また、コンバット・ストレス反応と診断された退役軍人のうちの四分の三が、ＰＴＳＤを発症させていた。しかし、調査対象者のうちの五％しか総合診療医に掛かっておらず、当事者はメンタル・ヘルスについて相談しにくいと感じているか、総合診療医が退役軍人の抱える問題に気づいていない可能性があった［van Hoorn et al. 2013: 239–240］。

コンバット・ストレスのような急激なストレスが加えられた場合、神経上また認知機能上に影響を受け、その後長期に渡って脳に損傷が見られるという研究が発表された。機能核磁気共鳴断像装置ｆＭＲＩを使って、ＰＴＳＤを既往症として持たない兵士が、四カ月間アフガニスタン戦闘域へ派兵されたのちの脳の状態を、派兵前、派兵後一・五カ月と一・五年で調べ、戦闘域へ派兵されなかった兵士の脳と比較した。その結果、コンバット・ストレスに晒された兵士の脳は、一・五カ月後になると、中脳の活動や、中脳と側面前頭骨にある大脳皮質部分の連携が減少していることがわかった。一・五年後に同様の調査をすると、中脳の活動は正常に戻っていたものの、中脳と側面前頭骨にある大脳皮質との機能的な連携は減少したままであった。大脳皮質は脅威の認識に関わる機能をもっており、その部分に影響があることがわかった［van Wingen et al. 2012］。そのため、コンバット・ストレスに晒されたことに起因する感情、認知における損傷は、脳内の変化としてｆＭＲＩによって捉えることができるだけでなく、その変容は一・五年後の結果を見るとおり、持続性をもっている［The Neuroscientist 2013: 6］。また同時に、発症時期にも幅がある。ここまでの兵士を対象とした研究では、症状を分析し、診断の指標を作るだけでなく、ｆＭＲＩによる発症の客観的な把握などの取り組みがあった。そして軍医の考える医療支援は、兵士を治して再び戦線へ復帰させることを主たる目的としていた。

また第二次世界大戦時の兵士の症状は、心理生理的反応と衝動コントロールの喪失に焦点が絞られたのに、ベトナム戦争帰還兵の症状については不愉快な光景や経験を嫌でも思い出してしまう侵入的想起と性格適応の問題に焦点が移った。このように症候群としては同一でも、トラウマを生じるようなストレスによる症状は、その時点で主流となる文化の影響を受けやすい［ヴァン・デア・コルク二〇〇一：二四］。そのため、症状やそれを発現させた人の文化的背景、診断される症状との関係は慎重な検討が必要になる。

（2）配偶者やその次の世代

ベトナム戦争以来、米軍帰還兵の再適応についての研究のなかで、ＰＴＳＤを抱えた兵士が帰還後、家庭に再適応する際に、家庭内暴力を振るうことが問題化した［Sayers et al. 2009］。そこで兵士のＰＴＳＤの問題は、家族へと目が向けられるようになった。もちろんそれより以前から、軍事組織の性質に関する研究の一領域として、軍隊が将官に対して組織への貢献を求めるだけでなく、配偶者にも貢献を求めるため、将官のキャリアは夫婦二人で形成するという、欲張りな組織であるとの指摘があった［Segal 1986］。そのため兵士の軍隊における士気を維持するために配偶者も取り込む必要があり、以降は家族支援をいかに行うべきかという視点からの研究が多い［Coser 1974; Bourg & Segal 1999; Spera 2008; Eran-Jona 2011］。

ＰＴＳＤを抱えた帰還兵を支える配偶者は、家族として日常的に接する立場にあるため、兵士のストレスを身近に感じて、ストレス症状に晒され、配偶者も同様の症状を発症させる場合がある。そういう配偶者を家族支援の一環として、いかに支えるのかという研究がある［Burton et al. 2009］。ＰＴＳＤを抱えている兵士をケアするなかで、トラウマに間接的に晒され、そのために感情的、身体的、精神的に影響を受ける［O'brien 2012: 21］。また、米軍の派兵に際して家族が一番ストレスだと感じるのは銃後の生活であり、配偶者にうつ病などの症状が出ている［Warner et al. 2007］。また、配偶者がメンタル・ヘルスケアに掛かることを八八・五％が是認しているにもかかわらず、実際に通院するとなると、二八・五％の配偶者が、自らの通院がパートナーの軍隊でのキャリアにネガティブな影響を引き起こすことを危惧していた［Warner et al. 2009: 62］。このことから、派兵による影響を配偶者が被っている一方で、自身に向けられる可能性のあるスティグマが原因で、パートナーの軍歴に影響が及ぶことを心配する姿勢が窺える。

軍人の抱えるストレスが家族に影響するだけでなく、巡りめぐって妻にとって兵士である夫が軍隊に所属することの意義を見出せなくなるという指摘が、近年のイラク、アフガニスタンに派兵された米軍兵士と民間人妻を対象とした調査から明らかになった［Allen et al. 2011］。このなかで夫婦にとって最大のストレスは、戦闘、死、身体的あるいは精神的負傷、孤独、子どもへの影響であり、民間人妻はこういった事態に対して、派兵経験のある軍人夫よりも強くストレスを感じている。(3) また子どもの人数は妻のストレスと関連性はなかったが、子どもが心理的な問題を抱えていると思っている妻は、派兵に関わるストレスも高かった［Allen et al. 2011: 242］。

米軍を対象とした調査では、近年戦闘領域への派兵は期間が長くなり、回数も増えてきているため、家族にとってもストレスが増している。三回以上戦闘域への派兵を経験した兵士の場合、PTSD、うつ病、不安は二七％の確率で発症した［Institute of Medicine 2010］。とくにPTSDや軽度外傷性脳障害（mild Traumatic Brain Injury: mTBI）をもつ兵士が帰還した際、家族とうまく再統合できるのかが課題となる。外傷性脳障害とは外的な力が加わることで脳の注意力や記憶力などの機能が変容することであり、なかでも軽度のものは即席爆破装置等の爆風によるものとして知られている。一見無傷に見えるが、後日頭痛やめまい、情緒不安定など認知行動上の変化が現れる［Holtkamp et al. 2016: 37］。帰還兵が家庭で感情的になったり、就寝中に飛び上がったり、留守中夫の役割も引き受けていた妻と再度家庭内での夫婦の役割を再調整するといった行動が子どもに影響を与える［Melvin et al. 2015: 10–11］。さらに、同僚や組織で道徳的な信念に悖る行為を目にすることによって負う傷のようなモラル的負傷（Moral Injury）の問題も議論されるようになっている［Litz et al. 2009: 696; Maguen & Litz 2012: 1］。また、イラク、アフガニスタンへ二六〇万人以上の兵士を送り込んできた米軍の場合、その四〇％以上が一度以上の派兵を経験し［Institute of Medicine 2014］、派兵期間や回数も増加傾向にあるため、退役兵士のPTSDが、パートナーへの攻撃、家族関係の悪化、子どもの虐待、パートナーや子どものメンタル・ヘルス問題といったリスクと関わるようになる［Vasterling et al. 2015］。戦闘経験によるトラウマが配偶者に転移するだけでなく、次世代の子どもにまで移行しており、その広がりは時代や世代を経ても継続する問題も明らかになっている［Lester et al. 2016］。

（3）基地を包摂する社会

軍事基地を包摂する社会もまた、軍隊との相互作用を行っており、軍人妻が民間人であれば、彼女は軍隊に関わる立場と、民間人としての立場の両方に位置することになる。米陸軍の場合、派兵は二〇〇一年以降長期化しており、一度派兵されると一二カ月から一五カ月になり、帰還しても一八カ月から二四カ月の間隔で次の派兵に召集される。兵士にも妻にも精神的な負担の大きいローテーションのなかで、夫が死ぬという覚悟もしなければならないし、夫が現に不在であることから生じる多忙な日常にも対処しなければならない。さらに、夫が派兵中であることを民間人のコミュニティではあえて言わず、沈黙を守っている軍人妻もいる。民間社会から差し向けられる反軍の姿勢を知った上で、基地ゲート前のデモでは、民間人であるのに、軍隊の側に立たされるというアンビバレントな感情を経験する。その彼女達をどう精神的に支えるのかという問いも生じる［Davis et al. 2011］。

また近年米軍はグローバルなテロ戦争という新しい戦争に関わり、軍人家族は二つの特徴ある環境に取り囲まれている。一つが度重なる派兵であり、もう一つが死傷である。イラク戦争では、一五〇万人の兵士が従軍し、五〇万人が二回目の戦闘に従軍し、七万人は三回目を、二万人は五回以上の従軍を経験している［Olson 2007］。派兵中、残された軍人家族をコミュニティで支援するという取り組みについて、銃後の生活と社会の関係から検討する必要がある。

4 コンバット・ストレスの様相――トラウマから二次トラウマへ

ここでは、ＰＴＳＤを抱える退役軍人が帰還したのち、その妻が生活のなかで夫のトラウマ的ストレスに晒されることで、同様の症状が妻にも現れる点に注目し、その研究を紹介し、問題点を指摘する。

二次トラウマ化は、当事者が実際に経験した精神的なトラウマを引き起こす出来事に晒され、苦悩が現れるのと同様に、配偶者や身近な人が実際にトラウマ的体験を直接経験していないのにも関わらず、類似の苦悩が現れてくる、その過程を指す［Dekel & Solomon 2006: 137］。

デケルらによると、その症状はＰＴＳＤを抱える退役軍人の配偶者だけでなく、ホロコースト・サバイバーや戦闘兵の子ども、セラピスト、レスキュー隊員、自然災害や人災の被害者と密接に接触した人たちにもみられる。二次トラウマ化は、別名として共感ストレス（compassion stress）、共感疲労（compassion fatigue）、二次的犠牲化（secondary victimization）［Figley 1983］、共同犠牲化（co-victimization）［Hartsough & Myers 1985］、代理トラウマ化（vicarious traumatization）［McCann & Pearlman 1989］などと言った呼び名をもつ［Dekel & Solomon 2006: 138］。

二次トラウマ化について、関心が持たれるようになった経緯についてクラリックらの研究を紹介する［Klarić et al. 2013］。

過去三〇年のなかでＰＴＳＤをもつ退役軍人がいる家族と、ＰＴＳＤのない退役軍人の家族を比べた場合、ＰＴＳＤをもつ退役軍人は家族になんらかの精神的な影響を与えていた［Figley 1998; Galovski & Lyons 2004］。ＰＴＳＤは行動に直接表れ、精神的麻痺、引きこもり、かつては興味のあったことに目を向けなくなるなど、日常生活が難しくなる［Riggs et al. 1998］。また過敏になり、敵意が増して、過度に警戒したり、攻撃性をコントロールできなくなる。怒りや家庭内暴力、性欲の減退も生じることがある［Kotler et al. 2000］。

二次トラウマによるストレスが蓄積すると、感情的な消耗やバーンアウト（燃え尽き症候群）が生じ、二次トラウマ・ストレス障害（ＳＴＳＤ：Secondary Traumatisation Stress Disroder）を引き起こし、ケアする立場の人にもたらす副産物となるため、「ケアにおけるコスト cost of caring」と呼ばれる［Figley 1998］。ＳＴＳＤはＰＴＳＤと似ており、経験の再現、過度な警戒心、記憶の回避、感情と行動の麻痺、引きこもり等の症状がある。最も家族に影響するのは、自暴自棄な態度や別居、離婚による家庭崩壊である［Figley 1995; 1998］。

またＰＴＳＤを抱える人は、感情や行動パターンに問題があるため、子どもとの関係にも支障が生じることがある［McFarlane 2009］。そのため、小さい子どもの攻撃性のある行動がどの程度のものなのか認識できないため、子どもとの関わりを避けようとしたり、過剰反応することがある。第二次世界大戦でＰＴＳＤになった退役軍人の子どもを対象とした研究では、父親の激昂性、攻撃性、引きこもりといったなかで子どもが幼い頃を過ごし、青年期に父親が示す悪夢症状、感情的爆発、常軌を逸した行動を見ることによって、恐れや警戒、罪悪感といったものを持ちやすくなるとしている［Rosenhec & Thomson 1986］。

トラウマのある環境のなかで子どもが育つことは、その状況を家族のなかだけの秘密にするため、たとえそれが親にとって精神病理学的にトラウマを引き起こしていなかったとしても、家族に何らかの痕跡を残す［Volkan 1999］。痕跡は親の育児様式のなかに残され、さらに子どもにとって「なにか重要ではあるが、言ってはいけないこと」の原因として残る。親のＰＴＳＤが子育ての過程に影響を与えることは明らかになっており、のちにその子どもがトラウマ的な出来事に遭遇すると、より傷つきやすくなる［McFarlane 2009］。

よってクラリックらは、家庭内でトラウマを抱えた人が他の成員に影響を与え、家族はポスト・トラウマ的な症状を現すようになり、その結果、二次トラウマ・ストレスやバーンアウト、共感疲労が出る。さらに次の世代へ遷移する可能性があり、子どもの発達に影響すると述べている。

しかし、同様の経過を辿ったとしても、二次トラウマ反応が出ない場合もある。どういった場合に出ないのであろうか、デケルらの論に沿って、その経緯を紹介したい［Dekel & Solomon 2006］。デケルらは一九八二年のレバノン戦争でPTSDを抱えた、元イスラエル軍の戦闘員であった退役軍人の妻に注目した。PTSDをもたない退役軍人の妻と比較したところ、うつ病、強迫症状、不安、偏執的観念、対人過敏、敵意、身体的不調、広い社会的ネットワークに対する不満や孤独感が高いといった徴候がみられた［Solomon et al. 1992］。二次トラウマ化は国や時代が異なっても現れ、結婚生活は破綻しやすい。実際、ベトナム戦争の際には、パートナーがPTSDを抱えた夫婦の離婚率は高かった［Center for Policy Research 1979］。

ところがイスラエルの夫婦からは、そういった傾向はみられなかった。デケルらは、妻にPTSDを抱えた退役軍人の夫と結婚を維持する理由を問いかけたところ、実際に夫と離婚を話し合った人もいたが、妻の道義的責任、つまり個人的な誠実さ、社会規範の内面化、時には夫の自殺を恐れて、離婚を決断しないでいた［Dekel et al. 2005］。彼女たちの大半は、夫がPTSDを抱えるまでは、良好な婚姻関係にあった。そのためお互いに困難な時にも相手を投げ出さないという道義的な責任を感じていた。イスラエル社会一般にみられる、人は傷ついた兵士を荒野に置き去りにはしないという価値観が共有されていた。そのため、調査対象となった女性全員が夫と別れる選択肢があるとは考えなかったのである。

また夫が引き起こす数々の問題に、妻は対処能力を発揮していた。夫が元気な時には、妻もよい気分を保とうとし、また日夜夫がＰＴＳＤと格闘しているのをみて、その勇気を評価していた。夫の苦悩や傷つきやすさを、妻や子どもも経験するが、それにもまして夫自身が家族の苦悩に、以前にも増して気づくようになっているという妻もいた。彼女たちの大半が、夫を助け、家族のために強さを獲得したと語った。これらのことから、妻がＰＴＳＤを抱える夫との生活の難しさに出会ったり、重荷を背負うことに対して、ある種の償いや救済（compensation or redress）の感情を持っており、その結果、トラウマ的な出来事に晒されても、心理的な苦悩ではなく、精神的に成熟することとして捉えられるように考え方の枠組みが拡張していると指摘する［Dekel & Solomon 2006: 143］。

さらに、妻の二次トラウマ症状に対する治療について、次のように提案する。妻は夫の治療の支援者としてではなく、二次被害者である。ＰＴＳＤは長期にわたる障害のため、一度きりの治療ではなく、ライフサイクルに応じて、異なる治療を行うべきである。また、妻の状況は夫とは異なるので、夫と同じ治療ではなく、妻に合わせた別の治療をするべきである。時期によっては認知行動療法、精神力学療法など幅広い方法から選び、妻をエンパワーするよう治療する。その際、専門家との治療だけでなく、余暇活動も同時に加える。さらに妻にとって、カウンセリングを受ける時間や距離も問題になる。子どもの世話を頼んだり、夫から治療を受けに行くことを反対される場合もあるので、妻に援助が届くよう治療に至るまでのバリア解消に配慮しなければならない［Dekel & Solomon 2006: 150–151］。

ここまでのように、一般的な妻の二次トラウマ化と、その問題を妻の対処法で解決しているイスラエルの夫婦の研究を並べて紹介した。妻はＰＴＳＤを抱える夫との生活のなかで、総じて接している時間が一番長い立場にあるので、影響があるという認識は従来行われていたが、それに加えて類似の症状が出るという二次トラウマ化は、コンバット・ストレスの及ぶ範囲と内容を検討するうえで、無視できない事項である。今後は医学的治療や社会的支援、補償という点から重要な項目になると考えられる。

またデケルらの研究では、妻が結婚に道義的責任を見出していることが、困難な状況でも結婚を維持させる要因になっていると指摘した。夫にも道義的責任の意識があるから、治療に取り組んでいると考えることもできる。その場合、二人が各々感じている道義的責任を放棄させないようにしている要因は何であろうか。当該社会において軍隊がどのように位置づけられているのかといった視点からも検討する必要があろう。

さらにＰＴＳＤをもつ軍人の妻は、軍人を治して元の部隊へ復帰させるための支援者という軍隊からのまなざしのもとに位置づけられてきたが、二次トラウマ化の視点を導入することで、軍人妻を明確に被害者として位置づけ直すことができた。そのことが、彼女たちをエンパワーすることになるであろう。

5　自衛隊のメンタル・ヘルスに関わる支援

(1)　メンタル・ヘルスとその対象

自衛隊は戦闘経験をもたないが、海外派遣や国連ＰＫＯ活動を通して、宿営地付近に着弾するといったコンバット・ストレスに類する経験をもつ。国外へ出るようになったのは一九九一年六月から九月にかけて実施された海上自衛隊によるペルシャ湾派遣が最初である。翌一九九二年九月から一九九三年九月まで、陸上自衛隊がカンボジアへ国連ＰＫＯ派遣で出ている。以降、二〇一五年南スーダン国連ＰＫＯ派遣に至るまで、ほぼ毎年いずれかの自衛隊が海外任務に就いている。

自衛隊の活動もペルシャ湾派遣の頃から、次第に多様化するようになり、その頃から部隊内でのいじめ、セクハラ、借財、飲酒、自殺といった服務事案が多発するようになっていた。一九九九年には部隊内での暴力案件や自殺に対処できる専門家として心理幹部を育成することが決まった。二〇〇〇年には「自衛隊員のメンタルヘルスに関する検討会」が防衛庁・自衛隊に設置され、隊員の多様化した悩みやストレス、精神疾患に対応するメンタル・ヘルスのあり方が議論された(4)。同年一〇月に出された提言では、指揮官にもメンタル・ヘルスの重要性を認識させ、意識啓発やストレス対策、社会復帰を視野に入れた活動を目指すべきとある。そのため、専門カウンセラーの養成、駐屯地にメンタルヘルス委員会を設置、部外から招くカウンセラーも併用した自殺対策、精神科での医療と部隊との間に位置する形でメンタル・ヘルスセンターを設置し、職場復帰を促すといった具体的な対策への提言が示された［防衛省二〇〇〇］。

その後の大きな変化は、二〇〇四年一二月に防衛大綱が改められた時である。二〇〇五年にとある駐屯地を訪ねた際、司令は変化について次のように述べた。「自衛隊の任務はそれまでのミサイル防衛からテロ攻撃、特殊部隊攻撃、離島侵攻への防衛に大きく変化した。さらに、自衛隊の役割の変化を社会に示したのは『〔私は我が国の平和と独立を守る自衛隊の使命を自覚し、日本国憲法および法令を遵守し〕事に臨んでは、危険を顧みず、身を以て責務の完遂に努め、もって国民の負託にこたえることを誓います』という入隊時の誓約が、イラク派遣に際して広く知られることになったことにある」と指摘した。一九九〇年代には阪神淡路大震災での活動により、自衛隊は災害支援を行う組織としての印象が広まっていたが、任務として死の危険が付随する組織であることが、イラク派遣を前にして世間で再認識された(5)。

二〇〇五年、陸上幕僚監部の幹部も類似の指摘をした。「カンボジア派遣以来、ある意味で社会から自衛隊は歓迎されるように変わってきた。今から一五年から二〇年ほど前、ちょうど今年停年を迎える人が三〇代から四〇代の頃は、苦労していた。父親が自衛官だというだけで子どもまで苦労する時代だった。その頃は存在するだけで意味があった。ところがここ一五年くらいは災害派遣に出ることが多くなり、阪神淡路大震災の時には、一転して歓迎されるようになった。パキスタンやスマトラの災害救援にも行くようになり、訓練もやっているだけのものから〔実践対応に〕変わった。海外派遣となれば、家族の対応も変わってくる。海外に六カ月も隊員が出れば、妻も大変だ。海外の軍隊はもともと覚悟があるが、我々の家族にはそれはない。外国の軍隊に近づきつつある。〔その理由は〕まず、任務であり、その次に自衛隊を取り巻く環境の変化である。〔中略〕日本国内でも活動を通して自衛隊は身近な存在になりつつある。例えば、駐屯地からイラクへ行くにしても、地元の人の力がないと行けない。そこには家族がいる。そういったことが大事になってきている」と述べ、自衛官の任務と家族の関係が変化したと認識していた。

二〇一〇年以降、陸上自衛隊では順次、五個方面隊の病院敷地内にメンタル・サポートセンターを設立し、病院精神科と部隊との橋渡しをすることで職場復帰を促進するようになった（図1）。ここではあるメンタル・サポートセンターの活動を紹介する。センターの建物の一階には、メンタル・リハビリセンターがあり、その二階がサポートセンターである（写真1、2、3）。メンタル・リハビリセンターは病院に属し、作業療法士、心理療法士、看護師らが運動療法、心理療法、オフィスワーク、号令や指示による行動の練習等を通して隊員の体力、集中力の養成に取り組んでいる。約三カ月を目処にこれらの支援を行い、検討会において精神科医官が試験出勤可能と判断すると、次の段階であるサポートセンターへ移る[6]。

サポートセンターはセンター長（男性）一人の他に、心理幹部（女性と男性）二人、事務担当の企画陸曹（男性）が一人所属する。センター長と心理幹部を合わせた三人が心理の専門家として、隊員にカウンセリングを行い、上司、隊員、主治医、カウンセラーとの面談等を通して、復職を目指す[7]。メンタル・サポートセンターについて、総監部で幹部にそ

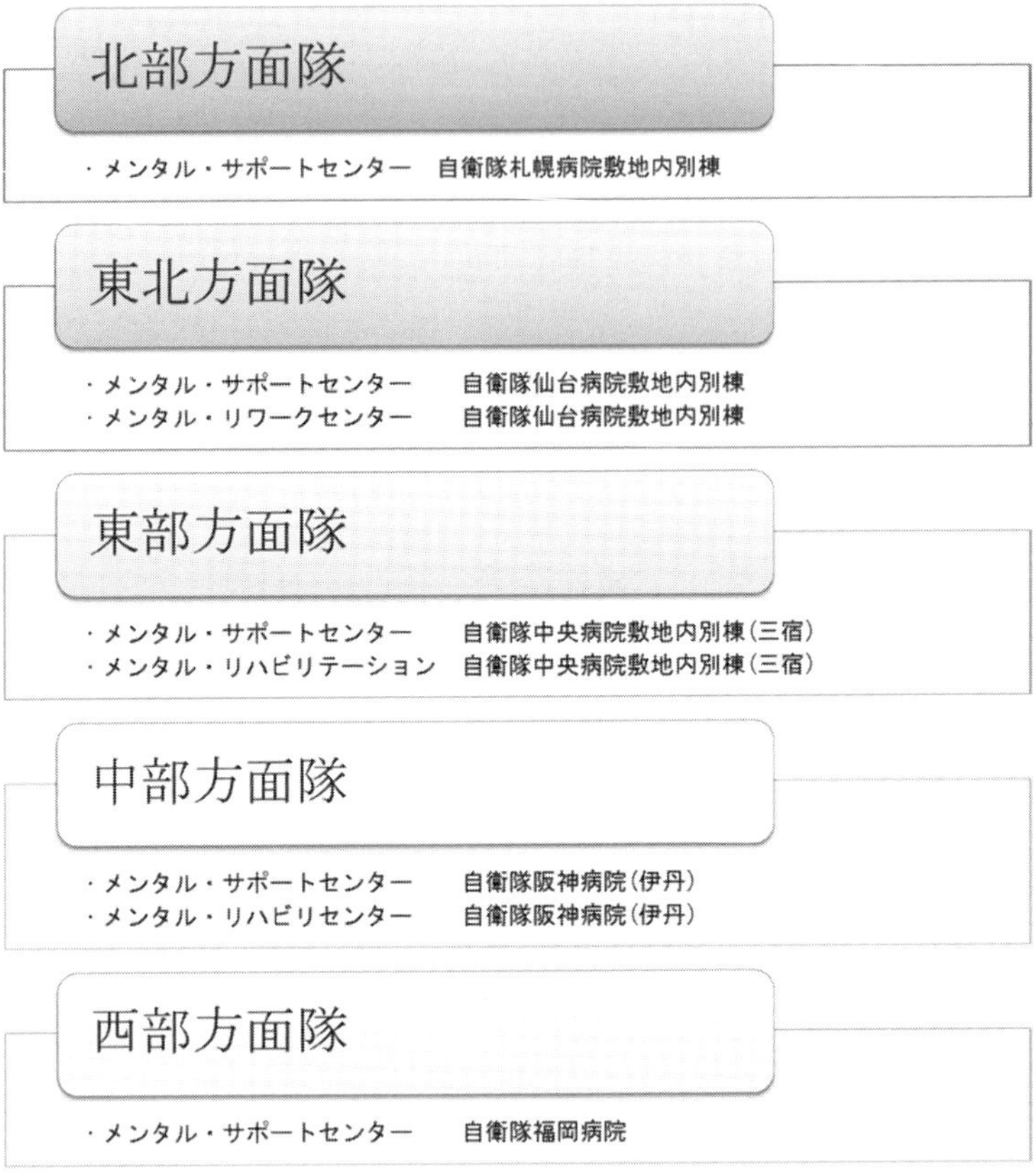
北部方面隊
・メンタル・サポートセンター　自衛隊札幌病院敷地内別棟
東北方面隊
・メンタル・サポートセンター　自衛隊仙台病院敷地内別棟
・メンタル・リワークセンター　自衛隊仙台病院敷地内別棟
東部方面隊
・メンタル・サポートセンター　自衛隊中央病院敷地内別棟（三宿）
・メンタル・リハビリテーション　自衛隊中央病院敷地内別棟（三宿）
中部方面隊
・メンタル・サポートセンター　自衛隊阪神病院（伊丹）
・メンタル・リハビリセンター　自衛隊阪神病院（伊丹）
西部方面隊
・メンタル・サポートセンター　自衛隊福岡病院

図１　五方面隊に所属するメンタル・サポートセンター　一覧

の経緯を聞いた。「最初に設置した北部方面総監部内でのメンタル・サポートセンターが成果を上げたので、各方面総監部に所属する五つの病院敷地内に設置することになった。ターゲットは隊員を中心に、事務官や技官を含む。復職支援が目的のため、家族はメインではない。日本でもカウンセリングを受ける意識は改善され、ハードルは低くなってきているとは思う。しかし、低くなっても、強くあるべきという武力集団としては、カウンセリングを受けている人は弱いという意識は組織の気風としてある」とカウンセリングを受けることをめぐって自衛隊内で受けとめ方がさまざまであることを述べた。

　家族の利用についてセンター長に尋ねたところ、「隊員が自殺未遂した際に、その配偶者も含めてアフターケアを行ったが、その例を除いてまず家族が相談に来たことはない。大半は外の病院へ行っているのではないか」と推測していた。[8] このメンタル・サポートセンターでは、二〇一五年夏現在、四〇名の隊員が通っている。別の心理幹部によると、カウンセリングの傾向としては一人が複数の困難を抱えている傾向があり、家庭内のもめ事、介護、子どもが病気といった悩みに加え、職場での人間関係、仕事量の過剰さなどにより、何らかの症状を発症させていると分析した。その一方で、国連ＰＫＯ活動やイラク派遣等海外での活動によって精神的問題をかかえた隊員の相談は扱ったことがないという。[9] このように、相談内容の傾向だけで詳細がわからないが、サポートセンターに来る隊員の抱える問題は、一般企業の社員の抱える問題とそれほど大差がないように思える。

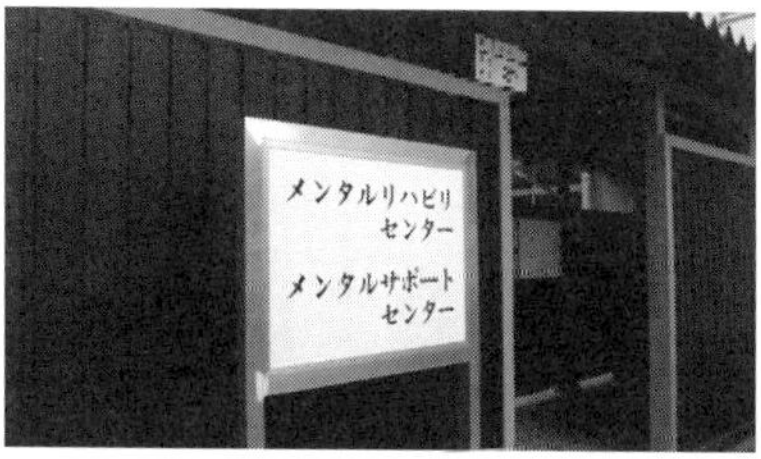

写真 1　メンタルサポート・リハビリセンター　看板（以下、写真はすべて筆者撮影、2015 年）

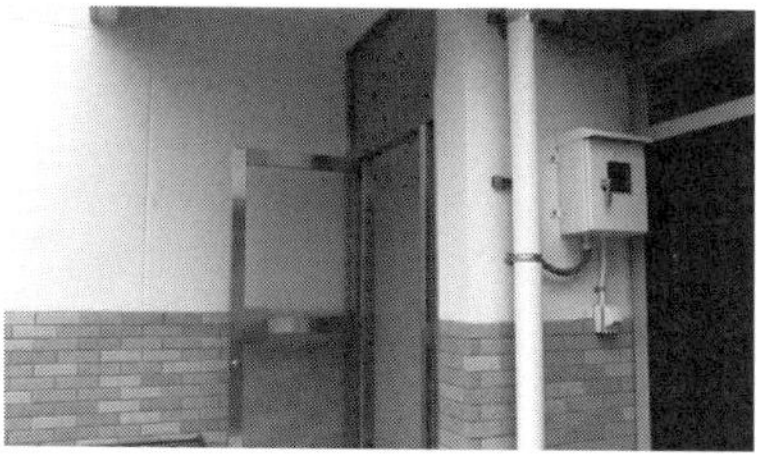
写真 2　メンタルサポート・リハビリセンター　玄関

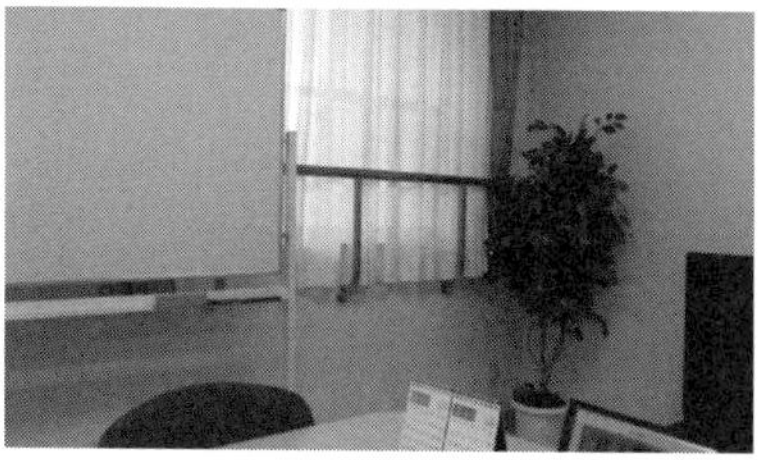
写真 3　カウンセリング室

　制度設計に関わった幹部に利用状況を尋ねると「どこも盛況である。治して元隊へ復帰させるのが目的であるが、次々とサポートセンターへ来るので、間に合わないくらいである」と述べた。予算については「多くない。そのため外部から専門家を招くより、内部で養成することに主眼を置くことになる」としたが、相談内容によっては、専門医でも治療が容易ではないので、その点は今後課題となるであろう[10]。

このようにメンタル・サポートセンターやメンタル・リハビリセンターは職場復帰を目的としており、病院と部隊を橋渡しする機関であり、その影響を受けた家族を想定したものとしては制度設計されていない。総監部の幹部によれば、家族には電話でのカウンセラー相談で対応しているとのことであったが、業務に関わる精神的な問題の影響を家族が受けた場合、組織内で対応できていない点は課題として残っている。

実際にイラク派遣当時、派遣先での経験や任務環境の変化、帰国後の職務へ戻る際のストレスといった理由から、精神的な問題を抱えた隊員は発生した〔福浦二〇一二：八三―八四〕。その当事者の配偶者は、必ずしもイラクでの戦闘に類する経験に由来したわけではないという説明を行っていたものの、要因は複雑に絡んでおり〔福浦二〇〇七：六二〕、包括的な対応を検討する必要があるだろう。また、その発端を遡及すること自体はこの問題解決の中心的な課題ではない。むしろ、要因にコンバットに類する事象が可能性として含むと考えたうえで、広くコンバット・ストレスと識別し、他国の事例と照らした総合的な対処や治療が必要である。さらにそういった事態について広く一般の人びとも知ることで、組織を社会へと開くことになり、そのことで社会のなかの軍事組織として議論の土台を築くことができる。

（2）家族支援

一般に軍隊は、軍人に膨大な要求が降りかかり、家族をも巻き込んでいく。その意味で、欲張りな組織だと言われてきた〔Segal 1986〕。また、軍隊は、隊員の士気を維持する役目を配偶者に期待し、独身隊員であれば配偶者を持つことを勧め、制度的なインセンティブを与えてきた［Hogan & Seifert 2010］。また、ひとたび結婚すれば軍隊から家族には厳しい要求、つまり負傷や死亡の危険性、度重なる転勤、海外派兵、長時間労働といった要求が突きつけられる［Karney & Crown 2007］。

上述したとおり、近年の米軍は戦闘目的の海外派兵が常態化し、回数も増えたためＰＴＳＤやうつ病、不安神経症といった症状が、三回以上派兵された軍人のなかでは二七％以上の確率で現れている［Institute of Medicine 2010］。帰還後の家族との再統合の過程で、問題が一番生じやすいため、妻には帰還した夫をケアすることと、再度派兵の任務に就くようにと奮い立たせる役目が軍隊から期待されている。しかし帰還後、家族との再統合が夫の発症によってうまくいかなくなると、家族にとっては再度軍務に就かせることの意義は喪失する［Warner et al. 2009; Allen et al. 2011］。そのため、戦闘域への派兵から帰還後、再び兵士を前線へと送り出すために、家族に機能をもたせる研究もある［Melvin et al. 2015］。

しかし、妻の二次トラウマ化でもみたように、支え励ますだけの役割を軍隊が妻に要求するのはあまりに一方的であり、妻を利用しているだけという形になる。確かに見事に夫を支えている妻はたくさんいるだろうが、症状を発現させる帰還兵の傍で、彼女が神経をすり減らしながら支えるのを考えても、どれほどの時間と労力を彼女が犠牲にしたのか客観的に測られたり、評価されることはない。家族であることを理由に、そのような非現実的な自己犠牲が当然であるかのように見なされることは、今や見直すべき時がきている。この点に関して、感情労働という視点からも検討する必要があり、本書所収の18章田中論文に詳細な議論が行われているので、そちらを参照されたい。

国連ＰＫＯや海外派遣など海外に出ることの多くなった自衛隊も、カンボジアへの国連ＰＫＯ派遣以来、家族支援を制度的に開始した。当時は手紙や追送品を送る程度であったが、近年は留守家族と現地部隊を広報誌で繋いだり、大規模災害を想定して、地域行政と家族を連携させることも検討している。イラク派遣の際には、隊員の配偶者が二次トラ

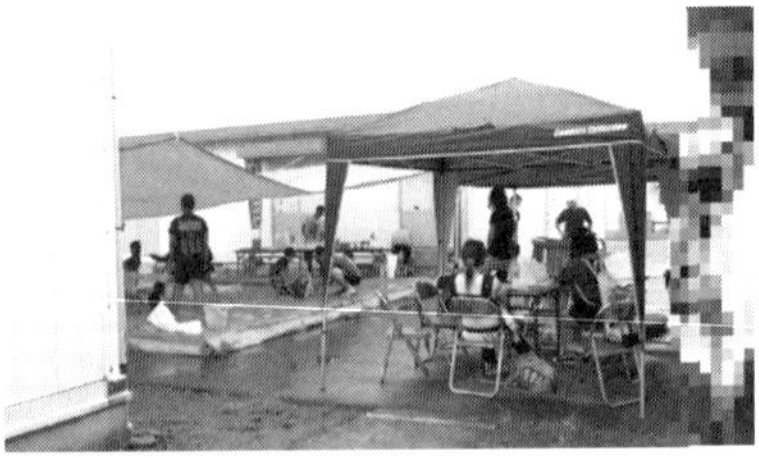

写真4　家族支援プール

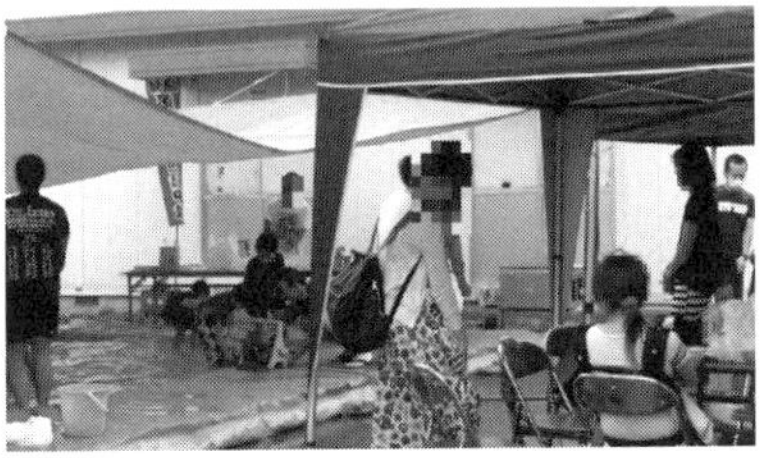

写真5　家族支援

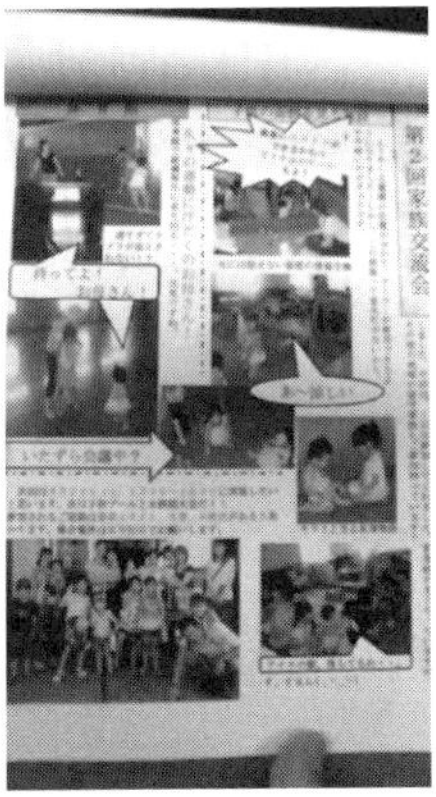

写真6　南スーダン派遣家族交流会

ウマ化の疑われる症状を発症させる事例があったものの［福浦二〇〇七］、制度的に特別な対処はなかった。また、二〇一三年一二月には南スーダン国連PKOでは、自衛隊の宿営地近くでクーデター未遂事件があったように、今後も同様の事態が発生する可能性はある。コンバットに類する事態に遭遇した場合のメンタルな支援について、配偶者の二次トラウマ化も含めて制度的に検討するべきであろう。

自衛隊の考える家族支援は、河野によると、隊員や家族の自助努力、家族間の互助や隊友会や父兄会等の支援を受ける共助、地域の支援を受ける公助の三つである［河野二〇一五］。これは東日本大震災での経験を受けて想定された支援順序とされる。このことからわかるのは、自衛隊は制度的には家族を支援しないという点である。陸幕幹部の話にもあったとおり、隊員の任務への意欲や士気向上に家族が深く関わっていることは組織としても認識しているが、その逆に精神的な負担等を感じる家族への医療的支援については現状ではとくに予定していない、あるいは自助や隊員間の互助に任せるという姿勢である。大規模災害で自衛隊が出動した場合、自らの家族を支援できないという側面は任務上確かにあろうが、日頃の活動で家族を巻き込みつつ、災害時には自助、共助、公助に任せるだけで家族は納得できるのであろうか。単に我慢を強いているだけであるなら、日常的な支援や帰属意識の低下は長期的にみて免れないであろうし、この点には配慮が求められる。以下には、隊員間の互助の例を示しておきたい。

筆者は南スーダン国連ＰＫＯに隊員が参加している、ある部隊を二〇一五年に訪れた。毎月一回中隊から派遣中の隊員家族に対して、留守家族支援担当の隊員一七人の企画運営により支援活動をしていた。その日は部隊敷地内の草地を掘り、ブルーシートを張った中に水を溜め、臨時プールを作り、留守家族の子どもをプールに招いた。監視員としてプールに入る隊員もいた。プールサイドでは、かき氷を作り参加親子に配った。このような活動は予算化されていないため、かき氷機のレンタル代、氷用シロップ購入費用は留守家族支援担当の隊員らが自費で負担した（写真4、5）。中隊の家族支援担当者は、南スーダンへ送る広報誌の作成も行っている（写真6）。それまでに実施した家族支援では、ある月は体育館においてヨーヨー釣り等、縁日風に設営し、子どもたちと遊んだ。翌月は体育館で鬼ごっことボール遊びを実施するなど、留守家族の妻や子どもを労う機会を作っていた。

海外派遣中の隊員家族への支援として、これは特異な例かもしれないが、休日ほんのわずかな時間とはいえ隊員の自費による企画に留守家族が参加することは、部隊にとっても隊員の士気維持に関わる活動となっていると考えられよう。(11)

6 おわりに

コンバット・ストレスが認識されたのは、兵士を治療して再び前線へ戻すことを目的としたためであるが、なかでも第一次世界大戦時のシェル・ショックという呼び名は、それまでの兵士の内面に起因するものではなく、塹壕由来の名であったがゆえに普及した。

ベトナム戦争時には、コンバット・ストレスに晒された後、発症した症状にＰＴＳＤという名が付けられた。精神的な症状が社会政策と結びつけられ、世論に影響を及ぼし、その治療や研究、予算獲得のためにその名が広まった。兵士に対してはコンバット・ストレスを受けた後の精神症状に対して、治療するために命名し、前線へ戻すことが治療の目的となっていた。

それに対して配偶者の場合、将兵のキャリアを支援する二人で一つのキャリアという考えが、組織からの期待として投げ掛けられるため、兵士をケアする立場が制度上想定されやすい。しかし、実際には二次トラウマ化が見られたように、コンバット・ストレスやそれに類する事態による被害は広がっており、しかもその経験は直接的でないうえ、家庭内で起こることなので社会問題化しにくい。この問題は、配偶者という一個人の被害に留まらず、子どもにも発達上の問題を引き起こし、さらに婚姻関係の破綻という問題も生じさせる。二次トラウマの経験が世代を超えて移行する点について、通時的な研究が国を超えて実施される必要があるだろう。

今後は配偶者の二次トラウマ化に対して、軍事組織として、制度的にどう対応するべきか、医療制度、補償制度からの検討だけでなく、広く一般社会においての議論が必要である。また、当事者は家事や育児で家庭を離れることのできない場合や、配偶者が治療を受けることを、ＰＴＳＤを抱える夫が否定的に捉える場合もあるので、アウトリーチを検討する必要がある。その際には、場所や時間の配慮が求められる。

基地を包摂する社会とコンバット・ストレスとの関係を考えた場合、訓練も作戦も周辺社会に影響を与えることは確かなことである。とくに自衛隊の場合は、隊員の子弟が通う学校や家族の宿舎だけでなく、所によっては医療施設も駐屯地の外にあり、そこは民間人との交流が行われる場となる。地域との関係を良好なものにすることが、相互にとって将来にわたり建設的な議論をするための礎になることは言うまでもないが、そのためには開かれた組織であることが不可欠である。しかしそれは、単に駐屯地で子どもが週末にスポーツ大会を開くことや、敷地の一般公開を意味するのではない。自衛隊の海外派遣やPKO活動などの任務の実態やその効果を事後において検証し、一般人が議論できるような情報を明らかにすることであり、その意味で開かれている状態でなければならない。

また身体的な影響に関する一般論として、メンタルヘルスに戦争が与えた影響について、過去百年間のなかで振り返った研究において、シェル・ショック、PTSD、遅発性PTSDといった症状の対象化を経て、現在は爆風を受けた脳損傷TBIが課題となっている。弱い爆風を受けただけでも、脳内に損傷が生じる場合があり、そのメカニズムは神経学や精神学ではまだ解決できていない［McFarlane 2015］。しかしTBIは容易に起こりうるものであり、二次トラウマ化と並んで取り組むべき課題である。またモラル的負傷に関しても、社会のなかの一個人として生きていくうえでの道義に関わる問題であるため、今後さらなる議論が必要である。

またイスラエル軍の配偶者に二次トラウマ化がみられなかった事例研究では、結婚の受けとめ方や価値観が根拠として挙げられていたが、さらに軍事組織の置かれている社会的枠組みも検討することで、他国の軍事組織にとってもその事例は有用となるであろう。

シェファードはベトナム戦争後、精神医学は戦争に関わる領域で過大視されてきたと述べている。この領域は公的な議論や信念によってひずみが生まれる可能性があり、今後現代科学の取り組みによって批判的に解決できるであろうとしている［Shephard 2002］。

この指摘は、精神神経学的な症状を抱える多くの人たちがいることを否定しているものではない。むしろ、医学による治療という解決策に過大な期待をかけないほうがよいと呼びかけていると受け止めることができる。コンバット・ストレスの影響は広く、世代を超える深刻さもあり、今後も戦闘状況に遭遇しなかった多くの人を巻き込む深刻な問題をもっている。それに対する治療、施策は十分に行われなければならない。しかし、一度発症すると完全治癒が見込めない可能性があることを念頭に置くならば、今後は新たな患者を生み出すべきではないと考えるべきではないだろうか。シェファードの指摘は、症状が出る、治す、前線に戻すというローテーションを想定することが、医学への過大な期待だと述べているのであり、誰も戦闘には関わってはならないと言っているように考えられる。

注

(1) スティグマの語源は、ギリシア語で、奴隷や犯罪者の身体に刻印された徴を意味する。社会学者のゴフマンはこれを社会心理学的概念に洗練した。ある社会における「好ましくない違い」であり、この違いに基づいてスティグマを負った者にたいする敵意が正当化されたり、当人の危険性や劣等性が説明され、その結果さまざまな差別が行われる［森岡他一九九三］。

(2) PTSDを抱える兵士が退役後に飲酒や家庭等の問題により、ホームレスになる場合がある。例えば米軍の場合、退役軍人省だけでなく慈善団体も対処しているが、なかでも女性兵士の場合は戦闘に晒された経験だけでなく、軍の内外で性的被害を受けている場合もあり、措置が遅れている。二〇〇八年の米退役軍人省のデータによれば、一八〇万人の女性退役軍人のうち、七千人から八千人がホームレスになっている。女性兵士が海外派兵されるようになったのは近年のことではあるが、イラクとアフガンだけで一九万人以上の女性が従軍した。全退役軍人のホームレスにおいて女性が占める比率は一〇年前の三%から五%に上昇している［Syracuse University 2013; Chron.com 8Nov. 2008］。

(3) 軍人家族の出自であるかどうかはストレスとの関連性が低く、他の軍人家族との繋がりの有無もストレスとは関連がなかったとされる［Allen et. al 2011］。

(4) それまで、隊員の私的事情は直属の上司と食事会などを通して、心情把握が行われてきたが、近年は隊員からその方法は歓迎されなくなった。

(5) 当時の駐屯地では、司令によるとパチンコ依存、サラ金での借財、うつ病といった事案が発生し、司令から部隊長に服務指導の必要性を伝えたところであった。

(6) ただし、人によってはリハビリセンターを利用せず、サポートセンターだけを使う人もいる。

（7） 総監部人事部の管轄である。二〇一二年に設立され、二〇一五年度末までは試行期間となっている。

（8） 心理幹部によると、メンタル・リハビリセンターへ通う人のなかには、うつ病のほかに、統合失調症、発達障害の人も含まれているという。

（9） 他の駐屯地で、部署の上司が昇任し、仕事量が増えて対応できなくなり、休職した話を聞いた。病院で適応障害と診断されたのち、自宅療養し、メンタル・サポートセンターに通い、試験出勤したが、駐屯地の門まで来ると体調が悪くなり、再び通院生活に戻った。その後、メンタル・サポートセンターで一連の支援を受けたが、結局退職したという。

（10） 二〇一五年八月三日参議院平和安全特別委員会における質疑での大臣官房衛生官の説明では、平成二七年度メンタルヘルス予算は一億八千万円であった。

（11） 国連ＰＫＯ派遣された家族に聞き取りをしたところ、電話やメール、ＳＮＳも使え、追送品も送ることができ、現地の様子を伝える広報誌も定期的に留守家族に配布され、コミュニケーションに関しては、概ね良好な評価だった。しかし、子どもの成長を家族として見ることができないといった、家族成員の不在に関する不満はたびたび聞いた。

参照文献

蟻塚亮二　二〇一四『沖縄戦と心の傷――トラウマ診療の現場から』大月書店。
ヴァン・デア・コルク・Ａ・ベセル、アレキサンダー・Ｃ・マクファーレン、ラース・ウェイゼス編　二〇〇一『トラウマティック・ストレス――ＰＴＳＤおよびトラウマ反応の臨床と研究のすべて』西澤哲監訳、誠信書房。
河野仁　二〇一五「自衛隊と家族支援――地域支援力の構築にむけて」田中雅一編『軍隊の文化人類学』九五―一二九ページ、風響社。
中村江里　二〇一八『戦争とトラウマ――不可視化された日本兵の戦争神経症』吉川弘文館。
福浦厚子　二〇〇七「配偶者の語り――暴力をめぐる想像と記憶」『国際安全保障』三五（三）：四九―七二。
――　二〇一二「コンバット・ストレスと軍隊――トランスナショナルな視点とローカルな視点からみた自衛隊」『滋賀大学経済学部研究年報』一九：七五―九一。
森岡清美、塩原勉、本間康平編　一九九三『新社会学辞典』有斐閣。
Allen, S. Elizabeth, Galena K. Rhoades, Scott M. Stanley, and Howard J. Markman. 2011. On the Home Front: Stress for Recently Deployed Army Couples, *Family Process* 50(2): 235-247.
Anderson, J. Rebecca. 2008. Shell Shock: An Old Injury with New Weapons, *Molecular Intervention*. 8(5): 204-218.

Allen, S. Elizabeth, Galena K. Rhoades, Scott M. Stanley, Howard J. Markman. 2011. On the Home Front: Stress for Recently Deployed Armed Couples, *Family Process*. 50 (2): 235–247.

Bourg, Chris. & Mady W. Segal. 1999. The Impact of Family Supportive Policies and Practices on Organizational Commitment to the Army, *Armed Forces & Society*. 25(4): 633–652.

Burton Tracy, David Farley. & Anthony Rhea. 2009 Stress-induced Somatization in Spouses of Deployed and Nondeployed Servicemen, *Journal of the American Academy of Nurse Practitioners* 21: 332–339.

Butler, G. Arthur. 1943. *Official History of the Australian Army Medical Services in the War of 1914-1918, Vol.3 Special Problems and Services*. Canberra: Australian War Memorial.

Center for Policy Research. 1979. *The Adjustment of Vietnam Veterans to Civilian Life*. New York: Center for Policy Research.

Chambers, E. Joan. 2013. Survival-Recovery Effect: Military Wives with Soldier-Husbands Deployed to the Operation Iraqi Freedom Conflict. *Journal of Psychological Issues in Organizational Culture*. 4(1): 29–49.

Coser, A. Lewis. 1974. *Greedy Institutions: Patterns of Undivided Commitment*. New York: Free Press.

Crum-Cianflone, Nancy, John A. Fairbank, Charlie R. Marmar & William Schlenger. 2014. The Millennium Cohort Family Study: A Prospective Evaluation of the Health and Well-being of Military Service Members and their Families. *International Journal of Methods in Psychiatric Research* 23(3): 320–330.

Da Costa, Mendes Jacob. 1871. On Irritable Heart: a Clinical Study of a Form of Functional Cardiac Disorder and its Consequences. *American Journal of the Medical Sciences* 121(1): 2–52.

David, Anthony, Susan Ferry & Simon Wessely. 1997. Gulf War Illness: New American Research Provides Leads but no Firm Conclusions. *British Medical Journal* 314 (7076) : 239–240.

Davis, Jennifer, David B. Ward & Cheryl Storm. 2011. The Unsilencing of Military Wives: Wartime Deployment Experiences and Citizen Responsibility, *Journal of Marital and Family Therapy*. 37(1): 51–63.

Dekel, Rachel, Hadass Goldblatt, Michel, Keidar, Zahava, Solomon. and Michael Polliack. 2007. Being a Wife of a Veteran with PTSD. *Family Relations* 54: 24–36.

Dekel, Rachel. & Zahava Solomon. 2007. Secondary Traumatization among Wives of War Veterans with PTSD. In Charles R. Figley & Wiliam P. Nash ed, *Combat Stress Injury: Theory, Research, and management*. London: pp.137–157. Routledge.

Department of Defense. 2011. *Dictionary of Military and Associated Terms*. as Amended through 15 April 2011. USA: Department of Defense.

Dohrenwend, P. Bruce, Blake J. Turner, Nicholas A. Turse, Ben G. Adams, Karestan C. Koenen & Randall Marshall. 2006. The Psychological Risks of Vietnam for U.S. Veterans: A Revisit with New Data and Methods, *Science*. 313: 979–982.

Eran-Jora, Meytal. 2011. Married to the Military: Military-Family Relations in the Israel Defense Forces. *Armed Forces & Society*. 37(1): 19–41.

Figley, Charles. 1983. Catastrophes: An Overview of Family Reactions. In Charles Figley and Hamilton I. McCubbin eds. *Stress and the Family: Vol.2. Coping with Catastrophe.* New York: Brunner/ Mazel, pp.3–20.

—— 1995. Compassion Fatigue as Secondary Traumatic Stress Disorder: An Overview. In Charles Figley ed. *Compassion Fatigue: Coping with Secondary Traumatic Stress Disorder in Those who Treat the Traumatized.* Brunner/Mazel: PA, pp.1–20.

—— 1998. Burnout as Systematic Traumatic Stress: A Model for Helping Traumatize Family Members. In Charles Figley ed. *Burnout in Families: The Systematic Costs of Caring.* Florida: CRC Press, pp. 15–28.

Ferenczi, A. Karl. 1921. *ES. Psycho-analysis and the War Neuroses.* New York: The International Psychoanalytical Press.

Galovski, Tara. and Judith A. Lyons. 2004. Psychological Sequelae of Combat Violence: A Review of the Impact of PTSD on the Veteran's Family and Possible Interventions. *Aggression and Violent Behavior* 9: 477–501.

Hartsough, M. Don, and Dian G. Mayers. 1985. *Disaster Work and Mental Health: Prevention and Control of Stress Among Workers.* Rockville, MD: National Institute of Mental Health.

Hogan, F. Paul, & Rita F. Seifert. 2010. Marriage and Military: Evidence that Those who Serve Marry Earlier and Divorce Earlier. *Armed Forces and Society* 36(3): 420–438.

Hoge, W. Charles, Carl A. Castro, Stephen C. Messer, Dennis, McGurk, Dave I. Cotting & Robert L. Koffman. 2004. Combat Duty in Iraq and Afghanistan, Mental Health Problems, and Barriers to Care. *the New England Journal of Medicine* 351: 13–22.

Howe, Mark de W. 1946. *Touched with Fire: Civil War Letters of Oliver Wendell Holmes, Jr. 1861-1864.* Cambridge: Harvard University Press.

Huebner J. Angela, Jay A. Mancini, Gary L. Bowen, Dennis K. Orthner. 2009. Shadowed by War: Building Community Capacity to Support Military Families. *Family Relations*, 58: 216–228.

Institute of Medicine. 2010. *Returning Home From Iraq and Afghanistan: Preliminary Assessment of Readjustment Needs of Veterans, Service Members, and their Families.* Washington DC: National Academies Press.

—— 2014. *Preventing Psychological Disorders in Service Members and Their Families: An Assessment of Programs.* Washington DC: National Academies Press.

Klarić, Miro, Ante Kvesi, Vjekoslav Mandié, Božo Petrov. & Tanja Francčišković. 2013. Secondary Traumatisation and Systemic Traumatic Stress. *Medicina Academica Mostariensia.* 1(1): 29–36.

Kotler, Moshe, Hagit. Cohen, Dov. Aizenberg, Mike. Matar, Uri. Loewenthal., Z. Kaplan, H. Miodownik, Z. Zemishlany. 2000. Sexual Dysfunction in Male Posttraumatic Stress Disorder Patients. *Psychotherapy and Psychosomatics.* 69(6): 309–315.

Lester, Patricia, Hilary, Aralis, Maegan, Sinclar, Care, Kiff, Kyung-Hee Lee, Sarah, Mustillo. & Shelly MacDermid Wadsworth. 2016. The Impact of Deployment on Parental, Family and Child Adjustment in Militaly Families. *Child Psychiatry Human & Development* 47(6): 938–949.

Litz, T. Brett, Nathan Stein, Eileen Delaney, Leslie Lebowitz, William P. Nash, Caroline Silva & Shira Maguen. 2009. Moral Injury and Moral repair in War Veterans: A

Preliminary Model and Intervention Strategy. *Clinical Psychology Review* 29: 695–706.
Maguen, Shira. & Brett Litz. 2012. Moral Injury in Veterans of War. *PTSD Research Quarterly*. 23(1): 1–6.
Magnuson, Stew. 2008. Combat Stress: To Heal Psychological Trauma, Troops Relive War in Virtual Reality, *National Defense*. Dec: 39–41.
Mayers, Charles. 1915. A Contribution to the Study of Shell Shock. *The Lancet* 185(4772): 316–320.
McCann, I. Lisa. and Laurie A. Pearlman. 1989. Vicarious Traumatization: A Framework for Understanding the Psychological Effects of Working with Victims. *Journal of Traumatic Stress* 3: 131–149.
McFarlane, C. Alexander. 2009. Military Deployment: The Impact on Children and Family Adjustment and the Need for Care. *Current Opinion in Psychiatry* 22: 369–373.
—— 2010. The Long-term Costs of Traumatic Stress: Intertwined Physical and Psychological Consequences. *World Psychiatry* 9: 3–10.
—— 2015. One Hundred Years of Lessons about the Impact of War on Mental Health; Two Steps forward, One Step back. *Australasian Psychiatry* 23(4): 392–395.
Melvin, C. Kristal, Jennifer Wenzel., Bonnie M. Jennings. 2015. Strong Army Couples: A Case Study of Rekindling Marriage After Combat Deployment. *Research in Nursing & Health* 38: 7–18.
Murray, L.M. 1918. The Common Factor in Disordered Action of the Heart. *British Medical Journal* 2 (3024): 650–652.
The Neuroscientist. 2013. Perspective on Neuroscience and Behavior: Neural and Cognitive Consequences of Combat Stress. *The Neuroscientist* 19(1): 6–7.
O'brien, Welby. 2012. *Love our Vets: Restoring Hope for Families of Veterans with PTSD*. Oregon: Deep River Books.
Papanek, Hanna. 1973. Men, Women, and Work: Reflections on the Two-Person Career. *American Journal of Sociology* 78(4): 853–872.
Riggs, S. David., Christina A. Byrne, Frank W. Weathers and Brett T. Litz. 1998. The Quality of the Intimate Relationships of Male Vietnam Veterans: Problems Associated with PTSD. *Journal of Trauma Stress* 11: 87–101.
Rosenheck, Robert, and Jane Thomson. 1986. “Detoxification” of Vietnam War Trauma: A Combined Family-Individual Approach. *Family Process*. 25: 559–570.
Sayers, L. Steven, Victoria A. Farrow, Jennifer Ross. & David W. Oslin. 2009. Family Problems Among Recently Returned Military Veterans Referred for a Mental Health Evaluation. *Journal of Clinical Psychiatry* Feb 10: el-e8.
Segal. W. Mady. 1986. The Military and the Family as Greedy Institutions, *Armed Forces & Society* 13(1): 9–38.
Shephard, Ben. 2002. *A War of Nerves*. Cambridge: Random House.
Solomon, Zahava, Mark Waysman, Gaby Levy, Batia Fried, Mario Mikulincer, Rami Benbenishty, Victor Florian and Avi Bleich. 1992. From Front Line to Home Front: A Study of Secondary Traumatization. *Family Process* 31: 289–302.
Spera, Christopher. 2008. Spouses' Ability to Cope with Deployment and Adjust to Air Force Family Demands: Identification of Risk and Protective Factors, *Armed Forces & Society* 35(2): 286–306.
Van Hoorn, L. A., N. Jones, W. Busuttil, N.T. Fear, S. Wessely, E. Hunt. & N. Greenberg. 2013. Iraq and Afghanistan veteran presentations to Combat Stress, since 2003.

Occupational Medicine. 63: 238–241.

Van Wingen, A., Guido Elbert Geuze, Matthan W. Caan, Tamás Kozicz, Silvia D. Olabarriaga, Damiaan Denys, Eric Vermetten. & Guillén Fernández. 2012. Persistent and Reversible Consequences of Combat Stress on the Mesofrontal Circuit and Cognition, *Proceedings of the National Academy of Sciences of the United States of America*. 109 (38): 15508–15513.

Van Winkle, P. Elizabeth. & Rachel N. Lipari. 2015. The Impact of Multiple Deployments and Social Support on Stress Levels of Women Married to Active Duty Servicemen. *Armed Forces & Society* 41 (3): 395–412.

Vasterling, J. Jennifer, Casey T. Taft, Susan P. Proctor, Helen Z. Macdonald, Amy Lawrence, Kathleen Kalill, Anica P. Kaiser, Lewina O. Lee, Daniel W. King, Lynda K. King. & John A. Fairbank. 2015. Establishing a Methodology to Examine the Effects of War-zone PTSD on the Family: The Family Foundations Study. *International Journal of Methods in Psychiatric Research* 24 (2): 143–155.

Volkan, D. Vamik. 1999. Individual and Large-group Identity: Parallels in Development and Characteristics in Stability and Crisis. *Croatian Medical Journal* 40 (4): 458–465.

Warner, H. Christopher. 2007. Breitbach Jill, George N. Appenzeller, Thomas Grieger, William G. Webster. 2007. Division Mental Health in the New-Brigade Combat Team Structure Part 1. Predeployment and Deployment. *Military Medicine* 172 (9): 907–911.

——, George N. Appenzeller, Carolynn M.Warner. & Thomas Grieger. 2009. Psychological Effects of Deployments on Military Families. *Psychiatric Annals* 39 (2): 56–63.

インターネット資料

Chron.com, Homeless Female Veterans Find few Options to Get Help.
〈http://www.chron.com/news/nation-world/article/Homeless-female-veterans-find-few-options-to-get-1604340.php〉（最終閲覧二〇一五年九月一日）

Holtkamp, D. Matthew, Jamie Grimes & Geoffrey Ling. 2016. Consussion in the Military Personnel Focused on Posttraumatic Headache. *Current Pain Headache Reports*. 20.
〈https://link.springer.com/article/10.1007/s11916-016-0572-x〉（最終閲覧二〇一五年九月一日）

Karney, R. Benjamin., John S. Crown. 2007. Families under Stress: An Assessment of Data. *Theory, and Research on Marriage and Divorce in the Military*, MG599, Santa Monica, CA: RAND.
〈http://www.rand.org/content/dam/rand/pubs/monographs/2007/RAND_MG599.pdf〉（最終閲覧二〇一五年九月一日）

Military.com. 2015 May 16, Latest War Adds New Generation of Mental Trauma in Iraq.
〈http://www.military.com/daily-news/2015/05/16/latest-war-adds-new-generation-of-mental-trauma-in-iraq.html〉（最終閲覧二〇一五年九月一日）

Military.com. Combat Stress.

〈http://www.military.com/spouse/military-life/wounded-warriors/combat-stress-symptoms.html〉（最終閲覧二〇一五年九月一日）
Olson, Sarah. 2007, August 29, Extending Tours, Stressing Troop, In These Times.
〈http://inthesetimes.com/article/3295/extending_tours_stressing_troops〉（最終閲覧二〇一五年九月一日）
Sperling, Andrew. 2015. President Obama's 2016 Budget: What Does It Mean For Mental Health?National Alliance on Mental Illness.
〈https://www.nami.org/About-NAMI/NAMI-News/President-Obama-s-2016-Budget-What-Does-It-Mean-f〉（最終閲覧二〇一五年九月一日）
Syracuse University, Institute for Veterans and Military Families, Homeless Female Veterans and Homeless Veterans with Families grants（2010–2012）, Issued 2013.
〈http://vets.syr.edu/wp-content/uploads/2013/11/NVTAC.Issue-Brief.FINAL_.Electronic.pdf.〉（最終閲覧二〇一五年九月一日）
防衛省 二〇〇〇「自衛隊員のメンタルヘルスに関する提言の要旨」
〈http://www.mod.go.jp/j/approach/agenda/meeting/mental/houkoku/hokoku01.html〉（最終閲覧二〇一五年九月一日）

第16章　世代横断的トラウマとショアの記憶

ニコラ・タジャン

1　はじめに

「世代横断的トラウマ」とは、あるトラウマがその生存者から次世代へと継承される心理的メカニズムである。これはショア（ナチスによるユダヤ人虐殺）生存者の子どもたちの一部に認められ、例えば、子どもたちは親と同じ悪夢にうなされる。これまでヨーロッパ系ユダヤ人の絶滅に関して記した文献や書籍は数多く存在するが、それらの文献の世代横断的トラウマに関する徹底調査は未だ行われていない。

本章の目的は、心理学・精神分析文献の中に見られる世代横断的トラウマについて調べ、被験者の経験を分析し、トラウマ研究への影響を論じることである。私は主に、フランスの文化圏と事例に焦点を当てる。私は一九六一年から二〇一五年までの書籍、映画、記事から　四八点を研究し、ショアと世代横断的トラウマの記憶を調査した。その結果に基づき以下、2節以降を四つに分ける。第2節は「ホロコースト」と「ショア」の用語の区別について説明する。第3節はヨーロッパ系ユダヤ人の絶滅を目撃した人々を紹介する。第4節ではショア生存者の子どもたちを例に取り上げながらどのように心理的トラウマが世代を越えて継承され得るかを説明する。そして第5節では他集団に見られる世代横断的トラウマの利用を説明する。

2 ホロコーストとショア

「ホロコースト」とは、第二次世界大戦時のナチスによるユーロッパ系ユダヤ人の大量虐殺を表す言葉であり、戦後から現在に至るまで使われている。しかし、私はいくつかの理由からこの言葉を使わない。第一にこの言葉は「創世記」で、神がアブラハムに息子イサクを生け贄に捧げるよう命令する場面で「彼を燔祭（holocaust）に捧げることを」というふうに使われていることにある。つまり、父親であるアブラハムは、神の命令に従い、息子を殺そうとする。

他の多くの人々も同じ思いだろうが、ナチスが神に従って六〇〇万人ものユダヤ人を殺したなどという考えを受け入れることはできない。もしそもそも神が存在しないのであれば、神がこのような皆殺しを望むということは成り立たず、責められるべきはナチスだけだ。もし神が存在するにしても、何百万人もの老若男女を「最終的解決」において皆殺しにするよう神が命じたなどという仮説を私は受け入れない。これが私の立場であり、まず始めに伝えておく必要があった。そういった訳で、私が使う言葉は、ラウル・ヒルバーグ（Raul Hilberg）［1961］の作品で使われた「大量虐殺（genocide）」、「ヨーロッパ系ユダヤ人の虐殺（Destruction of the European Jews）」、もしくはヘブライ語で「大惨事（catastrophe）」

を意味する「ショア」である。

「ショア」という言葉はクロード・ランズマン（Claude Lanzmann 1925–2018）によって現代フランスに普及した。また、イスラエルの「国家追悼記念日（Yom Ha-Shoah）」にイスラエル議会がこの惨劇を追悼する言葉として「ショア」を正式に採用している（一九五一年四月一二日クネセト決議）。さらにユダヤ人の伝統では、ホロコーストとは動物の肉を焼いて神に捧げる生け贄の儀式であり、エルサレム寺院（紀元七〇年に消滅）の祭壇の上でなされるべきとされるもので、人間を強制収容所で大量に殺すことは含まれない。こうした根拠を総合して、私はヨーロッパ系ユダヤ人の虐殺を「ホロコースト」ではなく「ショア」と呼びたい。

しかしながら反対意見もある。それは、アウシュヴィッツに強制連行されたユダヤ教指導者によるもので、一九七五年に出版されたイムレ・ケルテース（Imre Kertész）の有名な小説「運命ではなく」に描かれている。ケルテースが描いたユダヤ教指導者によれば、人は神の意図や意志を知ることはできず、ユダヤの人々が悲惨な体験をすることになったのは、神に背を向けたことが原因だという。さらに、希望だけがユダヤの人々を救うとした上で、彼はこのように言った。「我々は信仰の中に希望を見出すことができる。主は必ずや我々を哀れに思い、慈悲を与えてくださるだろう。それ以上のことは我々には知り得ない」［Kertész 1998: 91］。このユダヤ教指導者はその深い信仰から、日々のあらゆる出来事（断水など）は神の崇高な意志によるものだと考えた［Kertész 1998: 133–134］。しかしこれはケルテース自身が収容所から帰ってきてすぐに書いている考えとは大きく異なる。「これは私の運命ではなかった。だが私は最後まで生き延びた〔中略〕運命があるならば、自由はあり得ない〔中略〕自由が存在するならば、運命など存在しない〔中略〕つまり、我々自身が運命なのだ」［Kertész 1998: 354–6］。ケルテースの考え方は、神の意志に従いその偉大さを理解するためにユダヤ人が生け贄に捧げられた、という考えとは対照的だ。

私が共有するケルテースの人類に対する見方は、その偉大な著書の題名「運命ではなく」で総括できるかもしれない。彼は無神論者の立場に立っていて、その見解は次に示す一連の問いから生じている。「ショアの間の神の意志とは何だったのか。神はユダヤ人に何を望んだのか」[Zajde 2005: 40]。

フランスのショア生還者の報告としては、ボリス・シリュルニク（Boris Cyrulnik）のものが有名だろう。彼は精神科医であり、精神分析家であり、動物行動学と愛着理論の専門家だ。彼はフランスでは、「レジリアンス」という言葉を普及させたことで知られている。彼の本はベストセラーになり、テレビやラジオ、そして学術的な会議にも招かれている。

シリュルニクは、東欧からボルドーに移民してきた両親のもと、一九三七年に生まれた。彼の両親は国外追放で亡くなった。彼はユダヤ人の子供として何度か逮捕されかけたが、つねに逃げおおし、あるいはフランスの市民に助けられ、戦争の終息まで隠れ過ごしていた。戦争中に彼が生き延びたのは、幸運が重なったこと、必要以外のことは口を閉ざしていたことのほかに、彼が「相関スタイル（relational style）」と定義するものがある。彼の母親が彼にしっかりした愛情を与えたからこそ、シリュルニクは、見知らぬ人が差し伸べてくれた救いの手に、うまく対応することができた。最悪の苦渋は何ですか、とシリュルニクに尋ねたところ、「戦争中のトラウマではない」と彼は答えた。実際にいちばん苦しかったのは、平和が戻ったときに、沈黙を強いられたことだった［Cyrulnik 2012: 66］。彼と面会したときの会話で私がこだわったのは、シリュルニクがみずからの精神分析を行なっており、さらに精神分析家となり、精神分析の協会に属している、ということだった。そして六〇〜七〇年代にシリュルニクが、精神科医としての職業生活をいかに心理的に乗り切ったのかを私は知りたかった。彼は私にこう話した。「そうですね、私はそれをずっと考えてきたのですが、私は分裂して（clivé）いました。話せるようになるまで（つまり八〇年代半ばから九〇年代になるまで）、私はそうやって生き延びてきたのです」。これは彼が自伝［Cyrulnik 2012: 278–279］に書いたこととも整合的だ。シリュルニクは、彼の父親を知る人物と面会する機会があったときにも、それを拒絶した。ピエール・マーティ（Pierre Marty）がまさにそのケースだ。戦争が終わり、マーティは精神分析家になった。一九六七年、シリュルニクとの短く即興的な面会のあとで、彼は自分のアドレスをシリュルニクに渡した。しかしシリュルニクは二度と会わなかった。マーティとは接触しない、と決めたのだ。シリュルニクは、亡くなった親族の記憶をどうすればよいか、わからなかった。本当の意味で喪に服するということが彼にはできなかったし、あらためて苦しみたくはなかった。シリュルニクは、「分裂（clivage）によって守られていた」と告白している。この分裂は実際のところ、対処のメカニズムだ。

生還者にとって、生きるのは難しい、話せば恐怖を伝え、沈黙を守れば不安を伝えてしまう――彼はそう言った［Cyrulnik 2012: 162］。「戦争の時は私たちだっていろんなものが不足していたのだから、不満を言うのをやめなさい」――シリュルニクが話すときは、こう主張する人たちに直面しなければならなかった（このタイプの相互反応は、他の多くの生還者に報告されている）。「お前は両親と一緒に死ぬべきだった」という人もいたし、「あなたの両親はこのように罰せられるべき罪を確かに犯したのだ」と言ったカトリックの神父もいた［Cyrulnik 2012: 177］。またシリュルニクは、ある女性が彼に語った次のような発言を引用している。この女性は戦争中の四年間を、パリの小さな部屋で母と一緒に生き延びたが、「それは天国みたいだった」。しかし彼女の父が強制収容所から戻ってきたとき、彼はやせ細って陰鬱で、ひどい暴力をふるった。父は家庭に地獄をもたらし、彼女は父を嫌った。彼女は、「お父さんは生き延びるために、ナチと何らかの取り決めをしているのではないか」とすら思った［Cyrulnik 2012: 238］。このように、これら生還者は、傷を与えられただけではない。自分を嫌う人に、あるいは「裏切ったのではないか」と疑いを向けてくる人に対処せねばならず、さらには、生還者と死んだ家族を罪人と考える人たちにまで、対処せねばならなかった。これらは追加的な理由として、用語「ホロコースト」を拒絶するたいへん繊細な問題を説明してくれるかもしれない。ホロコーストという用語を使わないのは、誤解を避けるためだ。死んだユダヤ人は、それに見合う理由があって死んだわけではないのである。

3　強制連行された人々の証言

ヨーロッパ系ユダヤ人の虐殺から生き延びた証人たちの多くは、強制収容所（Konzentrationslager）、強制労働収容所（Arbeitslager）、絶滅収容所（Vernichtungslager）に収容されていた。明らかに長く生きられる可能性が高かったのは強制収容所だった。絶滅収容所に比べ、強制収容所のほうが連行された人の生存者数が多い。証人たちは、「強制連行された人々」、「捕虜」、「強制労働者」などであった。ここで重要なことは、「強制労役（Service du Travail Obligatoire: STO）」がどのようなものだったかを明確にすることだ。

ヴィシー（Vichy）政権によるプロパガンダ（写真1）で集まった有志は、一九四〇年から一九四二年までの間でたったの一五万四〇〇〇人だった。一九四二年九月には「労働者の強制連行」法が施行された。「一八歳以上五〇歳未満の全ての男子と、二一歳以上三五歳未満の全ての女子は、政府が国家の利益において有用と見なす労役を課されうる」(1)。フランスは、この徴用で六〇万人から六五万人（さらに二五万人の捕虜を加えることもできる）の強制労働者を確保している。この強制労務に徴用された人々の中には、小説家のアラン・ロブ＝グリエ（Alain Robbe-Grillet）やギター奏者で詩人のジョルジュ・ブラッサンス（Georges Brassens）などの重要人物もいた。政治犯の中には、ホルヘ・センプルン（Jorge Semprún）やロベール・アンテルム（Robert Antelme）などがおり、両者ともブーヘンヴァルト強制収容所に連行された。

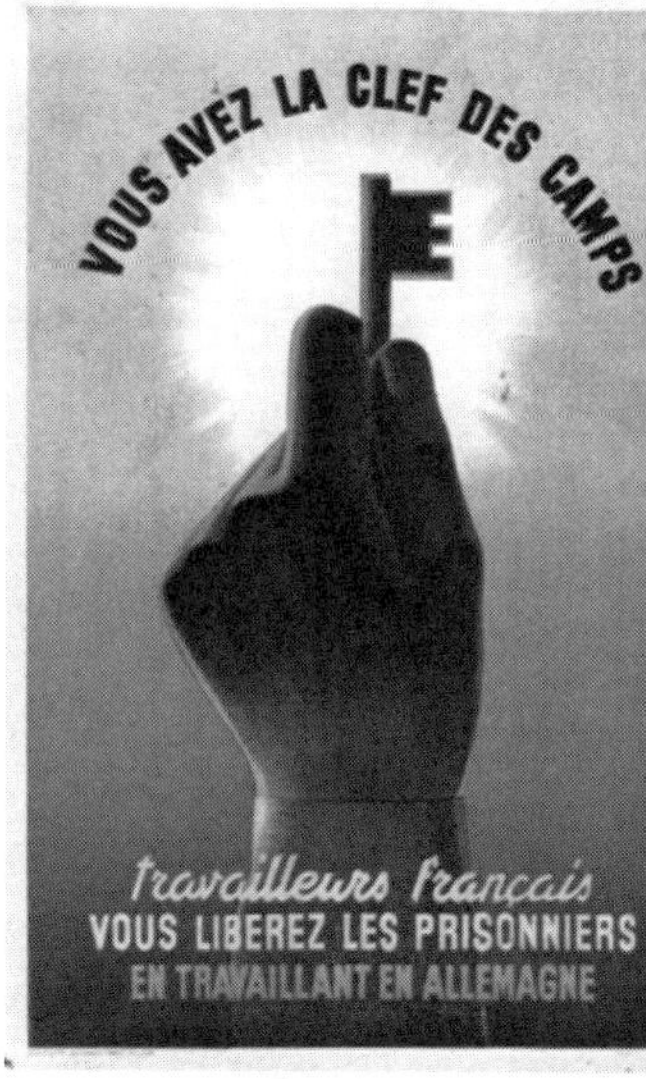

写真1　Vichy 政権によるプロパガンダ（1942）

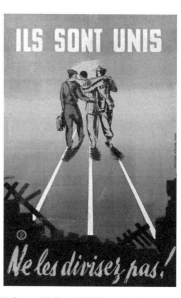

写真2　戦後に出版されたポスター（1945）

のちにスペインの文化大臣となったセンプルン（在職期間：一九八八—一九九一）は、そこで過ごした二一ヶ月について の本を著している（「長い旅」一九六三、「何と美しい日曜日」一九八〇）。アンテルムは抵抗運動の一員で、有名なフランス人小説家マルグルリット・デュラス（Marguerite Duras）の最初の夫だった。彼が書いた有名な本「人間」［Antelme 1957］は、強制収容所での生活についての重要な証言だ。ランズマンの映画「ショア（*Shoah*）」と「ソビブル、1943年10月14日午後4時」では、生き延びたユダヤ人たちや、強制労働者、政治犯などが証人としてインタビューを受けている。生き延びたユダヤ人たち自身が書いた偉大な小説といえば、プリーモ・レヴィ（Primo Levi）の作品や、ノーベル平和賞を受賞（一九八六年）したエリ・ヴィーゼル（Elie Wiesel）、ノーベル文学賞を受賞（二〇〇二）したケルテースなどの作品が挙げられるだろう。

ヴィーゼル：変化を起こすのは若者たちだ。現在の若者たちは知りたがっている……。若者たちは、証言を聞く最後の機会だと思っている……。

センプルン：いつも困難であるか、不安だった。もしくは、同世代の人々にこの体験について話しても意味がないと思うこともあった。今、それが容易になったとは言わないが、不可能ではなくなった。[Semprún & Wiesel: 1995]

強制連行された人々の証言と言いながら、ユダヤ人以外の話を私がしているので、読者は混乱するかもしれない。上記のやり取りは、挑発的と見られかねないある側面を描き出すために引用した。つまり、ショアという記憶は、ユダヤ人の所有物ではない。それは、どこまでも続く対話そのものなのだ――ユダヤ人自身の間での、また非ユダヤ人の間での、そして、ユダヤ人と非ユダヤ人の間での対話だ。ある本のタイトルが、そのことを非常にうまく要約している。つまり、『二つの声における記憶（*Une mémoire à deux voix*）』（エリ・ヴィーゼルと、フランス共和国元大統領フランソワ・ミッテランの対話）。実際のところ、ショアの記憶は、だれにも帰属していない。ショアが人間性への犯罪であると考えれば、それは人間性に帰属する、と言えるかもしれない。しかしそれは、均質な「人間性」なるものが存在する、というヒューマニストの基本的な仮定に依存するわけだが、別の哲学的視点からは、「人間性」なるものが存在することは否定されるかもしれない。厳密には、人間性（ヒューマニティ）というのは何だろうか？ ヒューマニストという立場を認めない哲学者たちは、人間性というものを、きわめて多様かつ異質な諸要素の添加物のように考えるかもしれない。この意味において、曖昧かつ不正確な「人間性」概念は捨てることにして、ただ「ひと（human beings）」について考えたほうが良いだろう。(2)

また私は、ヨーロッパのユダヤ人虐殺の直接的な目撃者の多くが、ユダヤ人ではなかったことを強調しておきたい。とはいえ彼らは、ほとんどユダヤ人のように強制連行され（一斉検挙の犠牲者ではなく絶滅収容所にもいなかった人たちは除く）、ほとんどユダヤ人のように心に傷を負った。彼らは、ほとんどユダヤ人のような悲惨な状況で生きた。第二次世界大戦後、これら強制連行の生還者たちは、みずからの苦痛をやわらげ軽減・解放し得る語りに、どれほど頼ることができただろうか。戦後の西ヨーロッパで、どのような物語が活用できたのだろうか。ユダヤ人は、ある明白な物語を持っていた。「アリーヤー」、つまりイスラエルの地への移民だ。しかし彼らに物語はなかった。明らかなのは、一方に資本家の語りとリベラリズムがあり、そしてもう一方に、共産主義の仮説と社会主義の考え方があったことだ。後述するが、強制連行されたヨーロッパ人の経験の核心は、語られていないらしい。彼らはそれを、心の奥深くに秘した。なぜなら、黙って破壊されたヨーロッパを再建するよう国際社会から求められたからだ。ヨーロッパの現代的な状況（例えば極右政党の台頭、外国人排斥、いわゆる難民危機など）を理解したいのであれば、世代を超えて受け継がれた、語られざる記憶の重みを、慎重に考慮することが重要だ。さらに具体的に言うと、現代のフランスを理解したいのであれば、ショアとアルジェリア戦争は、その帰結が調査されるべき破滅的な事件だ。そして、私は彼の保守的な発言の一部には個人的に反対だが、ピエール・ルジャンドル（Pierre Legendre）はショアの壊滅的影響を真に把握できた、数少ない知識人として今も生きている。この壊滅的影響というのは、ユダヤ人に対してばかりでなく、ルジャンドルが「系譜原理」と呼ぶものにまで及んでいる、つまり言い換えれば、私たちのすべてにまで及んでいる。ナチスの事業と成果は、「西洋の系譜原理」に対する前例のない攻撃であり、私たちはさらに何十年も、おそらくは数世紀にわたって、そのツケを払うことになるだろう。(3)

私たちの状態は、数百万のユダヤ人を殺したホロコーストの長期的影響を受けます。この虐殺には特別の影響範囲があり、ユダヤ・キリスト教と呼ばれるヨーロッパ文化の、祖先の殺害を意味します。系譜原理、つまり理性原理は、毀損されたのです。私は、ユダヤ教との原初の対立を考慮します。ナチの迫害者がユダヤ人に与えたショアと恐怖をめぐっては、通常の言説は採りません。私は、西洋全体にかかわる本質的な文明破壊を扱います。〔中略〕それは、親子関係の制度に加えられた一撃についてです。親子関係は、いくつものプロパガンダと、今日の危機に瀕する法的実務によって、変容しました[4]。

占領期フランスに関する背景情報がここでは必要だろうが、私はレジスタンス運動における人間関係の複雑さ、そして親子関係へのインパクトの例を挙げる。それは、クロード・ランズマンの自伝『パタゴニアの野兎』[Lanzmann 2009: 107-117]で描かれる場面だ。ランズマンは一九二五年、フランスのユダヤ人家庭に生まれたが、この一家はショアを生き延びた。強制収容所に強制送還されなかったのだ。一九四三年、ランズマンは高校を卒業し、最優秀賞だったので、強制労務への登録を遅らせることができた。彼はフランスでの別の仕事に割り当てられた。一九四四年二月、ランズマンの父は彼を呼び出し、自分がレジスタンス統一運動（Mouvement unis de la Résistance, MUR）のメンバーであると打ち明けた。この運動はシャルル・ド・ゴールが所属していたものだ。ランズマンは、自分も共産党のレジスタンス運動の一員であると答えた。父はそれをまったく知らなかったので顔面蒼白になった。実際のところ、第二次大戦中のレジスタンス運動は均質ではなかった。それぞれのグループには戦略上の違いがあり、その力の入れ方もさまざまだった。またレジスタンス運動への所属は極秘であり、家族内の父と息子がそれぞれ別のグループにいても、お互いに知らない顔をした。ランズマンのケースでは、父親はMURにおり、息子は共産党と連携していた。あるときランズマンは、特定の場所と時間に実行するよう共産党に命じられた行動が、MURの行動計画と対立してしまうことを知った。父からの情報があったからだ。相互に非協力的な二つのレジスタンス運動のために、父と息子がお互いに殺し合う羽目になりかねなかった。そこで彼は、共産党の命令には従わず、別の戦略を提案することを決めた。数日後、彼は共産党に死刑を宣告され［Lanzmann 2009: 114］、党の任務を帯びたミシュラン工場の殺し屋に追い回された。ランズマンの行動は、共産党ではなく自分の父親への忠誠を選んだものと理解できる。大戦後ランズマンは、ジャン＝ポール・サルトルとシモーヌ・ド・ボーヴォワールの仲間となり（ランズマンは長年ボーヴォワールのパートナーだった）、『レ・タン・モデルヌ』誌の編集長を務めた（ランズマンは二〇一八年七月に亡くなった）。

4 ショア生存者からその子どもたちへのトラウマの継承

生存者とその子どもたちのトラウマを題材にした著作の中では、ヘレン・エプスタイン（Helen Epstein）の著書が世界的に有名だ［Epstein 1979; 1997］。しかし、ナタリ・ザジュデ（Nathalie Zajde）の著書はフランス語でしか出版されていない。そこで、本書の中からいくつか欠かせない要素をまとめよう。それらはこの問題に関する心理学文献の中で非常に重要な意味を持つと思われるものだ。実際彼女は世代を越えて継承されるトラウマの臨床事例研究について書いている。ナタリ・ザジュデは「世代横断的トラウマ」という言葉は使っていないものの、親から子へ継承されるトラウマについて書いており、我々はそれを「世代横断的トラウマ」と呼ぶことができるだろう。

ナタリ・ザジュデはパリ第八大学で准教授を務めるとともに、フランスの民族精神医学で有名なジョルジュ・ドゥヴルー・センター（Centre Georges Devereux）の臨床研究員だ。彼女はカトリーヌ・グランサール（Catherine Grandsard）と共に、ショア生存者とその次世代の支援組織を運営している。また、生存者とその子どもたちに関する本をいくつか著している。具体的には、『生存者の子どもたち』（一九九三年初版、続けて一九九五年、二〇一三年に出版）、『ショアからの復帰』[Zajde 2005]、『隠された子どもたち(Les enfants cachés)[Zajde 2012]』、『隠された子どもたちとは誰か(Qui sont les enfants cachés?)[Zajde et al. 2014]』などがある。

ナタリ・ザジュデの著作を特別たらしめているのは、民族精神医学的なアプローチである。彼女は個人や集団単位での民族の独自性に焦点を当てている。彼女によれば、彼女の調査以前には、精神病学者、心理学者、精神分析学者らのアプローチには民族精神医学的な要素が不足しており、今でもそうだという。彼らは生存者の苦痛を通常の病理と見なし、それをユダヤ人の歴史や意義と結びつけなかった。ユダヤ人が迫害されてきた理由は、ユダヤ人であるからだった。そしてユダヤ人を治療したいと考えた者は、常に失敗した。ユダヤ人であることを副次的な要素と考えたり、他の民族と区別しなかったりといったことがその要因だ[Zajde 2005: 246–247]。ジョルジュ・ドゥブルー・センターは一九八八年から二〇〇五年までの間に三四〇人の生存者とその子どもたちを扱った(個人および家族のカウンセリング、心理歴史学的インタビュー)。彼女の著書『ショアからの復帰』[Zajde 2005]には、数多くの詳細な臨床事例研究が記されているが、私が主に注目したいのは、彼女の最初の著書だ。そこでは、いかにショア生存者が精神的トラウマを自分の子どもたちに継承しうるのか理論化されている。

『生存者の子どもたち』[Zajde 2013]には、彼女が出会った四〇人の目撃者、生存者、そしてその子どもたちについて記されている。彼らは「サバイバー症候群」(syndrome du survivant)にかかっている。その主な特徴は「激しい頭痛、悪夢、激しい恐怖感と感情の高まり、異常で抑えがたい苛立ち、記憶の再発、恐れ、そして根拠の無い心配」などである(サバイバー症候群の詳しい概要については、[Zajde 2005: 242]を参照)。しかし、生存者とは誰だろうか。ナタリ・ザジュデは、第二次世界大戦終戦後に生きていた全てのユダヤ人であるとしている[Zajde 2013: 46]。たとえ強制収容所を体験していなくとも、その生存者にあたるという。なぜなら第二次世界大戦のトラウマを体験しているからだ。大戦中、日常生活全体の構造は完全に崩壊していた。この時期は全てが危険で、不確かで、心配が絶えず、ユダヤ人たちは常に恐怖にさらされていた。彼らは家族や兄弟の死を経験し、自分たちが生き延びるためには、冷酷で受け入れがたい行動を取る必要があった（強制収容所を体験し、そこから生存したことは、生存者の中でも特に深い罪の念を引き起こしうる。また、耐えがたい行為を目撃することやそれを犯すことも、罪の意識の要因になりうる）。

人はどうすれば強制収容所や、日常的な強制連行への恐怖といった極限体験から生き延びることができるのだろうか。ナタリ・ザジュデが調査し記したある臨床事例の中では、「過剰適応」という答えが出されている。仮に、あなたが当時を生きたユダヤ人で、愛する夫や妻、息子、祖父母の死を経験し、悲しみに暮れる場所さえ与えられていなかったとしよう。それでもあなたは生きねばならなかった。本来発散する必要のある悲しみや憂鬱な気持ちを表現できる適切な状況もなく、それが精神的トラウマを引き起こした。死と生、内側と外側、自己と他者の境界が引き裂かれていくのを体験した人は、日々自分自身の同一性が根本的に変化していくのを感じる。そして、その人は生存者となる。第二次世界大戦後、これらの生存者たちは文化的な状況に頼ることができなかった。当時のフランスの文化的状況には欠落した部分があり、こうした人々の存在を説明することはできても、そのトラウマを受け入れ、対処することはできなかった。そのため生存者たちはトラウマの原因となった出来事にとらわれ、トラウマは「投影」を通じて世代を越えて継承されることになる。言い換えれば、適切な「文化的容器（contenant culturel）」が欠落していると、トラウマや憂鬱が次世代に継承されるのだ。子どもたちは、継承者として両親の歴史を受け継ぐ代わりに、あたかも自分たちがそれを体験したかのように両親のトラウマを受け継ぐことになる。子どもたちは両親の歴史の「容器」である。彼女は多くの事例において依託的な関係性や親子の共生関係を発見し、ショアは親子関係に大きな害をもたらすトラウマであると述べた［Zajde 2013: 122–123］。

5　世代横断的トラウマに関する議論

「生存者世代」の中には、当時幼児であった人もいれば成人していた人もいるが、ザジュデの定義では全て同じ生存者とされる［Zajde 2013: 116］。つまり、強制収容所を体験した人もいれば、そうでない人もいる。この定義には問題があるという見方もあるだろう。なぜなら次のような疑問が残るからだ。日常的な強制連行への恐怖と、強制収容所や強制労働収容所での苦難が同じ結果につながるのか。第二次世界大戦期にヨーロッパに住んでいたユダヤ人というだけで、強制収容所を体験した人とまったく同じ精神的トラウマになるのか。また第三世代へのトラウマの継承は、今のところ仮説に過ぎない［Zajde 2013: 132］。これらが彼女の第二作目「ショアからの復帰」で解決されていない主な疑問であり、将来的に解決されるべきである。ショアの特殊性への疑問にはさらなる議論の余地があるが、彼女は、自身の研究やそれらの集団心理療法への応用が、アルメニアやカンボジアなどユダヤ人以外の虐殺被害者のためにも役立つだろうと述べている［Zajde 1995: 197］。

しかし、彼女の二作目では上記のことはまだ調査してはいない。「民族の独自性」、「文化的な容器」、世代横断的トラウマといった概念をユダヤ人以外に応用することなく、むしろ臨床事例研究についてさらに正確な詳細を記述している。ナタリ・ザジュデは精神分析的な用語を頻繁に用いているが、彼女はラカン派でもなく、フランスの同分野において主流のクライン派や新フロイト派も参照していない。例えば、彼女はジャニン・アルトゥニアン（Janine Altounian）の集合的トラウマ、生存、そして記憶に関する著作［Altounian 2000, 2005］を引用しておらず、驚いたことに、その他の精神分析学者の著書さえも引用していない。具体的には、「世代を越えた精神生活の継承」［Kaës et al. 1993/2003］、「世代について――精神分析学的心理療法アプローチ」[Eiguer et al. 1997]、「無意識的な精神の継承」[Ciccone 1999] などだ。これらの本の題名から分かることは、他の精神病学者や心理学者、精神分析学者は、過去から現在に至るまで、別の理論や研究対象を用いて世代を越えたトラウマの継承について研究しているということだ。

「世代間継承」という用語を初めて用いたのはセルジュ・レボヴィッチ（Serge Lebovici）（Eiguer 他により引用［1997: 78］）だが、まず重要なのは「世代を越えた精神生活の継承」と「変質（théorie de l'hérédité dégénérescence）」を区別することだ。精神医学において変質とは、精神病が生物学的に先代（hérédité）から受け継がれ、変質（dégénérescence）することを意味する。一方、「世代横断的継承理論」の主な概念は、それが主要な精神的オペレーター、つまり同一化によって引き起こされるというものだ。精神生活は同一化の微妙なメカニズムを通じて継承される。その論理で言うと、ザジュデが述べた世代横断的トラウマについても、同一化の概念による研究が必要だろう。精神障害があった場合は事例研究により、精神病症状がどれくらい親から子へ継承されるのか、または継承されないのかが分かる［Kaës et al. 1993/ 2003: 82–112, 130–149］。

ナタリ・ザジュデは「投影」、そしてアルベール・シコーネ（Albert Ciccone）は「投影性同一視」という概念で説明した。投影性同一視と「継承の幻想」［Ciccone 1999; アイガー他一九九七：一五一―一八五］は、決定的な概念である。投影性同一視は、クライン派学者が無意識的な精神の継承（テレパシーとは明確に区別する必要がある）について説明する際に用いられた。これらの研究者の中で、シコーネは「トラウマの継承」、つまりトラウマがいかに精神的継承に影響を与えるか、そしてどのようにトラウマが継承されるかについて論じた［Ciccone 1999: 7］。彼は例として Agathe の事例を挙げ［Ciccone 1999: 123–134］、大量虐殺が起きた時代を生きた人々の子どもや孫世代の女性のトラウマによる苦痛が、いかに両親・祖父母世代の人生と関係しているのかを示している。彼の研究は、臨床研究の点で有益なだけではない。

それ以前に発表されていたRené Kaësの論文を発展させる内容でもあるからだ。継承者が「継承の幻想」を詳細に発展させられないと、継承によるトラウマが発生する［Ciccone 1999: 63］。「継承の幻想」とは、継承者が「継承したもの」に対する幻想を作り出すことを意味する概念で、反射的な側面を持ち、継承者は継承したものを自分の体験のように認識する。言い換えれば、トラウマの原因となる出来事が両親によって主観化されない場合、それは手つかずのまま、「生」の状態で子どもたちへ継承される。

総合的にいえば、過剰適応が精神的トラウマを引き起こすというナタリ・ザジュデの主張と、「文化的容器」の欠落という民族精神医学的な理論は、同分野に大きく寄与するものだ。しかし、「世代横断的トラウマ」の概念を築き、それを他集団にも応用したいと考えるなら、シコーネによる「継承の幻想」と「トラウマの継承」の概念を結びつける必要があるだろう。

本研究の限界の一つは、主にフランスの文化圏、フランスの事例、そしてフランスの研究者に焦点を当てていることだ。実際、このトピックでのフランスの文献を見てみると、北米の類似例についての無知があるようだ。フランスの研究者が、英語を話す同僚たちを進んで無視している、と言っているわけではない。フランス語で出版されたものの豊かさを考えれば、単に彼らがすでに豊富な研究を手にしているからそうなっているのだ、と思われるかもしれない。フランスの団塊世代でトラウマ研究者になった人はわずかだが、彼らが英語で出された論文や本にアクセスし、これを理解するのに十分な英語力を持っていないというのも本当だ（もちろん例外はあるが）。とはいえ、いまだに私はたいへん驚いている。たとえば一例として、『「隠されたユダヤ人の子供たち」、ホロコーストの生還者。外傷性傷害と喪。遡及的研究』［Mouchenik, Feldman, Moro 2015］という論文をみると、書誌情報はこの領域のフランス語以外の著者を無視しており、それどころかナタリ・ザジュデやカトリーヌ・グランサール（Catherine Grandsard）、ダボイス（Davoine）とゴディイェール（Gaudillère）の著書から、引用すらしていない。しかし私は、国籍・規律・理論的オプションに関係なく、いろんな視点に出会うことは可能だし、それは実り豊かなことだと感じている。たとえば、フレッド・アルフォード（Fred Alford）はダボイスとゴデイイェールの共著と、アブラハム（Abraham）とトローク（Torok）の共著を批評し、また、歴史的トラウマの主観性および世代間伝達についての考えを新たに発展させている［Alford 2015］ということを言及しておきたい(5)。今後の研究では、異なる文化領域を出自とする研究者らの進展を繋げてゆくことは、とても興味深いものになるだろう(6)。たとえばマリアンヌ・ハーシュ（Marianne Hirsch）の「ポスト・メモリー」（Postmemory）という概念は、注目の焦点であるべきだ。実のところポスト・メモリーは、世代横断的トラウマに深く関係している。ハーシュによれば、私たちは他人の記憶を思い出すことができる。生存者の子どもたちは、直接的な回想を通じてではなく、絶えず憑きまとうポスト・メモリー（イメージ、対象、ストーリー、行為、そして情動）を通じて壊滅的な歴史を家族と文化全体の中で受け継ぐ。彼女は次のように書いている。

「ポスト・メモリー」という概念は、前の世代の個人的・集合的・文化的なトラウマを、「後の世代」が身に帯びてしまうことを描き出す。後の世代は、自分の生育環境にあったストーリーやイメージ・行為などを通じて、そのトラウマ経験を「覚えている」。しかしこのトラウマ経験は、まるで彼らが自分の権限で記憶を構成したかのように、深く情動的に伝達される。ポスト・メモリーの過去へのつながりは、想起ではなく、想像的な包囲・投影・創作によって媒介される。受け継がれた記憶に圧倒されて育つこと。自分が生まれるより前に、意識するより前に存在する語りに支配されること。それは、みずからの人生の物語が祖先に立ち退かされ、撤退させられるリスクになる。ポスト・メモリーは、物語の再構築を拒絶する。理解を超えた事件のトラウマ的な断片によって、間接的にではあるが、形作られる。事件は過去に起こったのだが、その影響は、現在にまで及んでいる(7)。

私にとって、ポスト・メモリー（ハーシュ）、文化的容器（ナタリ・ザジュデ）、系譜原理（ピエール・ルジャンドル）、そして世代横断的トラウマへの、ほかの多くのアプローチ、こうしたものを組み合わせることは、別の根本的問題（つまり、心はいかにして傷つけられるのか。主観性は、いかにして傷つけられるか）を考えるための有望な道筋だ。そして私たちは、こうした傷に取り組み、次世代への有害な結果を小さくするために、どのように主体を助けることができるだろうか。

6　おわりに

本章では、世代横断的トラウマに焦点をあて、トラウマが体験者から次の世代へと伝達される心理的メカニズムを解明した。ショア生存者の子供たちの一部には、世代横断的トラウマが観察されることがあることは、ショアの記憶と世代横断的トラウマに関する二八件の研究（一九六一年から二〇一五年までの書籍・映画・論文）から明らかである。当事者の経験の記述、そしてこの主題に関するナタリー・ザジュデの業績の分析が、世代横断的トラウマの有害な影響を最小限にするのに役立つはずだ。今後のトラウマ研究では、さらに世代横断的トラウマに焦点があてられることだろう。

注

（1） インターネット上では、〈http://www.requis-deportes-sto.com/index.php/histoire/19401942/deportation-du-travail〉（最終閲覧二〇一六年一〇月三日）を参照。

（2） 例としてポール・デュムシェル（Paul Dumouchel）の社会正義と政治的暴力についての見解を参照。特に『不毛な犠牲』（The Barren Sacrifice）[2015]。

（3） Pierre Legendre（1930–）はフランスの思想家で、法と精神分析の歴史の専門家（ジャック・ラカンに強い影響を受け、セミネールにも参加した）。ルジャンドルはめったにメディアに登場せず、いわばミシェル・フーコーやジャック・ラカンのような主要知識人の陰にいて、目立たずにきた。彼の公刊講義シリーズ『レッスン』（Fayard 社）は、ラカンの公刊講義『セミネール』（La Martinière 社）や、フーコーの講義『コレージュ・ド・フランス講義集成』（EHESS 社）と比較できるだろう。ルジャンドルは、パリ第一大学の名誉教授であり、高等研究実習院（EPHE）の教授。

（4） “Nos États subissent les effets à long terme de l’Holocauste qui a tué des millions de Juifs. Ce massacre d’une portée bien spéciale veut dire le meurtre de l’Ancêtre dans la culture européenne, dite judéo-chrétienne. C’est le principe généalogique, autrement dit le principe de Raison, qui a été touché. Mon propos, qui tient compte du conflit originaire avec le judaïsme, ne se contente pas des discours habituels sur la Shoah et les horreurs infligées aux Juifs par leurs persécuteurs nazis. Il porte sur la fracture civilisationnelle intrinsèque, qui concerne l’Occident tout entier（…）. Il s’agit du coup porté à l’institution de la filiation, de nouveau subvertie par les propagandes et les pratiques juridiques aujourd’hui à l’œuvre.”
インターネット上では、〈http://www.lefigaro.fr/vox/politique/2015/12/31/31001-20151231ARTFIG00181-pierre-legendre-etat-la-desintegration.php〉を参照。

（5） インターネット上では、〈https: //www. traumatheory. com/demystifying-transgenerational-trauma-review-of-history-beyond-trauma-and-the-shell-and-the-kernel/〉を参照。

（6） 研究者のリストはここでは非常に長くなるが、様々なトピックに言及してみよう。被害者性の条件［Fassin & Rechtman 2007］、トラウマと記憶［Peschanski & Maréchal 2013］、ホロコーストのトラウマの後成的な伝達［Kellermann 2013］、世代横断的トラウマとレジリエンス・ジェノグラム［Goodman 2013］、ラテン系移民の若者における世代横断的トラウマ［Phipps and Degges-White 2014］、日本における文化的トラウマ［Hashimoto 2015］。将来的には、学際的研究における前述の要素を考慮した議論が、社会的な苦痛・暴力・主観性に照準した研究領域の有名な仕事［Kleinman, Das, Lock 1997; Das, Kleinman, Lock, Ramphele Reynolds 2001; Biehl, Good, Kleinman 2007; Das 2015］を参照。

（7） インターネット上では、〈http://www.postmemory.net/〉を参照できる。

参照文献

Alford, C. Fred. 2015. Subjectivity and the Intergenerational Transmission of Historical Trauma: Holocaust Survivors and their Children. *Subjectivity* 8: 261–282.

Altounian, Janine. 2000. La Survivance. Traduire le trauma collectif. Paris: Dunod.
—— 2005. L'intraduisible. Deuil, mémoire, transmission. Paris: Dunod.
Antelme, Robert. 1957. L'espèce humaine. Paris: Gallimard.
—— et al. 1996. Textes inédits. Sur l'espèce humaine. Essais et témoignages. Paris: Gallimard.
Biehl, João., Good, Byron. and Kleinman, Arthur. eds. 2007. Subjectivity. Ethnographic Investigations, Berkeley, Los Angeles, London: University of California Press.
Ciccone, Albert. 1999. La transmission psychique inconsciente, Paris: Dunod.
Cyrulnik, Boris. 2012. Sauve-toi, la vie t'appelle, Paris: Éditions Odile Jacob.
Das, Veena. 2015. Affliction. Health, Disease, Poverty, New York: Fordham University Press.
Das, Veena., Arthur, Kleinman., Lock, Margaret., Ramphele, Mamphela. and Reynolds, Pamela. eds. 2001. Remaking a World. Violence Social Suffering and Recovery, Berkeley, Los Angeles, London: University of California Press.
Davoine, Françoise. and Gaudillière, Jean-Max. 2004. History Beyond Trauma, New York: Other Press.
Dumouchel, Paul. 2015. The Barren Sacrifice. An Essay on Political Violence, East Lansing, Michigan: Michigan State University Press.
Eiguer, Alberto. et al. 1997. Le Générationnel. Approche en thérapie familiale psychanalytique, Paris: Dunod.
Epstein, Helen. 1979. Children of the Holocaust. Conversations with Sons and Daughters of Survivors, New York: Putman.
—— 1997. Where She Came from: A Daughter's Search for Her Mother's History, New York: Little, Brown and Company.
Fassin, Didier. and Rechtmann, Richard. 2009. The Empire of Trauma: An Inquiry into the Condition of Victimhood, Princeton, New Jersey: Princeton University Press.
Goodman, Rachael D. 2013. The Transgenerational Trauma and Resilience Genogram, *Counselling Psychology Quarterly*, 26:3–4, 386–405　doi: 10.1080/09515070.2013.820172
Hashimoto, Akiko. 2015. The Long Defeat: Cultural Trauma, Memory, and Identity in Japan, New York: Oxford University Press.
Hirsch, Marianne. The Generation of Postmemory: Writing and Visual Culture After the Holocaust （Gender and Culture Series）, New York: Columbia University Press.
Hilberg, Raul. 1961. The Destruction of the European Jews, New Haven: Yale University Press.
Hoffman, Eva. 1989. Lost in Translation: Life in a New Language, New York: Penguin Books.
—— 2004. After Such Knowledge: Memory, History, and the Legacy of the Holocaust, New York: Public Affairs.
Kaës, René et al. 1993/2003. Transmission de la vie psychique entre générations, Paris: Dunod.
Kellermann, Natan P.F. 2013. Epigenetic Transmission of Holocaust Trauma: Can Nightmares Be Inherited? *The Israel Journal of Psychiatry and Related Science*, 50:1, 33–39.
Kertész, Imre. 1975/1998. Être sans destin, Paris: Actes sud- Babel.
—— 1990/1995. Kaddish pour l'enfant qui ne naîtra pas, Paris: Actes sud- Babel.

—— 1997/ 1999. Un autre. Chronique d'une métamorphose, Paris: Actes sud- Babel.

Kleinman, Arthur., Das, Veena. and Lock, Margaret. eds. 1997. Social Suffering, Berkeley, Los Angeles, London: University of California Press.

Lanzmann, Claude. 1985. Shoah.

—— 2001. Sobibor 14 Octobre 1943, 16 Heures.

—— 2009. Le lièvre de patagonie. Mémoires, Paris: Gallimard.

Legendre, Pierre. and Papageorgiou-Legendre, Alexandra. 1990. Leçon IV suite 2. Filiation. Fondement généalogique de la psychanalyse, Paris: Fayard.

Levi, Primo. 1988. Si c'est un homme, Pocket.

Mitterrand, François. and Wiesel, Elie. 1995. Mémoire à deux voix, Paris: Éditions Odile Jacob.

Mouchenik, Yoram., Feldman, Marion. and Moro, Marie-Rose. 2015. The Jewish Children Hidden in France During the Second World War: A Retrospective Study, *Journal of Loss and Trauma*, 20, 85-93, doi: 10.1080/ 15325024.2013.824309

Peschanski, Denis. and Maréchal, Denis. 2013. Les chantiers de la mémoire, Bry-sur-Marne: INA éditions.

Phipps Ricardo M. and Degges-White, Suzanne. eds. 2014. A new Look at Transgenerational Trauma Transmission: Second-Generation Latino Immigrant youth, *Journal of Multicultural Counseling and Development*, 42, 174-187, doi: 10.1002/ j.2161-1912.2014.00053.x

Semprún, Jorge. 1963. Le grand voyage, Paris: Gallimard.

—— 1980. Quel beau dimanche, Paris: Gallimard.

Semprún, Jorge. and Elie Wiesel. 1995/ 2013. Se taire est impossible, Paris: Éditions Mille et une nuits.

Waintrater, Régine. 2003. Sortir du génocide. Témoignage et Survivance, Paris: Éditions Payot et Rivages.

Wiesel, Elie. 1958. La Nuit, Paris: Éditions de Minuit.

—— 1960. L'aube, Paris: Éditions du Seuil.

—— 2011. Coeur ouvert, Paris: Flammarion.

Zajde, Nathalie. 1995/ 2013. Enfants de survivants, Paris: Odile Jacob.

—— 2005. Guérir de la Shoah, Paris: Éditions Odile Jacob.

—— 2012. Les enfants caches, Paris: Éditions Odile Jacob.

——, et al. 2014. Qui sont les enfants cachés? Penser avec les grands témoins, Paris: Éditions Odile Jacob.

第17章　サバイバーの子どもたちとホロコースト
──ホロコースト博物館展示ガイドへの聞き取り調査から

兼清順子

学校に行くまで友達は皆サバイバーの子どもだった。ハンガリーが一番多く、ポーランド、チェコスロヴァキア、ドイツなどから来た人々だった。サバイバーは私たちの人生の一部だった。子どもの頃どれくらい話を聞いたかわからない。その頃は移民してすぐで、自分の母語も両親が話すのもハンガリーの言葉だった。自分たちにとっては、育った環境の一部だった。ある日気がついて「親はサバイバーだったのか！」と驚くようなものではなくて、ずっとそれが現実だった。もちろん、母親が決して語らないこともあった。（Qさん）

1　モントリオールのホロコースト・サバイバーと第二世代

一九四五年、イギリスやソ連をはじめとする連合国軍は、ナチスドイツがヨーロッパ各地に作った強制収容所や絶滅収容所を解放した。死体の山やガス室の存在をはじめ、そこで行われた想像を絶する残虐行為の証拠や、解放された瀕死の囚人の様子は世界に衝撃を与えた。ナチスドイツ最大の絶滅収容所であったアウシュヴィッツは、本書18章田中論文で紹介されているように現在はその負の記憶を引き継ぐ場として保存、公開され、多くの人々が訪れている。アウシュヴィッツでは様々な人々が犠牲になったが、ユダヤ人に対するホロコーストを象徴する場とされることが多い。アウシュヴィッツが解放された一月二七日には世界各地で犠牲者の追悼や、その歴史に学ぶためのさまざまな催しが行われている。そうした場の一つがホロコースト博物館である。本章では、カナダ・ケベック州のモントリオール・ホロコースト博物館で活動するボランティア五名を取り上げ、サバイバーの親の元に生まれた第二世代が、親世代のトラウマと自らの人生をどのように関連付け、向き合っているのかを考察する。

ホロコースト・サバイバーとは、強制収容所や絶滅収容所の生存者をはじめ、森の中で生き延びたり、パルチザンに加わった人々、隠れ家生活や、身分を偽って逃げ延びるなどにより、ホロコーストの迫害を生き延びた人々である。彼らは自らの極限的な体験に加え、親族や地域社会の大部分を殺害され、戦前の財産や生活基盤を奪われた。また、特に東欧では戦後、故郷に戻ると迫害の危険に晒されることもあり、その多くはヨーロッパを離れた。

カナダには、一九四五年から五六年までに、三万～三万五千人、一九五七年のハンガリー動乱で六千人のホロコースト・サバイバーが移住し、彼らの多くはモントリオールに定住した（イスラエルには二五万、アメリカに一四万弱が移住したと言われている）。一九七八年にはモントリオールのユダヤ系世帯の二〇%がサバイバーの世帯であった［Bialystok 2000: 73］。そして二〇〇八年時点でもモントリオールに一万五千人のサバイバーがいた［King 2009: 137］。彼らは、移民先で生活の立て直しを図り、新しい家庭を持ち、ベビーブームの中で子どもを産み育てた。生きることへの関心が高く、活動的な側面を持ち、のちに経済的に成功した人々も多い。しかしホロコーストの体験がサバイバーの人生や彼らの周囲の人々にもたらす影響は多様である。また、多くのサバイバーがカナダに移民した当初、ＰＴＳＤをはじめ、ホロコーストが体験者の心身に与えた影響について社会の理解は進んでおらず、彼らは受け入れ基盤となったユダヤ系社会の中でも孤立した存在として距離を保っていた。ビアリストックは、一九五〇年代に移民した直後のカナダのホロコースト・サバイバーが抱えた三つの苦悩として、移民社会への適応（言語や習慣の習得、就業など）、家族内でのホロコーストをめぐる葛藤（語ることや語らないこと、家族内の距離など）、自らの記憶との対峙（トラウマや抑圧など）があったことを指摘している［Bialystok 2000: 86–88］。

こうした状況におかれたホロコースト・サバイバーの親の元に生まれた子どもたちが第二世代である。彼らは自らの体験としてホロコーストを経験したわけではない。しかし、ホロコーストがもたらした体験を消化しきれない親の言葉や、子どもには理解できない親の行動や沈黙に伴う感情に触れながら育ち、ホロコーストが個人に与えた影響と歴史との関係を自らの重荷として引き受けることとなった。これは本書の中で第16章のタジャン論文が明らかにしている「世代横断的トラウマ」である。タジャン論文も紹介しているように、サバイバーの子どもたちに関する著作が現れたのは一九七〇年代である。この時期に彼らは、自分たちが「ホロコーストの子どもたち」であるとの認識を持つようになり、ニューヨークやボストンなどの都市ではサバイバーの子どもたちのグループが結成されるようになった［エプスタイン一九八四］。

一九四六年にポーランドでホロコースト・サバイバーの両親の元に生まれ、一三歳で家族とともにカナダに移民したエヴァ・ホフマンは「親を介して、しかし自分にとっても緊迫した問題としてホロコーストと関わってきたことで、生存者の子どもたちは、虐殺に端を発したさまざまの問題を生き抜き、闘ってこなくてはならなかった」と自らを含めた第二世代の体験を省察し、第二世代は「国境や言語を超えて互いの存在を認めあい、共通の巻物に記されたかのように象徴的な意味を読み解くことができる」「想像の共同体」であると述べている［ホフマン二〇一一：三七］。

2　モントリオール・ホロコースト博物館と展示ガイド

モントリオール・ホロコースト博物館は、市内中心部から地下鉄を乗り継いで三〇分程度の郊外に位置するカナダユダヤ人協会の建物の一角にある。ここには他にも図書館、ワークショップや講演会のための会場、老人ホーム、保育所、劇場、ジムなどがあり、ユダヤ系の利用者の生活を支えるとともに文化や価値観を保持するための活動も行っている。かつてこの周辺はユダヤ系住民が多かったが、現在は利用者の多くはさらに郊外に住み、通っている。建物の正面から入るとロビーを挟んで、右側に図書館、左側に博物館の入り口がある。博物館は一般公開されており、「年齢や背景を問わず、すべての人々にホロコーストについて教え、反セム主義、人種主義、嫌悪、無関心のもたらす普遍的な危険性についての社会の感受性を強化し、博物館、追悼プログラム、教育普及を通して、人命と差異の尊重に関する啓蒙を行う」ことを目的（ミッション）とした施設である。来館層は、公立学校からの団体が最も多い、二〇一二年の入館者数は、一万五五八七人で、そのうち八五〇〇人以上が学生や生徒である。現在この博物館はモントリオールを中心とした人権教育施設としての役割を果たしている。

博物館は一九七〇年代後半に設立された。この時期は、アメリカのTVシリーズ『ホロコースト』の放映など、北米でホロコーストへの関心が高まるとともに、モントリオールでホロコースト否定論や反セム主義の言説に対する危機意識が高まっていた。一九七六年にモントリオール・ホロコースト・メモリアル・センターが設立され、常設展示はその三年後に一般公開された。そこでは、ホロコーストはユダヤ人の苦難の物語として描き出されていた。しかし、一九八〇年代以降のカナダの多文化主義の影響もあり、二〇世紀末には方向性に変化が生じた。一九九八年にホロコースト教育講座の開設、二〇〇一年にケベック州の博物館認定を受けるなど、様々な出自を持つカナダ社会全般に訴えることができる博物館へと変わってきた。二〇〇三年の常設展示改修（現行の常設展示制作）では、迫害の仕組みを客観的に記述すること、その中で生き抜いた人々の姿を伝えることに力点を置いた。さらに近年ではマギル大学との協力による人権講座の実施、ジェノサイドの犠牲となったルワンダ、カンボジア、アルメニアコミュニティと協働したジェノサイド展示の導入など、ホロコーストをより普遍的な人権の課題として位置付けるようになった。

　現在の常設展示は、ホロコースト以前のユダヤ社会（ヨーロッパ、アフリカ、カナダなど）、第一次世界大戦後のヨーロッパ情勢と段階的な迫害の加速、ポーランド侵攻以降のゲットー、強制収容所と絶滅収容所での迫害、救援者と戦後のサバイバーの生活再建、追悼のためのメモリアルホールによって構成されている。団体見学者は事前予約により、展示ガイドの案内で見学することができる。見学の所要時間は一時間から一時間半とされている。また、サバイバーによる証言プログラムもあるが、言語の問題、サバイバーの高齢化などにより、証言プログラムの実施は減少している。

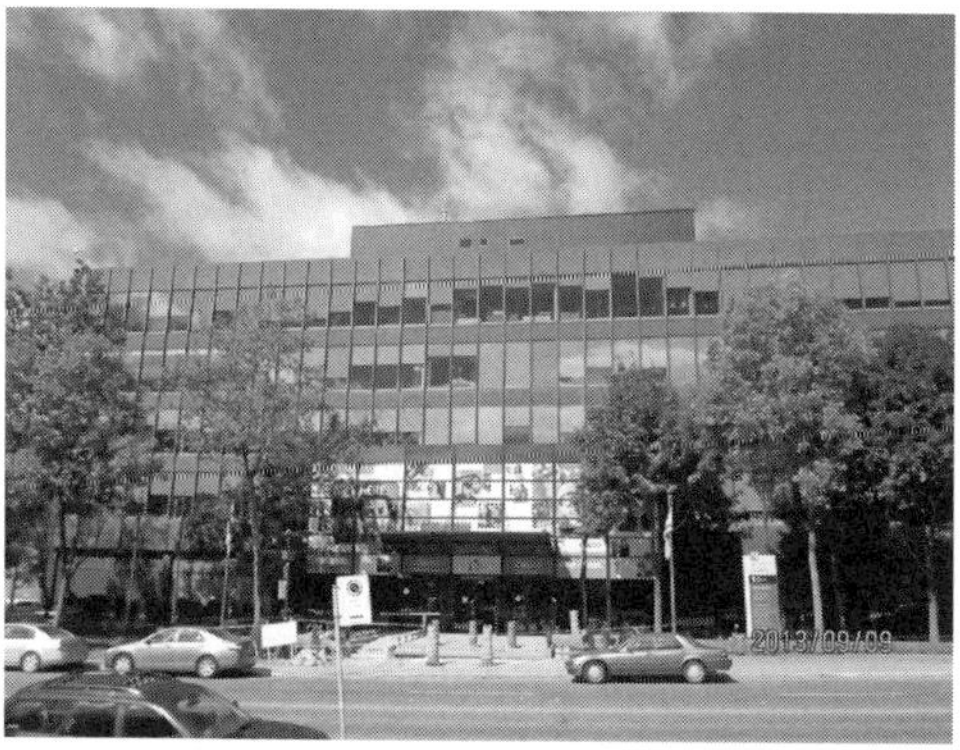

写真1　カナダユダヤ人協会の建物（以下、写真は全て筆者撮影、2012年）

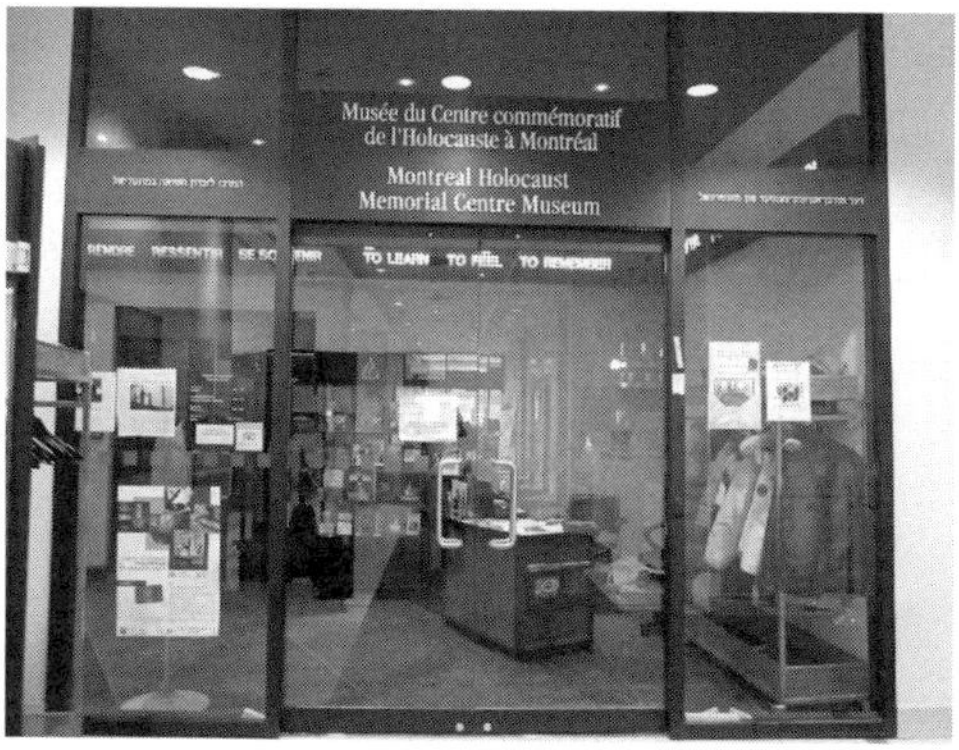

写真2　モントリオール・ホロコースト博物館入口

　展示ガイドや証言者はすべてボラン

ティアである。現在活動しているガイドの年齢や属性、参加の経緯、ガイド歴は多様である。ガイドに採用されると、展示内容の手引き（内部用資料）で自習し、学芸員や先輩ガイドの実践を参考に実地訓練を積み、学芸員による指導とチェックを経てガイド活動を開始する流れとなっている。展示ガイドの役割は展示を案内することであり、内容を熟知するとともに、来館者にわかりやすい伝え方を心がけることが求められる。また、展示に言及のない事項への脱線や、持論の説諭などは戒められている。ガイドのシフトは職員が組む。ガイドは案内の直前に館に到着し、案内の終了とともに退出することが多い。ガイド控室など日常的に滞留できるスペースはなく、ガイド同士が交流する組織的なイベントもほとんどないため、ガイド同士の交流を目的とした参加者はいない。また、そのために他のガイドと接触がない者

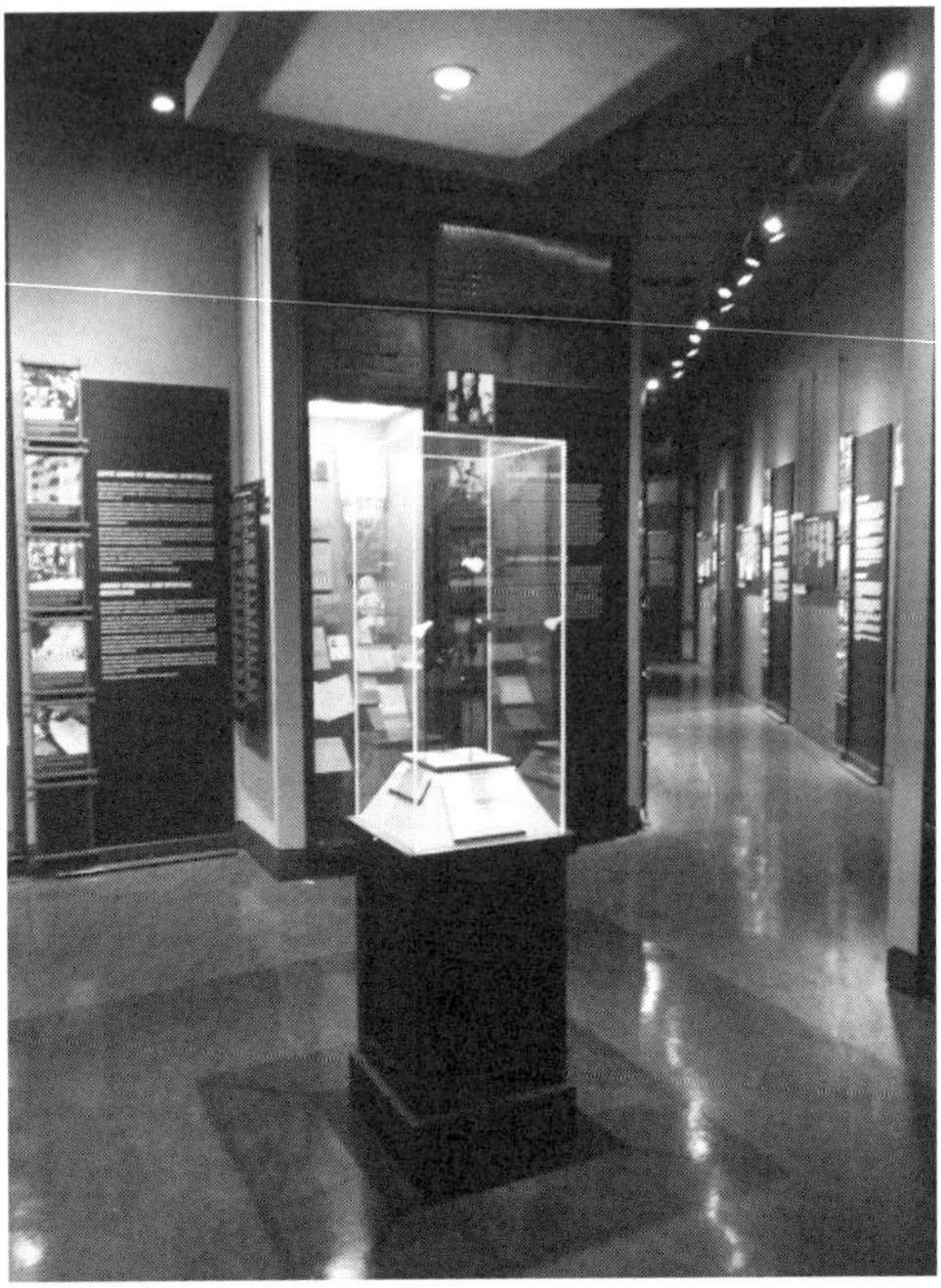

写真３　展示室内の様子

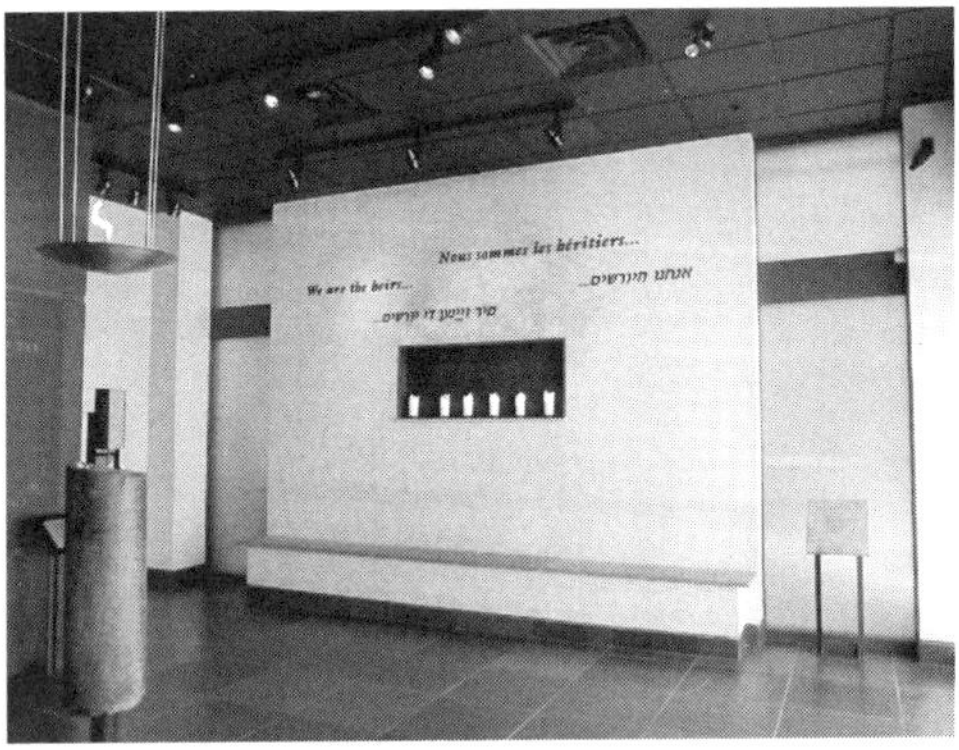

写真４　メモリアルホールの様子

もいる。しかしその一方で、ユダヤ系コミュニティの人脈を通して、ガイドや証言者、職員などに知り合いの多い者もいる。

3　第二世代へのインタビュー

筆者は、二〇一二年から一四年にかけてモントリオール・ホロコースト博物館でボランティアを対象に四回聞き取り調査を行った。調査に当たっては館の許可を得て、職員からメールもしくは対面で呼びかけてもらい対象者を募集した。所要時間は、一人一時間から二時間、場所は、聞き取り対象者が指定したレストランで行った二件を除き、施設内のオープンスペースにて、一対一の体面形式で行い、使用言語は英語であった。インタビューの目的は、「負の遺産を展示して人権意識の普及に貢献する博物館を支援する人々の人生と動機についての理解を深めること」とし、インタビュー前に対象者に目的を説明した。インタビューは、聞き取り対象に関する基本的な質問から始めたが、ボランティア活動にかかわることを糸口に自由に話をしてもらった。全一五名に聞き取りを行い、うち三名が高齢のホロコースト・サバイバー、五名がホロコーストもしくはポグロム（ロシア圏におけるユダヤ人への迫害行為のこと）のサバイバーを親にもつ第二世代、二名が第三世代、残りの五名はユダヤ系の出自ではないが、歴史や人権に深い関心を抱き大学でこれらの分野を専攻した経歴をもっていた。すべての調査対象者は、インタビューの中で、ボランティア活動を行う理由として、現在もカナダや国際社会の中に差別や暴力があり、ホロコーストの歴史を伝えて次世代を教育することの重要性に言及しており、館の使命と、その中でボランティアに求められた役割を理解して活動に従事していることが確認できた。この中から、本章ではホロコースト・サバイバーの第二世代四名と、ポグロムのサバイバーの第二世代一名へのインタビュー内容を紹介する。

（1）Aさん（女性、六〇代）

Aの母親はアウシュヴィッツのサバイバーで、両親を含めて一二八人の親類縁者をホロコーストで失った。父も強制収容所を生き延び、二人は戦後、故郷のルーマニアで結婚し、Aが生まれた。Aはルーマニアのサバイバー・コミュニティで育ち、一八歳の頃に両親と弟とともにカナダへ移民し、進学して理系の技官としてキャリアを築いた。移民社会で親の庇護者としての役割を果たし続け、サバイバーの子どもであることを常に強く意識しながら生きてきたという。Aはインタビュー当時は、仕事を引退して母親を自宅で介護しながら、以前からやりたいと思っていた展示ガイドを開始した直後であった。

――初めてホロコーストの話を聞いた時のことを覚えていますか？

幼いころから聞いていたから最初のことは覚えていない。母は、とめどなく話し続けるタイプのサバイバーで、話をやめることがない。両親は、いつでも話していた。それが彼らの適応の方法だった。だから私は時々、自分の人生よりも彼らの人生を多く生きている、彼らの体験は間接的に私の体験だ、と感じることがある。今でも母は話し続けている。

――カナダに来てからもそうでしたか？

もちろん。どこにいても語るべきことはあった。ホロコーストの話は彼らの一部だったから、子どもたちに移植しようとしていた。彼らにとってそれはとても大切なことだった。大人になって、それが、彼らなりに家族の記憶をつなぐ方法だったのだとわかった。いつも話をしていればそれを生きたものにしておくことができる。戦前のこと、家族のこと、食べ物、伝統、儀式、あらゆることを……（涙）。

——サバイバーの子どもであることはあなたにどのような影響を与えましたか？

複雑で答えにくい。単純な答えはできない。母は深いサバイバーギルトを感じている。読んだことあるでしょ。……なぜメンゲレの選別で、母親は殺されて自分は生き残ったの？　なぜ？　私にもその思いが移植されている。母は一八歳手前の若さで私を生んだ。他に誰もいなくて、私だけが彼女のものだったから、私に移植した。それは普通のこと。いい面も悪い面もある。

二〇代の頃はこのことでとても苦しんだ。サバイバーの子ども向けのワークショップにもたくさん参加した。ようやく受け入れることができるようになったのは三〇代になってから。これはこういうものだと。そしてこの感情を何とかする手段を見つけなければならないとわかった。ガイドで子どもを相手にして、寛容や多様性のコンセプトを伝えることができれば……世界に何かポジティブなものを生むことができるかもしれない。もしかしたら。でも、何もしなければ何も起きない。知っているでしょう、反ユダヤ主義が活発になっている。歴史は繰り返す。もし、私たちがほんの少し何かできれば……。

——サバイバーの子どもであることが自分に深い影響を与えていると気が付いたのはいつですか？

覚えてないわ。いいえ！　はっきり覚えている。一九九二年に仕事でベルリンに行った。秋だった。現地時間になれるために街を歩こうとホテルからメインストリートへ向かったら、デモをやっていた。警察が来て、サイレンの音がして、警察犬も来た……、まるでナチスが来たようでものすごく怖くなってホテルに走って逃げ帰った。そして立ち止まって、自分に、「馬鹿だ、いまは一九九二年のベルリンだ」といった。でも、イメージと音がリアルに感じられて、本当にナチスが人々を集めているかと思った。これは馬鹿なこと。でも、それが影響。この時、母の話は本当に私に影響を与えていると思った。母の話がすべてのイメージをもたらしていて、私はそれを追体験（relive）できると認識した。サイレンの音、黒い革のジャケット、ブーツ、シェパード。写真をみれば、たくさんの類似点がある、私を！（指を鳴らしてスナップ）させて、平静さを失わせるほど。でも私は回復した。とても馬鹿なこと。一九九二年、外にナチスはいない。もう一度外へ行った。

Aはインタビュー中も終始涙を見せ、サバイバーの子どもとして生きることの苦しみを抱えていることをうかがわせた。

ベルリンでユダヤ人狩りのフラッシュバックに襲われた体験は、「写真をみればたくさんの類似点がある」と語ったように、後に写真や映像、文章などを通して形成されたポストメモリーである。ホロコーストの記憶の伝達について論じたヒルシュは、過去が完全には理解できないままに内面化され、当人の記憶ではないが、記憶と同様の心理的作用をもたらすことをポストメモリーと呼び、こうした伝達は、家族内で、起こることが最も多いとしている［Hirsch 2012: 13］。Aはサバイバーの子どもであることがもたらす影響を理解し、そこから生じる感情を何とかする手段を見つけようとしている。Aはガイド活動を通して、世界にポジティブなものを生むことができるかもしれないと語る。展示ガイドとしての活動は、決して断ち切ることができないホロコーストと自らの関係の中に重荷だけではなく、ポジティブなものを生む希望を持ち込むことであり、「この感情を何とかする手段」の一つなのではないだろうか。

（2）Pさん（女性、六〇代）

Pは、強制収容所のサバイバーの父と旧ソ連圏を逃げ延びた母のもとに、家族の移民後にカナダで生まれ、モントリオールのサバイバー・コミュニティで育った。長年特殊学級の教師を勤め、夫と死別後息子を一人で育て、母の死後に展示ガイドをはじめた。インタビュー時はガイド四年目であった。インタビューの冒頭で、Pは自ら、生い立ちからポランティアを始めた経緯まで流れるように語った。教師としての経歴や、様々なワークショップへの参加で自らの語りが整理され、語り慣れているという印象を受けた。

私は、教師。私は移民の第一世代。カナダでサバイバーの家庭に生まれた。両親と姉はホロコーストを生き残った。私は幸運。教師として三五年特殊学級で教えている。結婚して子どももできた。夫が亡くなり、子どもを育て、家族の面倒をみた。生徒たちにも、自分を愛しなさいと伝えている。自分を受け入れることができたら、世の中の不寛容はなくなる。おかしなことだけど、ここ〔ホロコースト博物館〕に来るのが好き。つながりを感じる。

夫（S）と結婚して息子（D）が生まれた。亡くなった人の名前を子どもにつける伝統にのっとって、夫の母親の名前のサラとするつもりでいたら息子だったのでイニシャル「S」の名前にしようとしたけれど、いい名前がなかった。夫は「S」としておいて、大人になったら息子が決めればいいと言った。息子が五か月のとき、夫は事故で亡くなった。イニシャル「S」はS〔夫の名前〕のためだった（涙）。人生にはプランがあると信じる。もしそれに耳を傾けて心を開いたら、すべてが収まるところに収まる。

息子が一八歳の頃、母が亡くなって一か月後、『ハンナのかばん』の話を聞いた。……『六〇〇万のクリップ』（*Six Million Paper Clips: The Making of Children's Holocaust Memorial*）を学校で紹介して、生徒たちは、〔ホロコーストで犠牲になった〕一五〇万人の子どものためにペニーを集めた……生徒たちは、一人の力が世界を変えることができると学んだ。世界を変えること、記憶することはユダヤの伝統であり、私の伝統。

——子どもの頃、ホロコーストの話を聞きましたか？

子どもの頃はホロコーストのことはあまり聞かなかった。でも、アイヒマン裁判のことは覚えている。家族でアイヒマン裁判のテレビ番組を見ていたら、母の顔が苦痛と怒りで覆われていって「粉々に切り刻んでやれ」と言った。父が「〔子供たちの前で〕言うな」とイディッシュ語で言った。それを覚えている。私には何のことかわからなかったけれど、両親は説明してくれた。六歳か、八歳の頃。

　子どもの頃、周りと違うと感じていた。学校の同級生たちは移民の二世や三世で、カナダ社会になじんでいて、祖父母がいて、たくさんの家族がいた。私はいつも違うと感じた。両親はポーランドの小さな村の出身で、サバイバーの団体を作っていた。いつも集会をして、ゲームをして、資金集めをして、互いに子どもたちの面倒をみあって、愛情深くて、いい人たちだった。みんな親や兄弟をなくしていたから、お互いの家族になりあった。……でも、大人になるにつれて私の世界は広がって、今は、あれはゲットーのようだったと思う。そこを離れて、世界が変わった。私は今は彼らと違う視点を持っている。

〔日本では小学校で戦争中の家族の体験を聞く宿題があったとの話を受けて〕息子が六年生の時、ホロコーストの宿題があった。母の家に泊まって、イスラエルに移民したおばや母の昔の写真を見せてもらった。その時私も初めて、母と一歳くらいの姉の写真を見た。姉はとても暗い人だと思っていたのに笑っていた。迫害がはじまるとユダヤ人風だった父は東に逃げて、ポーランド人風だった母は姉とユダヤ人であることを隠してウクライナで暮らした。ある時、母が父のブーツを手入れしながら泣いているとドイツ人将校に見とがめられた。でもこの人は母に仕事を見つけ、服やおむつも探して、写真を撮ってくれた。息子は写真をもらって、祖父や叔母のことを聞くことができた。それは彼にとって素晴らしい体験だった。そして、写真のコピーでコラージュを作った。ホロコースト前、ホロコースト、ホロコーストの後……。戦争が終わって家族が再会して、カナダへ来た。イメージはどこからともなくあらわれる。この前も、車を運転していたら、夫が亡くなった日に突然引き戻された。両親に、彼が死んだと告げた時。何年間も、目をつむると死んで病院で横たわる彼の姿が浮かんだ。どこからでもやってくる。それは私たちが生きたことの一部だから否定することはできない。悲しみも痛みも悪いものではない。すべて現実だから。

　Pのインタビューからはホロコースト・サバイバーのコミュニティの様子が垣間見える。子ども時代のPにとってそこは周囲と違うが、互いに寄り添い、生活の再建に奔走するいい人達の集団だった。アイヒマン裁判の様子に激情を隠せない母と、子どもたちをそれに晒すまいとする父のやり取りが象徴するように、Ｐは幼いころにサバイバー達のホロコースト体験に晒されそれぞれが自らの人生を苛むことは無かった。同じ家庭に育っても戦中に生まれ、Ｐの目にはとても暗い人と映る姉は異なる状況だったかもしれないが、インタビューでは姉の事に踏み込むことはなかった。

Ｐは、サバイバーの子どもであること、夫の死、息子が家族の話を聞いた出来事の後に突然、夫が亡くなった時のフラッシュバックを語り、自らを苛む記憶は、どこからでもやってくるが、生きたことの一部であり否定することはできないと説いた。息子の命名の由来に現れたように、Ｐは今も彼女を苛む夫の死と折り合いをつけようとしている。息子のコラージュは、ホロコースト前の幸せな記憶、決して子どもたちに語ることができないホロコーストの記憶、移民と家族の記憶の断片をつなぎあわせたものである。しかし、Ｐは、夫の死もまた同様につなぎ合わせ、生きたことの一部として受け入れ、語り継いでいるのではないだろうか。

（3）Ｍさん（女性、七〇代）

ポグロムを逃れて一九二六年にカナダに移民した両親のもとに生まれたＭは、子どもの頃からボランティアなどの社会活動に活発に関わり、インテリアデザイナーとしてのキャリアを持ちながら、現在までユダヤ系コミュニティの様々な活動に関わってきた。一九八〇年代にはソ連のユダヤ人解放支援活動、その後は、ホロコースト博物館の副館長として展示の改修や、館の運営に携わってきた。

――あなたの家族はホロコースト・サバイバーですか？

義父の家族はホロコーストで殺された。〔死者の名前を受け継ぐ伝統で〕息子は義父の弟の名前をもらった。高校時代のクラスメートにも何人かサバイバーがいた。その頃心理療法なんてなくて、私たちは何も知らなかったから、沈黙ばかりの彼らを奇妙な子と思っていた。何年も経ってようやくわかった。なぜ、泊まりに行った友達の家のお母さんが真夜中に叫んでいたのか。でも、誰も何も話さなかった。私の両親もサバイバーを家に泊めていた。彼らは私のすぐ側で寝ていたけれど、彼らのことは何も知らされていなかった。

――その頃、あなたはいくつでしたか？

六歳か七歳。後からわかるのは、両親はポグロムから逃れてきて、もっとひどいことがまた起こるなんて考えてもみなかったのだということ。でもホロコーストが起こった。両親は、ロシアでのことはほとんど話さなかった。私の祖父母のうち三人はポグロムで殺された。両親は新しい国に来て、すべてを過去にしたかったのだと思う。話をできる雰囲気ではなかった。私はロシア時代の〔両親の〕ことを本当に少ししか知らない。こうしたことがユダヤ系社会に漂っていた。話せるようなことではないから誰も何も話さなかった。彼らはそれを内面化できていなかった。

――ご両親も悪夢を見ていた？

見ていた。両親には何らかの影響があった。両親がどのように自分の経験を内面化していたのかわからないけれど、外にむき出しになるのは見たことがない。ただ、ずっと継続的な悲しみがあった。

――そういうことについて話をすることはありましたか？

年上の従妹のボーイフレンドは家族全員をホロコーストで亡くしていた。九歳の時に両親と兄弟が殺されるのを見た。でも、誰もそのことは言わない。従妹は彼と婚約した。でも、私たちは彼のことを何も知らなかった。ティーンエイジャーなんてそういうことを話さないし、コミュニティ自体に沈黙があるから、サバイバーに囲まれていて、自分の家にいても、それについて話すのはとても不自然だった。母はイディッシュ語で「そのことは話してはいけない、そっとしておきなさい」と言った。子どもたちを不快なことから守ろうとしていた。それは子ども心にもわかった。だから私たちは、それを避けて、その周りを生きていた。感じてはいたけれど、それについて問うとか疑問に思うということなしに。

――では、最初にホロコーストの衝撃を理解したのは？

義父の親族と母の親族のサバイバーに会ったこと。一九六六年にイスラエルでたくさんのサバイバーに会った。地下道に住んだ経験があるシェルショックの親戚もいた。はじめて焼却炉から死体が出てくる映像をみた。サバイバーの経験がどういうものかを知った。その後一九八八年にテレジンとアウシュヴィッツへ行った。そして、ホロコースト・センターの教育委員になり、マーチ・オブ・リビングにも五回参加した。

――社会活動をするようになったきっかけは？

一〇代の頃、ユダヤ系のYMCAのような団体で活動して、地域の活動と奉仕について学んだ。例えば、カトリックの修道女のために包帯を巻くとか。だから、早い段階で自分のコミュニティだけでなく、他の人のためにも活動する意識が持てた。違う集団をみて、年寄りに接して、男子と一緒に活動する、とても大切なことだった。

――社会活動で一緒だった友達とはホロコーストについて話しましたか？

友達か、その家族がサバイバーだった場合には。でもそういう話をするのは何か不自然なことだった。それは知っている人を異なる背景からみることになる。その人がとてもオープンなら話したかもしれないけれど、そういう人はまれだった。

――様々な活動がある中で、なぜ展示ガイドを？

直接の動機は覚えていないけれど、父が図書館と関わっていた関係で家にワルシャワゲットーで蜂起した女性を描いた有名なポスターがずっと貼られていた。いつも見ていて、ある時ホロコーストに関することを読み始めた。それまではそれが何を象徴するか関心もなかった。センターに関わり始めたのは比較的初期の頃。息子たちの学校の教育担当委員をした時に学校とセンターの協力を進めて、それから。

Mは、ポグロムのサバイバーの第二世代である。子どもたちに体験を語ることなく、継続的な悲しみを抱えていた両親はホロコースト・サバイバーの支援に熱心だった。身近にサバイバーがいて、奇妙な様子を感じ取りながらも、Mは子ども時代は大人たちの配慮に従い、「それを避けて、その周りを生きていた」。

Mは、常に複数の社会活動に携わり、海外にも頻繁に出かけ、交友関係も広い極めて活動的な人物である。しかし、展示ガイドはその一端ではなく、父親の社会活動に関わるポスターが呼び起こしたホロコーストへの関心の延長に語られた。このポスターがどのように彼女の関心を喚起したかは語られなかったが、サバイバー支援に動いた両親のホロコーストとの向き合い方は、現在のMの生き方に影響を及ぼしているのではないだろうか。

(4) Qさん(男性、五〇代)

ハンガリー出身のホロコースト・サバイバーの両親のもとに、モントリオールで生まれ、サバイバー・コミュニティで育ったQは、大学卒業後に自営業で成功し、現在は時間にゆとりがあるため、ガイドを始めた。インタビュー時はガイド開始直後であった。

——子どもの頃両親からホロコーストの体験をききましたか?

モントリオールにはたくさんのサバイバーがいる。学校に行くまで友達は皆サバイバーの子どもだった。ハンガリーが一番多く、ポーランド、チェコスロヴァキア、ドイツなどから来た人々だった。サバイバーは私たちの人生の一部だった。子どもの頃どれくらい話を聞いたかわからない。その頃は移民してすぐで、自分の母語も両親が話すのもハンガリーの言葉だった。自分たちにとっては、育った環境の一部だった。ある日気がついて「親はサバイバーだったのか!」と驚くようなものではなくて、ずっとそれが現実だった。もちろん、母親が決して語らないこともあった。後になって近所の人から聞いた。

――近所の人がお母さんのことを？

大人になって知ったことだけど、母はハンガリーにいた時に婚約していた。一九歳だった。結婚していたほうが生き残れると言われて、結婚した。アウシュヴィッツに連れて行かれた時は妊娠していた。強制収容所で男の子を生んだ。そのことを母は決して自分に言わなかった。それを知ったのは、近所の人が知っていたから。でも、母はそのことを話そうとはしなかった。自分も強制しなかった。

――ガイドになる前に博物館に来たことはありますか？

ない。必要を感じなかった。だって（沈黙）なんのために？　両親は一度も公には話したがらなかった。サバイバーには子どもたちに体験を話す「プロフェッショナル・ホロコースト・サバイバー」みたいな人がいる。とにかく出たがりで話したがりな人。でも、両親は、絶対公の場所では話さなかったし、今、父は証言をと言われているけれどしない。大体のことは知っているから、博物館に来る必要はなかった。私は性格も静かで内気なので、公のところで話すということもなかった。どんな場面でも。

――では、なぜガイドになったのですか？

でも、人生の中で、挑戦してみて、人前に出て自信をつけてみようと思う境地に達することがある。とても大きな挑戦だった。

――お父さんはあなたがガイドしていることをどう感じていますか？

おかしな感じ。あまり話さない。父が価値を見出すようなことではないから、知ってはいるけれど話はしない。

――ガイド体験を誰かと話したりしますか？

あまり話さない。

――ホロコーストについては誰かと話したりしますか？

時々。ふさわしい文脈だったら。でも、今でも「プライベートなことだ」と両親から教わったと感じる。

――両親から、そう習ったと思うのですか？

そう。だから、こうしたことをするのにこれほど時間がかかったのかもしれない。

――ガイドしてみてどうですか？

最初は怖かった。教材で手一杯。どうやって伝えるか。統計などは誰も聞きたがらないし。どうやって、興味を持ってもらえるように伝えるか。実際にフロアに立つまではどうするかわからなかったけれど、やってみたらできた。今は好きだ。

――ガイドをするときに両親のことも話しますか？

はい。大切なことだと思うから。バランスが大事で、自己満足になってはいけない。でも、大切なことだと思うし、「私の両親がこれこれの経験をしたのだ、こういう風に言っているのだ」と言えることは子どもの反応に大きな違いを生む。話がリアルになる。どこか遠くで誰かに起きた出来事ではなく、今私たちが住んでいるモントリオールのコミュニティと関係があると知ってもらいたい。

内気な性格で、ガイドになったのは人前で話すことに挑戦するためと答えたQは、両親から、ホロコーストに関することは語らない姿勢を学んだと言う。母の体験を聞いた際の自身の感情や、他の対象者のインタビューで語られた親のトラウマ的な症状についてはインタビューで触れることなく、親がサバイバーであることは環境の一部であると淡々と語った。サバイバーには語らないことがあり、Qは両親をはじめとしたサバイバーとの間に生まれる沈黙を破ろうとはしない。しかし、バランスを取りつつも両親のことをガイドで話し、子どもたちの反応に手ごたえを感じている。時間をかけてガイド活動にたどり着いたと語るQはガイドを通して、ホロコーストに向き合う際に、トラウマがもたらす沈黙に対して、説明を求めるのではなく、沈黙をはさんだ関係を引き受けようとしているかに見える。

（5） Nさん（女性、五〇代）

ポーランド系の父（ホロコースト・サバイバーではない）とユダヤ系のサバイバーの母のもとにフランスで生まれ育ったNは、子どもの頃はユダヤ的な風習やホロコーストについての家族の歴史に触れることなく過ごした。彼女の中にもそれを受け付けない側面があったため、当時は気が付かなかったが、現在振り返るとある種の行動や沈黙に触れていたことに思い至るという。

――なぜ、ホロコースト博物館で活動を始めたのですか？

ショアで、母方の家族は全員殺された。彼らはポーランドのユダヤ人だった。私は祖父母を知らない。母方の親族のことも。私は、最近以前よりも「ユダヤ人的」になっている。育てられた環境は違った。父も夫もキリスト教。

――そうなったきっかけは何ですか？

何かが欠けているという感覚があった。いつも他人と自分は違うと感じていた。企業社会では非ユダヤ人として生きてきた。でもある時、誘われてシナゴーグのオープンハウスに行ったらとても居心地がよくて気に入って、その日のうちに寄付までした。それからユダヤ文化を学んでその魅力に心酔している。豊かで美しい。そして、これまで自分がどれほど「ユダヤ人的」に行動していたか、私の感性がどれほどユダヤ人的か……と気が付いた。

私は、九歳か一〇歳の時に自分がユダヤ系だと知った。母にはユダヤ系の友人がいたけれど、気が付かなかった。あるとき、両親の友人が「そうよ、ロニアはユダヤ人よ」というのを聞いて、初めて知った。そのころフランスは排他的だったから秘密にしていた。ある意味で、私も心の底に反ユダヤ主義があった。母ともそれをしっかり話すことなく心の奥に抑圧していた。大学でユダヤ系の友達が出来て、ユダヤ系であることが居心地のよいものになった。でも、フランスを去ってまた抑圧した。〔移民など〕他の優先事項ができたから。引退して、年をとって、関心がよみがえって、ヘブライ語も勉強して、イスラエルにも四回行って、向こうの軍隊でボランティアもした。それらが私の人生の一部になった。ホロコースト博物館も。

――子どもの頃、ホロコーストについて知っていましたか？

学校で習った。両親は話さなかった。母から一度だけ、家族が収容所で殺されたと聞いたけれど、話し合ったことはない。母は、フランスでは親戚も無く一人きりだった。親しいユダヤ系の友人はいた。今になって思うと、ある種の情報を伝えていた。

母は、子どもたちに憎しみを植え付けたり、「重荷」を押し付けたくなかった。子どもたちをそこから守りたいと思っていた。私はドイツ語を勉強させられた。母はポーランドでドイツ語を話していたし、ドイツ文学も愛好していた。一八歳の時に私をドイツに行かせた。母は子どもたちに「新しいヨーロッパ」を築いてほしかった。憎しみや偏見にとらわれないヨーロッパ。

――お母さんの戦争中の話を聞いたことはありますか？

母は、戦争中はフランスでレジスタンス活動をしていた。寄付した資料がここで展示されたこともある。ある日博物館で「次の展示はあなたのお母さんが主役です！」と言われて驚いた。一八歳か一九歳の母を見た。

――レジスタンスの体験を聞きましたか？

ほとんど話さなかった。小さなエピソード一つ、二つだけ。よく話していたのは、娼婦への尊敬だった。ナチスの占領下で性病に感染した娼婦がナチスに感染させたい、これが唯一の抵抗だからと治療を拒んだので、若い医師だった母は、偽りの健康証明書を発行していた。ばれたら、母も娼婦も殺されていた。そうした小さなエピソードを伝えてくれたけれど、大部分のことは話さなかった。私たちはそういうことはほとんど話さなかった。でも、それはあの頃を生きた人にはよくあること。今は、母は、そうした重荷で私たちを疲れさせたくなかったのだと思う。彼女は全てを過去にしたかった。

――ガイドでお母さんの話をしますか？

もちろん、時間があって、子どもがある程度大きければ娼婦の話もする。私もその娼婦たちを尊敬しているから。本には書いていない小さなことを伝えている。

――お母さんは重荷を授けたくなかったというけど、今ガイドをしていることをどう思いますか？

私が経験した仕事の中で一番有意義なこと。私は子どもたちがショアを、彼らの社会的関心や政治的意識を育てる道具にしている。特にプロパガンダなどを。歴史は繰り返すから。

――祖父母をなくしたあなたにとって、ホロコーストはつらくありませんか？

とてもつらい。何回見ても涙ぐんでしまう証言映像もある。でもその教訓は何？と問う。私には祖父母は、概念でしかない。痛みを感じるけれど、ガイドをする意欲もくれる。

Nは子どもの頃、母のユダヤ系の出自や、母方の親族が収容所で殺されたこと、母のレジスタンス活動の体験などにほとんど触れることはなかった。母の沈黙は彼女に重荷を負わせたくなかったためとNは解釈している。しかし、大学時代にユダヤ系の友人を得た体験や、引退後に「ユダヤ人的」な自分を発見したことに居心地の良さを感じ、ホロコースト博物館も自分の人生の一部と捉えている。インタビューからは、ホロコースト博物館とのつながりを自らが取り戻そうとしているユダヤ系アイデンティティと深いかかわりのある歴史として捉えている様子も、直接聞くことができなかった母の体験の置き所としていることもうかがえた。

4 結び

本章で紹介した第二世代の五人の中で、世代横断的な症状を明確に語ったのはAだけだった。しかし、インタビュー中も穏やかな笑顔で症状のないMやNも、サバイバーである親の元に生まれたことが彼らの生き方に大きな影響を与え、結果として現在、展示ガイドとして活動している。五人の語りから、Aのような世代横断的なトラウマの感染の深刻さとともに、親世代のトラウマは、症状の感染の無い第二世代の人生に対しても強い影響を与えていたことがわかった。

また、彼らの語りからは、過去のトラウマが心身に与える影響を抱えながら、移民社会の中で懸命に生きた親世代（サバイバー）の姿も浮かび上がった。どの親もビアリストックが指摘した移民後のサバイバーの苦悩（移民社会への適応、家族内でのホロコーストをめぐる葛藤、自らの記憶との対峙）に直面していた。彼らはこれらの苦悩にそれぞれの方法で向き合っていた。家族の記憶を生きたものにしておくため娘に語り続けたAの母と、決して息子に戦時中の体験を語らなかったQの母の行動は対照的だ。しかし、彼らはともに、過去をそのまま抱えて生きるより他なかったとも見える。Mの親は過去を生かしておくことよりも、サバイバー支援活動や図書館の活動など目の前の活動に生きていたが、彼らは決して自分たちの体験を内面化することができなかったとMは語った。また、アイヒマン裁判に険しい感情をむき出しにしたPの母と、子どもをそれに晒すことを拒んだ父の反応も対照的であり、サバイバー自らの記憶との対峙の方法が、家族内でのホロコーストをめぐる葛藤に繋がったことも浮き彫りにしている。

最後に、第二世代として様々な形で親世代のトラウマの影響を受けた彼らが、展示ガイドになった契機について触れたい。当初、第二世代からは、親の体験を次世代に伝える責務といった言葉が聞かれることを予想したが、そうした語りは無かった。彼らは親から聞いたエピソードを説明に盛り込むことはあっても、それらを伝えることを目的に活動を始めたわけではない。親からはホロコースト体験は公の場で語るようなことではないと教わったというQは、自らが展示ガイドとして活動する事は父が価値を見出すようなことではないと語り、記憶することはユダヤの伝統であり自らの伝統でもあるというPも、記憶することと共に世界を変えることがその伝統であると語っている。第二世代として親が抱えたトラウマやホロコーストとの関わり方から様々な影響を受けた彼らは、自らの方法でそこに向き合っている。展示ガイドとしての活動は、親とホロコーストとの関係を自らも負うためではなく、ホロコーストによるトラウマを受けた親と自身の関係に向き合いつつ、自らとホロコーストの歴史、そして、彼らが今生きている世界との関わり方を見出したものなのではないだろうか。

参照文献

エプスタイン、ヘレン　一九八四『ホロコーストの子供たち』マクミラン和世訳、朝日選書。
ホフマン、エヴァ　二〇一一『記憶を和解のために　第二世代に託されたホロコーストの遺産』早川敦子訳、みすず書房。
Bernard-Donals, M. 2009. Forgetful Memory: Representation and Remembrance in the Wake of the Holocaust. Albany: SUNY Press.
Bialystok, Franklin. 2000. Delayed Impact: The Holocaust and the Canadian Jewish Community. Montreal: McGill-Queen's University Press.
Epstein, Julia & Lori Hope Lefkovitz, eds. 2001. Shaping Losses: Cultural Memory and the Holocaust. Urbana: University of Illinois Press.
Hirsch, Marianne. 2012. The Generation of Postmemory: Writing and Visual Culture After the Holocaust. New York: Colombia University Press.
King, Joe. 2009. Fabled City The Jews of Montreal. Montreal: Price-Patterson.
Margolis, Rebecca. 2011. Jewish Roots, Canadian Soil: Yiddish Cultural Life in Montreal, 1905–1945. Montreal: McGill-Queen's University Press.

Matthaus, Jürgen. ed. 2009 Approaching an Auschwitz Survivor: Holocaust Testimony and its Transformation. New York: Oxford University Press.

インターネット資料

Montreal Holocaust Memorial Centre
〈http://www.mhmc.ca/en〉（最終閲覧二〇一五年一〇月三〇日）

第18章　二次トラウマと感情労働
——アウシュヴィッツのガイドたちの語りをめぐって

田中雅一

1　はじめに

二〇一三年の夏、ポーランド第二の都市、クラクフ（Kraków）経由でアウシュヴィッツ（Auschwitz、ポーランド名オシフィエンチム、Oświęcim）を訪ねた。かつての収容所は、アウシュヴィッツ（アウシュヴィッツ第一収容所）と、そこからおよそ三キロ離れたビルケナウ（アウシュヴィッツ第二収容所、Birkenau、ポーランド名ブジェジンカ、Brzezinka）に今も残されている。これらの収容所は、一般にアウシュヴィッツ＝ビルケナウ収容所（独：Das Konzentrationslager Auschwitz-Birkenau あるいは KL Auschwitz-Birkenau）と一括される。現在、両者とも国立アウシュヴィッツ・ビルケナウ博物館となって、国家の管理下にある。外国人が「アウシュヴィッツを訪ねる」というのは、これらの博物館を訪問することを意味する。アウシュヴィッツ第一収容所の方は、建物の外見はほぼそのままの状態だが、一部を事務室や展示室に改造して

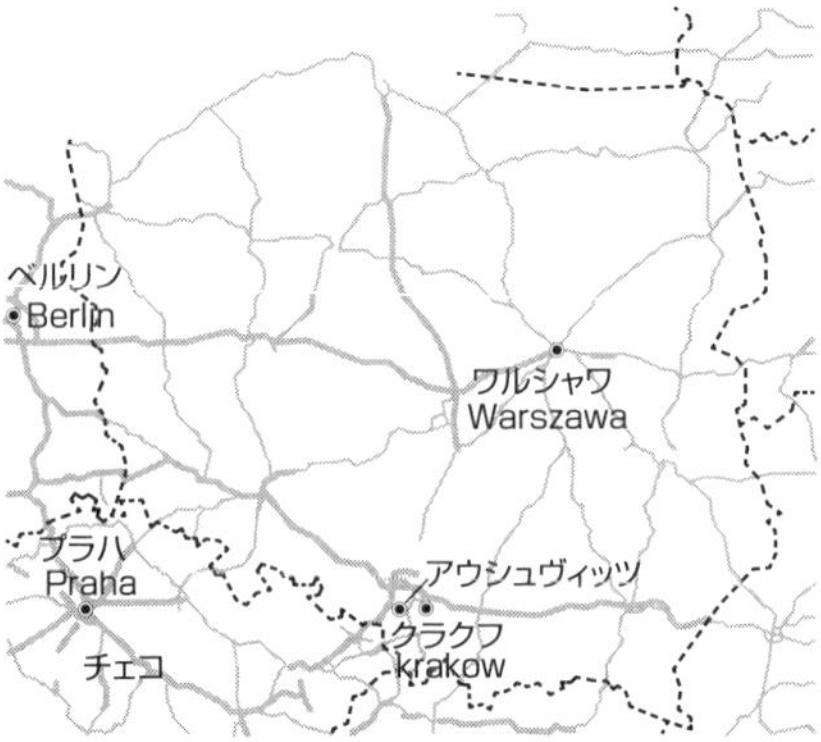

図1　ポーランドの地図

いる。訪問者はこれらの展示室を巡る。そのあと、シャトルバスに乗ってビルケナウに向かう。広大な敷地を占めるビルケナウには、いまも当時の建物が一部残っているが、数カ所を例外として品物が展示されているわけではない。人びとは、自由に広大な敷地を巡ることになる[1]。

二台からなるクラクフからのバスツアーに参加した。一台には英語ガイド、もう一台にはポーランド語ガイドが乗車していた。わたしは英語ガイドのバスに乗った。およそ一時間かけてアウシュヴィッツに到着すると、さらに二つに分かれ、そのおのおのに博物館のガイドがついた。夏のアウシュヴィッツ博物館は、混雑を避けるため一〇時から一五時まではガイド付きでないと入れないのである。

かなりの混雑の中、離れていてもガイドの声がよく聞こえる無線付きのヘッドフォンをつけ、公開されている展示棟を巡った。ツアーがほぼ終了し、出口に向かっていたわたしたちがある棟の前にたどり着いたときである。ツーリストの一人が一歩前に出て、話し始めた。わたしたちのグループ、およそ二〇人はかれを囲むような形で話に耳を傾けた。かれは八〇を越えたアウシュヴィッツ収容所の生存者だった。いまはイスラエル在住で、娘とともにアウシュヴィッツにやってきた。これで四回目、たぶん最後の訪問だと語る。娘はアメリカに住んでいてアウシュヴィッツははじめてだと言う。一〇分も話しただろうか。いままでわたしたちに展示物を説明してきたガイドがすすり泣いているではないか。わたしは生存者とともにアウシュヴィッツ博物館を巡っていたという事実以上に、彼女の反応に驚いた。泣いているのは彼女だけである。かれの話が終わると、再びわたしたちは出口に向かって歩き始めた。わたしはガイドと並んで歩きながら話しかけた。彼女の発言はマイクを通じてグループ全員に届くので、あまりに私的な質問は控えることにした。八年働いているが、ガイドとして生存者に会えたのは六人目だという。たしかに、生存者に直接出会うこと自体感動を引き起こすものだ。しかし、プロのガイドとしてはどうだろう、とわたしは考えざるを得なかった。ガイドたちは、毎日数回アウシュヴィッツの遺品を訪問者たちに紹介している。遺品の中には、スーツケースや髪の毛で編まれた絨毯、おびただしい数の靴などが含まれている。仕事とはいえ、こうした遺品に対面するには、かなりの精神力が必要であろう。しかし、心身への影響を恐れ、あまりにも無関心になろうとすると、説明が機械的になってアウシュヴィッツの出来事を訪問者に伝えることができない。ある種の強さを維持しつつ、自身の感情を拒否しない態度。このような相対立する態度を保持しつつ世界中からやってくる訪問者を迎える必要がある。しかも、訪問者がどんな思想的背景や宗教的背景をもっているか分からないため、アウシュヴィッツを説明する言葉にも注意をする必要がある。

わたしがアウシュヴィッツにとくに関心をもつことになったのは、上記のような生存者とガイドとの出会いを端緒としている。直接的な収容所体験のないガイドたちはどのように日々の実践に向き合っているのか。どのような態度で年に一五〇〇万人以上訪れるというツーリストたちに対応しているのか。そして、その中から、ごくたまにではあるにしても、歴史の彼方から突如現れる生存者について、ガイドたちはどう思っているのだろうか。

これらの問いにはふたつの問題が交差している。ひとつは、ホロコースト（ショア）の凄惨さを想起させるさまざまな遺物や生存者との出会いが引き起こす二次トラウマについて、かれらガイドはいかに対処しているのかという問いである（二次トラウマについては、本書の第15章福浦、第16章タジャン、第17章兼清論文を参照）。もうひとつは、感情労働者としてのガイドという視点である。以下、すこし詳しく説明を加えたい。

アウシュヴィッツ博物館にガイドが必要な理由のひとつは、大量の訪問者あるいはツーリストたちを統御することにある。しかし、より積極的な理由は、ガイドブックや録音による説明では得られない臨場性を経験してもらうことであろう。その際必要なのは、ホロコースト最大の現場となったアウシュヴィッツ訪問に適切な感情を訪問者に抱かせるということである。そのためには、ガイド自身が感情的な存在でなければならない。しかし、あまりにホロコーストの事実に真摯にかかわるとガイドの心が傷ついてしまう（二次トラウマの受傷）。適度の距離が必要なのである。しかし、自分の心を守るために、あまりに機械的な態度を取り、単調な語りをすると、訪問者たちの心に響くことはない。本章で考察したいのは、二次トラウマを避けつつも、適切な感情労働を行わなければならない、というアウシュヴィッツのガイドたちの態度である。これはもちろん、アウシュヴィッツだけでなく、人類の負の遺産とされる場所や、大量虐殺の犠牲となった人びとを追悼する記念博物館などを対象とするダーク・ツーリズム（Dark Tourism、ときにTrauma Tourismという言葉も聞かれる）に関わるガイドたち一般に当てはまる問題でもある。また、この二次トラウマの問題は、ガイドだけに限ることがらではない。訪問者たちも、「二次災害」「二次被害」「二次受傷」を回避できるという保証はないからである。広島の平和記念資料館の展示が（修学旅行生には）残酷すぎるといった批判は、そのような被害を恐れてのことである。年齢制限を設けたり、恐怖をあたえる展示物を高いところに置いて、子どもに見えなくさせようという工夫がなされたりすることがある。

さて、アメリカ合衆国の社会学者アーリー・R・ホックシールドは感情労働をつぎのように説明する。

この〔感情〕労働を行う人は自分の感情を誘発したり抑圧したりしながら、相手のなかに適切な精神状態——この場合は、懇親的で安全な場所でもてなしを受けているという感覚——を作り出すために、自分の外見〔表情やしぐさ〕を維持しなけ

ればならない。[ホックシールド二〇〇〇：七]

つまり感情労働は、公的に観察可能な表情と身体的表現を作るために行う感情の管理で、賃金と引き換えに売られ、したがって交換価値を有する［ホックシールド二〇〇〇：七］。

ここでホックシールドはふたつの感情労働を区別する。ひとつは表層演技で、私たちは自分の考えや思いと相反する表情や言葉使いをすることができるということ。いやな客だと思っていてもにこやかに接して、不快な気分にさせないようにする。これに対し、もうひとつの深層演技は、自分自身がほんとうにそう思い込むように努力する試みである。葬儀屋は葬式で悲しくならなければならない。そうならない場合は悲しいできごとを思い出して悲しい気分になろうとする。

サービス産業に従事する観光ガイドたちもまた、感情労働者と言える。そして、アウシュヴィッツのガイドたちもまた、たんなる知識の伝授だけでなく顧客である訪問者あるいはツーリストに適切な感情を引き起こす必要がある。しかし、一般の観光ガイドが、心地良い感情を顧客に伝え、後者に不快な感情や不安感を引き起こさないように気をつけるのにたいし、アウシュヴィッツのガイドたちは、ホロコーストという人類史上最悪の虐殺という出来事にふさわしい感情を伝え、また訪問者たちと共有する必要がある。しかし、それはまた二次トラウマに感染するかもしれないというリスクを意味する。

本章では、ダーク・ツーリズムあるいは「負の世界遺産」の典型とされるアウシュヴィッツを取り上げ、一九四〇年から四五年一月まで、およそ四年間にわたって行われたユダヤ人やポーランド人（政治犯）らの殺害をめぐって、アウシュヴィッツ国立博物館で活動するガイドたちの取り組みを紹介・分析する。

わたしは、冒頭で紹介した初訪問のあと、二〇一四年秋と二〇一五年夏、さらに冬の計三回、アウシュヴィッツに二～三週間滞在し、関係者にインタビューを行った。加えて二〇一八年四月に短期訪問をしている。また、アウシュヴィッツで開催された催しやサマー・アカデミーの参加者などにも話しを伺った。調査対象とした主たる施設は、国立アウシュヴィッツ博物館、カトリックの修道会が運営する「対話と祈りセンター」（Centre for Dialogue and Prayer in Oświęcim、ポーランド語では Centrum Dialogue i Modlitwy z Oświęcim: CDIM）とドイツとポーランドの若者との対話を主たる目的として建設された「国際青少年交流の家」（International Youth Meeting Center in Oświęcim/Auschwitz）である。これまで二〇人以上の関係者に会ってインタビューをしている。そのうちガイドは一二人で、内訳はポーランド人一一人（男性四人、女性七人）、日本人男性一人である。ここには、もとガイドでインタビュー当時は博物館に勤務していた男性二人、女性二人を含む。他にインタビューを行ったのは、博物館関係者三人（男性二人、女性一人）、ポーランド人生存者二人、カトリック関係者二人、研究者三人、ドイツ人からの訪問者二人などである。本章では、以下の六人のガイドたちのインタビュー・データを紹介したい。なお年齢などのデータはインタビュー当時のものである。

ＡＤ三八歳（女性　ガイド歴二〇年、大卒）、ＬＬ三一歳（男性　ガイド歴八年、大卒）、ＡＧ二九歳（女性、ガイド歴六年、大卒）、ＡＡ二九歳（女性、ガイド歴六年、大卒）、ＣＣ四六歳（女性、ガイド歴一五年、高卒）、以上ポーランド人で、ＮＮ五〇歳（男性、ガイド歴一八年、大卒）のみ日本人である。

本章ではまず、アウシュヴィッツ収容所の跡を整備して開設された国立アウシュヴィッツ博物館、さらにアウシュヴィッツの過去について当事者や関係者が集うふたつの施設、すなわち対話と祈りセンターと国際青少年交流の家の活動を紹介する。そして、最後にガイドたちの証言を紹介・分析し、二次トラウマを避けながらもその体験をどう受け止めているのかを考察する。

2　フィールドとしてのアウシュヴィッツ

アウシュヴィッツ（オシフィエンチム）はポーランドの南西部に位置する町である。古都クラクフから南西におよそ五〇キロ、人口は四万一〇〇〇人（二〇〇六年）、広さは三〇平方キロメートルである。城と教会、広場があり、典型的なヨーロッパの町である。しかし、町の西およそ五キロに位置するアウシュヴィッツ第一収容所とビルケナウ収容所（アウシュヴィッツ第二収容所）がこの町を国際的に著名にさせることになった。ドイツは一九三九年九月にポーランドに侵攻し、翌年に相次いでふたつの収容所（アウシュヴィッツとビルケナウ）をアウシュヴィッツに建設した。当時のアウシュヴィッツは人口一万二〇〇〇で、半分以上がユダヤ人であった。五月にできたアウシュヴィッツ第一収容所には一万二〇〇〇～二万人、一〇月に完成したビルケナウ収容所には、多いときで九万人が収容されていた。町の五キロほど東側には、一九四二年一〇月に建設されたモノヴィッツ収容所（アウシュヴィッツ第三収容所、Monowitz、ポーランド語 Monowice）があった。解放直前には一万四〇〇〇人の囚人がいた。これは正式には労働収容所（Arbeitslager）で、近くの工場で働かされていた。現在収容所を思わせるものは、十字路に整備された道路やトーチカ跡を除いてほとんど残っていない。ただ、近隣の工場地区は今も残っていて広大な産業地区となっている。これ以外にも町の郊外には四五のサブキャンプが散在していて、収容者は農作業、養鶏、魚の養殖などの活動を通じて、アウシュヴィッツで働くＳＳ（Schutzstaffel、ヒトラーの親衛隊、およそ八〇〇〇人）の食料生産に携わっていた。

ヨーロッパのユダヤ人たちは、ひとつの貨車に数百人が押し込まれ、長時間かけて収容所へと移送された。収容所の荷役ホーム（ramp ランペ）に着くと、貨車の入り口が開けられ、移送中に死んだユダヤ人の遺体を運びおろし、さらに自力で歩けない者が殺害され、歩けても労働に適さないとみなされた老人、女性、子どもたち、病弱な者はそのままガス室へと誘導され、遺体は隣接する焼却炉に運ばれ焼かれた（詳しくは第1章小田論文参照）。アウシュヴィッツでは、貨車から降ろされて直接ガス室に送られたユダヤ人は四人に三人の割合だった。

収容所では、ユダヤ人、ポーランド人の政治犯[2]、ソビエト軍の捕虜、シンティ・ロマ（ジプシー）、ほかに同性愛者、身体障害者などが収容され、殺害されていった。その数については諸説あるが、博物館では、およそ一一〇万人（非ユダヤ人は一〇万人）とみなしている。なおヨーロッパ全域ではおよそ六〇〇万人のユダヤ人が虐殺されている[3]。

一九四五年一月に、ソ連軍の侵攻によって収容所が解放される。この直前に五万人の人びとがドイツ本国へと移動を始めていた。残されていたのは、行軍に適さないとみなされたおよそ七〇〇〇人であった。

3 国立アウシュヴィッツ博物館

国立アウシュヴィッツ＝ビルケナウ博物館（The Auschwitz-Birkenau State Museum）は一九四七年に開設される。社会主義体制下、アウシュヴィッツはなによりもポーランドの政治犯が虐殺された場所とみなされていたが、ソビエトの崩壊と東欧諸国の民主化、ヨーロッパ連合への加入などの流れの中で、アウシュヴィッツの位置づけも大きく変化する。EUへの加入など国際社会におけるポーランドの変化によって、アウシュヴィッツを訪ねる人びとは世界中に及び、その

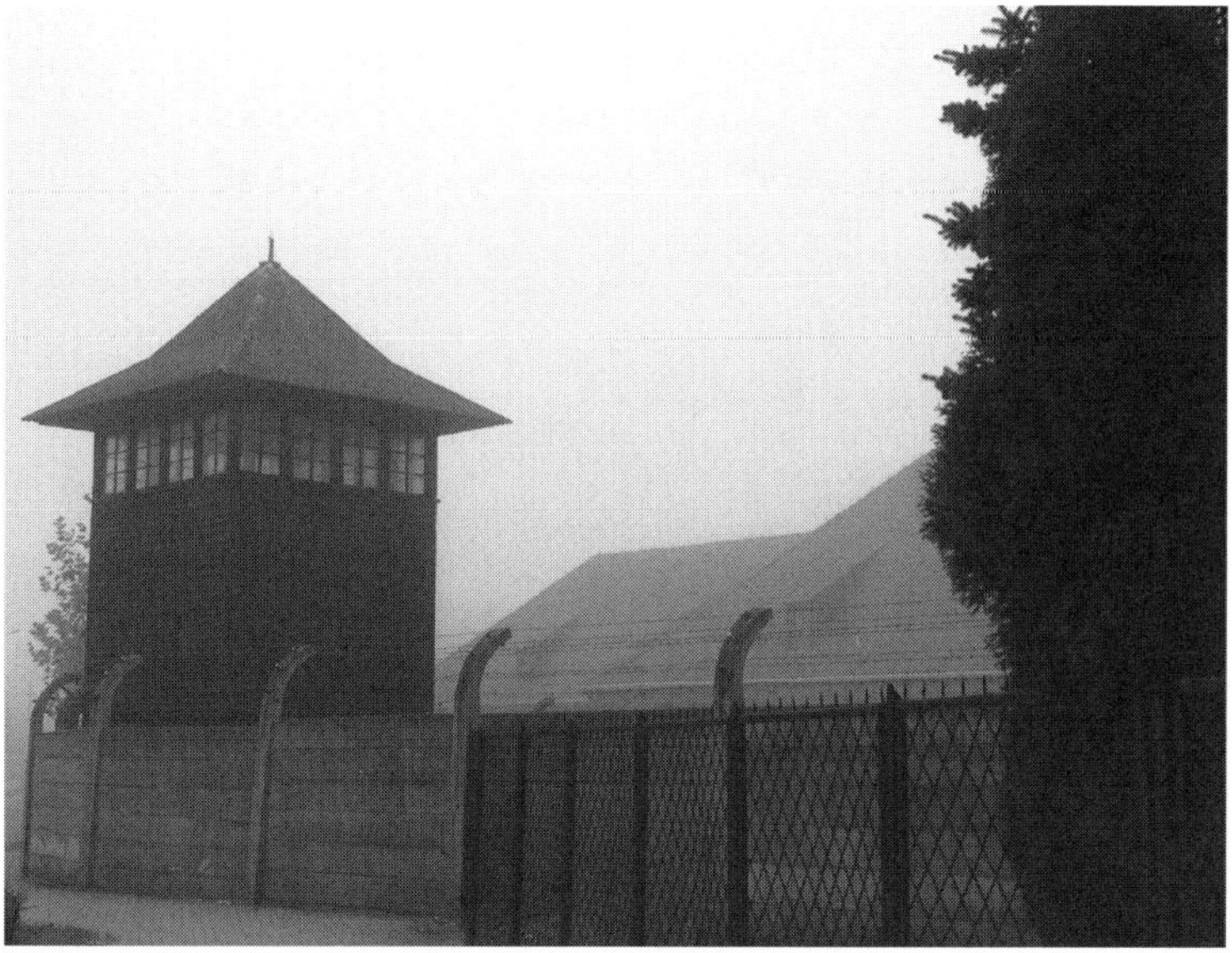

写真1　アウシュヴィッツ収容所1（筆者撮影、2015年）

数も急増していった。二〇一五年は解放七〇周年ということもあり、一七二万人を超えた。また、イスラエルからの訪問者も増えている。この地域には三つの大きな収容所が存在したが、そのうちのふたつ、アウシュヴィッツ第一収容所と第二収容所（ビルケナウ）跡がいま博物館として保存対象となり、観光対象となっている。

第一収容所の建物はブロックと呼ばれ番号がついている。そしてその一部が公開され、アウシュヴィッツ収容所（写真1）についての書類、写真、関連の品々などが展示されている。そこでは、現在も関連資料の収集と整理、保存活動、さらに展示会場の新設などが試みられている。

ブロックは全部で二七まである。そのうち一二ブロックが訪問者に開放されている。これらのブロックは、ユダヤ人収容者の出身地（イタリア、フランス、ハンガリー、ポーランド、チェコスロバキアなど）による展示館、またソビエト兵の捕虜やシンティ＝ロマ（ジプシー）などのユダヤ人以外の収容者についての展示館が大半を占めるが、収容所の生活やホロコーストの背景に関する展示、イスラエルとの共同による展

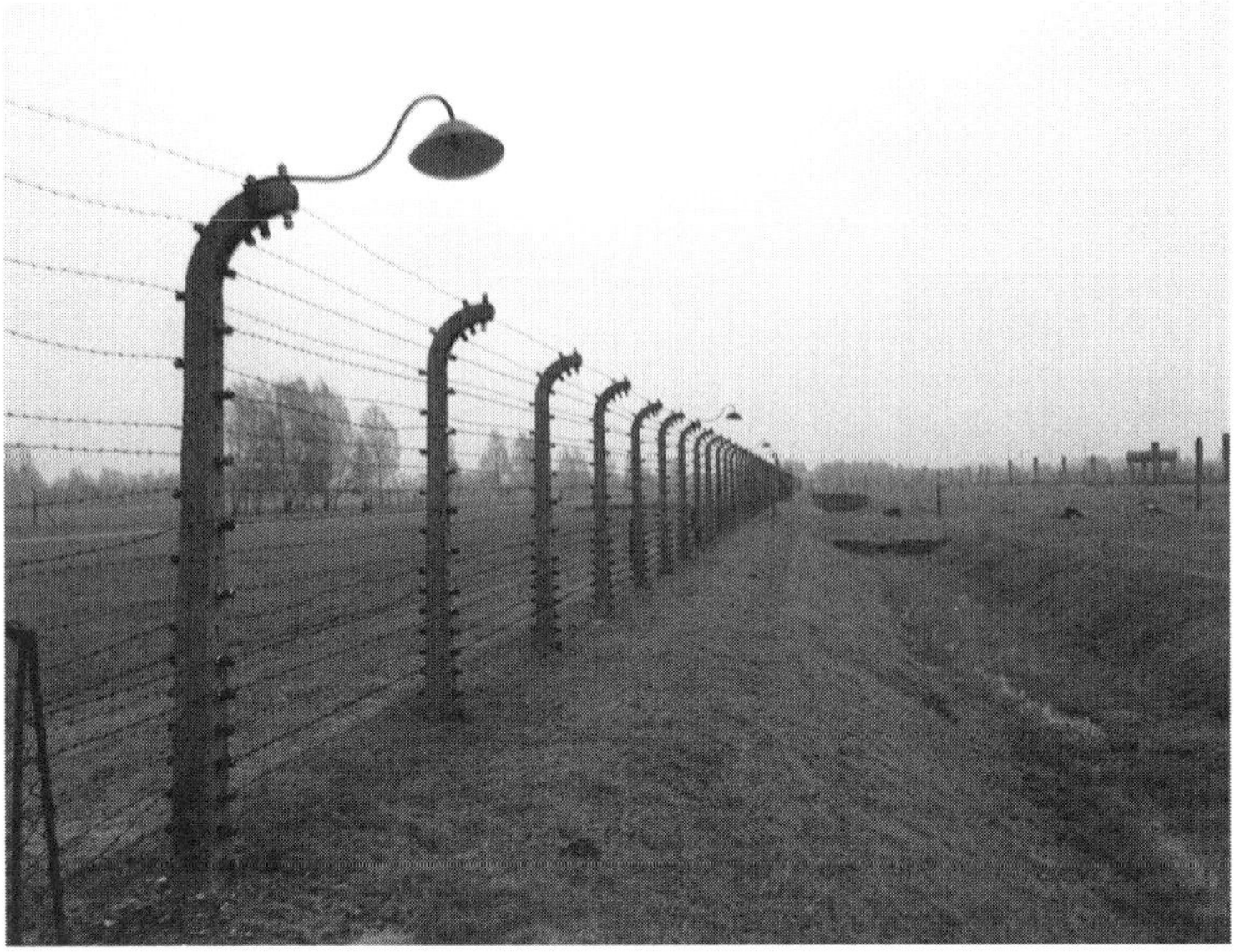

写真2　ビルケナウ（アウシュヴィッツ収容所2）（筆者撮影、2015年）

示もある。さらに「死のブロック」と呼ばれる死刑囚の収容の様子などが分かる展示館も存在する。

ビルケナウにはシャトルバスで移動する。こちらは、第一収容所と異なり、当時の様子が分かるような形で収容施設が保存されている。広さ一・七五平方キロメートル（東京ドーム約三七個分）に及ぶビルケナウ収容所跡地を、訪問者は自由に散策することができる（写真2）。展示がなされている例外的建造物は、ザウナと呼ばれる建物である。ザウナは最初の選別で生存を許された収容者が水の出る本物のシャワーを浴びることが許された場所で、髪を切り、制服を支給される場所である。ここには、収容所から発見されたユダヤ人の家族写真などが展示されている。また、そのすぐ南にはカナダと呼ばれていた略奪品を分類整理し、保管する倉庫跡がある。そこにはガラスケースが設置され、ここから発見された遺品と思われる品々が展示されている。

現在、アウシュヴィッツには世界中から訪問者がやってくる。この傾向は社会主義体制が崩壊した一九八〇年代末から加速している。その中で、とくに目立つのがユダヤ人、とく

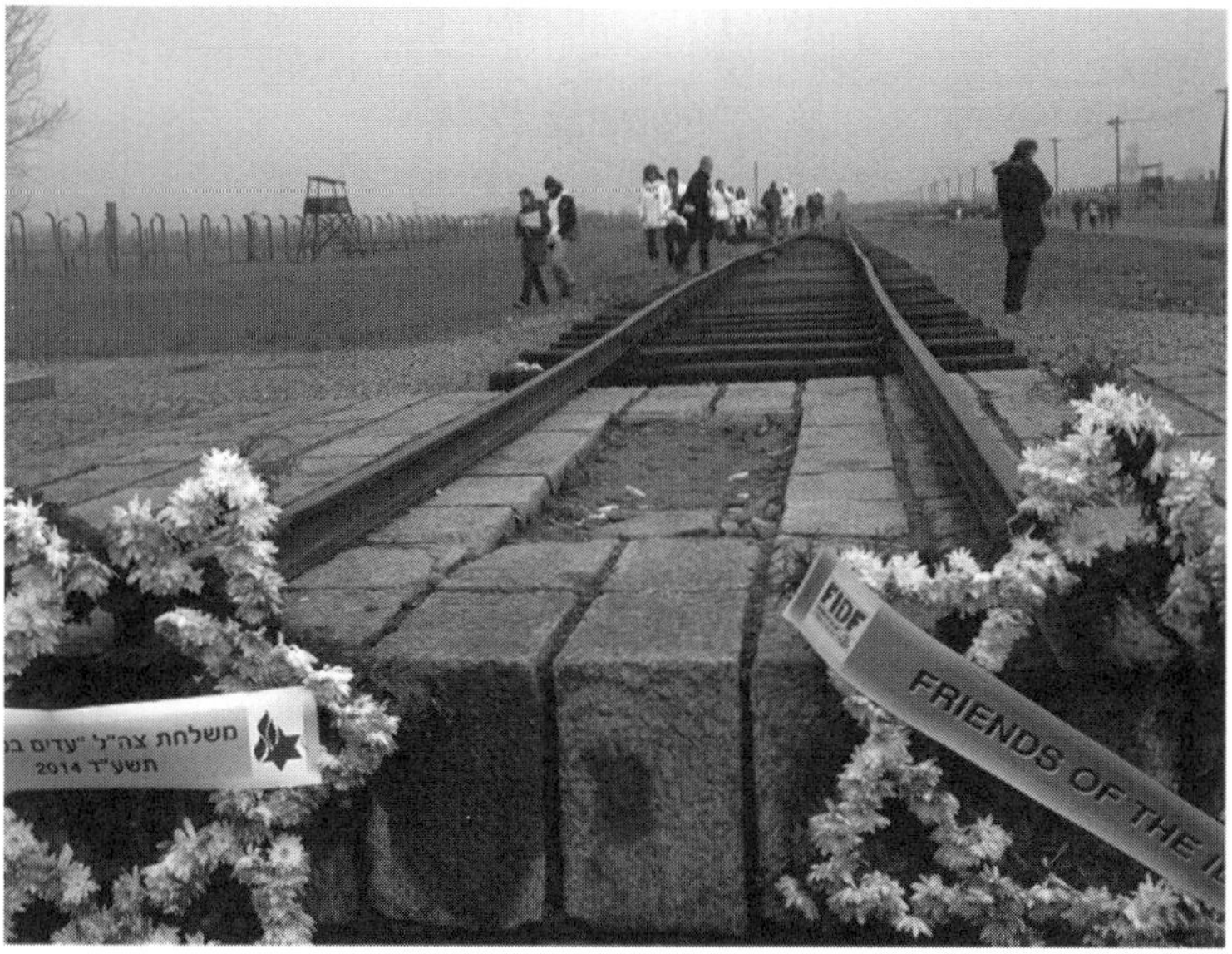

写真3　イスラエルからの献花（ビルケナウ）（筆者撮影、2014年）

にイスラエルからやってくる若いユダヤ人である。かれらの多くは民間の団体を通じて、徴兵前に訪れる。強制ではないようだが、同じTシャツを来て、ときにはイスラエルの国旗を背中に羽織ったりしてアウシュヴィッツを訪問するため、とくに目立つ（写真3）。イスラエルにとってこれは、国家的な事業とも言える。もはや生存者が数少ない状況で、自分たちの親や祖父母の世代でどのような残酷な仕打ちがあったのか、そのような悲惨な経験を避けるにはどうすればいいのか（建国と軍事化）ということを、アウシュヴィッツの訪問を通じてこれから入隊する若者たちに学ばせたいわけである。イスラエルからの訪問者には集団ごとに警備員が一人か二人ついていて、若者たちの写真を撮ったり、話しかけたりすると注意される。その警備員を最初は教師かと思っていたが、民間の警備会社の職員であった。

4　対話と祈りセンター

対話と祈りセンター（以下、センター）は、博物館から歩いて一〇分ほどのところに位置する広大な土地に建てられている。入り口は別だが、教会と修道院が隣接する。一九九二年の開設当時は、情報・集会・対話・教育・祈りのセンター（The Centre for Information, Meetings, Dialogue, Education and Prayer）という名前であった。これが一九九八年に現在の名前に改められた。この施設は、アウシュヴィッツで起こったできごとに「心を動かされたすべての人が、内省し、教え、分かち合い、祈ることのできる場所を創出すること」を目的とし、「犠牲者を追悼し、相互の尊重と和解、世界平和の構築に貢献する」と述べている(4)。

アウシュヴィッツで起こった悲劇、人びとが経験した恐怖や、恥辱、苦痛から身を守るかのように、センターの内部は平穏な空気が支配している。図書室やチャペルが配置され、廊下にはたくさんの絵が展示されている。利用者が宿泊する部屋にもマリアの絵などが飾られている。

正式名を対話と祈りセンターというが、ここでまず求められるのは、沈黙と黙想である。そのつぎに求められるのは声を聴くということである。まず土地の声を聴く、自分の心の声を聴く、そして最後に他人の声を聴く。このあとやっと対話が可能になる。

わたしが滞在していたときも、いくつかの集団がこのセンターに滞在し、アウシュヴィッツの歴史を学び、ときに生存者を招き、かれらの話しを聞き、世界平和構築のための宗教の役割について討議していた。その集団の多くはカトリックやほかのキリスト教に関係する。かれらは、たんに博物館を訪れ、理解を深めるだけではない。積極的にアウシュヴィッツに関与している。ひとつ事例を挙げておく。

二〇一五年八月の滞在中、マキシミリアノ・コルベ（Maksymilian Maria Kolbe, 1894-1941）神父の死を悼む行事が執り行われた。これは毎年、彼が殺害された八月一四日に、コルベ神父が殺害された一一号棟（死のブロック）のすぐ前の広場で行われる。

コルベ神父は、一九四一年二月に彼の著作活動が反ナチであるとして逮捕され、アウシュヴィッツ第一収容所に送られる。同年七月に収容所から脱走者が出たことで、一〇人が餓死刑に処せられることになった。一人のポーランド人軍曹が「わたしには妻子がいる」と言って抵抗し、泣き叫んだ。この声を聞いて、コルベは「わたしには妻も子もいないから身代わりになる」と申し出た。二週間経ってもコルベを含む四人はまだ生存していたため、フェノールを注射して殺害された。

コルベは、その後一九七一年一〇月一〇日にパウロ六世によって列福（beatification）され福者となり、一九八二年一〇月一〇日にポーランド出身の教皇ヨハネ・パウロ二世によって列聖され聖者となった。

ドイツを拠点とし、ドイツとポーランドの和解とヨーロッパの共生を目指すコルベ基金（The Maximilian Kolbe Stifting）が呼びかけたツアーに参加したのは、スタッフを含め三〇名である。国籍は、ドイツ、ポーランド、イタリア、ウクライナ、エストニア、ラトヴィア、リトアニア、アルバニア、ボスニア・ヘルツェゴビナ、スロベニア、ロシアである。かれらはセンターに滞在し、朝から夕方まで精力的にプログラムをこなしていく。その中には、生存者と個別に話し合う時間も用意されている。もちろんアウシュヴィッツ収容所跡でコルベ神父の死を悼むミサにも参加する。また最終日には、ビルケナウに向かい、「十字架の道行き（The Way of the Cross）」を実施した。十字架の道行きとは、エルサレムでイエスが十字架を背負って磔にされる行程を再現した行いで、一四カ所で留まりイエスの受難を黙想する。ビルケナウでも、主として犠牲者の遺体を焼却した跡に残った灰を放棄した場所などに留まり、聖書の一節とアウシュヴィッツの生存者の証言の一部を読み、黙想する。これを一四回繰り返して、ビルケナウを一周する。広大なビルケナウを、九時から一一時まで、二時間ほどかけてゆっくり巡るのである。

センターでは、キリスト教徒以外の集団や個人も受け入れている。カトリシズムを核とするヒューマニズムに基づく活動をひろく実践していると理解できるが、このセンター自体はきわめて政治的な問題をきっかけに生まれたものである。その問題とは、アウシュヴィッツ収容所の敷地利用を巡る対立にさかのぼる[5]。一九七九年六月に当時のローマ教皇ヨハネ・パウロ二世がポーランドを訪問する。アウシュヴィッツ博物館では、これを記念して十字架を設置するが、すぐに取り除かれて保存されることになる。その後一九八四年にカルメル修道会の要望に応えて、政府が、収容所で使用されていたガス、チクロンBの貯蔵庫だった建物を修道院として使うことを許可する。この建物は博物館の西側にあり、またコルベ神父が餓死刑のために収容された第一一号館からも遠くはない。ところが、これを知ったユダヤ人の団体が、修道院の撤去を主張した。バチカンの提唱もあり、一九八七年に修道院は立ち退くことになる。政府はカルメル修道会に新しい土地を提供する。こうして、一九九二年に修道院が建ち、センターを併設する。ただし、修道院はいまもアウシュヴィッツ博物館の敷地の一角に建っているし、その近くにはヨハネ・パウロ二世の十字架が見える。これは、一度撤去されたが修道会が退去させられたあとに、一九八八年に再び立てられたものである。しかし、十字架の近くに近寄ることはできない。

また、ビルケナウに残されていたＳＳの本部は、一九八二年にブジェジンカ（ビルケナウ）小教区教会・静修施設（the Church of the Most Blessed Virgin Mary）として開設されている。この教会は、大量のユダヤ人を輸送するために作られた引き込み線路が通る正門からかなり離れているとはいえ、収容所の敷地と、道路を挟んで建てられている建物である。

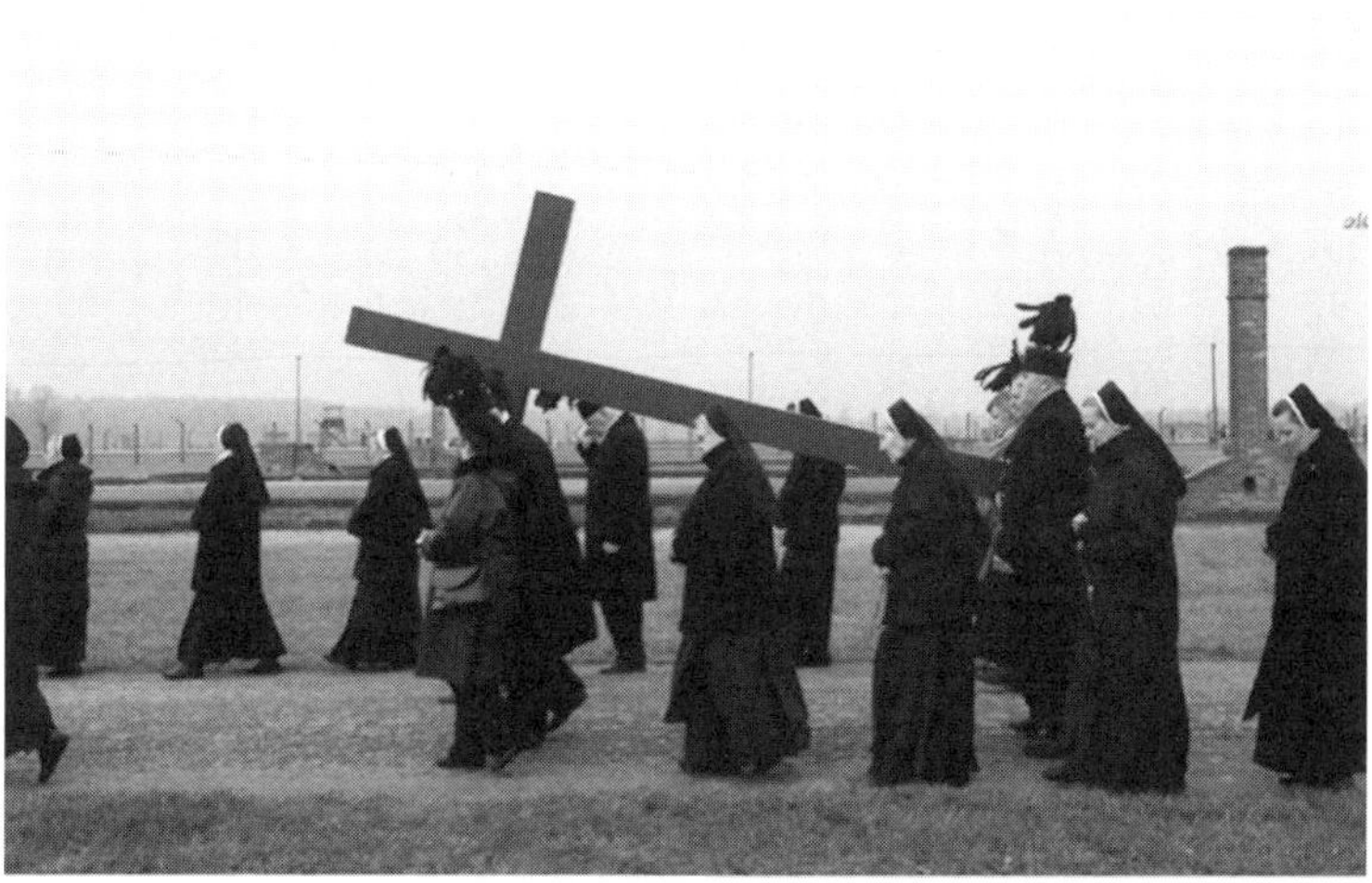

写真4　十字架の道行き（ビルケナウ）（筆者撮影、2014年）

かつて、それはSSによって使われ、いまはカトリック教会によって使われている。ビルケナウ収容所の犠牲者の多くはユダヤ人であり、ポーランドにおいてはカトリックとユダヤ人との関係も決して平穏なものではなかったことを考慮すると、ユダヤ人の間からブジェジンカ教会の存在が望ましくないという声が上がるのも当然である。

以上、これらはアウシュヴィッツの敷地をめぐる宗教間のポリティクスの一事例と考えることができる。ただ、ここでわたしが強調したいのは、ポリティクスの存在というより、多くの人びとがセンターを訪れ、アウシュヴィッツで起こったことを体感し、収容所の敷地で十字架の道行きのような実践を行っているということだ。これは、個人的なものと言えるが、ブジェジンカ（ビルケナウ）小教区教会主導の十字架の道行きもなされている（写真4）。個人であれ、教会であれカトリックによるさまざまな実践は、もちろんポーランドがカトリック大国であるという事実を無視して理解することはできない。しかし、重要なのは、こうした実践を通じてアウシュヴィッツの悲劇はいまなお現代的な問題として対峙する対象になっているということである。

5　国際青少年交流センター

国際青少年交流センターは、一九八〇年代にドイツ側から提案がなされたが、建築が着手され開設にこぎつけたのは一九九四年六月であった[6]。開設が一〇年以上遅れたのは、ドイツとポーランドとの二国間問題だけでなく、冷戦下における東西問題が背景にあると思われる。ここでは、主としてポーランドとドイツの青年との交流の機会を増やし、またかれらにアウシュヴィッツの歴史を教えることを目的としている。わたしが、滞在していたときもふたつの集団がこの施設を利用していた。ソラ川沿いの敷地に、二階建ての家屋が散在している。食堂やバー、図書館がある本館、事務棟に加え、三棟の宿泊棟がある。宿泊棟には台所やミーティングを行うことのできるスペースなどが設けてある。この施設はドイツ人の建築家によってデザインされた。それは、アウシュヴィッツ収容所を強く意識したものになっている。すなわち、収容所内では鉄条網のフェンスの中ですべてが監視されていたのにたいし、ここでは自由に集まって話しができる場所が多く設けられていて、親密な雰囲気を生み出している。また、建材として木材を利用することで温和な雰囲気を醸し出し、収容所の抑圧的な石とコンクリートの世界と対比させられているのである。

本交流センターのホームページによると、原則はつぎの通りである。ひとつは、アウシュヴィッツは人類にとってあまりにも苦悩に満ちた経験であるため忘却できないということ、もうひとつは、民族間の恐怖や偏見、憎悪の克服は、相互に知り合い、歴史を扱うことで可能になるということ、以上のふたつである。そして本センターが、障壁や偏見を乗り越えられる場所であり、内省や対話の場所。同時に安息と楽しみの場所であると述べている。

6 ガイドたちの語り

以下では、本章の中心テーマである、アウシュヴィッツ博物館のガイドたちの語りについて紹介する。ここには二〇一四年夏の時点で二八〇名のガイド（正式名をエデュケイター）が働いている。ガイドは大きくポーランド語でガイドをする人と英語でガイドをする人の二つに分かれるが、それ以外の言語を話すガイドもいる。すなわち、ポーランド語や英語以外に、ドイツ語、フランス語、イタリア語、クロアチア語、チェコ語、オランダ語、ヘブライ語、ハンガリー語、日本語、ノルウェー語、ロシア語、セルビア語、スロバキア語、スペイン語、スウェーデン語などの言葉を話すガイドがいる。博物館で訪問者を迎え、およそ二時間かけて内部を案内し、ビルケナウにバスで移動してさらに一時間案内して、現地解散、というのが一般的なコースである。訪問者が多いときは、昼食をはさんで午前と午後行う。

ガイドになるには、三～四ヶ月の訓練コースに参加する。そして、試験を受ける。これは、アウシュヴィッツだけのガイドではなく一般的なもので、主として歴史を学ぶ。博物館で働くときは、さらにアウシュヴィッツについてくわしく学ぶ必要がある。ガイドの水準を維持しなければならないため、六～七割が不採用となる。

どんなグループが来るか分かっているときは、前日にそのメンバーについて、たとえば生存者が混じっているのか、またイスラエルからのグループなのかといったことを理解しておく。訪問者は、初心者、一般、上級者、さらに高度な知識をもっている者の四つに分けて対応する。また、ネオ・ナチなど、アウシュヴィッツでは何も起こらなかった、ホロコーストなどなかったと否定的にとらえているグループも拒否はしない。イスラエルからのグループの多くは徴兵前の若者たちで、アウシュヴィッツがナショナリズムの昂揚に使用されているのは明らかである。しかし、こうした若者たちには、ドイツ人について否定的な印象を与えたり、復讐心を抱かせないように気をつけていると言う。

以下では、一．動機、二．展示品への態度、三．訪問者への態度、四．生存者との出会い、五．二次トラウマの回避、六．亡霊と生存者の六つに分けて語りを紹介したい。

(1) 動機について

インタビューをしたガイドたち一般に言えることだが、この仕事についての使命感あるいは動機付けはたいへん強い。ほとんどのガイドが、この仕事に就く前にすでにユダヤ人の歴史や文化に関心を持っていた。たとえば、ADは大学でユダヤ史を学んでいるし、AGは、ユダヤについての社会学を学んでいた。また、文学一般とユダヤ文化を学ぶAAは、「かつて怖かったもの〔ホロコースト〕が、今はわたしの情熱（passion）であり使命（mission）になっている」と述べている。アウシュヴィッツで大量のユダヤ人が虐殺されたという事実がポーランドで知られることになったのはソ連邦崩壊後の一九九〇年代であったということや、第二次世界大戦後のポーランド（に限らずドイツ占領地域一般）においてユダヤ人はほとんど消滅したという事実を考慮すると、若いガイドたちがポーランドのユダヤ人の歴史に関心を持っていたこと自体が驚きである。

さて、CCは元教師だが、ガイドの役割は教師と似ていると言う。ただし、学生（訪問客）は毎日変わる。実際、二〇一五年からアウシュヴィッツのガイドたちの名称はエデュケイターに変更されている。これは、アウシュヴィッツが通常の観光地ではないこと、その訪問は過去の出来事を学ぶというスタディ・ツアー（研修）の意義が強いことを示唆している。

日本人相手にガイドをすることが多い日本人ガイドのＮＮはつぎのように述べる。

ＮＮ：やっぱり楽しいところにおいしいものを食べに来たのにアウシュヴィッツになんか嫌だっていう人が案外います。〔街並の美しい〕クラクフに残って、こちらに来ない人もいるんです。来た人の中でも、「あー来ちゃった」みたいな感じで、これは表情見ていると分かる。それがある程度の日本の平均図だと思うし、そこでどう世界にたいして肯定的なものを遺していけるかっていうのがわたしのガイドとしての役割だと思うんですよね。

この役割の背景には、ＮＮの強い動機を認めることができる。

(2) 展示品・収容所跡への態度

つぎに、博物館に展示されているユダヤ人たちが遺した靴や鞄、眼鏡、義足、さらには髪の毛でできた絨毯などについての、ガイドたちの思いを紹介したい。これらの展示品は、かつてここで生じた大量のユダヤ人ガス殺を想起させる品物であり、訪問者の多くが衝撃を受けることになる。ガイドたちはこれらの展示品に毎日接しているわけである。ＡＧはつぎのように語っている。

ＡＧ：たとえば、ガイドを始めて最初の二年間、展示品のひとつである女性の毛髪を見ませんでした。毛髪のある展示室に入っていくと、後ろ向きに立って見なかった。それはわたしにはあまりにも強烈でした。それから子ども。子どもたちの写真も直視できませんでした。たとえば、ビルケナウには拷問ブロック〔ガス殺を待つ部屋〕、死のブロックと呼ばれる建物があります。№25だったか。そこに入っていくのはすごく困難でした。何年も働いている今もそうです。アウシュヴィッツで一緒に働いている多くの女性ガイドもこの建物に入るのは難しい。すこく強烈な経験でした。

訪問者のだれもが強烈な印象を受ける女性の毛髪について、ＡＧは二年間も直視できなかったと告白している。また、以下のＣＣやＡＤはより一般的な印象として、アウシュヴィッツで働くことの難しさを語っている。

ＣＣ：たしかにここで仕事を始めたとき、難しかったわ。しかし、ここで続けるためには、なれる必要がある。

ＡＤ：ときにこの場所に圧倒されて、何もできなくなる。ときには泣き出したくなる。これらの悪い感情を投げ捨てたくなります。

(3) 訪問者への態度

では、訪問者についてはどうだろうか。すでに冒頭で指摘したように、アウシュヴィッツでの出来事を理解するためには、たんなる事実の伝達以上のものが求められる。ガイドの語りには適切な感情表現が必要なのである。訪問者たちに感情を想起させることで、アウシュヴィッツ訪問がかけがえのない体験へと変化するのである。そこには犠牲者への追悼の思い、また二度とこのような悲劇を起こしてはいけないという決意も含まれよう。

CC：ここにやって来る人びとと一緒に働いていると、もう気づいていると思うけど、それは〔かれらにとって〕一生に一度のことよね。そこに何らかの感情を込める必要があるわ。決まりごとのようにしてすますわけにはいかないわ。感情を込めることで、かれらの体験を固有のものにする必要があるのよ。

CCの語る「体験を固有のものにする」とは、アウシュヴィッツ訪問で真正なものを体験するということであろう。この点についてAAはつぎのように述べている。

AA：ガイドをしていると、聞いている人びとがわたしたちの話しにもっと引き込まれるように、そこに感情を入れるようにしているわ。できるだけ近寄る必要がある。あなたはそこに自分の感情を込める必要がある。そうでないと、あなた〔のお話〕が嘘っぽく感じるわけ。本物に感じるには足りないわけ。あなたは真実ではないと感じてしまう。これはたいへん重要だわ。というのもあなたは通常の博物館で展示されているものについて語っているわけではないのですから。美術館の絵とは違うの。あなたはたいへん深刻な品物について語っているのよ。それはジェノサイド、大量殺人、人びとの苦悩についてのものなの。それがたいへん重要。わたしはこの課題について訓練されていて、できるだけこの課題に近づいて感情を感じ、この感情を込め、あなた方にこれらの感情について語って〔犠牲者の〕記憶を追悼することができる。

つぎのAGの言葉は、CCやAAの主張する「感情を込める」という表現と矛盾しているように思われるが、あまり感情的に話すと、同じく嘘っぽく聞こえるということを示唆していると言えよう。

ＡＧ：あまり多くの感情を訪問者に見せません。そんな場所ではないと思うから。わたしは俳優ではない。たんに説明をしているだけ。この話し〔説明〕の中にわたしは重要ではないのです。わたしは説明をしているだけ。

ガイドたちは、感情を込めつつも、その感情に自分自身が流されないように統御する必要がある。演じてはいけないのである。重要なのはあくまで、アウシュヴィッツで起こった出来事なのである。

(4) 生存者との出会い

生存者についてガイドたちはどのように思っているのだろうか。ほかのポーランド人たちと同様、ポーランド人の生存者の多くは、戦時中不当逮捕された政治犯であり、英雄である。ユダヤ人生存者についても、ガイドになった動機を考慮すると同じく尊敬の対象であろう。しかし、ガイドという活動に照らして生存者を位置付けようとすると、ものごとはそれほど単純でないことが分かる。すなわち、博物館の展示品と同じく、いや、それ以上に生存者は直裁的にホロコーストをガイドたちに想起させる要因として、両義的な感情をかれらにもたらすからである。ホロコーストにたいして保持していた距離が、突然の出会いによって攪乱し、感情がコントロールできなくなるのである。そして、わたしが出会ったガイドと同じく涙を流す。「わたしは泣き始め」る（ＡＡ）。

日本人ガイドのＮＮは、より詳しく説明してくれた。

NN：僕の案内は、適度に歴史と距離感を保ってやってるんですよね。毎日のようにガイドはやってんるですから、歴史を背負っていてはやっていけない。まあ慣れてはいるんですけどね。ところが一旦生還者が入ってくると、今まで距離感保っていたのがつまってしまって、そこでアップアップしてしまう。それまでずっと距離感を頑張って保ってやっていたのに、目の前にそういった人が出てくると、心情的に入ってしまう。今まで結構距離感保ってやっていたいのが全部跳ね返ってきて必要以上にこう、まあそれは人間として当たり前なんでしょうけど、その怖さはある。これ〔ガイド〕は、NNさん、ライフワークですよとよく言われますけど、そんなことできない。それは仕事として割り切ってやらないと。

田中：なるほどね。

NN：申し訳ないけど、一旦〔アウシュヴィッツの体験がある〕身近な人が入ってきた場合はやっぱり大変ですよね。疲れてくると案内していて、体力的に疲れてくると〔生存者が〕入ることがあるんですよ。元気なうちは追っ払うことができるんですけど、やっぱ疲れてくると自然と入っちゃうんですよね。そのときは結構夢にも出てくるし、寝付きも悪くなるし、朝早く起きちゃうとか。うちのガイドもよく言ってますよね。夢に出てきたとかね。

田中：それはサバイバーの方が出てくるんですか？　アウシュヴィッツの？

NN：はい、自分が夢の中で〔生存者を〕案内していたり、それは出てきますけど。そういう感じで、こう眠りが悪くなりますよね。やっぱりね。

田中：そういうのって、普段の対処の方法としてお互いにできるだけ話し合うとか何かやってらっしゃる訳ではないのですか？

NN：収容された人のトラウマは話して吐き出そうとかね。そこまでは辛い経験してないので大袈裟に言いたくないんですけど、ただかつて広報に〔ガイドは〕一日に一回だけにさせてくれって言ったことはありますよ。二回やるとダメだからって。そう言うと相手も分かってくれて一回だけにしてくれた。また回復して一日二回案内することはありますけどね。でも昔は一回にしてもらうとか、ほかの仕事入れて一カ月休んだとかいうことがあります。本当に休んだんじゃなくて、ほかの仕事入れて休んだとか、そういったことしたことは五、六年ありますね。

NNは、いつもは距離をとってアウシュヴィッツを案内するが、たまに生存者（生還者、サバイバー）の人に会うと、この距離が崩壊し、混乱してしまうと語っている。そして、生存者が夢にまで出てくると言う。「入ってくる」という表現が出てくるが、これは心を支配してしまう、追い出せないというような意味で使っていると理解すればいいのだろうか。また、かれ自身、ここで「トラウマ」という言葉を使っていることに注目したい。前後の文章から判断して、ストレスと同じような意味で使っているのか不明だが、溜め込まないで話す方がいいと述べている。

ガイドは、アウシュヴィッツで起こったことを、遺品などを通じて説明することを本業にしているが、それは当事者（生存者）が眼前に現れることで混乱を来すのである。それはまた、思考が混乱する——ホロコーストを体験しておらず、この地にルーツもない戦後日本生まれのNN氏が、当事者の前で説明するという状況——だけではない。身体までもが混乱してしまう。「寝付きも悪くなるし、朝早く起きちゃう」のである。

NNは日本人のため、ポーランド人ガイドと事情は少し異なるのかもしれない。しかし、初対面の生存者とともに収容所跡を回るのは、精神的に決して楽なことではない。ほかのガイドたちの夢にも生存者が出てくると言う。生存者は、アウシュヴィッツの出来事を体現する存在として、ガイドに迫り、その結果微妙なバランスの上に成立していたガイドの「感情生活」を乱すのである。

(5) 二次トラウマの回避

では、ガイドたちはどのようにして感情の統御を行い、二次トラウマを受けることを回避しようとしているのだろうか。以下にいくつか、ガイドたちの語りを紹介する。

ＣＣ：何と言うか、壁を作らなければならないわ。仕事をしたあと、家に帰って、通常の生活を送らなければならない。わたしは幸せな母でなければならない。

ＡＡ：しかし、一方でいつも〔博物館の〕内部にいることは不可能だわ。こう言っていいのなら、なぜなら気が狂うかもしれないからよ。たいへん深刻なテーマなの。仕事に捧げたいけど、他方で、そこから完全に自分を分ける必要がある。だから仕事の後は、仕事を置き去りにしなければならないと個人的には思ってる。これが重要です。〔自宅では〕第二次世界大戦の映画は見ないことにしています。わたしたちは妻であり、夫であり、兄弟、友達である。つまり個人的な生活がある。だから〔家にいるとき〕仕事を後に置き去りにする。そうじゃないと、仕事を扱うのは困難だ。

ＡＤ：それ〔感情〕が難しい。この仕事でもっとも難しいところだと思う。何の支援もないので、自分たちで感情に対処しなければならない。夫と一緒だから、かれと話し合うことができる。ただ話すだけ。もうひとつ重要なのは、ときに休暇を取る必要があると気づくことよ。ずっとこの仕事を続けることは不可能。休暇を取って何か別のことをしなければならない。たとえば、わたしはダイビングが好き。ここからはるか遠くのところに行こうと努力して、自分の仕事について考えないようにしている。なにか別のことをしようとしています。たとえば、両親の家に行ったりする。あるいは歴史にもアウシュヴィッツにも関係のない本を読むことにしています。

ＣＣやＡＡは、公私、すなわち仕事と家庭を分ける必要性を主張する。ホロコーストや第二次世界大戦についての読書などを避け、気晴らしを見つけることが重要である。またＡＤのように、夫もガイドの場合自分の経験を言葉に出すことが重要なのである。

(6) 亡霊と生存者

最後にNNから聞いた亡霊についての話を紹介する。「亡霊について何か聞いたことはあるか」というわたしの問いにNNはつぎのように答えている。

NN：うんたくさんいますよ。それは別に不思議なことではなくて、そういうことが見える人も何人かいます。本当に真面目な顔して言ってきます。それは怖いからじゃなくて勇気をもらう。この前も話していたら、添乗員さんなんですけど、「NNさんの横でたくさん出てきて、歴史を知ってほしい、知って欲しい、って、言ってましたよ」とおっしゃった。「だからNNさん、あなたがやっていることは良いことですよ」とか言ってくれた。僕は見えないので〔なんとも言えません〕。

田中：それは添乗員の人が見える？

NN：それは見える人です。

田中：そんな人いるんだ。

NN：ええ、いますよ。お客さんの中にもいますよ。感激した人の中にもいて「たくさん見えたけども頑張って！って言ってましたよ」とか言ってくれるんですよ。僕も何か見えないけども信じないわけじゃないんで、いてもおかしくないと思う。ああそうですかとか言って。でもそういった類の話は、ガイドの中ではしないんですよ。言ってる人もいないしね。

アウシュヴィッツの犠牲者の亡霊が見えるかどうかで、アウシュヴィッツを追体験する人たちにとって、その体験の意味は大きく異なるのだろうか。見えるのは、恨みを抱えた亡霊ではないようだ。ただ、ここで重要なことは、語りの連鎖が認められるということである。「歴史を知ってほしい」、「頑張って！」と、霊の見える添乗員や観光客に語りかける。それをかれらがＮＮに伝える。かれは、この言葉に「勇気をもらって」仕事を続ける。

亡霊は、ＮＮには見えない。このため直接的な影響は生じない。反対に生存者は、ＮＮの前に突如現れ、混乱をもたらす。それは「トラウマ」経験のひとつとも解釈でき、心身に異常を来し、夢にまで生存者が現れる。亡霊はたくさんいて、アウシュヴィッツに留まっている。生存者はますます少数になり、しかも外部から突如やってくる。両者は対立する存在であるかのようにみえるが、七〇年前のアウシュヴィッツでともに生きていた人びとである。そしてまた、両者はＮＮの仕事を通じて出会う。生存者は、あたかも亡霊であるかのように、ＮＮを不安に陥れ（入ってくる）、夢という私的な空間に侵入する。亡霊は、反対にほかの日本人を通じて「頑張って！」と励ます。生存者は亡霊であり、亡霊は生存者である。そういった交差が、アウシュヴィッツという場所で、ガイドという活動を通じて生じている(7)。

7　おわりに

本章は、本書に含まれているホロコーストの証言をめぐる論文（第1章小田、第16章タジャン、第17章兼清）らの論稿と密接に関係する。生存者の語りに直接接した人びと、おびただしい数にのぼる証言を読んだ人びと、またガス室に送られる前に遺されていた日記や手紙に接することができた人びと、そしてアウシュヴィッツを訪れ、遺品や毛髪を見た人びとは、その内容の凄まじさに大きな衝撃を受ける。

ガイドはなにをどう語ればいいのか、どのようにふるまえばいいのかについて、つねに配慮しなければならない。冒頭に、ふたつの問題系に言及した。それらは、二次トラウマの問題と感情労働者としてのガイド、とくにダーク・ツーリズムにおけるガイドの難しさであった。(8) ガイドたちの語りから、アウシュヴィッツで働くことの難しさが明らかになった。わたしはインタビューできていないが、実際に耐えられずにやめていった人もいる。ガイドたちは仕事と家庭を分けたり、心の壁を作るというかたちで対処している。しかし、あまりにビジネスライクになるとガイドの語りに引き込まれることはないし、感情的になりすぎても嘘っぽく聞こえる。心を込めて話しをしなければ訪問者に訴えることはできない。いくら準備して、統御しても、生存者が突然現れると心のかまえ、遺品との距離、心理的な壁が突き動かされてしまう。ガイドたちは自分たちが二次トラウマの被害に遭うことを避けようとしつつ、被害にあった人の経験に近づき、共感を示し、それを訪問者に伝えようとする。重要なのは、感情に圧倒されないこと、しかし、感情を排除せずに、心を込めて話しをすることである。

最後に、NNの心身の不調や、霊視についての何気ない会話に注目したい。「証言」という法的用語の重々しさに隠れて見えてこない、この種の回路にこそ、伝えることの可能性が潜んでいるのではないのか。それはトラウマの感染と紙一重のところにある回路である。感染するのか勇気をもらうのか、ぎりぎりのところで、わたしたちは過去と接し、未来へと進もうとしていると言えないだろうか。「トラウマを共有する」とは、過去と向き合うだけでなく、未来への可能性を強く示唆する視点なのである。

追記
アウシュヴィッツでは、インタビューに応じてくれたガイドの方以外にも、多くの関係者にお世話になった。困難な状況で彼らがこの場所に向き合い、ホロコーストを後世に伝えていこうとする真摯な態度にはいつも感動を覚える。なお、本章は、『オーラル・ヒストリー研究』12号、二〇一八年の拙稿「アウシュヴィッツにてホロコーストの生存者に出会うということ」と一部重複することをことわっておく。本論文で使用したデータは、東京外大アジア・アフリカ言語文化研究所共同研究班「人類社会の進化史的基盤研究（4）」（二〇一六年七月三一日、京都大学）、日本オーラルヒストリー学会第14回大会（二〇一六年九月三日、一橋大学）、同第15回大会（二〇一七年九月三日、近畿大学）で発表した。コメントをいただいた参加者のみなさんには感謝する。

注

（1）アウシュヴィッツ博物館については［中谷二〇一二］が詳しい。［Pinderska-Lech 2015］、［Swiebocka 2001, 2008］も過去と現在を照らし合わせ考える際に有用である。
（2）ポーランド人とアウシュヴィッツについては、たとえば［小林二〇一五］を参照。
（3）ホロコーストについては最近の文献を挙げると、［芝　二〇〇八; Adams 2014; Hoffman 2004］がある。
（4）この節の情報は http://cdim.pl/centre.1003（最終閲覧日二〇一六年三月三日）による。
（5）以下の記述は、主として関係者へのインタビューと［Berger et al. eds. 2002; Gebert 2008］に基づいている。
（6）この節の情報は http://www.mdsm.pl/en/（最終閲覧日二〇一六年三月三日）による。
（7）ポーランド人は、キリスト教の影響もあって、一般に亡霊を見ることはない。しかし、かつてユダヤ人が強制移住させられていたゲットーについて、一人のポーランド人女性（三〇代）は、住む気がしない、部屋代も安いはずだ、と述べていた。ここで、彼女は、すでに七〇年以上前のことではあるが、今も残っている家屋は、閉じ込められ、不衛生な状態で飢餓や伝染病に苦しんでいたユダヤ人たちの苦しみを目撃してきた、そのような家屋に移りたくないと述べている。
（8）ダーク・ツーリズムにおける二次トラウマについては［Roberts 2018］を参照。日本語では［井出二〇一八：八八］が言及している。

参照文献

井出明　二〇一八『ダークツーリズム――悲しみの記憶をめぐる旅』幻冬社新書。
小林公二　二〇一五『アウシュヴィッツを志願した男――ポーランド軍大尉、ヴィトルト・ピレツキは三度死ぬ』講談社。

芝健介　二〇〇八『ホロコースト――ナチスによるユダヤ人大量殺戮の全貌』中公新書。
中谷剛　二〇一二『アウシュヴィッツ博物館案内』凱風社。
ホックシールド、アーリー・R　二〇〇〇『管理される心――感情が商品になるとき』石川准・室伏亜希訳、世界思想社。

Adams, Jenni. 2014. *The Bloomsbury Companion to Holocaust Literature*, London, New Deli, New York and Sydney: Bloomsbury Academic.
Berger, Alan. L., Harry J. Cargas and Susan Nowak eds. 2002. *The Continuing Agony: From the Camelite Convent to the Crosses at Auschwitz*. Bingahamton: Global Publications.
Gebert, Konstanty. 2008. *Living in the Land of Ashes*, Kraków and Budapest: Austeria Publishing House.
Hoffman, Eva. 2004. *After Such Knowledge: Memory, History and the Legacy of the Holocaust*, A New York Times Notable Book, New York: Public Affairs.
Pinderska-Lech, Jadwiga. ed. 2015. Auschwitz-Birkenau: The Place Where You Are Standing..., trans. By William Brand, Oswiecim: Auschwitz-Birkenau State Museum.
Roberts, Catherine. 2018. Educating the（Dark）Mass: Dark Tourism and Sense Making. In Philip. R. Stone et al. eds. *The Palgrave Handbook of Dark Tourism Studies*. London: Palgrave Macmillan, pp. 603-637.
Świebocka, Teresa. ed. 2001 The Architecture of Crime. The “Central Camp Sauna” in Auschwitz II-Birkenan. translated by William Brand, Oswiecim: Auschwitz- Birkenau State Museum.
―― 2008. *The Architecture of Crime: The Security and Isolation System of the Auschwitz Camp*, trans. By William Brand, Oswiecim: Auschwitz-Birkenau State Museum.

【ま行】

【や行】

【ら行】

【わ行】

人名

【や行】

【ら行】

【わ行】

【ま行】

【な行】

【は行】

【た行】

【さ行】

【か行】

索　　引

事項

吉田尚史（よしだ・なおふみ）

外務省医務官。臨床精神医学、文化精神医学、医療人類学。

アナ・カーデン＝コイン

マンチェスター大学、紛争・戦争歴史学教授。文化的戦争歴史学センター局長。

野村亜矢香（のむら・あやか）

京都大学大学院総合生存学館。総合生存学専攻博士課程後期。

藤原久仁子（ふじわら・くにこ）

甲子園大学栄養学部フードデザイン学科准教授。文化人類学。

中村平（なかむら・たいら）

広島大学大学院文学研究科准教授。歴史文化論、人類学、日本学。

松田素二（まつだ・もとじ）

京都大学大学院文学研究科教授。社会人間学、アフリカ地域研究。

福浦厚子（ふくうら・あつこ）

滋賀大学経済学部教授。文化人類学、ジェンダー研究。

ニコラ・タジャン

京都大学大学院人間・環境学研究科特定准教授。精神分析家。

兼清順子（かねきよ・じゅんこ）

立命館大学国際平和ミュージアム学芸員。社会学、博物館学。

田中雅一（たなか・まさかず）

編者紹介を参照

著者一覧（掲載順）

小田博志（おだ・ひろし）

北海道大学大学院文学研究院教授。人類学。

酒井朋子（さかい・ともこ）

神戸大学大学院人文学研究科准教授。文化・社会人類学。

三田　牧（みた・まき）

神戸学院大学人文学部准教授。文化人類学。

青木恵理子（あおき・えりこ）

龍谷大学社会学部社会学科教授。人類学。

マヤ・カハノフ

エルサレム・ヘブライ大学ハリー・S・トルーマン平和振興研究所研究員。社会学、人類学、紛争研究。

中屋敷千尋（なかやしき・ちひろ）

京都大学人文科学研究所研究員。社会／文化人類学、南アジア研究。

窪田幸子（くぼた・さちこ）

神戸大学大学院国際文化学研究科教授。文化人類学。

冨田暁（とみた・あき）

岡山大学大学院社会文化科学研究科客員研究員。歴史学（東南アジア、海域アジア）、地域研究（東南アジア）。

岡田浩樹（おかだ・ひろき）

神戸大学人学院国際文化学研究科教授。文化人類学。

北岡一弘（きたおか・かずひろ）

大阪市立大学非常勤講師。英文学、英語圏文学、英語教育学。

武田龍樹（たけだ・りゅうじゅ）

京都大学大学院文学研究科非常勤講師。文化人類学。

編者紹介

田中雅一（たなか・まさかず）

京都大学人文科学研究所教授、人類学（南アジア）、ジェンダー・セクシュアリティ研究。主要著書に、『供犠世界の変貌　南アジアの歴史人類学』法蔵館、2002年（単著）、『癒しとイヤラシエロスの文化人類学』筑摩書房、2010年（単著）、『ジェンダーで学ぶ文化人類学』2005年、『ミクロ人類学の実践』2006年、『ジェンダーで学ぶ宗教学』2007年、『南アジア社会を学ぶ人のために』2010年（以上、世界思想社、共編）、『文化人類学文献事典』弘文堂、2004年（共編）、『暴力の文化人類学』1998年、『フェティシズム研究』全3巻 2009–2017年（以上、京都大学学術出版会、編著）、『女神　聖と性の人類学』平凡社、1998年（編著）などがある。

松嶋　健（まつしま・たけし）

広島大学大学院社会科学研究科准教授、文化人類学、医療人類学。
主要著書に、『プシコ ナウティカ――イタリア精神医療の人類学』世界思想社、2014年（単著）、『文化人類学の思考法』2019年、『身体化の人類学――認知・記憶・言語・他者』2013年（以上、世界思想社、共著）、『医療人類学を学ぶための60冊――医療を通して「当たり前」を問い直そう』明石書店、2018年（共著）、『Lexicon現代人類学』以文社、2018年（共著）、『世界の手触り――フィールド哲学入門』2015年、『動物と出会う I――出会いの相互行為』2015年、『自然学――来るべき美学のために』2014年（以上、ナカニシヤ出版、共著）、『医療環境を変える――「制度を使った精神療法」の実践と思想』京都大学学術出版会、2008年（共著）などがある。

トラウマ研究　2
トラウマを共有する

2019年 4 月 10 日　初版第一刷発行

編　者　田中雅一
　　　　松嶋　健
発行者　末原達郎
発行所　京都大学学術出版会
京都市左京区吉田近衛町 69 番地
京都大学吉田南構内（〒606-8315）
電　話　075-761-6182
ＦＡＸ　075-761-6190
振　替　01000-8-64677
http://www.kyoto-up.or.jp/
印刷・製本　亜細亜印刷㈱

ISBN978-4-8140-0192-7　定価はカバーに表示してあります
Printed in Japan